供高级中医师及膏方医师培训使用

实用中医膏方学

衷敬柏◎主　编

U0333144

科学技术文献出版社

SCIENTIFIC AND TECHNICAL DOCUMENTATION PRESS

·北京·

图书在版编目（CIP）数据

实用中医膏方学 / 衷敬柏主编. —北京：科学技术文献出版社，2019.11（2023.11重印）

ISBN 978-7-5189-6102-3

Ⅰ.①实… Ⅱ.①衷… Ⅲ.①膏剂—方书—中国 Ⅳ.① R289.6

中国版本图书馆 CIP 数据核字（2019）第 210858 号

实用中医膏方学

策划编辑：薛士滨　责任编辑：薛士滨　郭　蓉　责任校对：张永霞　责任出版：张志平

出 版 者	科学技术文献出版社
地 址	北京市复兴路15号　邮编 100038
编 务 部	（010）58882938，58882087（传真）
发 行 部	（010）58882868，58882870（传真）
邮 购 部	（010）58882873
官 方 网 址	www.stdp.com.cn
发 行 者	科学技术文献出版社发行　全国各地新华书店经销
印 刷 者	北京虎彩文化传播有限公司
版 次	2019 年 11 月第 1 版　2023 年 11 月第 3 次印刷
开 本	787×1092　1/16
字 数	540千
印 张	25
书 号	ISBN 978-7-5189-6102-3
定 价	98.00元

编 委 会

主　编　袁敬柏

副主编　唐志鹏　汤　毅　李培红　闫国强　张义生
　　　　虞鹤鸣　付金荣

编　委（按姓氏拼音为序）

常红卫　付金荣　顾军花　孔　薇　李　红

李培红　李荣辉　阙华发　石　陨　宋　瑜

汤　毅　唐志鹏　童文新　闫国强　虞鹤鸣

张敬华　张义生　赵　峰　赵　辉　袁敬柏

朱成英

编者名单

（按姓氏拼音为序）

常红卫　宁夏回族自治区中医医院暨宁夏中医研究院主任医师、硕士生导师
　　　　中华中医药学会心血管病分会常务委员
　　　　宁夏中医药学会心病专业委员会副主任委员
　　　　宁夏中医药管理局第一批优秀中医临床人才

付金荣　上海中医药大学附属龙华医院主任医师、博士生导师
　　　　上海中医药大学附属龙华临床医学院中医妇科学教授
　　　　上海市首批中医药领军人才
　　　　世界中医药学会联合会生殖医学专业委员会常务理事

顾军花　上海中医药大学附属龙华医院教授、主任医师、博士生导师
　　　　国家中医药管理局第三批优秀中医临床人才
　　　　上海中医药大学首批杏林学者
　　　　上海市中西医结合学会养生学与康复医学专业委员会委员

孔　薇　南京中医药大学附属南京市中医院主任医师、博士生导师
　　　　南京中医药大学兼职教授
　　　　江苏省中医药学会内科专业委员会副主任委员
　　　　国家中医药管理局第二批优秀中医临床人才、南京市名中医

李　红　上海中医药大学附属龙华医院教授、主任医师、博士生导师
　　　　世界中医药学会联合会糖尿病专业委员会常务理事
　　　　上海市中西医结合学会内分泌专业委员会副主任委员
　　　　上海中医药大学附属龙华医院"龙医团队"带头人、"龙医学者"

李培红　中国中医科学院西苑医院主任药师、硕士生导师
　　　　北京中医药学会药事管理专业委员会主任委员
　　　　北京中医药学会预防康复专业委员会常委
　　　　中华中医药学会医院药学分会常委

李荣辉　中国中医科学院西苑医院主任医师、硕士生导师
　　　　北京中医药大学兼职教授

中华中医药学会儿科分会委员

中国中医药研究促进会综合儿科分会常务理事

阙华发　上海中医药大学附属龙华医院主任医师、博士生导师

上海中医药大学附属龙华临床医学院教授

中华中医药学会外科分会常委

中华中医药学会中医外科疮疡专业委员会副主任委员

上海中医药大学中医外科学术带头人

石　陨　天津中医药大学第二附属医院副主任医师、硕士生导师

天津市健康管理协会中医治未病专业委员会副主任委员

宋　瑜　上海中医药大学附属龙华医院主任医师、硕士生导师

上海中医药大学副教授、金牌教师

全国名老中医马绍尧工作室成员

汤　毅　天津中医药大学第一附属医院教授、主任医师、硕士生导师

天津市健康管理协会中医治未病专业委员会主任委员

天津市卫健委中医膏方培训基地主任

唐志鹏　上海中医药大学附属龙华医院教授、主任医师、博士生导师

中华中医药学会脾胃病分会副主任委员

上海中医药大学脾胃病研究所副所长

上海市中医药学会脾胃病专业委员会副主任委员

童文新　中国中医科学院西苑医院主任医师

中国中西医结合学会虚证与老年医学专业委员会常务委员

中国中医科学院中青年名中医

闫国强　河北省沧州中西医结合医院主任中药师

河北中医学院兼职教授

河北省中医药学会医院药学分会主任委员

河北省第五批名老中医药专家学术经验继承指导老师

虞鹤鸣　南京中医药大学附属南京市中医院主任医师、硕士生导师

南京中医药大学兼职副教授

中华中医药学会膏方分会筹委会副会长兼秘书长

江苏省中医药学会膏方研究专业委员会常务副主任委员

张敬华　南京中医药大学附属南京市中医院副主任医师、硕士生导师

南京中医药大学兼职副教授

江苏省中西医结合学会脑心同治专业委员会委员

中华中医药学会学术流派传承分会青年委员

张义生　武汉市中医医院主任药师、硕士生导师

湖北中医药大学兼职教授

湖北省中医药学会第一届膏方专业委员会主任委员

中药药剂学重点学科带头人

赵　峰　南京中医药大学附属南京市中医院副主任医师

南京中医药大学兼职副教授

中华中医药学会神志病分会理事

江苏省中西医结合学会心身医学分会青年委员

赵　辉　河北省沧州中西医结合医院主任医师、硕士生导师

河北省中医药学会膏方专业委员会主任委员

河北省中医药学会治未病专业委员会副主任委员

袁敬柏　中国中医科学院西苑医院主任医师、博士生导师

北京中医药大学兼职教授

北京中医药学会预防康复专业委员会主任委员

国家中医药管理局第三批优秀中医临床人才

朱成英　南京中医药大学附属南京市中医院主任医师

南京中医药大学兼职副教授

南京中医药学会肾病专业委员会委员

其他参加编写工作的人员（按姓氏拼音为序）

陈艳红　董晶晶　高　峰　侯若辰　霍　宏　芦瑞霞　穆芳园

庞　颖　孙　洋　陶丝雨　田佳鑫　王　剑　王文青　夏　飞

苑秋菊　张　敏　张　颖　赵　宁　邹　戬

前　言

膏方是近十余年来中医临床中最热门的领域，每年在全国各地举办各类膏方培训班，成千上万的医生参加过各种膏方培训。但是，膏方作为一门学科，各地膏方培训和专业论文对膏方的定义各有不同，有将膏方等同于膏剂，或等同于膏滋药的。由此可见，膏方的定义尚未形成统一。

早在 20 世纪初，沪上名医秦伯未先生著《膏方大全》，对膏方应用起到启蒙和推广作用。他说"膏方者，盖煎熬药汁成脂液、以营养五脏六腑之枯燥者也，故俗称膏滋药。"他的定义，一是明确了膏方可称为膏滋药；二是膏方应具有营养五脏六腑之枯燥者，也就是说具有补虚作用；三是由药汁煎熬而成。这就明确排除了外用膏药作为膏方，甚至《理瀹骈文》的各种内病外治膏剂，也不在秦伯未先生定义的膏方范围。胡建华先生 1985 年在《上海中医药杂志》撰文"略论中医膏方"，对膏方的形成、发展及临床应用进行了梳理与论证，提出内服膏方有成药与膏滋药两类，明确成药与膏滋药是不同的。这些名家论述对厘清膏方相关概念发挥着关键作用。

我们经过研究将"中医膏方学"（或膏方学）定义为：膏方学是以中医理论与历代养生理论为基础，研究个体化使用膏滋药延缓衰老，调理慢性疾病，及其处方原则、药物选择、临床应用、加工制作、质量控制的理论与技术，是中医基础理论、中药学、方剂学及中医临床各科相结合的新兴学科。

本书的作者团队从事膏方培训及研究 10 余年，在全国举办各类膏方培训近百场。主要作者都是我们历年举办膏方培训班的主讲专家，他们来自上海中医药大学附属龙华医院、中国中医科学院西苑医院、南京中医药大学附属南京市中医院、天津中医药大学第一附属医院及第二附属医院、河北省沧州中西医结合医院、武汉市中医医院、宁夏回族自治区中医医院等全国著名中医医疗机构，这些机构多为国家中医药管理局膏方培训基地，在膏方领域工作开展较好，在全国有一定的影响力。本书就是这个膏方培训团队集体智慧的结晶。

本书供具有丰富中医临床经验的主治医师及以上人员使用。本书的编写历经 2 年时间，是经过反复讨论体例及撰写要求，对内容进行取舍，多轮修订编写而成的。特将有关事项作如下说明：

1．本书分三个部分，第一部分介绍膏方及相关专业发展史、膏方理论、膏方诊断和膏方临床应用原则。第二部分为膏方临床，遴选临床各科确有疗效，并且专家有使用经验的病种撰写，有些没有疗效或无应用经验的病种暂时放弃，待以后修订补充。第三部分为膏方中药学，围绕中药在膏方中应用这个主题，收集适应证、历代膏方应用、方剂举例等中药文献资料，特别是有关药物适应证，引用有关本草文献的内容，能更贴切地反映该药的实际应用历史，这种内容取舍，对本书读者更深入地理解相关中药有更大帮助。

2．临床各科撰写体例不同于以往的教科书。本书的内容围绕膏方展开，提出辨病为主，抓住疾病使用膏方的主要病机，并与辨证相结合体现个体化诊疗的思路。凡属中医基础知识一律略去，列有膏方诊断、膏方基本方、经典名方、医案举例等有特色的内容，学以致用，通过本书的学习就能开展膏方服务，成为本书的特色。

3．在膏方诊断中我们强化了证候要素这一概念的应用。证候要素的概念提出已多年，本书将证候要素在膏方临床诊断中的应用做了探索，使膏方诊断更清晰明确简练，临床应用删繁就简。

4．首先每个病提供 1～3 个基本方，是该病开具膏方常用药物，而经典名方项下收集了与该病有关的历代名家医方，并提供原书（或换算后）的剂量，两部分相结合，使学习、开具膏方更方便快捷。

5．"膏方中药学"是本书首次提出来的。内容包括了概论、各类中药在膏方中的应用，膏方制作加工等内容。其中最有特色的是各类中药在膏方中的应用。

膏方中药学是本书的特色内容，本书探讨了膏滋药及膏滋加工器具的发展历史。遴选膏方中常用的中药、果品、胶类，对每味中药详列其学名、用药部位、性味归经、功效主治、膏方举例、常用方剂及膏方应用。其中功效主治，重点引证了《神农本草经》等古代本草学著作中认定的性味、归经、适应证，强化经典药学著作中的主治病证的描述，这是古人用药最切实的体验与经验，膏方举例及常用方剂，收集整理该药物在文献中的膏方及方剂中的应用，并对每味中药、果品应用于膏方中的加工、配伍、参考用量等问题进行初步的探索，更契合膏方医师使用。拿在手边，方便查阅。

本书由衷敬柏教授、唐志鹏教授和汤毅教授审定了上篇和中篇有关膏方理论与临床的内容，李培红教授、闫国强教授审定了"膏方中药学"部分，霍宏药师核对了所有药物的拉丁学名，高峰、庞颖主管药师对有关膏方中药学中各味药物所引用的方剂进行了核对，张敏同学检索核对了临床各病种中应用的"经典名方"。全书最后由衷敬柏教授统一删补修订完成。

在本书的编写过程中，得到全国各地膏方专家、膏方培训基地的大力支持，尤其是北京康仁堂药业有限公司为本书编撰提供了大量的帮助和支持，否则我们难以完成如此艰巨的编写任务。本书的出版，也得到了科学技术文献出版社的大力支持，在此，对北京康仁堂药业有限公司和科学技术文献出版社表示感谢！

由于膏方学还是一门年轻的学科，全国各地研究工作尚未很好开展，加之编著者都是临床专家，平时诊疗事务繁忙，书中错误难免，望读者批评指正，以利于再版进行修订完善。

由于膏方学是一门新兴的学科，只有越来越多的人参与，不断深化研究，达成共识，才能推动膏方学科更好地发展，造福于人类健康。

《实用中医膏方学》编写组
2019 年 10 月

目录 contents

上篇 总 论

中篇 临床各科膏方

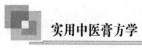

下篇　膏方中药学

上篇　总　论

第一章　膏方学概论

第一节　养生学与膏方学发展史

养生、康复、医疗是当前医学的三大领域。而在古代以至于近代中国，这三门学科的分类并不十分清晰，常常由集多种任务为一身的郎中来完成。

养生是诞生于本土，与西方所说的保健明显不同。从字义来看，养是动词，表示需要我们去做些什么，生是名词，但是生究竟是什么，目前尚无定论。对生命的敬重和热爱，是人的本性，因此有关养生的理论与实践，不仅存在于养生学领域，而且也存在于其他一些宗教领域。

一、春秋战国时期养生思想

养生学形成于远古时期，到春秋战国发展到比较辉煌的阶段。春秋战国是五千年历史上第一个寒冷期，是一个社会动荡时期，民不聊生。但是，春秋战国又是中国历史上的一个文明巅峰时期，在自然起源、生命起源、社会治理、伦理道德、养生延寿等领域达到一个全新的高度，至今仍是令人着迷的时代。

在科学技术、农业生产并不太发达，人们还在为生存而努力奋斗的春秋战国时期，诞生了道家、儒家、墨家、法家、阴阳家、兵家九流十家，这些学派的诞生无不是想在社会管理上面有所作为，能为君王诸侯治理国家之用，以名垂千古，因此形成了百家争鸣的文化氛围。

《易经》的阴阳观，《洪范》的五行学说，庄子的精气理论不仅在宇宙形成、生命诞生、社会领域成为理论支柱，而且在中医理论的形成，养生思想的形成与发展中发挥关键的作用，将社会、自然集成统一到一个理论框架内，为"不为良相，即为良医"创造了有利的学术通道。先秦诸子百家的文献都对养生有所涉猎，其中比较著名的有道家、儒家、墨家、阴阳家。

二、道家（教）养生与膏方

（一）道家养生

道家文化对中医养生文化的形成起着主导作用，道家关心生活在水深火热中人民的生命与健康，试图通过养生、避世、清心、寡欲等方式达到祛病延年的目的，许多道士同时又是名医药学家、养生家，道家思想对养生文化有重大影响，体现在以下几个方面：

一方面，道家提出的精、气、神等基本概念为中医养生文化所接受。道家认为精气是构成万物的要素，万物的生成与毁灭都是由于气的凝聚或消散的缘故。精、气、神这些概念为中医理论与养生理论所采纳。

其次，道家倡导的虚静思想为中医养生文化吸收。道家非常崇尚自然，提倡返璞归真、清静无为，要人的思想安静、清闲、少欲，使神志健全，精神内守。

再者，道家修炼的一些具体方法也为中医养生文化所采用。道士们的炼丹术及服饵对中医药养生的发展丰富作了很大贡献。尤其道家创立的崇尚自然、顺乎自然的气功养生法，对中医养生文化贡献很大。

（二）辟谷与膏方

自古以来，辟谷就是修仙证道之士的必修功课，辟谷术为传统道教的一门养生方术。辟谷在古代道教典籍或医家方书中多有记载，其又名断谷、休粮、停厨、清肠等。辟谷是指通过练气、服药及其他方式，达到少进食而不至于过度饥饿，强身而不至于产生身体损伤的目的。

辟谷术历史悠久，无论饥馑之乱世，抑或清平之盛世，都是历代高道名医常采用的修炼方法，对后世影响颇为深远。长沙马王堆出土的《却谷食气篇》记载："去（却）谷者食石韦……首重，足轻，体轸，则昫之炊之，视利止。"《神农本草经》上品很多药都有轻身不老的作用。葛洪在《抱朴子·内篇》中记载："余数见断谷人二三年者多，皆身轻色好，堪风寒暑湿，大都无肥者耳。"根据葛洪《抱朴子·内篇》记载，大致可将辟谷术分为服石辟谷、服符辟谷、服药辟谷、服气辟谷四类。

《神农本草经》记载多种服饵辟谷药物，如茯苓、山药、蜂蜜、莲子、芡实、白术、泽泻、赤石脂、天冬、麦冬等，为后世诸多著作中所推崇。后世方书中也记载许多辟谷药物和辟谷方，如《太平圣惠方》里记载的神仙绝谷方、《寿世保元》里的辟谷仙方、《普济方》里的神仙辟谷方等。近现代人们服用九制黄精、九制芝麻等以完成辟谷，也有服用少量的坚果类食物，如松子仁、柏子仁、核桃仁等。在服饵辟谷的基础上，逐渐形成了膏滋这一剂型，使膏方成为长生之药，琼玉膏的传神就是膏方在养生领域应用的具体体现。

膏方与药酒的使用，特别是补益药物使用于养生始于春秋战国时期，《神农本草经》上经中记载大量的可以不老、轻身的药物。除了金石类的药物，也有很多现在临床仍常用的补益药物，这从另一个侧面反映了《神农本草经》是深受道家／神仙家影响的著作。

膏方在汉代并不流行，晋代虽有服补药以养生延年，但五石散之类丹药能直接带来强烈反应的药物更有吸引力，后代因其毒性，才逐渐意识到这类药物的危害，转而以服用人参、黄精、地黄、石蜜等为主的补药。直到宋以后，补剂才逐渐深入人心，成为医家养生及神仙家成仙的方法之一。琼玉膏一方首见于《洪氏集验方》，当时仙家认为服用琼玉膏可以延年益寿，明代太医亦将琼玉膏加枸杞、天麦冬等作为养生驻颜之品，提供给皇族使用。清之后，宫廷服用膏方蔚然成风。由此可见，膏方的传承应用与养生需求是密切相关的。

三、医家养生与膏方

医家膏方萌芽于唐，唐代孙思邈乃兼通医道，善于养生，在《千金方》中记录了少量养生抗衰之剂，而不是为疗疾所设，如仙方凝灵膏、效莲子膏。徐大椿评论说：自唐《千金翼方》等方出，始以养性补益等，各立一门，遂开后世补养服食之法。医家膏方自宋以后逐渐发展起来，宋代皇帝特别重视医药，当时的文人及官员投其所好，官员与文人所到之处，首先想到的是收集有关医药与养生方面的书籍资料与传说故事，比如《苏沈良方》《洪氏集验方》等文人著作问世就是这一潮流的代表。

在这种群众性的民间医药收集整理的过程中，原来在民间，在道家和神仙家口口相传的一些养生方法，养生方药走进世俗社会，琼玉膏就是那时候进入世俗社会的。宋后的明代，琼玉膏传入宫廷，并成为当时明成祖朱棣及皇室用于养生的药物。明代的《景岳全书》也记载了一些典型的养生膏方如两仪膏。清入关以后，膏滋剂型在清朝宫廷医疗与养生中得到广泛的应用，既有用于改善口感的治疗药物膏滋剂型，也有用于养生的膏滋方。

在皇族示范效应与达官贵人的引导下，民间有一定经济实力的人开始寻求膏方作为养生之品，民间的需求提升医生对膏方的重视。自古以来，江浙就是鱼米之乡，富庶之地，随着太平天国运动自广西兴起，影响所及，地主贵族纷纷离开西部，到达江浙等地。地主贵族的流入，带来大量的财富，使江浙地区的膏方在清末迅速发展。

民国时期，秦伯未、张聿青等人在沪上的膏方，以及秦伯未的《膏方大全》、张聿青的膏方医案，为近代膏方的重要文献。1984 年，上海中医药大学附属龙华医院首先在国内医院开展膏方服务，胡建华教授 1985 年发表在《上海中医药杂志》上的膏方文章奠定了现代膏方的理论基础，为振兴养生事业发挥了积极的作用。

如今，膏方不仅用于养生，更广泛地用于慢性疾病的康复，也就是胡建华教授所倡导的膏方除补虚补益外，更要能调理疗疾，借着国家中医药管理局推行治未病工程的东风，风靡江南，影响全国，2008 年成立了中华中医药学会膏方分会筹委会，此后有不少省级中医药学会成立了膏方专业委员会。2019 年 9 月中华中医药学会膏方分会正式在上海成立。

第二节 膏方制剂发展史

、烹调与药物加工器具发展

中医药是中华民族创立的医药体系,是中国传统文化的精髓。她历史悠久,传承有序;理论完备,经验丰富;她是历代人民几千年来通过不断认知积累的经验总结,是实践和智慧的结晶。神农尝百草的传说讲述着人们通过口尝身试,与日常食物的使用和体验不断探索而来。中医药物器具的演变过程也是如此,即是由日常生活器具逐步发展演变为药物专用器具,并随着时代的进步和社会的发展,各种药物器具也在传承中不断发展变化。

(一)夏商周及春秋战国时期的礼器与药物器具

夏商周社会,受社会发展程度等制约,几乎没有专门的医药学书籍留存。我们只能从出土的文物研究从古至今器具的变化。为了调节王权内部的秩序,维护社会稳定,至西周时期,礼乐文明高度发达,礼乐制度开始完备,礼器也有了很大的发展。青铜礼器种类数量众多,工艺精美,最为重要,种类有炊器、食器、酒器、水器、乐器和杂器。

1. 炊器

又为烹饪器,是古人煮鱼、肉、稻谷熟食之器。主要有以下两种:

(1)鼎相当于现在的锅,煮或盛放鱼肉用,后来鼎就被视为传国重器,是国家和权力的象征。

(2)甗(音演)相当于现在的蒸锅。全器分上、下两部分,上部为甑(音赠),放置食物,下部为鬲,盛水。如甑与鬲铸为一体称为合体甗,其中部有一铜片,叫作箅(音比),上有用于通蒸气的十字孔或直线孔。

2. 食器 人盛食物的器皿,该食器通常有盖,使里面的食物不易散落。食器有以下两种:簋(音轨),相当于现在的碗,用来盛饭。簠(音辅),也是盛食物。

3. 酒器

大致分为容酒器、饮酒器和取酒器。

(1)容酒器

古人盛酒、酿酒的器皿。比较常用有尊(苏轼曾有诗云"一尊还酹江月")、觥(成语觥筹交错一直沿用至今)、盉(音和,相当于今日的茶壶,是古代调和酒、水及温酒之器)。

(2)饮酒器

用来喝酒的器具。爵(音决),古时饮酒器的总称,相当于现在的酒杯;觚(音姑),是最早出现的青铜饮酒器。觯(音志),也是饮酒器,大多数有盖。

(3)取酒器

勺,又谓枓,是取酒器。一般呈短圆筒形,旁有短柄,柄或中空,以安木把,不同于我们今天的勺子。

从上述青铜器我们可以推测出，那个时期的器具是后来药物器具的雏形，可以进行中药的加热、蒸煮、浸泡等加工制备。

在那个时代，中医药知识没有以书籍方式留存下来，在记录西周至春秋时期的《诗经》里，记载了大量描述人们采摘植物并使用的诗歌，朗朗上口，脍炙人口。如采食车前草的诗歌："采采芣苢，薄言采之。采采芣苢，薄言有之。采采芣苢，薄言掇之。采采芣苢，薄言捋之。"这说明，在那个年代的日常生活中，虽然没有明确的药物及器具的使用记载，但是人们已经把药物的使用融入了日常生活。

值得一提的是，那个时代普通百姓用的均为陶制品或竹器等，《论语》中"一箪食，一瓢饮"中箪为竹器，贵族才享用青铜器具。进入秦汉社会后期，社会混乱，礼崩乐坏，礼仪文明难以为继，从而使青铜礼器逐渐淡出了历史舞台。

（二）秦汉时期药物器具的发展

自秦至汉，中医药历史上出现了奠定中医学基础的《黄帝内经》《神农本草经》《伤寒杂病论》等书籍。在马王堆西汉墓出土医书中，证明当时内服药基本上都是采取研末吞服之法，是真正的吃药。到了东汉末年，才见到医书中普遍采用煎煮饮汁之法，变成了喝药。在江苏徐州西汉楚王的陵墓出土的铜杵、铜臼和铜量，并且在铜杵上刻有宦眷……升重八两第等字，据此推断其铭文表明的是该器的容量，也就是说它是属于升一类的容器。

东汉张仲景的《伤寒论》和《金匮要略》中，方剂多为汤剂、散剂和丸剂，使用器具提及较少。如蜜煎方，用铜器，即是用食蜜七合于铜器中，微火煎；提及的散剂的用法是以白饮和服方寸匕，如五苓散等。古代的匕是长柄汤匙，也是日常生活用具之一。

药物在使用前，均进行淘洗、切、粉碎等过程。在药物的粉碎过程中，古代是用碾子、石磨、杵等把药材压成粉末。船型铁制品，配有扁圆形研具，是我国传统碾药用具之一。

（三）三国、南北朝至隋唐时期的药物器具变化

魏蜀吴三国平分天下至隋唐时期，战火频仍，医药学的发展同样受到阻碍。诞生于南北朝时期的《雷公炮炙论》是第一本较完备记载中药炮制方法的书籍，相对于其他书籍，记录药物器具较多些。

《雷公炮炙论》记述的器具中，有的仍旧沿用以前的，如出颜色，服黄精自然汁，拌细研神锦，于柳木甑中蒸七日了中的甑；益食加觚，须做芦朴。觚即是古代的酒器。但是，药物器具也较以前有了发展，如研碎药物的钵就有了不同质地，有乳钵、瓷钵、木钵等；如芒硝先以水飞过，用五重纸滴过脚于铛中干之，方入乳钵研如粉；在炼制朱砂过程中，分别提到了捣碎、向钵中研细、用瓷锅、再用小瓷瓶子等不同的器具。钟乳、白矾等炮制均是用了瓷钵、瓷瓶等器具。植物药的炮制中，文中记载了铜刀刮菖蒲、铜刀破牡丹；用竹刀刮玉竹、竹刀破玉竹；用银刀削柴胡；用棕刷刷去肉苁蓉的沙土等不同质地的器具加工不同药材。又如凡使茜草根，用铜刀在槐砧上挫；莎草根用石臼捣；修治代赭石又用了净铁铛；甘遂又用了土器熬之脆；蜈蚣于土器中炒等诸多器具，说明在南北朝时对药物器具已经有了比较规范的使用要求。

（四）宋至元、明、清的药物器具

宋朝在我国的经济、文化发展史上具有里程碑意义，无论生产力还是科技水平都居世界领先地位，手工业极度发达，以汝哥钧定四大名窑为代表的宋瓷为我国瓷器发展奠定了基础，同时由于宋代对文化的重视，其审美观念影响了以后的中国各个朝代及世界可触及的地方。冶铁技术已经完善，金属制品如刀、锅等已经非常成熟。中央政府编纂的《太平惠民和剂局方》成为医药行业的标准，极大的促进中医药事业的发展，大量的先进生产工具不断出现，如不同帮派的切药刀，都可追溯到宋朝，到明清没有发生大的变化。库平制的改变稳定了剂量单位，保证了中药事业的健康发展。

随着生活器具及制药器具的发展，为膏剂制作提供适当的工具。膏方的发展也是与生活器具的发展相平行的。

二、膏剂发展史

中医膏剂源远流长，有着悠久的历史，在传统中医治疗学中起着重要作用，是我国传统医药学的一大瑰宝。探源溯流，总览历代方书，考证分析，寻查中医膏方学的发展轨迹，对中医膏方的传承具有重要的启迪作用。

（一）膏剂外用盛行于先秦及秦汉时期

用膏剂外敷可溯源于先秦古籍《山海经》，其中记载了一种羊脂类膏剂，用于涂擦皮肤以防治皲裂，可以说是外用膏药的雏形，后来发展为含药可外贴的油脂膏。

我国现存最早的医学方书，成书于春秋、战国时期的《五十二病方》全书现存方剂约283首，其中记载的膏有30余种，用膏命名的药物有肪膏、脂膏、猪膏、豹膏、蛇膏等，所治病为外科和伤科疾病，用法包括膏傅法、膏摩法、膏熨法。

《灵枢》中记载了用马膏、豕膏治疗卒口僻、咽部痈疽，并且说明了药物的使用方法，即热敷、冷食，此时尚未见到内服膏方的记载。

最早有完整组方及服用方法，并以膏药命名的膏方，见于1972年在甘肃武威县东汉墓出土的《武威汉代医简》，其中有相对完整的3个膏方，即百病膏药方、千金膏药方、妇人膏药方。与《五十二病方》和《黄帝内经》中膏方相比较，武威汉代医简膏方有完整的组方配伍，含药物4味或7味，既可外摩，又可内服，用治逆气、喉痹、昏衄、疮痛等恶气所致之病证。

直到东汉末年，张仲景在《金匮要略》中出现的大乌头煎，与现代膏滋方制作十分相似，完全可视为医学史上最早的膏滋方。《金匮要略·肺痿肺痈咳嗽上气病脉证治第七》中的皂荚丸后有"饮以枣膏，安其正也"之说，用大枣制成枣膏内服，以免皂荚涤痰损伤患者正气，可谓后世膏剂用于补养扶正的起源。

（二）魏晋南北朝时期

晋代《肘后备急方》在"治百病备急丸散膏诸要方"一章中收载了 7 首膏方，其中裴氏五毒神膏、陈元膏、华佗虎骨膏等兼可外用内服。然其主治俱以疗百病、疗中恶暴百病笼统言之，而观其药味多用附子、细辛、巴豆、乌头等峻猛攻邪之品，亦不乏雄黄、朱砂等矿物类药，也反映出当时服石之风。上述的这些膏方其作用方向还是以祛邪疗疾为主，并无补益调理之功效，与后世膏方的用途仍有较大区别。

晋代陈延之的《小品方》中载有单地黄煎一方。只用单独一味生地黄浓煎取汁制成，这是较早的膏滋处方。

南北朝时期，梁·陶弘景在《神农本草经集注》云："疾有宜服丸者，服散者，服汤者，服酒者，服膏煎者，亦兼参用所病之源以为其制耳"，明确指出膏煎为内服的药剂，但外用膏方、内服膏方混杂出现，未有明确区分。

（三）隋唐时期

隋唐时期仍尊汉晋之遗风，凡内服之膏方，多称之为煎，而内服外摩皆可之剂或称之为膏。王焘的《外台秘要·卷三十一》载古今诸家煎方六首所含的《广济》阿魏煎、鹿角胶煎、蒜煎方、地黄煎、《小品》单地黄煎、《近效》地黄煎皆为内服之膏方。而古今诸家膏方四首则主要以治疗风湿、痹痛为主，外敷为主兼可内服。

（四）宋金元时期

宋代内服膏方有长足的发展，药味多在 10 余味，临床用途日趋广泛，煎被膏的称呼所代替，故该时期内服膏剂在命名上煎、膏并用。南宋《洪氏集验方》收载的琼玉膏，用生地黄、人参、茯苓和白蜜组成，治虚劳干咳。《圣济总录》的栝楼根膏，以生瓜（瓜蒌）根和黄牛脂共同制成，功用养胃生津。宋代医家许叔微用治失眠和疮疡肿毒的宁志膏、国老膏，均为宋元遗留下来的著名膏方，沿用至今。

到了金元时期李杲的清空膏，朱丹溪的润肺膏、参术膏等开始以膏命名，膏的称呼开始取代了煎的记载，同时膏方在治疗方面也向多样化的方向发展，扩大了膏方治病的范围。内服膏滋方开始确立了兼具补益和治疗作用的特点。如《世医得效方》治消渴的地黄膏，《太平圣惠方》中的神仙服黄精膏、神仙茯苓膏、枸杞煎等。值得一提的是，此期间编撰的《饮膳正要》一书，收载的一些膏滋剂如荔枝膏、牛髓膏子、羊蜜膏等，亦食亦药，拓展了膏方的应用范围。宋金元时期具有代表性的方书中所收载的以滋补强壮、延年益寿见长的膏剂开始增多。

（五）明清时期

内服膏滋方发展到了明代，已开始迈入成熟阶段。此时期的膏滋方大多习于"××膏"的方式命名。不仅新的内服膏滋方层出不穷，应用日趋广泛，而且制作膏滋药的方法初步固定下来，即药物多次煎煮，浓缩后加阿胶、蜂蜜等收膏，并强调辨证选用膏滋方，因人而制方。如明代王肯堂《证治准绳》所载通声膏，将药物共研粗末，熬透去渣，加入杏仁液、酥、蜜、姜汁、枣肉收膏而成，功用补气润肺，化痰利窍，专治气阴耗伤之咳嗽气促，胸中满闷，语声不出之症。《景岳全书》所载两仪膏，取白参、熟地黄，水煎2次，取浓汁加白蜜收膏，用以气血双补，形气兼顾，治疗气血两亏，嗜欲劳伤，胃败脾弱，下元不固诸证。《韩氏医通》中收录的霞天膏，治沉疴痼疾等。明代孙一奎所著《赤水玄珠》一书的补真膏为孙氏创制，此膏由29味药组成，主治虚损劳怯。此方味众多，配伍全面，开创了近代临床膏滋药集多种功效药物于一方，解决复杂病证之先河。明代末年著名的食疗养生大家洪基在所著的《摄生秘剖》一书中收载了著名的二冬膏、玄极膏、山蓟膏等方，膏方组成即一二味，以简洁高效而影响着后世膏滋方的发展。洪基著《摄生总要》，从壮阳填精法立论，纂辑了诸如龟鹿二仙膏（鹿角、龟甲、枸杞子、人参等）著名的抗衰老膏方，至今仍为临床广泛使用。

到了清朝，膏剂的发展到了繁荣时期。《理瀹骈文》是当时颇有代表性的以外用膏方为主的外治法专著。书中对外用膏剂的治疗机制、配制工艺、应用方法等，均做了详细的论述。不仅对治疗疮疡、皮肤疾病做了介绍，而且还记载了治疗哮喘、血证、呕吐、泄泻、黄疸、水肿、消渴、疟疾、白带、难产、慢脾风等内、妇、儿科等疑难杂症。又介绍用膏药外贴于胸口、脐上、下肢等贴敷疗法。指出：外治之理，即内治之理，外治之药，亦即内治之药。所异者法耳。将内外二法，融会贯通，颇具特色。

内服膏滋名方迭出，许多官方修撰的医书和医家自撰的方书中均有众多的膏滋方涌现。如《古今图书集成·医部全录》的琥珀茯苓膏；《种福堂公选良方》的秘传噎膈膏、治痹膏；《随息居饮食谱》的玉灵膏；《食鉴本草》的莲肉膏等，均为后世留下宝贵的膏滋方遗产。服用膏滋方的风气在清朝宫廷及官府中颇为盛行，从《清太医院配方》《慈禧光绪医案选议》两书中可见一斑。清朝的皇亲贵戚、达官贵人所服用内服膏滋方有以下特色：一是膏滋方组成比较简单，药量较轻，如菊花延龄膏、五味子膏、梨膏均只有一味药，而明目延龄膏、二冬膏只有二三味药而已。一般的膏方也只有十来味药。二是膏滋方并不局限于冬令进补时才服用，只要病情需要，一年四季可由太医拟方服用。如《慈禧光绪医方选议》中的调气化饮膏在此书中处方于4月份，扶元益阴膏处方于7月份，润肺和肝膏则处方于9月份等。三是数量、品种较多，临床使用范围已扩展到各科的多个病种。仅《慈禧光绪医方选议》一书便收载了著名膏滋方28首，如用于长寿的菊花延龄膏；用于补益的扶元和中膏；用于治眼病的明目延龄膏；用于止咳化痰理肺的二冬膏；用于治脾胃病的资生健脾膏；用于治疗肝病的清热养肝和络膏等。清朝其他医家及著作中亦收载了众多的膏滋名方，如《张聿青医案》便收载了张氏膏方医案近30例，病种有血证、眩晕、遗精、哮喘、不孕、痛经等病。膏滋方用药达130余种。可喜的是从清朝开始膏滋方进补调理的方法已从宫廷流传至民间，并得到了较为广泛运用。膏滋方已经成为临床治疗各种病的常用剂型和手段。

（六）近现代

民国时期的膏滋方在江浙地区得到进一步发展，开始形成了现代滋补内服的膏滋方，当时著名的医家有秦伯未、张聿青等江浙名医，在经济处于全国领先的地区开展冬令膏方进补，至今仍被我们尊为膏方经典著作的《膏方大全》诞生于那个时期。1929年秦伯未出版了《膏方大全》，1938年又出版了《谦斋膏方案》；此外张聿青膏方医案也是相当著名的膏方著作。

新中国成立后，限于当时的经济条件，膏方临床应用也极少，直到20世纪80年代，特别是近20多年来，膏滋方的研究和临床运用得到了迅速发展，特别是在慢性病的治疗上，起了重要作用，在秉承先辈经验基础上，膏方数量有所增多，许多专著相继面世。1962年的《全国中药成药处方集》，共载各类膏滋剂58方，到1988年的《全国中成药产品集》，所收煎膏剂包括内、外、妇、儿、五官等科共152方，这反映了新中国成立以来膏滋成药的发展现状。现代中西医结合的趋势对膏滋方产生重大影响，给膏滋方今后的发展注入新的活力。这主要表现在结合西医的诊断与有关对中药药理认识的基础上来拟定，涌现出了一批新型的膏滋方和各医院自制的膏滋协定方。

现代膏方日益丰富多彩，吸收并发展了前人经验，形成补虚疗疾、复方多味的膏滋药。随着人民生活水平的提高以及对于健康的关注，目前除了市售之固定处方制成的膏方外，越来越多的市民选择冬令服用膏方以达到养生保健及调治疾病的目的，倾向选择较有经验的临床医师根据患者的具体情况，在中医辨证论治的指导下，开具更有针对性的处方。该方式已成为主流的方式，这是膏方发展到现代社会的重要特征。

综上所述，中医膏方学是在历代医药学家广泛实践的基础上，不断发展成熟的一门学科。在众多科学工作者的努力下，多学科密切配合和交叉渗透研究，在阐明膏方的药效、作用机制、临床应用等方面取得了诸多成果。展望未来中医膏方学科的发展，中医膏方学的独特优势将会进一步得到发挥，必将取得更大的成就并对人类的健康做出新的贡献。

三、膏滋制作发展史

我国最早的药物学专著《神农本草经》药性有宜丸者，宜散者，宜水煮者，宜酒浸者，宜膏煎者的记载，提示当时人们已经意识到制剂方法对药物发挥最大药效的重要性，不同的药物有其最适宜的加工方法，以达到增效减毒的作用。

《金匮要略·腹满寒疝宿食病脉证治第十》中的大乌头煎，用"大乌头五枚，水三升，取一升，去渣，纳蜜二升，煎令水气尽，强人服七合，弱人服五合。"这种水煎药物，去药渣，继续浓缩药液，最后入蜜，再煎煮蒸发水分的方法，就是现代制作内服膏方的一般方法。

《肘后备急方》其中对膏方制作步骤有清晰的介绍：将草药用苦酒（醋）浸渍后，与猪油同煎、浓缩，然后再加入雄黄、朱砂等矿物类药物，服用时常以酒伴服。

南北朝时期陶弘景所著《本草经集注》有云："凡合膏，初以苦酒渍取，令淹，溲浃后，不用多汁，密覆勿泄。云时者，周时也，从今旦至明旦，亦有止一宿者。煮膏，当三上三下，以泄其焦势，令药味得出。"对膏方的制作步骤有了较为详细的说明。陶弘景关于膏药的制作工艺如以醋或酒炮制药物及煎煮药的火候、时间，加入散粉药入膏剂的时机等详尽的制作要领至今仍然有指导意义。

唐代膏方的制作工艺也有发展与进步。唐代孙思邈在《备急千金要方·卷·合和第七》中论膏方时曰："凡合膏，先以苦酒渍，令淹浃，不用多汁。密覆匆泄……盖令兼尽其药力故也。"所述膏方制法与给药途径跟《肘后方》大体相同，均为内服外用皆可。然而文献研究证实，膏方制作过程中，用苦酒（醋）先浸泡以帮助析出药物的做法已占主流，《备急千金要方》记载的 40 个主要膏方中，用苦酒（醋）先浸泡以帮助析出药物的做法占 57.5%，用猪脂、羊脂析出药物约占 30%，将药物粉碎直接入药约占 10%。

宋金元时期的膏方逐步走向成熟，膏剂制备方法也逐渐完善，或煎清膏，或用蜂蜜收膏，猪脂已较少应用。如《御药院方·卷六》记载的太和膏，制法中有膏成滴水中凝结不散之句，已与现代膏方制作工艺接近。

明清时期中药成方制剂有较大发展，膏方发展也进入成熟阶段，而且制剂工艺已基本成熟且固定，用水多次煎熬，浓缩药液，最后加蜂蜜等成膏。明代缪希雍《先醒斋医学广笔记》谓："膏者，熬成稠膏也"。而明代倪朱谟所著《本草汇言》中亦有膏滋的详细制备方法。《理瀹骈文》对膏药的治病机制、配制工艺、应用方法等均做了详细的论述，指出膏药取法，不外于汤丸，凡汤丸之有效者皆可熬膏。《本草蒙筌》为明代前、中期本草学著作。书中记载："膏，熬成稠膏也。药分两须多，水煎熬宜久。渣滓复煎数次，较聚浓汁，以熬成尔。去久病用之，取其如饴，力大滋补胶固，故曰：膏者，胶也。"其中提到膏方的功用去久病用之，提示其时膏方调治慢性病的功效已得到承认，而药量大、久煎、浓缩成膏的制作方法已与今之膏方组成与制法十分接近。书中还进一步论说：可服之膏，或水，或酒随落，滓犹酒煮饮之；可摩之膏，或油，或醋随熬，滓宜捣敷患处。此盖兼尽药力也。说明至明代中期、内服膏方及外用膏方在制法、用法上已有明确区分。

近现代以来，中医膏方学科应运而生，并随着中医的振兴而得到迅速发展，尤其现代中药制剂设备的运用，随着煎药壶、煎药机及膏方机的陆续出现，使得膏方的制作更加便捷，更节约时间，成本降低，为其推广成为可能。

（闫国强）

第三节　膏方的理论基础

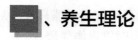
一、养生理论

养生又称为摄生，最早见于老子《道德经·五十章》："善摄生者，陆行不遇凶虎，入军不被甲兵"。养生是一个含义比较宽泛的概念。所谓生，主要是指人的生命活动，也指生生之气；所谓养，即保养、调养、调摄、培养的意思，养生也即保养生命，养护生生之气。中医养生学的悠久历史可追溯至商周时代，萌芽形成于春秋以前，丰富发展于春秋战国至晋唐时期，创新融合于宋金元时期，成熟普及于明清时期。随着对传统养生学理论的整理，结合现代医学理论对生命的认识，养生学有了新的内涵。

中医养生学融合了古代的文明，汲取其精华。道（包括道家、道教）、儒、佛是中国传统文化中鼎足而立的三大思想体系，她们对中医养生学影响深刻。道家思想崇尚自然，创造顺乎自然的导引行气养生法，主张清静无为，静态养生，提倡宝精受气，形神共养，并主张兴食饵防病，倡房中养生。提出治未乱的思想，《素问·四气调神大论》的治未病思想，就是基于道家这一朴素的辩证法思想基础之上的产物。儒家的修身、中庸思想渗透于中医养生理论之中，对中医养生理论的形成和发展起到了潜移默化的作用。儒家倡导重视生命社会价值，养身以有为，主中庸之道，致中和以养性，调整精神情意，倡导道德规范，养德以养生。慎饮食居处，有常有度，慎调为佳。将养生纳入道德、情志、音乐、运动、饮食、起居劳逸、读书等体系，内容丰富多彩、论述精要、切合实用，形成了具有鲜明儒家特色的养生体系。佛教则提倡超尘脱俗以修身养性，倡导修禅内练，创佛家气功养生，佛家的修行也包含了丰富的养生内容。

中医养生学集诸家之长，对养生有着深刻的认识，在早期即已经形成系统的养生学理论。《素问·上古天真论》载："女子七岁，肾气盛，齿更发长……（男子）八八，天癸竭，精少，肾脏衰，形体皆极，则齿发去。"这是祖先对生命由盛转衰的明确记载。又如《灵枢·天年》说"人生十岁，五脏始定，血气已通，其气在下，故好走……九十岁，肾气焦，四脏经脉空虚。百岁，五脏皆虚，神气皆去，形骸独居而终矣。"这段经文则论述了人体生长壮老已的生命过程及其表现。以上体现了中医学对生命阶段性具体的认识。人的生命具有一定的时限性，《黄帝内经》提出的天年一词，是对人的自然寿命的一个特殊称谓，《素问·上古天真论》说："尽终其天年，度百岁乃去"，将百岁定为寿命的期限。在探索生命和与疾病斗争的过程中，中医学认为影响寿命的因素非常复杂，如先天禀赋、后天调摄和气候环境等诸多方面。探索影响寿命的因素是养生学重要的内容，因为只有明白了哪些因素影响生命的长短，才能采取措施干预，达到天年。

养生就是保养生命，内容包括提高生命质量，延长生命长度。中医在数千年的养生探索中形成了系统的养生观和方法论。其中治未病是重要的养生防病思想。在养生方法方面则形成了四时养生、情志养生、饮食养生、起居作息养生、药物养生等具体的养生方法。膏方是传统中医药学与养生防病学密切结合的中医养生防病治病手段，是秋冬养阴、治未病理念的具体实施方法和行之有效的手段。

二、阴阳学说

阴阳，是中国古代哲学的核心范畴，《易经》"一阴一阳之谓道"的思想强调了阴阳不仅是构成宇宙万物的两种基本要素，而且也是宇宙万物一切变化现象的功能属性，明确地肯定事物之中一阴一阳两种力量或因素，既统一又对立，乃是事物变化，生生不已的内在根据。

中医用阴阳来高度概括生命现象、探讨生命过程，寻求长寿本质。以"阴平阳秘，精神乃治，阴阳离决，精气乃绝"表达中医的健康观与生命观。养生理论特别强调了阳主阴随的原则，这些原则在《黄帝内经》中随处可见，如"阳气者，若天与日，失其所，则折寿而不彰"，"阳气者，精则养神，柔则养筋"。

阴阳此消彼长，互根互用，因此而有自然界春夏秋冬，四季更迭，天人相应，故而产生生长化收藏五运变化。阴阳的动态变化是产生万事万物的动力源泉。人立于天地之间，应天地而生，故人有五脏化五气，以生喜怒悲忧恐。阴阳的动态变化亦是寒、暑、湿、燥、火、风形成的根本原因。人体因阴阳而运转，因阴阳的运动变化而生长壮老已，正如《素问·生气通天论》所说："阴平阳秘，精神乃治；阴阳离决，精气乃绝"。

阴阳是判断事物属性的根本标准，中医的理法方药无一不是建立在阴阳这个大的理论框架与原则之内。疾病属性有虚实寒热，发展变化有阴阳盛衰，诊断疾病听声音、望颜色、察脉息，均以阴阳的动态变化为指导原则。正是有阴阳的四季消长，所以中医有春夏养阳，秋冬养阴的养生治病大法。

膏方作为养生延年益寿的重要手段，追求阴平阳秘的境界。膏方俗称膏滋，其滋养五脏的精气、调整脏腑功能，以恢复阴平阳秘的动态平衡状态。秋冬进补、服用膏方也是就是顺应秋冬养阴这一重要阴阳运行法则的体现。膏方处方从理论源泉、立方立法依据、药物的君臣佐使无不体现着调整阴阳失衡这个根本原则。

三、精气神学说

精气神学说来源于先秦诸子各家的哲学思想，《黄帝内经》吸收了各家的思想，将精气神学说运用于医学领域。《灵枢·本藏》说："人之血气精神者，所以奉生身而周于性命者也"。精、气、神是人身三宝，精为气之母，精的化生来于气，精气足则神旺，精气虚则神衰。三者关系密切，存则俱存，亡则俱亡。

1. 摄生之道，贵精气神

《灵枢·本神》篇说"生之来谓之精，两精相搏谓之神"，精是指维系人体生长、发育和生殖的有形精微物质，一是先天之精（亦称生殖之精）是生命活动的基础，另一是后天之精（亦称水谷之精）是维持生命活动的营养物质。精是生命的物质基础，《素问·金匮真言论》说："夫精者，力之本也"。精足则生命力强，能适应外界环境的变化而不易受病，《素问·通评虚实论》说："精气夺则虚"，精亏则生命力减弱，适应能力和抗病能力均减弱。

气与精同是物质的概念，但相对的，气属无形。气在中医学中主要指人体生命活力，包括脏腑之气、营气、卫气、宗气、元气等。正气是指人体内具有抗病、祛邪、调节、修复等作用的能力，一般认为气的来源有三：一是吸入的自然界的清气；二是由先天之精所化生之元气；三是由水谷之精所化生之谷气。此三气充养周身，维持脏腑的正常功能，《景岳全书》说"人之生死由于气"。

神是基于精、气物质基础上主宰生命活动的根本标志，神来源于先天之精气，并依赖后天水谷精气的滋养。通常分为广义之神（人体生命活动表现于外的征象）和狭义之神（人的精神状态和思想活动）。《素问·移精变气论》谓之"得神者昌，失神者亡"。神充则身强，神衰则身弱，神存则得生，神去则人死。

2.精神气伤，损及健康

关于这一点，《素问·上古天真论》有精辟的论述："法于阴阳，和于术数，食饮有节，起居有常，不妄作劳，故能形与神俱，而尽终其天年，度百岁乃去。"古人日出而作日落而息的生活节奏，清心寡欲少思少虑的心理状态，都是对于精气神很好的保护方式。现代人的生活方式对精气神的伤损尤为明显，工作压力，生活奔波，饮食不节，起居不规等都是损耗精气神的原因，这些都很大程度造成了疾病产生。

3.养精气神，膏者滋之

《素问·阴阳应象大论》说："精不足者，补之以味"，有学者认为，补之以味的味可理解为血肉有情之品，唐代孙思邈认为，动物类药物为血肉有情之品，服之有填精补益之功。秦伯未先生论及膏方之性质者，推求滋补之重心所在，以尽其用也。用药分为四类：温补类、清补类、涩补类、平补类，而总挈之为二纲：一补气，二补血，这里所言补气血与补精气神有异曲同工之意。

四、脏象学说

中医生理学是以五脏为核心，以脏象学说为基础。中医学的脏腑不仅仅是形态学结构的脏器，更多体现了中医对人体生理功能分类系统。脏腑分为脏、腑和奇恒之腑三类，脏有五：心、肺、脾、肝、肾，合称五脏；腑有六：胆、胃、小肠、大肠、膀胱、三焦，合称六腑；奇恒之府亦有六：脑、髓、骨、脉、胆、女子胞。五脏化生和贮藏精气，六腑受盛和传化水谷。《素问·五脏别论》说："所谓五脏者，藏精气而不泻也，故满而不能实；六腑者，传化物而不藏，故实而不能满。"脏腑之间协同合作，共同维持着人体内在的稳定和动态平衡。药物归经理论与脏象学说密切相关，也是提高药物疗效的基础理论。

1.肾命门先天理论

肾藏先天之精，主生殖，为人体生命之本原，被称为先天之本。命门之说法不一，但公认的是命门的生理功能与肾息息相关，两者同为五脏之本，内寓真阴真阳。当脏腑精气充盈，则归肾所藏，《素问·上古天真论》说："（肾）受五脏六腑之精而藏之"。肾之精气直接关系到人体的生长发育和衰老，《素问·上古天真论》将肾气盛衰为标志，以女七男八之数，判断人体生长周期。肾精强盛则人生长发育得以保证，反之，肾精不足，则五脏受损，影响人体生长发育甚至出现衰老早夭的情况。

2.脾胃后天理论

脾胃同居中焦，是人体对饮食物进行消化吸收并输布其精微的主要脏器，脾胃维持着人出生之后营养物质的供养，故被称为后天之本。《素问·平人气象论》说："平人之常气禀于胃，胃者，平人之常气也。人无胃气曰逆，逆者死。"金元四大家之一的李东垣对脾胃有深刻研究，其《脾胃论》说："历观诸篇而参考之，则元气之充足，皆由脾胃之气无所伤，而后能滋养元气。若胃气之本弱，饮食自倍，则脾胃之气既伤，而元气亦不能充，而诸病之所由生也。"又说："胃之一腑病，则十二经元气皆不足也。"指出人体的健康、疾病的状态与脾胃的关系十分密切，故我们在治疗疾病的同时应当注意对脾胃的调理，郑钦安谓之"凡治一切阴虚、阳虚，务在中宫上用力。中也者，交通阴阳、上下之枢机也。"

3. 膏方调理重脾肾

膏方以滋补为主，兼顾调理，滋补精气离不开脾肾，进补受纳离不开胃气，因此，膏方滋补以脾肾及脾胃为核心，调理则多从五脏、内生诸邪入手，然当主次分明。膏方以独特的组方形式，体现了极大地包容性，在保证调治主要病证的同时，还注意对先天肾命门及后天脾胃的调理，并顾及脏腑之间的功能与关系。如此整体观念才能更好地使膏方发挥疗效。

（赵　辉）

第二章 膏方临床基础

第一节 膏方诊断

一、膏方病史

膏方病史采集有其自身的特点。膏方应用有三大特点：第一是膏方需要使用滋补药物，如果没有滋补的药物，就很难成为一张现代意义的膏方；第二是在目前情况下，一般服用膏方时间相对是比较长的，大多数在1到3个月的时间；第三是对一些急性的情况，比如说外感风寒暑湿燥病邪，或者说是有其他的急症，膏方往往是不能适应，不能快速发挥作用，而是适合于需要慢速、长久地发挥作用的健康问题，也就是虚损及慢性病的调理。服用膏方不能去追求近期效益，而应该追求远期效益。

因此，对服用膏方者的健康史采集要全面，既掌握现在的情况，还要了解过去的情况和预测将来的情况。对将来情况的预测，主要是通过对现代情况和过去情况的总结分析来得到。重点分析以下几个方面：

1. 饮食和脾胃

脾胃是否健壮，能否吸收、耐受膏方的滋养，是决定这个人能不能服用膏方的先决条件，因此，我们需要询问平常进食情况、消化吸收能力及是否容易腹泻或者是便秘。

2. 敏感和耐受

有些人对一些食物或者药物是不能耐受或者敏感的，我们需要提前进行了解，否则的话，一旦加入到膏方处方里面，那就很难做出一料让人能坚持吃下去的膏方。比较容易过敏的，或者是蛋白质类食物和药物，或者是可能致敏的药物。比如黄芪是我们常用的药物，但是有个别人对黄芪也敏感。

3. 五脏元气及其功能

一般的问诊很少评价五脏功能，但是我们开膏方的时候需要对五脏功能进行评价。五脏功能的评价应该怎么做呢？我们认为主要有这么几点：

一是根据每个脏腑的功能，抓住主要症状进行问诊，例如心主血脉和心主神明，那么我们就应该问平常是否有心慌、失眠、健忘等；肺主气和司呼吸，那我们就应该问患者呼吸情况，是否有胸闷气短。

二是依据脏腑相兼及相互影响来进行四诊病史采集，如果出现一个症状，就要问与它所代表脏腑相关的另一脏腑的症状。如水不涵木，则先有水亏尔后出现木旺，或先有木旺导致水亏，但其表现均有口渴不欲饮、头晕头胀、目胀目涩、腰酸尿涩等，如果出现其中之一症状，就要问及其他几个相关联的症状。

4. 慢性病史

应该知道慢性病发作或者加重和季节的关系，以及慢性病和气候条件的关系，达到天地人的统一。健康人服用养生膏方，也就是说滋补膏方，我们需要询问既往疾病状态下的证候表现，以此为依据对其体质进行分析。

5. 居住地与饮食习惯

居住地的地理位置及地势高低对人会产生明显的影响，饮食习惯不同，对体质和五脏六腑的元气也会产生影响，导致潜在的血瘀、痰浊、饮邪的产生，也能影响脾胃功能的强弱。

6. 五运六气

五运六气是开具膏方必须考虑的外部因素，除了平时注意就诊地区气候气象条件的变化，也要询问服膏者居住地的气候气象情况，把握主客气是否造成气候的重大变化，并出现复气来调节的情况。

二、膏方辨病学

对慢性病患者开具康复膏方的时候，都应该辨病。对每一个疾病的基本病机及其演变规律进行深入的研究，把握其发展趋势和方向。这是平时需要熟练掌握的开具膏方基本功。证候是疾病动态演变过程中的阶段性表现，疾病病机是具有相对稳定性和一定的发展轨道，疾病基本病机是疾病的主要和共同的病理特点。

开具膏方应该先研究疾病的基本病机，再结合辨证论治来开具膏方，则能更契合服用膏方患者的需要。

对疾病基本病机的分析，重点是要分析虚实及其演变规律，元气是其核心。《金匮要略·脏腑经络先后病脉证并治篇》将脏腑之气均统称为元气，所以说"若五脏元真通畅，人即安和"。

元气随所在脏腑不同而有不同的名称，可以帮助我们更好地选择补元气的药物。在心的元气为心气，在肺的元气为肺气，在肝的元气为肝气，在脾的元气为脾气，在胃的元气为胃气。

其次要分析内生有形之邪。一般来说，有形之邪是出现症状的主要问题所在，症状是由内外邪气导致的，而正气本身的轻微地、一般的变化是不会导致明显的疾病症状的。常见的有形之邪是水饮、痰浊、瘀血、癥积、气滞和热毒等。

以慢性阻塞性肺病为例，其基本病机是先有肺气虚，由肺气虚发展为脾气虚和肾气虚，其早期症状和痰、饮是有密切关系，晚期的一些病理改变及相应症状和血瘀有密切关系。在本病某些阶段，会出现阴虚和血虚的情况，然而在严重阶段会出现阳虚或阳脱的情况。

这就是本病的基本病机，也是辨病需要抓住的核心内容。

三、膏方辨证学

膏方辨证主要有三个方面：即变病、坏病和五运六气。

1. 辨变病

变病是指疾病本身因人而异的病机变化，这是针对人的差异性的辨证。同样是胸痹病，虽然基本病机相似，均为阳微阴弦，但是在不同个体会出现不同的表现。这个方面我们可以通过脏腑辨证、气血津液辨证等诸种方法来把握。

2. 辨坏病

坏病是治疗措施对患者产生影响后出现的病机发展规律的变化。我们知道治疗可以改变本病基本病机的发展趋势，有些治疗可以使本病基本病机发展产生曲折变化，但最终还要回到这个疾病病机演变的基本结局。坏病多是治疗后产生了一些不利于疾病恢复的病机，如果是有利于疾病恢复的病机演变，是不需要干预的。中西医药物和手术都会影响疾病的病机演化。

以冠心病来说，目前冠心病最具革命性的治疗方法进展是冠状动脉血运重建技术，包括球囊扩张和冠状动脉支架植入。无论是球囊扩张还是冠状动脉支架植入，都会对施术患者基本病机趋势产生短期或长期的影响，主要表现为血运重建技术治疗可以快速消除血瘀，减轻血瘀，但是又会同时出现一些气阴耗伤的情况。另外，冠心病患者经常会使用一些能改变疾病现状和病机的一些药物，比方说阿司匹林、他汀等。以高血压来说，我们经常要合并使用各种降压药物，那么降压药物会改变高血压患者的病机表现。中药使用也会改变一些病机演变，对此医者应该深有体会。

3. 五运六气

对五运及六气是对平气，太过，或不及进行分析，进而判断其对疾病的影响，从而调整治疗方案。这也是《内经》"司岁备物"的真实意义所在。

以 2018 年为例，六气是太阳寒水司天，太阴湿土在泉，冬天北京地区明显比上一年冷，夏天北京地区雨水多而集中，暴雨到了成灾的程度。在使用膏方时就要结合五运六气的情况调整处方。

四、不同人群膏方诊断

（一）亚健康人群

亚健康是一个借用的名称，亚健康是存在的，但很难从临床实际做出诊断的。因此，服用膏方的亚健康人群实质上就是需要养生的人群，也就是服用养生膏方的人群。①是否存在脏腑元气虚弱，包括气血阴阳精津的虚损，虚损的程度，是潜虚还是显虚。②是否有有形之邪？如痰、饮、湿、浊、毒、热、滞、瘀。③是否有因服用补品或其他西药保健品的影响。

（二）康复人群

康复人群是患者有各慢性疾病的人群、有过重大创伤、重大手术病虽愈，但是元气受损未复的人群。康复可以分为神伤的康复、精伤的康复及运动功能损失的康复三个方面。

慢性疾病康复患者，诊断应该包括疾病诊断和变病、坏病辨证。

元气未复康复患者，诊断应包括脏腑与气血津液辨证。

（三）儿童

儿童是服用膏方比较慎重的人群。儿童服用膏方一定要分清是脏腑虚弱，还是脏腑元气尚未成熟。尚未成熟者不需膏方进补，而脏腑虚弱则需要膏方进补。如果是慢性病，需要服用药物治疗或康复，但儿童服药困难，需要改为膏方剂型则另当别论。

（四）女性

女性服用膏方除了前面谈到在诊断方面的注意事项外，还是考虑女性的特殊生理如经、带、胎、产及特殊病理特点。因此，在诊断方面应有所体现：诊断应包括是否妊娠或计划妊娠，这个时期前后服用膏方需要考虑繁育后代的健康即生殖健康。其次是否合并有月经的变化，绝经前和绝经后的气血津液变化甚大，都是在诊断时需要考虑的方面。

（五）老年人

老年人最适合膏方进补，有慢性病也往往需要膏方来康复。服用膏方的老年人诊断方面要关注以下几个方面：①慢性疾病及合并疾病的病机分析结果。②衰老引起的气血虚弱病机分析结果。③衰老引起的有形之邪的病机分析结果。

（袁敬柏）

第二节　膏方组方选药原则

《神农本草经》的配伍原则和用药原则，对膏方组方、特别滋补养生膏方具有较大的指导意义。《本经集注·序列》有"上药一百廿种为君，主养命以应天，无毒，多服久服不伤人。欲轻身益气，不老延年者，本上经。中药一百廿种为臣，主养性以应人，无毒、有毒，斟酌其宜。欲遏病补虚羸者，本中经。下药一百廿五种为佐、使，主治病以应地，多毒，不可久服。欲除寒热邪气，破积聚愈疾者，本下经。"

一、膏方配伍原则

膏方属于方剂中的大剂，可以遵守君臣佐使的组方配伍方法。《素问·至真要大论》说："主病之为君，佐君之为臣，应臣之为使。君一臣二，制之小也；君二臣三佐五，制之中也；君一臣三佐九，制之大也。"

在膏方中，君药是以补益药为主，针对正气虚弱的主要病证，如阴阳、气血、津精亏虚或者脏腑虚弱而选择的滋补药物，体现"虚者补之"的治疗原则；臣药是辅助君药加强滋补作用的药物，也可以是治疗重要的兼病或兼证的药物；佐药是配合君药、臣药以加强治疗的药物，或者是治疗次要兼证的药物。使药是引经报使和调和诸药的药物。臣药和佐药体现实者泻之和扶正祛邪的治疗原则。

膏方的调剂处方还要具备一局之性。明代张介宾《景岳全书》说："至若东垣之方，有十余味及二十余味者，此其用多之道，诚自有意，学者欲效其法，必须总会其一方之味，总计其一方之性。如某者多，某者少，某者为专主，某者为佐使，合其气用，自成一局之性，使能会其一局之意，斯得东垣之心矣。"由于膏方的药物众多，性味各异，功用不同，并且患者可能同时存在数种疾患或者不适症状。因此，药物结构需要有合理的内在有机统一性，分清主次，明确综合调理目标，而不是面面俱到。

1. 节阴阳，调刚柔

调节和恢复阴阳平衡，是膏方的重要组方原则。《灵枢·本神》说："故智者之养生也，必顺四时而适寒暑，和喜怒而安居处，节阴阳而调刚柔。如是，则僻邪不至，长生久视。"阳虚者，温补阳气；阴虚者，滋补阴液；气阴两虚者，益气养阴；阴阳两虚者，阴阳双补。

阴阳互根，阴阳可分而不可离。因此，在调补阴阳时，既要区分患者阴阳虚损的主次，也要阴阳并调，正如明代张介宾《景岳全书》所说："善补阳者，必于阴中求阳，则阳得阴助而生化无穷；善补阴者，必于阳中求阴，则阴得阳升而泉源不竭。"温阳不宜太温燥，养阴不宜太寒凉，而应该适得其中，刚柔相济。

2. 调以甘药

补益虚证，多用甘甜味美之品。《灵枢·邪气脏腑病形第四》说："诸（脉）小者，阴阳形气俱不足，勿取以针而调以甘药也。"《灵枢·终始第九》说："少气者，脉口人迎俱少，而不称尺寸也。如是者，则阴阳俱不足，补阳则阴竭，泻阴则阳脱。如是者，可将以甘药，不可饮以至剂。"将，养也，指以甘药调养。张介宾《类经·二十卷·针刺类·四盛关格之刺》说："甘药之谓，最有深意，盖欲补虚羸，非甘纯不可也。"临床常用的四君子汤、补中益气汤、四物汤、八珍汤、十全大补汤、归脾汤等滋补方剂，都颇得甘调之意。

3. 寓攻于补

膏方调理者以虚证居多，或者虚中夹实。对于虚实夹杂者，虚者补之，实者泻之。攻补兼施，要注意分清治疗主次，应该寓攻于补，以扶助正气为主，以祛除邪气为次。在补益阴阳、气血、津精亏虚或者脏腑虚弱的基础上，兼以祛邪、排毒、散积和消癥。

4. 气血并调

《难经·二十二难》说："气主煦之，血主濡之"。气有温煦、推动作用，血有濡养作用，气属阳，血属阴，气血相辅相成。清代高世轼《医学真传·气血》说："气为血之帅"，气能生血，气能行血，气能摄血，所以气虚会导致血虚和出血，气滞会引起血瘀。血为气之母，血能载气，血虚常伴气虚。因此，应该气血并调，或者理气活血，用方如补阳还五汤；或者益气补血，用方如当归补血汤。

5. 补五脏，重脾肾

中医重视整体观念，五脏六腑之间存在生克乘侮的关系，相互影响，相互作用。补虚务求补其本。肾藏精，为先天之本；脾主运化，为后天之本。因此，调理脏腑虚损，首重脾肾功能的恢复。而且临床常见脾肾虚弱之证，如食欲不振、大便稀溏、头晕耳鸣、腰膝酸软、舌淡胖、脉沉细等。健脾益气、补肾填精是膏方最常用的治法。补先天以充养后天，补后天以滋养先天。

6. 顾胃气，防滋腻

味苦性寒、补阴滋腻之药易妨碍脾胃运化，导致消化不良，食欲不振，甚至胃脘饱胀疼痛，影响膏剂的吸收利用。因此，在处方之前必须评估服用膏方者的脾胃功能，慎用过于苦寒、滋腻之品。对于平素脾胃虚弱或者湿重苔腻者，建议先行开具开路药，如白术、苍术、陈皮、佛手、枳壳、厚朴、砂仁、蔻仁等。通过健脾开胃，芳香化湿，以改善其食欲和消化吸收功能。

二、膏方选药原则

首先务必熟识药性、药用。清代徐灵胎《医学源流论·药石性同异》说："同一热药，而附子之热，与干姜之热，迥乎不同；同一寒药，而石膏之寒，与黄连之寒，迥乎不同。一或误用，祸害立至。遂古人用药之法，并不专取其寒热温凉补泻之性也。"清代程钟龄《医学心悟》说："（药）有温热之温，有温存之温。参芪归术和平之性，温存之温也，春日煦煦是也。附子姜桂辛辣之性，温热之温也，夏日烈烈是也。和煦之日，人人可也；燥烈之日，非积雪凝寒，开冰解冻，不可近也。"明代张介宾《景岳全书》说："阳虚者，宜补而兼暖，桂附干姜之属，因阳虚多寒，故宜补以甘温，而清润之品非所宜；阴虚者，宜补而兼清，门冬芍药生地之属，因阴虚多热，故宜补以甘凉，而辛燥之类不可用。"

其次是知晓膏方的药物构成。膏方的药物构成包括治疗药物、胶类药物、果品类药物和糖类。治疗药物是治疗病证、补益虚损的药物，如人参、党参、黄芪、白术、茯苓、当归、熟地、白芍、枸杞子等，用 20～35 味。胶类药物如阿胶、鹿角胶、鳖甲胶、龟甲胶等，用 1～3 味。果品类如红枣、桂圆、核桃仁等。糖类如红糖、白砂糖、冰糖、饴糖和蜂蜜等，糖尿病患者可用木糖醇，或者不加糖类调味。

多用根茎类易出膏的药物。如生地、熟地、玉竹、石斛、玄参、当归、天冬、麦冬、党参、太子参、沙参、黄芪、黄精、枸杞子、白术、山药、肉苁蓉、桂圆肉、大枣等。

注重口感，多用甘甜之品，应尽量避免酸涩苦味或有腥臭味的药物。

祛邪不宜用性味峻猛之发汗、催吐、通腑、逐水之品。而应尽量选用性味和缓的祛邪之药。

慎用毒性药物，尤其是会引起肝肾损伤的药物。可能损伤肝功能的药物，如雷公藤、昆明山海棠、苍耳子、千里光、景天三七、石菖蒲、番泻叶、山豆根、野百合、何首乌、夜交藤、天花粉、贯众、黄药子、苦楝皮、川楝子、马钱子、鸦蛋子、巴豆、鱼胆、蛇胆、朱砂、密陀僧、砒霜、雄黄、款冬花、苦参、虎杖、粉防己、五倍子、夏枯草、土茯苓、石榴皮、补骨脂、地榆、青黛等。可能损伤肾功能的药物，如马兜铃、广防己、朱砂莲、寻骨风、轻粉、朱砂、关木通、生使君子肉、光慈菇、山慈菇、雷公藤、草乌、麝香、补骨脂、苍耳子等。

三、膏方剂量原则

药物数量多在二三十味以上；膏方总量可按汤剂处方 1 : 10 ～ 1 : 15 比例估算，才能够满足 1 料膏滋药服用时间（约为 30 ～ 45 天）的剂量。通常情况下，其总量应控制在 3 ～ 5 千克。

人参类药物有大补元气，益气生津作用。具体用量如生晒参（3 克／日）、西洋参（3 克／日）、野山参（＜ 0.5 克／日）、红参（3 克／日）、朝鲜参（3 克／日）等。

胶类药物是血肉有情之品，有较好的补益虚损作用，如气虚、血虚者用阿胶、黄明胶；阴虚者用龟板胶、鳖甲胶；阳虚者用鹿角胶。而且胶类有助于膏滋制剂的固定成形。胶类药物用量可达 300 克左右。

糖类能矫正药物的苦味，改善口感，而且具有补益作用，冰糖、白糖用于阴虚内热者；红糖用于阳虚气虚者；饴糖用于脾胃虚弱者；蜂蜜用于阴虚便秘者。糖类用量 300 克左右。对于糖尿病患者，就不要加糖，或者选用少量木糖醇。

（唐志鹏）

第三节　膏方适用范围与服用方法

一、膏方适用范围

（一）养生人群

养生人群一般没有明显需要治疗的疾病，但他们在特定的时期有特定的需求，如各个年龄段特别是中老年人冬季进补、女性孕前调养、学生升学考前调养等。

1. 老年人

我国已进入老龄化社会。老年人的卫生保健问题应得到更多的关注与重视。老年人的生理特点主要表现在生理机能的衰退上，病理特点主要以脏腑虚损为本，针对老年人脏腑功能减退的病生理特点，使用膏方调治疾病、补元扶弱、养生保健、延缓衰老，具有显著优势。老年人五脏皆虚，脾胃失健，长期大量服用体积较大、口感苦涩的汤药，难以坚持。膏方体积小，可坚持长期服用。

2. 女性调养

女性生理特点包括月经、带下、妊娠、产褥、哺乳、更年期等，与此相应产生经、带、胎、产、更年期、杂病等妇科疾病。这些均可以使用膏方调理。特别是近年来随着优生优育理念的普及与增强，二孩政策的放开，女性孕前调养的越来越多，膏方具有滋补与调理多重作用，特别适宜孕前调养。

3. 儿童调养

针对儿童独特的病生理特点和生长发育的需要，可以使用膏方进行调理。小儿"脏腑柔弱，易虚易实，易寒易热"，膏方可就其虚、实、寒、热进行辨证施治、辨体施调，调节阴阳气血使之平衡，调理偏颇体质使之平和。加之膏方体积小，口感好，易使小儿接受并坚持服用。

（二）调养人群

这个人群的显著特点是不耐劳累，有多种多样的症状，但是没有明显的疾病，或表现为躯体不适感，或体检客观指标接近异常（预警值），或心理状态不佳及适应能力差，或兼而有之。

另外，重大外伤、疾病、手术虽然已经痊愈，但从中医的角度来讲仍有气血不足或亏虚，需要调养的人群。

（三）调理康复人群

1. 慢性疾病

高血压病、糖尿病、高脂血症、痛风（高尿酸血症）、脂肪肝、冠心病、慢性心衰、脑卒中后遗症、颈椎病、便秘、失眠等的膏方调理康复，与其他中药剂型比较起来，膏方具有综合性调理、缓慢进补、体质调理与辨证论治相得益彰等优势，特别是多种慢病同时出现时，膏方具备综合调理的功效。

2. 反复发作疾病

过敏性哮喘、鼻炎、荨麻疹，反复感冒等，于缓解期进行膏方治疗，可以减少发作、减轻发作，直至不发作。

3. 重大疾病经过针对性治疗后

重大疾病经针对性治疗后处于缓解期、稳定期、静止期，需要恢复性、调整性、巩固性治疗时，膏方是常用的适宜措施。例如，癌症手术后和放化疗后、免疫性疾病使用激素和免疫制剂者、急性心肌梗死支架术后、血液病等。

二、膏方使用禁忌证

急性病患者，或外感热病患者，则不适宜和不需要服用膏滋方药。发热、血压波动、消化性溃疡活动期等，也不适宜膏方治疗。危重症，变化快而多，亦不适宜用膏方。

三、膏方的服用时间与方法

（一）膏方的服用时令

膏方的服用时间与时令密切相关，通常单纯使用膏方进补以冬季为宜。我国地域辽阔，南北地区进入冬季时间有所差异，南方特别是江浙沪地区冬季膏方进补多由冬至日开始，至数九结束。北方地区多从立冬开始，至清明节前结束。近年来，随着膏方自身的不断发展，膏方的服用时令已不局限于冬季。根据病情需要，膏方可适时调补，并不受地域、季节、人群的限制。一者，随着膏方应用地域的扩展，很多地方特别是北方寒冷地区，在一年四季均可服用膏方；二者，随着膏方应用人群的变化，膏方已不再是以滋补为主，而是滋补与治疗并重，许多慢性疾病越来越多地使用膏方，故而不受限制于冬季；三者，需滋补的人群也不仅限于老年、体弱之人，许多年轻人或亚健康人群也越来越多使用膏方，如考生考前调养、育龄女性的孕前调养等，这些都可在一年各季使用膏方。

（二）膏方的服用时间

膏方的服用具体时间有空腹服、饭前服、饭后服、睡前服等。膏方大多可在空腹服用，但应根据服者的病情酌情确定。若有胃肠疾患宜饭后服用，北方地区不喜甜食者也可在饭后服用。若为补益心脾、宁心安神、镇静安眠的药物宜睡前半小时服用。

膏方的服用的次数一般是每日 2 次，或早晚，或午晚各 1 次。根据具体情况也可每日 1 次、每日 3 次。特殊情况者以膏方医生医嘱为准。

（三）膏方的服用方法

膏方常规服用方法为每日早晚各服一次，注意定时定量。一般成人每次服用膏方选取常用汤匙一匙为准（约合 15 ~ 20 毫升），儿童减半。膏方的具体服用方式如下：

1. **冲服**　取适量膏滋，置于杯中，将白开水冲入搅匀，使之溶化，服下。如膏滋黏稠较难烊化，可用开水炖烊后服用。根据病情需要，也可将温热的黄酒冲入服用。

2. **含服**　取膏方适量送入口中咽下，用温白开水送服。

3. **噙化**　亦称"含化"。将膏滋含在口中，徐徐咽下。这种服法通常用于咽喉疾患的调理。

四、膏方应用安全管理

膏方风险来自两个方面：一是膏方制作和保管使用中出现问题；二是中药饮片的选择。膏方在制作过程中，由于操作不当或工艺缺陷，造成糊锅，影响膏方的口感，由于成分的炭化，服用后可能造成恶心、呕吐等问题。膏方的大包装在使用中如果保存不当，或取用方法错误造成膏方霉变，这些膏方使用后，会造成中毒。近年来中药饮片安全问题日益引起人们的关注。因此，膏方开具时要注意国家食品药品监督管理局公布的中药饮片不良反应。有些品种甚至是传统认为无毒、无害的补肾类药物，如淫羊藿、何首乌、首乌藤、补骨脂、胡芦巴等。对于这些饮片的使用，既要辨证准确，又要避免大剂量长期使用。

五、不良反应及一般处理原则

膏方多选用道地药材，制作过程操作严格，加工工艺精细，且经过辨证处方，一般来说应用较安全、不良反应较小。但根据服者病情变化、具体用药情况及服者的服药耐受情况的差异，服后偶见不良事件发生，故应注意正确使用膏方。若于服用后发生不良反应，应注意观察并调整膏方的剂量、服法，必要时停用膏方并予以相应处理。

（一）消化系统反应

服用膏方后出现腹胀、纳差，应注意是否存在湿邪中阻，或脾胃虚弱之候，要减量服用膏方，可同时配合运脾化湿方，以助消化。出现腹泻，应注意膏方是否过于滋腻，或含有通便作用的药物，可减量并改为饭后服用。必要时停用，另以健脾助运之药调理，使消化功能恢复正常，根据病情随后可以从原服用量的1/4开始，再行逐渐加量服用。

（二）过敏反应

过敏反应的出现与患者体质有关，个别服者服用膏方后出现全身充血性红斑疹、荨麻疹、瘙痒、局部皮疹或弥漫性出血、面部潮红等表现，应立即停用，并可用清热凉血疏风之药煎汤代饮，以助皮疹消退。

（三）其他

凡外感发热、胃肠不适、七情干扰、情志不畅者应停用1～2日。服用膏方后内生火热，出现红、肿、热、痛、烦，如齿龈肿痛、口舌生疮、目赤头痛、腹痛便秘等，应注意患者是否属热性体质，膏方是否过于温燥，宜减量服用，并可用清热泻火之药煎汤代饮，冲服膏方。

（汤　毅）

中篇　临床各科膏方

第三章 治未病体质养生膏方

第一节 中医体质学说概述

中医体质学是在中医理论发展过程中形成的病理生理学概念，其影响及应用范畴不仅仅局限于已病领域，也涵盖了未病的领域。体质不同，则其生理特征、病理表现迥异，对某些疾病的易感性、病变类型与疾病转归的倾向性也不尽相同，或出现不同的病证表现、服药宜忌及治疗反应等，故应注意因人制宜、辨体施治，切不可一概而论。膏方使用过程中结合体质辨识，不仅对"治已病"积极有效，也为"治未病"提供了具体而有效的方法、途径，对防病、养生发挥积极作用。

一、体质的概念

体质是生命过程中在先天遗传和后天获得的基础上表现出的形态结构、生理功能和心理状态方面综合的、相对稳定的特质。是人类在生长、发育过程中所形成的与自然、社会环境相适应的人体个性特征。

二、体质形成的原因

体质的形成既禀成于先天，亦关乎于后天，与饮食劳逸、精神情志、婚育、地理气候条件、性别年龄等因素相关。先天禀赋决定体质的形成与强弱，同时决定了对某些疾病的易感性。后天因素如饮食劳逸、精神情志、婚育、地理气候条件等可引起体质发生变化，甚则出现体质转变。此外，基于男、女、老、幼各自生理特点的不同，性别、年龄因素亦对体质形成具有一定影响。

三、体质学说的基本内容

体质学说有多种，目前影响较大的是中华中医药学会颁布的体质标准，将体质分为九种：平和质、气虚质、阳虚质、阴虚质、痰湿质、湿热质、血瘀质、气郁质、特禀质。

四、体质学说的基本论点

中医体质学认为，体质决定某些疾病的易感性、病变类型及疾病转归的倾向性等。中医体质学的基本论点反映在"体质为本，形神构成，体病相关，可分可调"，具体论点如下：

（一）体质可分论

1. **体质差异性**　先天因素的多样性与后天因素的复杂性使个体体质存在明显的差异。即个体与个体不同。

2. **体质可变性**　同一个体在不同的生命阶段、不同的地域环境会有不同的体质类型。即个体可变性。

（二）体质相关论

体质状态反应正气强弱，决定发病与否。体质的差异性决定对某些疾病的易感性、倾向性。体质状态还可预测疾病的发展、转归、预后等。

（三）体质可调论

体质状态是相对稳定的，但是以九种体质学说为基础、在临床应用的体质分类更多地是以一段时间以来的症状表现为主要依据，这种主要由症状来确定的体质类型，介于体质与证候之间或是某个时期的比较稳定的证候表现，因而易受环境、精神、营养、锻炼、疾病等因素影响会发生变化，通过药物与生活起居的干预可以调节体质状态。

（汤　毅）

第二节　体质调理膏方

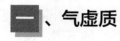 一、气虚质

【临床特征】

总体特征：元气不足，以疲乏、气短、自汗等气虚表现为主要特征。

形体特征：肌肉松软不实。

常见表现：平素语音低弱，气短懒言，容易疲乏，精神不振，易出汗，舌淡红，舌边有齿痕，脉弱。

心理特征：性格内向，不喜冒险。

发病倾向：易患感冒、内脏下垂等病；病后康复缓慢。

对外界环境适应能力：不耐受风、寒、暑、湿邪。

【调理原则】

补益元气，健脾和中。

【基本方药】

炙黄芪，党参，炒白术，山药，茯苓，北沙参，当归，白芍，黄精，炒谷芽，炒麦芽，炙甘草，陈皮，砂仁，阿胶，蜂蜜。

二、阳虚质

【临床特征】

总体特征：阳气不足，以畏寒怕冷、手足不温等虚寒表现为主要特征。

形体特征：肌肉松软不实。

常见表现：平素畏冷，手足不温，喜热饮食，精神不振，舌淡胖嫩，脉沉迟。

心理特征：性格多沉静、内向。

发病倾向：易患痰饮、肿胀、泄泻等病；感邪易从寒化。

对外界环境适应能力：耐夏不耐冬；易感风、寒、湿邪。

【调理原则】

温阳补气。

【基本方药】

附子，肉桂，生地，山茱萸，山药，白术，茯苓，泽泻，牡丹皮，党参，杜仲，当归，补骨脂，五味子，巴戟天，阿胶，蜂蜜。

三、阴虚质

【临床特征】

总体特征：阴液亏少，以口燥咽干、手足心热等虚热表现为主要特征。

形体特征：体形偏瘦。

常见表现：手足心热，口燥咽干，鼻微干，喜冷饮，大便干燥，舌红少津，脉细数。

心理特征：性情急躁，外向好动，活泼。

发病倾向：易患虚劳、失精、不寐等病；感邪易从热化。

对外界环境适应能力：耐冬不耐夏；不耐受暑、热、燥邪。

【调理原则】

滋养阴液。

【基本方药】

熟地，山茱萸，山药，茯苓，牡丹皮，麦冬，元参，当归，黄精，白芍，川芎，石斛，丹参，枸杞子，旱莲草，女贞子，阿胶，蜂蜜。

四、痰湿质

【临床特征】

总体特征：痰湿凝聚，以形体肥胖、腹部肥满、口黏苔腻等痰湿表现为主要特征。

形体特征：体形肥胖，腹部肥满松软。

常见表现：面部皮肤油脂较多，多汗且黏，胸闷，痰多，口黏腻或甜，喜食肥甘甜黏，苔腻，脉滑。

心理特征：性格偏温和、稳重，多善于忍耐。

发病倾向：易患高糖、高脂血症、高血压病、消渴、中风、胸痹等病。

对外界环境适应能力：对梅雨季节及湿重环境适应能力差。

【调理原则】

健脾理气，化痰渗湿。

【基本方药】

苍术，炒白术，厚朴，陈皮，半夏，茯苓，炒薏米，炒扁豆，白豆蔻，枳壳，泽泻，莱菔子，苦参，藿香，佩兰，苏梗，阿胶，蜂蜜。

五、湿热质

【临床特征】

总体特征：湿热内蕴，以面垢油光、口苦、苔黄腻等湿热表现为主要特征。

形体特征：形体中等或偏瘦。

常见表现：面垢油光，易生痤疮，口苦口干，身重困倦，大便黏滞不畅或燥结，小便短黄，男性易阴囊潮湿，女性易带下增多，舌质偏红，苔黄腻，脉滑数。

心理特征：容易心烦急躁。

发病倾向：易患疮疖、黄疸、热淋等病。

对外界环境适应能力：对夏末秋初湿热气候，湿重或气温偏高环境较难适应。

【调理原则】

清热化湿。湿热质者，一般不适宜膏方调理。如果在其他体质基础上兼有湿热，可以酌情使用膏方。

【基本方药】

单纯湿热质不用膏方，兼有湿热者，可酌加以下药物：苍术，炒白术，厚朴，陈皮，半夏，茯苓，炒薏米，炒扁豆，白豆蔻，枳壳，泽泻，莱菔子，苦参，藿香，佩兰，苏梗。

六、血瘀质

【临床特征】

总体特征：血行不畅，以肤色晦暗、舌质紫黯等血瘀表现为主要特征。

形体特征：胖瘦均见。

常见表现：肤色晦暗，色素沉着，容易出现瘀斑，口唇黯淡，舌黯或有瘀点，舌下络脉紫黯或增粗，脉涩。

心理特征：易烦，健忘。

发病倾向：易患癥瘕、痛证及血证等。

对外界环境适应能力：不耐受寒邪。

【调理原则】

活血化瘀。

【基本方药】

当归，生地，黄芪，桃仁，红花，赤芍，鸡血藤，枳壳，厚朴，茯苓，丹参，川芎，香附，牡丹皮，降香，益母草，三棱，莪术，阿胶，蜂蜜。

七、气郁质

【临床特征】

总体特征：气机郁滞，以神情抑郁、忧虑脆弱等气郁表现为主要特征。

形体特征：形体瘦者为多。

常见表现：神情抑郁，情感脆弱，烦闷不乐，舌淡红，苔薄白，脉弦。

心理特征：性格内向不稳定、敏感多虑。

发病倾向：易患失眠、神经衰弱、脏燥、梅核气、百合病及郁证。

对外界环境适应能力：对精神刺激适应能力差，不适应阴雨天气。

【调理原则】

疏肝解郁，条达安神。

【基本方药】

柴胡，枳壳，青皮，香附，牡丹皮，白芍，赤芍，浙贝母，连翘，百合，元胡，当归，枸杞子，白术，茯苓，藕节，川楝子，合欢皮，甘草，阿胶，蜂蜜。

八、特禀质

【临床特征】

总体特征：先天失常，以生理缺陷、过敏反应等为主要特征。

形体特征：过敏体质者一般无特殊表现，先天禀赋异常者可有畸形，或生理缺陷。

常见表现：过敏体质者常见哮喘、风疹、咽痒、鼻塞、喷嚏等。

心理特征：随禀赋不同而情况各异。

发病倾向：过敏体质者易患哮喘、荨麻疹、皮肤病。

对外界环境适应能力：适应能力差，易引发宿疾。

【调理原则】

祛风养血。

【基本方药】

生地，当归，紫草，茜草，荆芥，防风，蝉衣，苦参，白芷，苍耳子，知母，通草，泽泻，地肤子，白鲜皮，旱莲草，生薏米，生甘草，龟板胶，阿胶，蜂蜜。

九、平和质

【临床特征】

总体特征：阴阳气血调和，体态适中，面色红润，精力充沛为主要特征。

形体特征：体型匀称健壮。

常见表现：无异常。

心理特征：性格随和开朗。

发病倾向：平素患病较少。

对外界环境适应能力：对自然环境和社会环境适应能力强。

【调理原则】

一般不需用药，老年人可以健脾补肾，益气养血，调养心脾。

【基本方药】

西洋参，党参，白术，白芍，茯苓，山药，生地，熟地，山萸肉，薏苡仁，丹参，陈皮，柏子仁，牛膝，杭白芍，石斛，甘草，淮小麦，龟板胶，蜂蜜，阿胶。

（汤　毅）

第三节　成人易感冒调理膏方

成人易感冒常见于体质虚弱者，如老人、孕妇或大病久病初愈的成年人。指每当更换季节，或劳累过度，或生活中稍有不慎，着凉或吹风即患感冒，一年四季反复发作，缠绵难愈。现代医学认为这类人群属机体免疫功能低下，抗病能力下降所致。

临床症状主要是反复出现头晕、鼻塞、流涕、咽部不适及发热等。一年中多次发作，甚至一年中感冒七八次以上。反复感冒会使许多慢性疾病病情加重，并引起很多重大疾病。特别是患有慢性支气管炎、哮喘等呼吸疾病的老人，每次感冒都会使病情加重，最终导致肺气肿、肺心病等。

【病因病机】

感冒是否发生决定于正气与邪气两方面的因素：一是正气能否御邪，有人常年不易感冒，即是正气较强常能御邪之故，有人一年多次感冒，即是正气较虚不能御邪之故，"邪之所凑，其气必虚"，提示了正气不足或卫气功能状态暂时低下是感冒的决定因素；二是邪气能否战胜正气，即感邪的轻重，邪气轻微不足以胜正则不病感冒，邪气盛如严寒、时行病毒，邪能胜正则亦病感冒，所以邪气是感冒的重要因素。就易感冒者而言，正气不足或虚弱是发病的主要因素。

【临证要点】

易感冒者以正虚为发病主要因素，临证辨识要点在正虚的类型与程度上。反复感冒的症状表现与感冒相似，多见鼻塞、流涕、喷嚏、喉痒、咽痛等症，甚至可见恶寒、发热、头痛、身痛、全身不适等症。反复感冒的膏方干预应在间歇期进行，常见类型主要有气阳两虚和阴血不足两个型。

1.气阳两虚　临床表现：易反复感冒，感冒则恶寒较重，或发热，热势不高，鼻塞流涕，头痛，汗出，咳嗽咯痰无力，平素则畏寒怕冷，肢体冷凉，倦怠乏力，气短，或便溏腹泻，舌质淡苔薄白，脉沉无力。

2.阴血不足　临床表现：反复感冒，发则鼻塞流涕，咳嗽咯痰，痰少质黏，咽干咽痛，平素则面色萎黄，唇甲苍白，头晕心悸，口干口渴，便秘尿黄，苔少脉细数，脉沉细少力。

【膏方治疗】

易感冒患者的膏方干预应在感冒的外感表证已解后进行膏方干预。

1. 膏方基本方

（1）气阳两虚　党参，人参，黄芪，白术，山药，茯苓，桂枝，防风，紫苏，荆芥，前胡，细辛，桔梗，刺五加，灵芝，黄精，谷芽，麦芽，红景天，生甘草，蛤蚧，阿胶，蜂蜜。

（2）阴血不足型　麦冬，玉竹，玄参，生地，熟地，山药，沙参，女贞子，枸杞，黄精，山茱萸，川芎，白芍药，当归，荆芥，防风，白术，桔梗，白薇，葛根，灵芝，陈皮，神曲，生甘草，阿胶，蜂蜜。

2. 临证加减

（1）大便干燥，加桑椹、火麻仁。

（2）形寒肢凉怕冷重者，加附子、肉桂。

（3）咳嗽不止，加杏仁、前胡、白前。

（4）平素痰多者，加瓜蒌、半夏、紫菀、冬花。

【经典名方】

1. 补中益气汤　人参，黄芪，白术，当归，陈皮，升麻，柴胡，甘草。

2. 八珍汤　人参，白术，茯苓，甘草，熟地，当归，白芍，川芎。

3. 增液汤　生地，玄参，麦冬。

4. 玉屏风散　黄芪，白术，防风。

【医案举例】

蒋某，男，59 岁，2007 年 12 月 4 日初诊。

反复感冒、咳嗽有痰 10 年。

反复感冒、咳嗽有痰。易疲乏、汗出，后背凉。体检血脂偏高。舌黯淡，苔薄腻，脉弦滑。

处方：黄芪 300 克，党参 200 克，茯苓 300 克，焦白术 150 克，制半夏 150 克，防风 120 克，桂枝 150 克，桑白皮 150 克，黄芩 150 克，开金锁 300 克，蒲公英 300 克，虎杖 300 克，虎耳草 150 克，麻黄根 300 克，浮小麦 300 克，青皮 60 克，陈皮 60 克，南沙参 150 克，麦冬 150 克，淮山药 150 克，制黄精 200 克，赤芍 150 克，白芍 150 克，丹参 150 克，巴戟天 150 克，淫羊藿 150 克，补骨脂 150 克，女贞子 300 克，菟丝子 300 克，杜仲 200 克，制何首乌 150 克，枸杞子 150 克，山茱萸 120 克，阿胶 300 克，龟甲胶 60 克，鹿角胶 60 克，白参 150 克，蛤蚧 2 对，紫河车粉 60 克，冰糖 250 克，饴糖 250 克。1 料。

复诊：2008 年 11 月 9 日。自 2007 年服膏方后一直未感冒，平素易汗出、疲乏，睡眠时打鼾，后背凉。体检血脂偏高，血黏度增高。舌淡黯，苔薄腻，脉滑。

处方：黄芪 300 克，党参 200 克，茯苓 300 克，焦白术 150 克，淮山药 150 克，制半夏 150 克，桑白皮 150 克，虎杖 300 克，蒲公英 300 克，黄芩 150 克，开金锁 300 克，防风 120 克，桂枝 150 克，麻黄根 300 克，浮小麦 150 克，青皮 60 克，陈皮 60 克，南沙参150克，麦冬150克，制黄精200克，赤芍150克，白芍150克，当归150克，丹参200克，巴戟天150克，淫羊藿150，枸杞子150克，山茱萸120克，杜仲150克，补骨脂150克，女贞子300克，菟丝子300克，制何首乌150克，胡芦巴150，阿胶300克，龟甲胶60克，鹿角胶60克，白参150克，蛤蚧2对，紫河车粉60克，冰糖250克，饴糖250克。1料。

三诊：2009年11月10日。反复感冒、咳嗽、咯痰10年，2007年服膏方后一年未感冒，2008年感冒1次。现无咳嗽，少量白痰，汗出好转，疲乏改善，后背凉已不明显，胃纳可，寐安，二便调，今年体检仍血脂偏高。舌淡黯，苔薄，脉弦滑。

处方：黄芪300克，党参200克，焦白术150克，淮山药150克，制黄精200克，防风90克，制半夏150克，制天南星150克，陈皮90克，赤芍150克，白芍150克，当归150克，丹参200克，虎杖300克，开金锁300克，黄芩150克，麻黄根300克，南沙参150克，麦冬150克，巴戟天150克，补骨脂150克，女贞子300克，菟丝子300克，杜仲150克，枸杞子150克，制何首乌150克，生地黄200克，熟地黄200克，胡芦巴150克，鹿角片150克，阿胶300克，龟甲胶60克，鹿角胶60克，西洋参100克，蛤蚧2对，紫河车粉60克，冰糖250克，饴糖250克。1料。

按：因经常感冒而来求膏方调治的患者每年都很多，而膏方调治后往往都能收到比较满意的效果。膏方调理宜补肺固表，健脾温肾。处方中以补肾气、填肾精为主，并注重补气固表，常使用方剂玉屏风散以实卫表，内外同治，肺肾兼顾。

文献出处：吴银根，方泓.中医膏方治疗学[M].北京：人民军医出版社，2011.

第四节　失眠调理膏方

失眠是以入睡和（或）睡眠维持困难所致的睡眠质量或数量达不到正常生理需求而影响白天社会功能的主观体验，主要表现为入睡困难、睡眠时间及睡眠深度的不足。轻者入睡困难、时睡时醒或醒后不能再睡，重者则整夜不能入眠。失眠可为生理性，也可为病理性：生理性失眠常因睡眠节律紊乱或情绪因素影响所致；病理性失眠继发于某些疾病，常见于老年人中枢神经系统疾病，如高血压、糖尿病、冠心病、帕金森等全身性疾病，抑郁、焦虑、谵妄等精神性疾病及某些药物性因素影响也可导致。

失眠轻者是一种状态，见于多种情况，最常见的就是亚健康，既可以单独存在，也可以与其他症状同现，失眠日久逐渐加重还可能导致疾病的发生。因此失眠已成为养生保健治未病干预的重点。

【病因病机】

失眠中医称为"不寐""不得卧""目不瞑"等。中医认为失眠病因有多种，情志、饮食、劳倦、年迈、禀赋不足等皆可引起心神失养或心神不安，从而导致失眠。

失眠的病因虽多，但以情志、饮食或气血亏虚等内伤病因居多，其中尤以脾胃失和为最常见。由这些病因引起心、肝、胆、脾、胃、肾脏腑失和、气血失和、阴阳失和，其基本病机以各种失和导致心神不安为主。其病位在心，病因多见脾胃，病机总属失和。又有心脾两虚、心虚胆怯、心火炽盛、肝郁化火、痰热内扰、阴虚火旺等多种证型，日久又可表现为虚实兼夹。

【临证要点】

失眠以睡眠症状、脾胃症状为主，辨证为虚证或虚证为主者可以用膏方治疗，临床需把握好主症、兼症。

1. 主症　睡眠症状表现为入睡困难、早醒、醒后难再眠、多梦、睡眠浅等，脾胃症状包括白天倦怠、精神不振、乏力肢软、食欲不振、脘痞纳呆、腹胀便秘等。

2. 兼症

可见阴虚火旺、心脾两虚、心虚胆怯等多种不同表现。

（1）阴虚火旺：心烦不安，心悸气短，腰酸足软，伴头晕，耳鸣，健忘，遗精，口干津少，五心烦热。舌红、少苔，脉细而数。

（2）心脾两虚：多梦易醒，心悸健忘，神疲食少，头晕目眩，伴有四肢倦怠，面色少华。舌淡，苔薄，脉细无力。

（3）心胆气虚：心烦不寐，多梦易醒，胆怯心悸，触事易惊，伴有气短自汗，倦怠乏力。舌淡，脉弦细。

【膏方治疗】

1. 膏方基本方　党参，白术，茯苓，山药，薏米，炙黄芪，炒麦芽，炒谷芽，酸枣仁，合欢皮，柏子仁，夜交藤，芡实，远志，五味子，石斛，知母，藕节，阿胶，蜂蜜。

2. 临证加减

（1）阴虚火旺者，加生地黄、黄连、珍珠母、煅牡蛎、磁石。

（2）心脾两虚者，加黄精、丹参、龙眼肉、灵芝、当归。

（3）心胆气虚者，加生龙骨、胆南星、菖蒲、竹茹。

【经典名方】

1. 酸枣仁汤　酸枣仁，川芎，知母，茯苓，甘草。

2. 天王补心丹　人参，茯苓，玄参，丹参，桔梗，远志，当归，五味子，麦冬，天冬，柏子仁，酸枣仁，生地。

3. 补中益气汤　人参，黄芪，白术，当归，陈皮，升麻，柴胡，甘草。

4. 八珍汤　人参，白术，茯苓，甘草，熟地，当归，白芍，川芎。

【医案举例】

邱某，女，夜分少寐多梦，目眚便秘，经事不以时下，神疲乏力，饮食不馨，脉细弦，舌红少苔。

处方：西洋参 60 克（另煎冲），炒知柏各 90 克，泽泻 90 克，制首乌 150 克，仙茅 90 克，怀山药 120 克，当归身 120 克，仙灵脾 150 克，淡苁蓉 90 克，赤白芍各 90 克，巴戟天 90 克，胎盘 60 克，大熟地 300 克，柴胡 90 克，灵脂 90 克，肥玉竹 120 克，杏桃仁各 90 克，枸杞子 90 克，熟女贞 90 克，元参 120 克，玉桔梗 60 克，旱莲草 90 克，麦冬 90 克，江枳壳 60 克，滁菊花 90 克，熟军 90 克，淮牛膝 60 克，紫丹参 150 克，川芎 90 克，川断仲各 90 克，粉丹皮 90 克，云苓 90 克，炙远志 90 克，火麻仁 120 克，净萸肉 90 克，酸枣仁 150 克，阿胶 60 克，龟甲胶 60 克，白蜜 750 克。1 料。

原按：肝郁气滞，营卫不和，相火偏旺，阴津内耗，心肾失交。拟疏肝育阴，调达气血，以求阴阳交泰，脏腑各司其命，功在却病强身，为来春树生长之基，为健康平添几分春色。心肾为病，水火既济则和，火水未济则伤，肝郁气滞、相火内灼，俗人多执肝常有余之说，唯缪仲淳提出伐肝之害。原四时之所生始于木，春阳发动之机万不可伤。患者月事不能以时下，神疲乏力，饮食不馨，脉细而弦，舌红少苔，更不得贸然伐肝。故本病治则当疏肝育阴，滋水涵木，条达气业，交泰阴阳，脏腑能各司其命，五行各得其禀，长葆青春必矣。

文献出处：颜德馨．颜德馨膏方真迹 [M]．上海：上海科学技术出版社，2001．

（汤　毅）

第四章 呼吸系统疾病

第一节 概　述

呼吸系统中，过敏性鼻炎、支气管哮喘、支气管扩张、慢性阻塞性支气管炎属于慢性疾病，常常反复发作，往往需要长期服用药物，临床上可用膏方来调理，疗效显著。从中医的病机特点来看，疾病的初期多以邪实为主，如外感六淫、内伤痰湿等，导致肺失宣肃、痰浊内蕴、热伤肺络等病理改变。若疾病反复发作，邪正交争，邪胜正虚，正气虚馁，出现明显肺脾虚损的表现，并可进一步延及肾元，损伤阳气，致正气虚损更加严重。此时在痰热、气滞等病理基础上又可发生水饮、瘀血等更加严重的邪实为患，而进入到实者愈实，虚者愈虚的局面。

膏方通过补益肺脾，实表固卫，助肾纳气，温阳填精，益气养阴，兼清痰热瘀浊的治疗可以起到以下几方面的作用：①控制疾病的发作；②减少发作频次，减轻发作时的症状；③减少西药的剂量或缩短疗程；④减轻西药不良反应；⑤改善生活质量。

（赵　辉）

第二节 支气管哮喘

支气管哮喘是由多种细胞和细胞组分参与的气道慢性炎症性疾病。临床表现为反复发作性的喘息、呼吸困难、胸闷或咳嗽等症状，常在夜间和（或）清晨发作、加剧，常出现广泛多变的可逆性气流受限，多数患者可自行缓解或经治疗后缓解。中医按"哮病"进行辨证论治。

【病因病机】

支气管哮喘的发生，其病理因素以痰为主，痰的产生，责之于肺不能布散津液，脾不能运输精微，肾不能蒸化水液，以致津液凝聚成痰，伏藏于肺，成为发病的凤根。如遇外感、饮食、情志、劳倦等因素，引动内伏之宿痰，以致痰阻气道，肺气上逆。发时痰阻气道，肺气失于肃降，表现邪实之证；如反复久发，气阴耗损，肺、脾、肾渐虚，则在平时表现正虚的情况；当大发作时可见正虚与邪实相互错杂。

【临证要点】

对于支气管哮喘患者进行膏方诊断应包括以下几个方面：

1. 虚性证候要素

正虚邪实是支气管哮喘的基本病机，在缓解期的支气管哮喘患者有以下几个方面的虚损表现：

（1）肺虚：自汗，畏风，易感冒，气短声低，或喉中常有轻度哮鸣音，咳痰清稀色白，面色㿠白，舌苔薄白，舌质淡，脉弱或虚大。

（2）脾虚：食少腹胀，大便溏，饮食不适易腹泻，往往因饮食不当而诱发，倦怠，舌淡，舌苔白腻水滑，脉细软。

（3）肾虚：平素短气息促，动则为甚，吸气不利，头晕耳鸣，腰酸腿软，劳累后喘哮易发，舌淡，苔白，脉沉缓细。

（4）阳虚（痰盛）：哮喘持续，胸憋难以平卧，痰多色白，畏寒怕冷，心悸自汗，腰膝酸软，耳鸣，面色苍白或虚浮，舌淡苔白，脉细弱。多见于长期依赖激素者。

（5）阴虚（痰热）：哮喘气促，或哮喘持续，呛咳痰少，质黏起泡沫，口燥咽干，烦热颧红，舌红少苔，脉细数。

2. 实性证候要素

支气管哮喘的邪实主要有寒痰、热痰。

（1）寒痰：胸膈气闷如塞，喉中痰鸣，咳嗽不多，痰稀白，量少不爽，口不渴，或渴喜热饮，怕冷，舌苔白滑，脉细弦。

（2）热痰：胸膈烦闷，气粗痰吼，呛咳，吐黄脓痰，或白色黏稠，面红，自汗，口渴喜热饮，或有发热，舌苔黄腻，边尖红，脉弦滑数。

【膏方治疗】

1. 膏方基本方　人参（党参），黄芪，茯苓，炙甘草，白术，黄芪，防风，麦冬，五味子，当归，熟地黄，山药，陈皮，紫菀，款冬花，麻黄，苦杏仁。

2. 临证加减

（1）脾虚兼湿者，加莲子、薏苡仁。

（2）痰浊，加法半夏、浙贝母。

（3）兼热者，加黄芩、桑白皮、栀子。

（4）腹胀便秘者，加全瓜蒌、火麻仁、枳实、厚朴、大黄粉。

（5）日久兼血瘀者，加地龙、桃仁、红花。

（6）肾虚不纳气者，加蛤蚧。

【经典名方】

1. 金水六君煎　人参，白术，茯苓，炙甘草，半夏，陈皮，当归，熟地黄。

2. 生脉散　人参，麦冬，五味子。

3. **玉屏风散** 黄芪，白术，防风。

4. **补中益气汤** 黄芪，白术，陈皮，升麻，柴胡，党参，炙甘草，当归。

5. **参苓白术散** 党参，茯苓，白术，扁豆，陈皮，山药，炙甘草，莲子，砂仁，薏苡仁，桔梗。

6. **小青龙汤** 桂枝，麻黄，白芍，干姜，炙甘草，细辛，五味子，半夏。

7. **定喘汤** 白果，麻黄，款冬花，半夏，桑白皮，紫苏子，苦杏仁，黄芩，炙甘草。

8. **六味地黄丸** 山药，山茱萸，熟地黄，牡丹皮，茯苓，泽泻。

【医案举例】

支气管哮喘案：

王某，女，58岁，2014年11月25日初诊。

间断咳嗽喘息十余年，加重1月余。

既往哮喘病史十余年，遇冷及冬季发作或加重，长期吸入舒利迭治疗，间断住院输液治疗，每年至少输液治疗2次。1月前受寒后哮喘急性发作，住院治疗十余日后咳嗽气喘症状好转，出院后至我中心以中药治疗，经中药颗粒剂治疗2周，偶有单声咳嗽，少痰，夜间及活动后偶有胸闷、喘息、咯白色黏稠痰，无头晕头痛，无鼻塞，无口干口苦，夜寐尚可，纳食一般，大便溏，不成型，舌淡黯，舌尖可见瘀点瘀斑，苔薄白，脉沉细缓。证属痰饮内伏，肺脾肾不足兼瘀。治拟健脾益肺，补肾纳气，温化痰饮兼以活血化瘀。

处方：人参150克，茯苓150克，白术120克，炙甘草60克，清半夏90克，陈皮60克，当归90克，熟地黄150克，牛蒡子120克，枇杷叶90克，白果90克，蜜麻黄90克，蜜款冬花120克，蜜桑白皮150克，紫苏子120克，白芥子90克，黄芩90克，射干90克，桔梗60克，蜜百部90克，蜜紫菀120克，干姜60克，细辛30克，五味子90克，黄精150克，山药200克，山萸肉120克，黄芪150克，防风90克，木香60克，砂仁30克，焦山楂90克，焦神曲90克，焦麦芽90克，蛤蚧60克，苦杏仁90克，桃仁90克，红枣300克。1料。

另：阿胶200克，饴糖400克，冰糖400克，收膏。

复诊：服用1料膏方，2015年冬至前复诊。自诉膏方治疗后，一年仅一次喘息发作，予吸入舒利迭，口服中药处理后很快好转，无再次住院情况。守前方续服膏方，巩固疗效。

按语：患者反复喘息发作10余年，肺脾肾虚，宿痰内伏，每遇外邪，感受寒凉而触发，痰阻气道，肺气上逆，痰气交阻，发为喘息、哮鸣、咳嗽诸症。脾虚，脾失健运，故纳差、便溏，以香砂六君子汤健脾益肺；干姜、细辛、五味子温肺化饮；补肺阿胶散补肺养阴；黄芪、白术、防风益气固表；地黄、蛤蚧补肾纳气；焦三仙消食化积运脾开胃；桃仁、地龙活血祛瘀。诸方合用，共奏健脾益肺、补肾纳气、活血化瘀之效。

（赵　辉）

第三节　慢性阻塞性肺疾病

慢性阻塞性肺疾病（简称慢阻肺）系指呼吸系统多种慢性疾病所致的临床综合征，包括慢性支气管炎、肺气肿等。慢性阻塞性肺疾病属于中医学的"咳嗽""喘证""肺胀"等范畴，尤与"肺胀"相类似。

【病因病机】

慢阻肺的发生，多因久病肺虚，痰浊潴留，再感外邪诱使疾病发作或加重。本病的病理因素主要为痰浊、水饮与瘀血相互影响，兼见同病。病理性质多属本虚标实，感邪则偏于邪实，平时则偏于虚实夹杂。早期多属气虚、气阴两虚，病由肺及脾；晚期气虚及阳，或阴阳两虚，累及肺、脾、肾、心，而标实以痰阻、血瘀和饮停为主。

【临证要点】

对于慢阻肺患者进行膏方诊断应包括以下几个方面：

1. 虚性证候要素

本虚标实是慢阻肺的基本病机，在稳定期的慢性阻塞性肺疾病的患者以本虚为主，主要表现为以下几个方面：

（1）气虚：主要是五脏气虚所致，以肺、脾、肾多见，症见咳嗽气短，疲倦乏力，咳痰量多易出，面色㿠白，食后腹胀或食后即泻，呼吸浅短难续，声低气怯，甚则张口抬肩，倚息不能平卧等，舌淡胖有齿痕，脉细弱或沉细。

（2）阳虚：以脾、肾阳虚多见，症见咳喘日久，呼长吸短，动则喘甚，痰多清稀成泡沫状，偶有心悸，畏寒肢冷，腰膝酸软，小便清长，大便溏稀，或面浮肢肿，甚则一身悉肿，舌淡苔白，脉沉细弱。

（3）阴虚：以肺、肾阴虚多见，症见干咳痰少，痰黏难咳，或痰中带血，或声音嘶哑，口干咽燥，五心烦热，或有潮热盗汗，神疲乏力，舌红少苔，脉细数。

2. 实性证候要素

（1）痰浊：咳嗽痰多、色白黏腻或成泡沫，短气喘息，稍劳即著，脘痞纳少，倦怠乏力，舌质偏淡，苔薄腻或浊腻，脉滑。

（2）瘀血：口唇紫绀，面色黧黑，舌淡或黯紫，脉沉细涩或有结代。

（3）水饮：咳逆上气，心悸气短，面浮肢肿，舌淡胖，苔白滑，脉沉细。

【膏方治疗】

1. 膏方基本方　生晒参，黄芪，白术，防风，熟地黄，山药，山茱萸，牡丹皮，茯苓，泽泻，淫羊藿，巴戟天，菟丝子，肉苁蓉，南沙参，北沙参，天门冬，麦冬。

2. 临证加减

（1）气虚明显者，加西洋参、灵芝，改用红参、白参。

（2）阳虚明显者，加桂枝、附子、肉桂、鹿角片、干姜、补骨脂。

实用中医膏方学

（3）肺肾气虚，张口抬肩、倚息不能平卧者，可选用紫河车、蛤蚧、龙骨、牡蛎、鳖甲、磁石。

（4）肺肾阴虚，口干、舌红少津者，可加百合、石斛、天花粉、玉竹、芦根。

（5）痰浊明显者，加制半夏、天南星、瓜蒌、薤白、浙贝母、桔梗。

（6）痰热明显者，加黄芩、竹茹、黄连、栀子、板蓝根、金银花。

（7）便秘或便干者，加用麻子仁、桃仁、杏仁、柏子仁、瓜蒌仁。

（8）面浮肢肿者，加用猪苓、桂枝、葶苈子、冬瓜皮。

【经典名方】

1. **玉屏风散**　黄芪，白术，防风。
2. **四君子汤**　人参，白术，茯苓，甘草。
3. **补中益气汤**　黄芪，白术，陈皮，升麻，柴胡，人参，甘草，当归。
4. **六味地黄丸**　熟地黄，山药，山茱萸，牡丹皮，茯苓，泽泻。
5. **左归丸**　熟地黄，山药，枸杞子，山茱萸，川牛膝，菟丝子，鹿角胶，龟板胶。
6. **右归丸**　熟地黄，山药，山茱萸，枸杞子，菟丝子，鹿角胶，杜仲，肉桂，当归。
7. **麦门冬汤**　麦门冬，半夏，人参，甘草，粳米，大枣。
8. **沙参麦冬汤**　沙参，麦冬，玉竹，甘草，桑叶，生扁豆，天花粉。

【医案举例】

朱某，男，85岁，2013年11月12日初诊。

咳痰喘逐年加重，活动困难。

慢性阻塞性肺病20余年，喘息逐年加重，每年住院3～4次。舌淡，苔白，脉滑。病程日久，损及肺脾肾三脏。证属肺肾气虚，脾肾阳虚，痰浊瘀阻。治拟补益肺肾，温补脾肾，化痰平喘。

处方：熟地黄150克，生山药150克，山茱萸150克，茯苓150克，牡丹皮90克，杜仲90克，狗脊90克，枸杞子150克，桑寄生150克，菟丝子150克，淫羊藿150克，黄芪300克，党参200克，白术150克，炙甘草60克，清半夏150克，陈皮90克，干姜90克，细辛90克，五味子100克，麻黄90克，前胡90克，紫菀90克，火麻仁30克，郁李仁150克，桃仁300克，苦杏仁150克，蛤蚧2对，白果90克，桔梗60克，枳壳90克，川牛膝150克，神曲90克，谷芽90克，生山楂150克，厚朴120克，紫苏梗60克。1料。

另：阿胶150克，黄明胶150克，黄酒500毫升，蜂蜜600克，麦芽糖200克，收膏。

复诊：2014年12月2日。自诉咳喘等症状明显好转，续服膏方，连续服用4年，每年2～3料，未再因该病住院。

按语：患者久病伤及肺脾肾，故膏方治疗以补虚为主、兼顾祛邪。治疗时既要益气固表、温补脾肾，又需化痰平喘。本例以玉屏风散类方益气固表；地黄类方温补脾肾；小青龙类方温肺化饮、化痰平喘；前胡、紫菀、苦杏仁、蛤蚧、白果、桔梗、枳壳、厚朴宣肺止咳平喘；补阳之时不忘补阴助阳，故加阿胶、黄明胶同用收膏；此方以补虚为主，易滋腻，故加用神曲、谷芽、生山楂、紫苏梗以助运。诸方共起补益肺肾，温补脾肾，

44

化痰平喘之功。

（赵　辉）

第四节　支气管扩张

支气管扩张是指支气管及其周围肺组织的慢性炎症损坏管壁，以致支气管扩张和变形，通常伴有慢性炎症和细菌感染。属于中医"咳嗽""咳血""痰饮""肺痈"等范畴。

【病因病机】

本病的形成常与幼年或体虚之时肺部感受外邪有关。其病虽愈而正气受伤，致使痰湿伏于肺。若再遇外邪侵入，或肝火犯肺，则引动内伏之痰湿而发病或加重。本病的致病因素主要为火热、痰湿、瘀血。病理性质为本虚标实，虚实夹杂，即肺脾两虚为本，外邪侵袭为标，肺脏本虚贯穿病程始终。本病初起属肺，渐可累及肝、脾、心、肾。肺络损伤是本病的主要病机。

【临证要点】

对于支气管扩张患者进行膏方诊断应包括以下几个方面：

1.虚性证候要素

本虚标实、虚实夹杂是支气管扩张的基本病机，在稳定期的支气管扩张以本虚为主，主要表现为以下几个方面：

（1）气虚：以肺、脾、肾多见，此病患者多肺脾两虚，感受外邪，又祛邪无力，遂外邪反复入侵，日久成本病。久病累及于肾，症见咳嗽、咳痰、痰中带血，气短、乏力，面色㿠白，食后腹胀或食后即泻，呼吸浅短难续，声低气怯，甚则张口抬肩，倚息不能平卧等，舌淡胖有齿痕，脉细弱或沉细。

（2）阳虚：以脾、肾阳虚多见，症见咳喘、咳血日久，呼长吸短，动则喘甚，痰多清稀成泡沫状，食少，偶有心悸、心慌，畏寒肢冷，腰膝酸软，小便清长，大便溏稀，或面浮肢肿，甚则一身悉肿，舌淡苔白，脉沉细弱。

（3）阴虚：以肺、肾阴虚多见，症见干咳痰少，痰中带血或反复咳血，血色鲜红，口干咽燥，颧红，五心烦热，潮热盗汗，舌红少苔，脉细数。

2.实性证候要素

（1）火热：咳嗽喉痒，痰中带血或纯血鲜红，口干鼻燥，胸胁胀痛，烦躁易怒，口苦，身热，舌红，苔薄黄，脉数或弦数。

（2）痰湿：咳嗽反复发作，咳声重浊，痰多，黏腻或稠厚成块，痰中带血，胸闷，痞满，呕恶，食少，体倦，大便黏腻或溏泄，舌苔白腻，脉滑。

（3）瘀血：反复咳嗽，咳血，口唇紫绀，面色黧黑，舌淡或黯紫，脉沉细涩或有结代。

【膏方治疗】

1.**膏方基本方**　黄芪，白术，防风，生地黄，百合，黄精，南沙参，北沙参，天门冬，麦冬，茯苓，白术，薏苡仁。

2.**临证加减**

（1）痰黄如脓，或腥臭，或痰中带血，伴有发热、乏力、纳差等，可加用黄芩、知母、石膏、野菊花、蒲公英、紫花地丁、鱼腥草。

（2）痰多清稀色白，加制半夏、厚朴、制天南星、苍术。

（3）痰白质黏，不宜咯出，口干、舌红少津者，可加天花粉、玉竹、芦根、海浮石。

（4）久病体虚，出现乏力、气短、纳差者，可适当加生晒参、西洋参、太子参、灵芝、薏苡仁、焦三仙。

（5）阳虚明显者，加桂枝、肉桂、附子、鹿角霜、干姜、狗脊、菟丝子。

（6）肺肾气虚，张口抬肩、倚息不能平卧者，可选用代赭石、蛤蚧、龙骨、牡蛎、磁石。

（7）若咳嗽、咳血，伴有胸胁胀痛、闷痛者，可加用牡丹皮、栀子、郁金、丝瓜络、延胡索、瓜蒌。

（8）若伴有口唇紫绀、面色黧黑者，可加用当归、丹参、赤芍、红花。

【经典名方】

1.**玉屏风散**　黄芪，白术，防风。

2.**四君子汤**　人参，白术，茯苓，甘草。

3.**参苓白术散**　莲子肉，薏苡仁，砂仁，桔梗，白扁豆，白茯苓，人参，白术，甘草，山药。

4.**六味地黄丸**　熟地黄，山药，山茱萸，牡丹皮，茯苓，泽泻。

5.**百合地黄汤**　百合，生地黄。

6.**麦门冬汤**　麦门冬，半夏，人参，甘草，粳米，大枣。

7.**沙参麦冬汤**　沙参，麦冬，玉竹，甘草，冬桑叶，生扁豆，花粉。

8.**百合固金汤**　生地黄，熟地黄，麦冬，百合，白芍，当归，贝母，生甘草，玄参，桔梗。

【医案举例】

王某，女，66岁，2011年10月15日初诊。

因反复咯血多年就诊。

支气管扩张多年，咳喘、咳痰、每年咯血3～4次。舌红，少苔，脉滑数。证属肺脾肾亏虚，正虚不摄。治拟补益肺脾肾，止咳化痰，止血。

处方：生黄芪300克，生地黄150克，百合150克，黄精150克，南沙参150克，北沙参150克，天冬150克，麦冬150克，茯苓150克，白术150克，薏苡仁300克，莲子150克，五味子90克，白芍100克，桑白皮120克，鱼腥草150克，败酱草150克，茜草 150 克，仙鹤草 300 克，桔梗 60 克，黄芩 90 克，款冬花 90 克，竹茹 90 克，鸡内金 150 克，生山楂 150 克。1 料。

另：龟甲胶 150 克，鳖甲胶 150 克，冰糖 500 克，黄酒 300 毫升，收膏。

复诊：2012 年 11 月 5 日，自诉咳喘症状明显好转，咯血明显好转，续服膏方，近两年内无咯血。

按语：患者肺脾素虚，感受外邪而发病，久病及肾，故本病病位在肺脾肾。治疗应重肺脾肾三脏，补肺气，润肺金，补脾胃，建中州，补肝肾，填肾精。本例以百合地黄汤、沙参麦冬汤、玉屏风散类方补肺气、润肺金。治痰必理脾胃，善治痰者，惟能使之不生，故以参苓白术散加山楂、鸡内金等健脾助运，以杜绝生痰之源；黄精益肾填精；久病阴虚火旺，痰有化热之势，故加黄芩、竹茹清热化痰；桑白皮、桔梗、款冬花、鱼腥草、败酱草、仙鹤草、茜草止咳化痰、止血；加用龟甲胶、鳖甲胶收膏，以助养肺肾之阴。诸方共起补益肺脾肾，止咳化痰、止血之效。

（赵　辉）

第五节　过敏性鼻炎

过敏性鼻炎是一种以吸入外界过敏性抗原而引起以鼻痒、打喷嚏、流清涕等为主要症状的疾病，又称变应性鼻炎，为机体对某些变应原敏感性增高而发生在鼻腔黏膜的变态反应，也是呼吸道变态反应常见的表现形式，有时和支气管哮喘同时存在。过敏性鼻炎一般属于中医学的"鼻鼽""鼽嚏"等范畴。

【病因病机】

过敏性鼻炎发病的内因是脏腑功能失调，以肺、脾、肾虚为主；外因多为感受风寒、疫气之邪侵袭鼻窍而成。本病发生于鼻，表现重在肺，但其病理变化与肺肾相关。

【临证要点】

对于过敏性鼻炎患者进行膏方诊断应包括以下几个方面：

1. 虚性证候要素

过敏性鼻炎有以下几个方面的虚损表现：

（1）气虚，可以见到肺气虚与脾气虚：

肺气亏虚：阵发性鼻痒、喷嚏、流清涕，早晚易发病。局部检查可见鼻黏膜色淡，水肿。患者容易感冒，可见面色无华，舌质偏淡、苔薄、脉象缓弱。

脾气亏虚：多见于儿童，主要表现为阵发性鼻痒、喷嚏、流清涕，并相伴鼻塞、鼻胀。鼻腔局部检查，儿童可见鼻黏膜明显肿胀、苍白或灰暗；成年人可见中鼻甲增生或有息肉样变。病情严重时，患者可相伴出现头昏头重、四肢困倦、胃纳下降，舌质淡胖兼有齿痕，苔白，脉象细缓或沉弱。

（2）阳虚：以肾阳亏虚为主，症见阵发性鼻痒、喷嚏、流清涕。严重时喷嚏频作、连连不已、清涕如注，伴有形寒肢冷、腰膝酸软、小便清长、夜尿频多等症状。局部检查可见鼻黏膜苍白或紫黯及水肿，舌质淡胖，苔白，脉象沉弱。

2. 实性证候要素

过敏性鼻炎的邪实主要有寒饮与郁热。

（1）寒饮：阵发性鼻痒，频繁喷嚏，晨起及遇冷风后加重。鼻黏膜淡白或灰暗，水肿，常伴有恶风，畏寒，面色淡白，舌质淡，苔薄白，脉象细紧。

（2）郁热：阵发性鼻痒、喷嚏、流清涕。局部检查可见鼻黏膜苍白、黯红或潮红。患者平素有鼻干息热，口苦咽干，并伴有小便黄短不利，大便干结，舌质偏红，苔黄，脉细数。

【膏方治疗】

1. 膏方基本方　黄芪，白术，防风，苍耳子，辛夷，山药，黄精，白扁豆，薏苡仁，天门冬，麦门冬。

2. 临证加减

（1）夹热者，可加金银花、连翘。

（2）肺胃热盛者，加黄芩、栀子。

（3）鼻甲肥厚者，可加路路通、皂角刺、夏枯草。

（4）不闻香臭者，可加石菖蒲、鹅不食草。

（5）流清涕不止、汗出过多者，可加苍术、细辛、麻黄、附子。

（6）夹瘀者，可加桃仁、红花、地龙、露蜂房。

【经典名方】

1. 补中益气汤　黄芪，人参，炙甘草，当归，陈皮，升麻，柴胡，白术。

2. 参苓白术散　莲子肉，薏苡仁，砂仁，桔梗，白扁豆，茯苓，人参，炙甘草，白术，山药，大枣。

3. 玉屏风散　防风，黄芪，白术。

4. 苍耳子散　辛夷，苍耳子，白芷，薄荷。

5. 过敏煎　防风，银柴胡，乌梅，五味子，甘草。

6. 桂枝汤　桂枝，白芍，炙甘草，生姜，大枣。

7. 金匮肾气丸　地黄，山药，山茱萸，泽泻，茯苓，牡丹皮，桂枝，附子。

【医案举例】

窦某，男，21岁，2011年11月25日初诊。

鼻塞、鼻痒流涕3年余。

患者近3年每日晨起流鼻涕、打喷嚏，遇冷空气后喷嚏、流涕明显，夏天稍有缓解，立冬以后流涕、喷嚏明显加重，甚则整日稀涕不止，应用抗过敏类药物口服，稍有缓解，停药后症状如前，予生理盐水洗鼻腔效果不明显，予丙酸氟替卡松喷鼻，稍有改善，停药后症状加重。遂至门诊就诊。就诊时症状：晨起喷嚏，连续 10 至 20 个，伴有清水鼻涕，夜间鼻塞明显，白天偶有鼻痒，能辨香臭，鼻头青黄，精神疲倦，面色萎黄，寐一般，纳食一般，大便尚可，舌尖红，舌淡嫩，苔薄白，鼻黏膜苍白，水肿，脉沉缓细。证属肺脾气虚，卫表不固。治拟健脾补肺，祛风固表，通窍摄液。先予玉屏风散合桂枝汤加苍耳子、辛夷加减 5 剂。二诊，鼻塞、流涕症状明显好转，继续予前方加减 7 剂。服后患者症状明显好转，自觉服用中药困难，要求膏方治疗，遂开立处方如下：

处方：黄芪 300 克，白术 150 克，防风 90 克，玉竹 90 克，百合 90 克，山药 150 克，白扁豆 150 克，黄精 300 克，女贞子 120 克，墨旱莲 120 克，天门冬 90 克，麦门冬 90 克，薏苡仁 150 克，荆芥 90 克，桂枝 90 克，白芍 90 克，辛夷 90 克，蜂房 90 克，白芷 90 克，淡豆豉 90 克，椒目 60 克，砂仁 60 克，陈皮 90 克，鸡内金 90 克，木香 90 克。1 料。

另：龟板胶 100 克，鳖甲胶 100 克，冰糖 500 克，收膏。

复诊：服用 1 料膏方，2012 年 10 月 25 日复诊。自诉服用膏方治疗后，感冒次数明显减少，晨起喷嚏，流涕情况明显改善，唯鼻塞、鼻痒偶有发作。守前方加蝉蜕 60 克，银柴胡 90 克，五味子 90 克，乌梅 120 克。续服膏方，巩固疗效。

2013 年 10 月下旬再次复诊，自诉服用两料膏方后无鼻痒、鼻塞、流涕症状，近一年无感冒情况，身体状况良好，拟再次服用一料巩固疗效。继续予上方。随访至今鼻炎无再次发作。

按语：肺开窍于鼻，涕为肺液，肺气充足，卫气固，则涕能摄，而肺气又赖脾气充养，正如饮入于胃，游溢精气，脾气散精，上归于肺，若肺脾气旺，卫气固摄，则涕止。故方选玉屏风散合桂枝汤益气固表。笔者临证开立膏方喜应用夹心法，所谓夹心法即一组药物调补，以调理气血，补肾为主；一组药物对症，即患者感觉最痛苦之症，多以经验方为主；一组药物助运，以香砂六君、焦三仙等为主开胃助运化，促进脾胃吸收。以本病案为例，黄芪、白术、防风、玉竹、百合、山药、白扁豆、黄精、女贞子、墨旱莲、天门冬、麦门冬、薏苡仁为调补，健脾补肺，养阴润肺；荆芥、防风、桂枝、白芍、辛夷、苍耳子、蜂房、白芷、淡豆豉、椒目为对症，起祛风通窍之效；砂仁、陈皮、鸡内金、木香为助运，起消食导滞，健脾助运之功；以龟板胶、鳖甲胶收膏，滋补肾阴。

（赵 辉）

第五章　心血管疾病

第一节　概　述

心血管疾病是临床上最常见的一类慢性疾病，从病因来分可以分为感染性和非感染性。感染性疾病主要有病毒性心肌炎、感染性心内膜炎等与感染直接相关或感染引起的自身免疫反应相关的疾病，还有一些先天性结构性心血管疾病，在未出现心脏功能与血流动力学变化时，往往不是膏方治疗的适应证。药物性心脏病是一种特殊的继发性的心脏病，大多数停用药物后，心脏损害就会停止，没有出现心功能异常以及血流动力学异常者，多数无症状，如果曾有严重的心肌损害证据，也可以考虑膏方调养。其他心血管疾病如动脉粥样硬化、冠心病心绞痛、心律失常、高血压、心力衰竭等均可用膏方调理。

心血管疾病，五脏六腑的病变都可以影响到心，但是它的病位主要还是在心，从中医来说，心为君主之官，主要有主血脉和主神明。我们在膏方临床上需要重点考虑心主血脉和心主神明的两个方面。

一、病因

心血管病病因主要有四个方面：一是感受外邪，主要是风寒暑湿燥火等六淫外邪，以及疫毒之邪；二是情志失调，七情当中只有喜对身心是有益的，而其他六种情志如怒、忧、思、悲、恐、惊过度时可影响脏腑气机，造成气机的失调，甚至紊乱，或损伤脏腑元气，引起脏腑元气虚弱；三是饮食失调，饥饱失常可以损害脾胃之气，胃气乃后天之本，胃气虚弱，不能运化水谷，造成脏腑气血虚弱；四是五脏元气虚弱，可以是先天性禀赋不足，或年老消耗，或起居不慎损伤或其他疾病损伤。它们主要是通过损伤心的气和阴，使气阴两虚，心脏失养来造成疾病。

二、病机

《金匮要略·脏腑经络先后病脉证并治篇》所说的"若五脏元真通畅，人即安和"。人居六合之内，天地之间，实际上风寒暑湿燥火无处不在，无时不在，有的人一接触就发病，而另一些人却不发病，其根本原因还是发病者五脏元气虚弱，或者五脏元气不通畅。

心血管疾病的病机，需要从心主血脉与心主神明两个方面来考虑。

外感六淫，或疫毒之邪，或内生之毒邪，往往直接损伤心肺之气阴，气阴虚损是疾病持续的主要机理，外邪去而不净，或外邪留恋，则反复加重气阴的损伤。气阴损伤，则不能养心，可使心脉运行因无力而不畅，亦可心神失养而出现心悸、怔忡等。

情志失调则气机失常甚至紊乱，导致津液，血液的运行失常，产生瘀血、痰、水饮等内生有形之邪。饮食失调，亦是在损伤胃气的基础上内生诸种有形之邪如湿、饮、痰、瘀等。五脏元气的虚弱，则不能贯心脉而司呼吸，亦可造成心脉不畅，元气虚弱不能养神，则出现心神失养而见神疲乏力、心悸失眠、胆怯易惊等症状。

心血管疾病的核心病机在于脏腑元气虚弱，出现临床症状的核心病机是内生诸邪的存在。心主血脉之功能失常亦与有形之邪的形成及加重有关，心神失养则多为虚损不养所致，亦可因有形之邪扰乱心神，使心神不宁而出现相应的表现。

三、膏方辨证

在心血管疾病中应用膏方，辨证要点如下：

1. 潜虚与显虚 如前所述慢性心血管疾病是在脏腑气血阴阳虚损或虚弱的基础上，内生诸种有形之邪。因此，要辨是潜虚还是显虚，潜虚以气虚为主，元气虚弱是关键，多无症状，显虚则有气虚阴阳虚损的不同，多有自觉症状，自易区分。

2. 辨有形之邪 心血管疾病中常见的有形之邪有气滞、血瘀、水饮、痰浊、阳亢、毒邪等。气滞则以胸闷太息，情怀不畅，胀痛为主症；血瘀则以固定性疼痛，刺痛，局部皮肤紫黯，舌质黯，脉涩或无脉为主症；水饮以心下痞，咳嗽，咳吐涎沫，恶心纳呆，腹胀，浮肿如泥为主症；痰浊则以胸闷憋胀，肢体结块或血管发现斑块，头昏头沉，眩晕不清，舌苔腻为主症，阳亢以眩晕，头胀头痛，项强，胁痛，舌红，脉弦有力为主症；毒邪多属热，可损伤气血，败坏形体，故可见到发热，炎症因子升高，组织溃疡包括体内和血管内的溃疡等。

四、治疗原则

以扶正为主，兼顾祛邪为原则，以补气血，化瘀解毒，温化水饮，化痰软坚为基本治法。

常用补益药物：补气用人参、太子参、生黄芪；养阴常用麦冬、玉竹、五味子、石斛；补肾常用山茱萸、熟地、女贞子、旱莲草、五子衍宗丸；补血常用当归、鸡血藤、大枣、枸杞子、阿胶；补阳常用鹿茸、鹿角霜、仙灵脾、仙茅等。

常用祛邪药物：清热解毒用蒲公英、连翘、银花藤、蛇舌草；活血用丹参、川芎、赤芍、红花、姜黄；开窍用麝香、郁金、薤白等；化饮用法半夏、苍白术、陈皮、茯苓皮、五加皮、大腹皮；祛痰软坚用浙贝母，胆南星，茯苓；平肝常用钩藤、白蒺藜、珍珠母、石决明、黄芩。

心血管常用基础方：保元汤、生脉散、薯蓣丸、两和散、五味消毒饮、丹参饮、四神煎、琼玉膏、左归丸、右归丸、真武汤。

五、注意事项

注意事项有以下几点：①当有六淫外邪未除时不宜使用膏方。②心血管急症如不稳定型心绞痛、急性心肌梗死、急性心力衰竭，加重阶段如慢性充血性心力衰竭急性加重、肺源性心脏病合并感染加重不宜使用膏方。③严重心力衰竭，有明显胃肠淤血，消化功能差者慎用膏方。④由于心血管疾病常用中西药物多有损伤脾胃者，因此在膏方中宜强化健脾和胃之品。

（袁敬柏）

第二节　冠心病心绞痛

冠心病心绞痛是以冠状动脉粥样硬化引起冠脉管腔狭窄，造成在负荷增加情况下心肌供血不足，而产生一系列症状的综合征。冠心病心绞痛属于"胸痹""心痛病"的范畴。

【病因病机】

冠心病心绞痛是一个慢性发展、进展时程漫长的疾病，病因包括情志、饮食、起居、外感六淫等，也与增龄有关。本病以虚实夹杂为其病机特点，《金匮要略》将其病机概括为"阳微阴弦"。本病发病从气虚开始，在内外因素的作用下产生气滞、瘀血、痰浊等病理因素，最终导致本病发病。

【临证要点】

对于冠心病心绞痛患者进行膏方诊断应包括以下几个方面：

1. 虚性证候要素

正虚邪实是冠心病心绞痛的基本病机，气血阴阳俱可虚，但是在临床上以气虚、阴虚与阳虚居多。在稳定期的冠心病心绞痛患者有以下几个方面的表现：

（1）气虚：主要是五脏气虚所致，以心气虚，肾气虚多见，症见心悸怔忡、疲倦乏力、自汗或发则汗出、气短懒言等。如果合并肾气虚则有腰膝酸软，尿频清长，舌淡胖有齿痕，脉沉细。

（2）阳虚：往往与寒凝并存，在稳定期寒象轻，阳微症状重，心阳虚的常见症状有胸闷如窒，面色萎黄或苍白，畏寒肢冷；兼脾阳虚则有便溏，腹凉；肾阳虚则有精神萎靡，腰酸重如带五千钱，脉迟缓或弱。

（3）阴虚：以心阴虚居多，有心慌汗出，口渴舌黯红少津，脉细数。

2. 实性证候要素

冠心病心绞痛的邪实主要有血瘀、气滞、痰浊、热蕴。

（1）血瘀：胸痛，夜间痛甚，舌质黯红，脉细涩。

（2）气滞：胁肋胀痛，情绪不宁，烦躁易怒，腹胀便不调，舌质淡红，苔薄，脉细或细弦。

（3）痰浊：胸闷憋气，伴恶心，纳食不香，腹胀痞满，舌苔浊或腻，脉滑或细。

（4）热蕴：一般在进展期或心肌梗死早期出现，病情多变，有低热，口渴，便秘，舌红，苔薄或黄，脉数或细。

【膏方治疗】

1.膏方基本方 人参（党参），黄芪，太子参，黄精，丹参，川芎，赤芍，红花，乳香，高良姜，桂枝，生地，茯神，蒲公英。

2.临证加减

（1）气虚兼寒者，加红景天、肉桂、细辛、荜茇。

（2）痰浊者，加法半夏、浙贝母、夏枯草。

（3）兼热者，加连翘、土茯苓、地肤子。

（4）便秘者，加全瓜蒌、薤白、枳壳、生白术、火麻仁。

（5）胸痛反复发作、瘀血重者，加麝香。

（6）兼肝气郁滞者，加郁金、神曲、苍术、栀子；脾虚气滞者，加党参、佛手、香橼、枳实。

（7）睡眠不佳者，加酸枣仁汤。

【经典名方】

1.血府逐瘀汤 桃仁，红花，川芎，赤芍，红花，生地，当归，桔梗，柴胡，川牛膝，生甘草。

2.生脉散 人参，麦冬，五味子。

3.人参汤 人参，白术，干姜，甘草。

4.哭来笑去散 雄黄，乳香，胡椒，麝香，荜茇，良姜，细辛。

5.冠心二号方 川芎，赤芍，红花，丹参，降香。

6.两和散 人参，丹参，鸡血藤，血竭，琥珀，石菖蒲，炒没药，香附，远志肉，茯神。

【医案举例】

赵某，女，65岁，2006年12月3日初诊。

胸闷心慌阵作5年。

既往冠心病史5年，心电图示：Ⅱ、Ⅲ、AVF导联ST段水平下移大于0.05 mV。2年前因担心冠心病加重而整夜失眠，在精神卫生中心诊断为：焦虑症。服用百忧解近1年。求诊于严师已3个月，经中药汤剂治疗，胸闷心悸好转过半，登楼稍有气短，能够入睡，但夜寐多梦，寐浅易醒，紧张易惊，心烦易怒，头晕头痛，颈项板硬，口苦口臭，纳可，便调。舌淡红，苔薄，脉细。证属肝胆郁热，痰热扰心，阴阳俱虚，瘀血内阻。治拟疏泄肝胆郁热，化痰瘀安心神，协调阴阳。

处方：柴胡 120 克，半夏 120 克，桂枝 120 克，猪苓、茯苓各 150 克，淡黄芩 150 克，甘草 90 克，生龙骨、生牡蛎（先煎）各 300 克，生大黄（后下）90 克，白术、白芍药各 150 克，当归 150 克，薄荷 60 克，石菖蒲 120 克，郁金 120 克，瓜蒌皮 120 克，薤白 120 克，川厚朴 120 克，桃仁、酸枣仁各 120 克，川芎 120 克，红花 60 克，生黄芪 300 克，地龙 120 克，知母、黄柏各 120 克，葛根 180 克，仙灵脾 120 克，骨碎补 150 克，威灵仙 150 克，潼蒺藜、白蒺藜各 120 克，生蒲黄（包）120 克，制乳香、制没药各 120 克，麦冬 120 克，生地黄、熟地黄各 200 克，山萸肉 120 克，山药 150 克，泽泻 150 克，枸杞子 150 克，首乌 200 克，黄精 200 克，肉桂 40 克，巴戟天 120 克，肉苁蓉 150 克，淮小麦 300 克，夜交藤 200 克，远志 120 克，合欢皮 150 克，生薏苡仁、熟薏苡仁各 150 克，佛手 150 克，炙鸡内金 120 克，炒谷芽、炒麦芽各 150 克，五味子 90 克。1 料。

另：生晒参 250 克，核桃肉（打）300 克，阿胶 200 克，龟板胶 180 克，红枣（打）80 枚，鹿角胶 180 克，鳖甲胶 150 克，饴糖 50 克，冰糖 400 克，收膏，全蝎 40 克，蜈蚣 40 克，研粉调入。

复诊：服用 1 料膏方，2007 年冬至前复诊。自诉膏方治疗后，抗焦虑药慢慢减量，现已停用，睡眠明显改善，唯多梦夜寐不酣，而胸闷心慌、紧张心烦很少发作，项板头晕明显改善。守前方加牡丹皮 120 克，栀子 120 克。续服膏方，巩固疗效。

原按：《临证指南医案》云："女子以肝为先天，阴性凝结，易于拂郁"。患者平时性格内向，内有隐曲之情，忧思多怒，思则气结，脾湿不运则生痰，气滞则血瘀；怒则伤肝，肝失疏泄，日久肝胆郁热；痰热扰心则见胸闷心慌，心烦寐艰；痰浊上犯清窍则头晕头痛；肾虚骨失濡养则颈板；久病耗损心之气血阴阳，则病情缠绵。严师认为该患虚实错杂，病涉心肝脾肾，病位在心在肝，故多方合用，予柴胡甘草龙骨牡蛎汤疏泄肝胆，清热化痰；瓜蒌薤白白酒汤减白酒、桂枝、甘草汤加川朴、菖蒲、郁金温心阳化痰浊；逍遥散疏肝健脾养血，以杜生痰之源；生脉散、补阳还五汤加减益气活血；甘麦大枣汤养心安神；酸枣仁汤加黄柏、夜交藤、远志、合欢皮清肝热，除虚烦；六味地黄丸加首乌、黄精、枸杞子滋肾阴以补心阴，巴戟天、肉苁蓉补肾阳以温心阳，葛根、仙灵脾、骨碎补、威灵仙补肾壮骨活血以治项痹；全蝎、蜈蚣息风止痉，活血通络；四君子汤加佛手、炙鸡内金、炒谷芽、炒麦芽益气理气健脾。诸药合用共奏疏泄肝胆郁热，化痰瘀安心神，协调阴阳之功。复诊继加牡丹皮、栀子清泻肝火。

文献出处：郭美珠，唐梅芳，王春丽，等 . 严世芸运用膏方调治冠心病稳定期验案 3 则 [J]. 上海中医药杂志，2009，43（1）：15−17.

另按：此方中所用首乌当为制首乌。

（袁敬柏）

第三节　高血压

高血压是以血压升高为主的心血管综合征，可分为原发性高血压和继发性高血压，继发性高血压需要以治疗原发病为主，不在此讨论。原发性高血压属于中医"眩晕病"的范围，以脏腑气血阴阳失调为基本病机，以阳亢、热毒、血瘀为主要有形病邪。

【病因病机】

高血压的发病呈慢性隐匿过程，往往没有准确的起病时间，病因包括情志、饮食、起居等，也与增龄有关。本病以虚实夹杂为其病机特点，历代有无痰不作眩、无虚不作眩、无瘀不作眩之说。本病发病青年发病则从肝气潜虚开始，在内外因素的作用下产生阳亢、气滞等病理因素，最终导致本病发病。青年高血压在发病过程中可以兼有心气不足，心神失养，肝阴不足，助发肝阳上亢。老年发病则以肾精潜虚开始，出现瘀血、痰浊、阳亢等病理因素，最终导致本病发病。高血压晚期，由阴及阳，最终发展为阳亢，毒邪内生，进入到尿毒症。

【临证要点】

对于高血压患者进行膏方诊断应包括以下几个方面：

1. 五脏虚损

气血阴阳失调是眩晕的主要病机。始动因素，青年在肝，中老年在肾。高血压稳定期的主要与气虚和精亏有关。

（1）气虚：青年高血压从肝气虚开始，可以涉及心气虚，脾气虚与肾气虚，主要表现为疲倦乏力，注意力不集中，腿软，有的兼有纳差，有的有不耐饥饿。舌脉多如常，如果因气虚而引起肝气不疏，脾胃气滞，则有舌苔厚腻，气虚而阳亢则有舌质红，苔薄黄。

（2）肾精亏虚：中老年起始发病的高血压往往与肾精亏虚有关。多以肾阴虚为主，在肾阴虚阶段，往往因水不涵木而兼有肝阳上亢，表现为口干不欲饮，腰酸尿频，五心烦热，头晕头胀，健忘。

2. 邪实所在

高血压患者的邪实都是在五脏虚损（包括显虚和潜虚）的基础上发生的，包括气滞、阳亢、肝火、血瘀、痰饮。

（1）阳亢：眩晕，头胀，头痛，项强。

（2）气滞：情绪低落，胁肋胀痛，腹胀，大便不调。

（3）痰浊：眩晕欲吐，脘闷纳呆，脉弦滑有力，苔腻或厚腻或浊腻。

（4）肝火：心烦失眠，烦躁易怒，面红目赤，口渴，便秘，舌红，苔薄或黄，脉数。

（5）血瘀：面黯，健忘，失眠，肢体麻木，舌质紫黯，脉细涩。

【膏方治疗】

1. 膏方基本方

（1）青年高血压基本方：生黄芪，柴胡，黄芩，太子参，天冬，麦冬，女贞子，葛根，川芎，天麻，赤芍，钩藤，生地，茯神，罗布麻，五加皮，佛手，陈皮，生麦芽，茵陈。

（2）中老年高血压基本方：生熟地，山药，山茱萸，麦冬，五味子，金樱子，车前草，丹皮，栀子，鸡血藤，枸杞子，沙苑子，菟丝子，桑椹子，荷叶，炒山楂，苏梗，当归，锁阳。

2. 临证加减

（1）阳亢者，加钩藤、白蒺藜、菊花、罗布麻、珍珠母。

（2）痰浊者，加法半夏、浙贝母、夏枯草。

（3）兼胃热者，加连翘、土茯苓、地肤子；兼肝火者，加龙胆草、黄芩、栀子。

（4）便秘者，加全瓜蒌、薤白、枳壳、生白术、酒大黄或调胃承气汤。

（5）瘀血者，加丹参、赤芍、红花、姜黄。

（6）兼肝气郁滞者，加香附、郁金、苍术、栀子；脾虚气滞者，加党参、佛手、香橼、枳实。

（7）睡眠不佳者，加酸枣仁汤、合欢皮、五加皮、秫米、生龙牡、贯叶金丝桃。

【经典名方】

1. 建瓴汤 生怀山药，怀牛膝，生赭石，生龙骨，生牡蛎，生怀地黄，生杭芍，柏子仁。

2. 镇肝熄风汤 怀牛膝，生赭石，生龙骨，生牡蛎，生龟板，生杭芍，玄参，天冬，川楝子，生麦芽，茵陈，甘草。

3. 天麻钩藤饮 天麻，钩藤，石决明，山栀，黄芩，川牛膝，杜仲，益母草，桑寄生，夜交藤，朱茯神。

4. 半夏白术天麻汤（《脾胃论》方） 黄柏（酒洗），干姜，天麻，苍术，白茯苓，黄芪，泽泻，人参，白术，炒神曲，半夏（汤洗七次），大麦，糵面，橘皮。

【医案举例】

案例 1：顾仁樾高血压膏方案例

梁某，女，48 岁，2013 年 11 月 10 日初诊。

2 年前因忧思劳倦过度出现头晕心悸、夜寐差等症状，血压最高达 160/100 mmHg，后长期口服珍菊降压片 2 片，2 次／日，症状无明显改善，并逐渐出现头枕部胀痛。查体：神清，血压 145/95 mmHg，体型肥胖，面部潮红，双肺呼吸音粗，心浊音界不大，心率 90 次／分，律齐，心尖部可闻及 Ⅱ 级柔和吹风样收缩期杂音，双下肢压迹（-），舌淡黯，苔白腻，脉弦滑。西医诊断：高血压病 2 级；中医诊断：眩晕（痰瘀互阻，上蒙清窍）。治拟健脾燥湿，祛痰化瘀。方拟半夏白术天麻汤化裁。

处方：丹参、黄芪各 300 克，天麻、茯苓、夏枯草、焦山楂、焦神曲各 150 克，苍术、白术、厚朴、枳壳、川芎、广郁金各 120 克，姜半夏 90 克，黄连 60 克。上味浓煎去渣取汁，文火入西红花、西洋参、阿胶、龟甲胶、鳖甲胶各 150 克，紫河车粉、黄酒各 100 克，冰糖、饴糖各 150 克，烊化收膏。瓶装密封，每日早晚沸水冲服。

原按：本例患者因忧思劳倦伤脾，以致脾虚健运失职，聚湿生痰，痰湿中阻，或兼内生之风火作祟，故表现为头痛，眩晕欲仆，舌苔白腻，脉弦滑。方中天麻、夏枯草平肝潜阳息风；苍术、厚朴、茯苓芳香化湿；黄连、姜半夏辛开苦降，燥湿化痰；本例为病程日久的高血压病患者，日久痰阻气机，气滞血瘀，心脉瘀阻，心失所养，兼见心悸不宁，舌质淡黯，故加枳壳、郁金理气解郁；丹参、川芎活血化瘀；焦楂曲健脾燥湿祛痰；病久正虚，故加黄芪、白术健脾益气，以助生化之源。另于收膏时加入紫河车粉大补气血，西洋参、龟甲胶、鳖甲胶益气滋阴，阿胶活血养血，消瘀散结，西红花化瘀不伤正。诸药合用，活血通脉，运脾利水，调和气血阴阳。由于药证相投，故收效尚佳。

文献出处：褚田明，张文群，谈飒英．顾仁樾运用膏方调治高血压眩晕病经验 [J]．中医文献杂志，2015，33（3）：41-43.

案例 2：周端教授高血压膏方医案

夏某，男，68 岁，因反复头晕头痛 1 年、加剧半月于 2004 年 12 月 11 日来诊，欲求膏方。

患者有高血压病史 10 年余，平日服用珍菊降压片、培哚普利、安内真等药，然血压时有波动，头晕头痛时时发作，近半月来症状加重。刻诊：头晕头痛甚，项背板紧，心烦易怒，球结膜充血，胸闷心悸，心前区不适，手指发麻，多梦，不思饮食，大便干硬，小便量少，舌红、苔薄白，脉弦细略涩。血压 170/100 mmHg，心电图示左室高电压、偶发室性早搏，血脂、血糖正常。证属肝肾阴虚，肝阳上亢，心脉瘀阻。治以调补肝肾，平肝潜阳，活血通脉为主。

处方：北沙参 15 克，生地 12 克，白芍 12 克，葛根 30 克，枸杞 12 克，首乌 12 克，龟板 12 克，鳖甲 9 克，灵芝 12 克，山茱萸 12 克，熟地 12 克，当归 12 克，女贞子 30 克，桑椹 30 克，桑寄生 30 克，牛膝 12 克，丹参 30 克，川芎 12 克，红花 3 克，泽兰 9 克，穿山甲 6 克，玫瑰花 3 克，三棱 12 克，莪术 9 克，全瓜蒌 30 克，郁金 12 克，檀香 4.5 克，三七 6 克，延胡索 9 克，酸枣仁 9 克，五味子 12 克，夜交藤 30 克，旋覆梗 12 克，鸡内金 12 克，谷芽 12 克，麦芽 12 克，干地龙 12 克，天麻 12 克，杜仲 12 克，白蒺藜 30 克，青葙子 12 克，滁菊花 9 克，川楝子 9 克，羚羊角 0.6 克。上方 15 剂，以阿胶 100 克，鳖甲胶、龟胶各 150 克，饴糖、黄酒各 200 克，西洋参 100 克，生晒参 50 克，胡桃肉 150 克，收膏。

早晚空腹各一匙开水冲服或含化，如遇感冒等急性病时暂停服。忌萝卜、茶、猪血、虾蟹、辛辣。

2005 年 11 月 24 日复诊求治膏方。诉服用前方后头晕头痛发作明显减少，其余诸症减轻，血压渐平稳，仅服用珍菊降压片。近两月来因家事操劳头晕再发，欲再求膏方。刻诊：头目晕昏，目糊，项背板紧，胸闷不适，乏力，腰膝酸软，不思饮食，勉强进食则易嗳气、腹胀，大便溏，舌淡红，苔薄白，脉沉细略涩。查血压 135/90 mmHg，体检 B 超发现脂肪肝，甘油三酯稍高，心电图、血糖正常。证属气阴两虚，肝肾亏损，心脉瘀阻。治以益气养阴，补益肝肾，活血通脉为主。

处方：太子参 15 克，炒白术 15 克，茯苓 12 克，生薏苡仁 30 克，怀山药 30 克，北秫米 30 克，黄芪 12 克，黄精 30 克，玉竹 12 克，枸杞子 12 克，首乌 12 克，鳖甲 12 克，龟甲 12 克，灵芝 12 克，山茱萸 12 克，熟地 12 克，女贞子 30 克，桑椹 30 克，桑寄生 30 克，怀牛膝 12 克，葛根 30 克，丹参 30 克，川芎 12 克，泽兰 9 克，当归 12 克，赤芍 12 克，三棱 12 克，莪术 9 克，穿山甲 6 克，瓜蒌皮 30 克，郁金 12 克，天麻 12 克，杜仲 12 克，干地龙 12 克，泽泻 12 克，车前子 12 克，钩藤 12 克，白蒺藜 30 克，青葙子 12 克，荷叶 30 克，生山楂 30 克，虎杖 15 克，苦参 30 克，柴胡 12 克，八月札 15 克，旋覆梗 12 克，鸡内金 12 克，川楝子 9 克，煨木香 9 克，制香附 9 克。上方 15 剂。

以阿胶 100 克，鳖甲胶 150 克，龟甲胶 150 克，饴糖 200 克，黄酒 200 克，西洋参 100 克，生晒参 50 克，胡桃肉 150 克，木糖醇 200 克，收膏。服法同前，忌萝卜、茶、猪血、虾蟹、生冷油腻。

原按：年四十而阴气自半，起居衰矣，患者多年高体衰，本案患者初诊时已年近七旬，精气渐衰，肝肾同源，肾水不足以涵木，则肝阴亦亏，阳无所制，加之患者素体阳盛，风阳上扰；久病耗损，络行不畅，血瘀气滞，清阳失展则发为眩晕，故见头晕头痛，血压升高。本案初诊虚实并见，而以标实为急。……方药对证，故药后诸症减轻，血压渐平稳。标实渐去则虚象渐现，加之患者复诊前 2 个月来家事操劳，劳力耗神，故复诊见肝肾气血阴阳虚损之象，清阳不升则发为眩晕，当以调补肝肾气血阴阳治本为主。在上方滋养阴液、调补肝肾、运脾健胃基础上，以太子参、炒白术、茯苓、生薏苡仁、怀山药、北秫米、黄芪益气健脾；调整活血潜阳类药味，加泽泻、车前子清泻余邪；柴胡、八月札、煨木香、制香附理气活血，荷叶、生山楂、虎杖、苦参等有调脂之功。药后随访病情平稳。两方均显大方图治、缓缓图功之膏方特色，在辨证论治基础上注重传统中医理论与现代医学的结合，消补兼施，消而助补，相得益彰；把握高血压病中医病理机转，注重近期与远期治疗结合，灵活调整药味，药证合拍而收显效。

文献出处：王佑华，杨建梅，周端．周端应用膏方治疗高血压病经验 [J]．辽宁中医杂志，2007，34（1）：10-11.

编者按：使用何首乌、夜交藤需要仔细询问病史，有的患者对何首乌或夜交藤敏感而出现肝损伤或药物性肝炎。

（袁敬柏）

第四节　慢性心力衰竭

慢性心力衰竭是指任何导致心肌损伤引起心脏结构或功能变化，引起心室泵血和充盈功能低下的一种复杂的临床综合征。属于中医的"心悸""水肿""喘证""痰饮"等范畴。

【病因病机】

慢性心力衰竭是一个发展缓慢、呈进行性加重的疾病，病因由于感受外邪、虚损劳倦、素体虚弱、情志内伤、饮食失节、血瘀水湿痰饮阻滞等引起的一种本虚标实，虚实夹杂的疾病。本虚以气虚为主，常兼有阴虚、阳虚。标实以血瘀为主，常兼痰、饮。每因外感、劳累等加重。本虚是心衰的基本要素，决定了心衰的发展趋势；标实是心衰的变动因素，影响着心衰的病情变化。本虚和标实的消长决定了心衰发展演变。

【临证要点】

慢性心力衰竭属于本虚标实，虚实夹杂的疾病。慢性心力衰竭的基本证候特征可用气虚血瘀统御，在此基础上可有阴虚、阳虚的兼化，同时兼见痰、饮。进行膏方辨证应包括以下几个方面：

1.虚性证候要素

慢性心力衰竭的患者有以下虚损方面表现：

（1）气虚：主要是五脏气虚所致，以心气虚、肺气虚及肾气虚多见。症见气短，喘息，心悸，乏力，倦怠，懒言，合并肾气虚则有腰膝酸软，下肢水肿，舌体不胖不瘦，苔薄白，脉沉细或虚无力。

（2）阳虚：多为气虚基础上出现的兼证。症见气短，喘息，乏力，心悸。怕冷或喜温，胃脘腹腰肢体有冷感，舌体齿痕，脉细、沉迟无力。

（3）阴虚：多为气虚基础上出兼证。症见气短，喘息乏力，心悸，口渴，咽干，盗汗，手足心热，舌体瘦，少苔，或无苔，或有裂纹，少津，脉细数。

2.实性证候要素

在慢性心力衰竭的患者有以下实证几个方面的表现：

（1）血瘀：血瘀是贯穿整个心衰过程的实证。症见胸痛，夜间痛甚，面色口唇紫黯，舌质黯红紫黯或有瘀斑，瘀点或舌下脉络迂曲青紫，脉细涩。

（2）痰饮：多为瘀血基础上出现的兼证。症见咳嗽，咯痰，舌苔浊或腻，脉滑或细，胸闷腹胀面浮，小便不利，舌苔滑润，或腻，或有滑脉。

总之，患者气虚血瘀水停贯穿慢性心衰的整个过程，阴虚、阳虚、痰、饮为病程中的发展和兼化。病情复杂需要整体调整，故需膏方调养。

【膏方治疗】

1.膏方基本方　党参，麦冬，五味子，黄芪，白术，茯苓，陈皮，姜半夏，川芎，赤芍，丹参，葛根，当归，柴胡，郁金，熟地，山药，黄精，砂仁，寄生，杜仲，怀牛膝，蛇床子，肉苁蓉，山楂，谷芽，麦芽，鸡内金。

2.临证加减

（1）气虚者，加红景天、仙鹤草。

（2）阴虚者，加太子参、玉竹、黄精、山茱萸。

（3）阳虚者，加桂枝、仙灵脾。

（4）血瘀者，加丹参、三七、地龙。

（5）痰浊者，加瓜蒌、薤白、半夏、陈皮、杏仁。

（6）水饮者，加葶苈子、茯苓皮、大腹皮、五加皮、车前子。

（7）上述方药中收膏时均加入阿胶、鹿角胶、龟板胶。依据阴血虚、阳虚调其剂量。

【医案举例】

杨某，男，66岁，2015年11月3日初诊。

胸闷，活动后气短间断发作2年加重5月。

患者两年前出现胸闷，活动后气短，在当地医院诊断为冠心病，心衰，长期服用西药治疗。症状控制欠佳，近3月病情加重，胸闷时作，随在宁医附院就诊，查冠脉造影提示：三支病变。诊断为冠心病，慢性心衰，不适介入治疗，建议搭桥手术。患者不愿行手术治疗。来求治于中药治。疗刻下症见：胸闷气短，动则气短，活动明显受限，行走100米需休息，面部及双下肢时有水肿，纳差，便调，舌紫边有齿痕，苔薄白，脉沉细无力。证属气虚血瘀，阳气不足，挟痰挟饮。治拟益气活血，温阳化饮。方以心衰基本膏方加减。

处方：党参150克，麦冬100克，五味子60克，黄芪300克，白术100克，茯苓300克，陈皮60克，姜半夏100克，川芎100克，赤芍100克，丹参150克，葛根150克，当归100克，柴胡100克，郁金100克，熟地200克，山药100克，黄精100克，砂仁30克，桂枝100克，仙灵脾100克，寄生100克，杜仲100克，怀牛膝100克，蛇床子100克，肉苁蓉100克，山楂100克，谷芽100克，麦芽100克，鸡内金100克，葶苈子100克，茯苓皮100克，大腹皮100克，五加皮100克，车前子（包）100克。1料。

另：生晒参150克，阿胶100克，龟板胶100克，鹿角胶180克，冰糖250克，收膏；三七粉60克调入。每日早晚饭前服一勺。开水冲服，如遇感冒，或伤食停服。

复诊：服用1料膏方，2016年复诊。自诉膏方治疗后，在西药未变的情况下，胸闷气短明改善，活动自如。纳可，二便调，水肿已消失。守前方去茯苓皮、大腹皮、五加皮、车前子。加红景天100克，瓜蒌100克，薤白100克。续服膏方，巩固疗效。

按：患者老年男性，经冠脉造影提示冠心病三支病变，被确证为冠心病心力衰竭。临床表现：胸闷气短，动则气短，活动明显受限，行走100米需休息，面部及双下肢时有水肿，纳差，便调；舌紫边有齿痕，苔薄白，脉沉细无力。辨证符合中医气虚血瘀，阳气不足，挟痰挟饮。治拟益气活血，温阳化饮。故用中医治疗心衰的基本膏方进行加减治疗，效果较好。

（常红卫）

第五节　心律失常

心律失常是指因心脏传导系统受病变影响导致心脏搏动节律失于正常而引起的疾病。

临床中按其发作时心率的快慢分为快速性和缓慢性两大类。引起心律失常的原因很复杂，常有生理因素、心脏疾病因素、心外疾病因素等原因。心律失常属于中医"心悸"的范畴。

【病因病机】

本病多因气血阴阳亏虚、脏腑功能失调、痰瘀交阻引起，三者相互影响，互为因果。病变部位在心，但与其他脏腑亦有密切关系。病理变化有虚有实，气、血、阴、阳及诸脏之不足，可致心失所养，出现心律失常，是为因虚致病；血脉瘀阻或痰饮内停而致心脉不畅，出现心律失常是为因实致病。临床上多为虚实夹杂，本虚标实为患。

【临证要点】

对于心律失常进行膏方诊断应包括以下几个方面：

1. 虚性证候要素

正虚邪实，脏腑功能失调是心律失常的基本病机，在临证正虚有以下几个方面：

（1）气虚：心悸怔忡，疲倦乏力，自汗或发则汗出，气短懒言，舌质淡，脉沉细。

（2）阳虚：心悸不安，胸闷气短，面色苍白，形寒肢冷，舌质淡白胖，有齿痕，脉迟缓或弱。

（3）阴虚：心悸不宁，心烦少寐，头晕目眩，手足心热，耳鸣腰酸，舌质红少津，脉细数。

（4）血虚：心悸头晕，面色不华，倦怠无力，舌质淡红，脉细弱。

2. 实性证候要素

心律失常邪实主要有血瘀、痰饮。

（1）血瘀：心悸不安，胸闷不舒，心痛时作，或见唇甲青紫，舌质紫黯或有瘀斑，脉涩或结代。

（2）痰饮：心悸眩晕，胸脘痞满，形寒肢冷或下肢水肿，渴不欲饮，恶心欲吐，舌苔白滑，脉弦滑。

（3）内热（火）：多与心火旺或肝郁化火有关，临床常见症状有心悸失眠，烦躁易怒，舌尖红，苔薄黄，脉数。

3. 对于缓慢型心律失常多从阳虚、气虚论治，快速心律失常多从阴虚、血虚、内热论治。同时要注意各个脏腑功能的调整及安神定志药物的使用。发病频繁者要多注意化痰活血。

【膏方治疗】

1. 膏方基本方

（1）快速性心律失常：生黄芪，太子参，麦冬，五味子，沙参，苦参，陈皮，半夏，茯苓，甘草，枳壳，竹茹，丹参，川芎，赤芍，枸杞，菊花，熟地，生地，寄生，杜仲，怀牛膝，川牛膝，龙骨，牡蛎，石菖蒲，远志，砂仁。

（2）缓慢性心律失常：生黄芪，党参，麦冬，五味子，沙参，苦参，当归，川芎，陈皮，半夏，茯苓，甘草，枳壳，竹茹，桂枝，鸡血藤，仙灵脾，蛇床子，巴戟天，麻黄，细辛，熟地，山药，山茱萸，黄精，羌活，丹参。

2. 临证加减

（1）气虚者，加红景天、仙鹤草。

（2）阴虚者，加太子参、玉竹、黄精、山茱萸。

（3）阳虚者，加桂枝、仙灵脾、乌药、菟丝子。

（4）血瘀者，加丹参、三七、三棱、莪术。

（5）痰浊者，加瓜蒌、薤白、杏仁。

（6）失眠者，加合欢皮、琥珀、酸枣仁。

（7）上述方药中收膏时均加入阿胶、鹿角胶、龟板胶。依据阴血虚、阳虚调其剂量。

【医案举例】

路某，女，38岁，2015年11月15日初诊。

患者心悸，气短反复发作3年。多次做心电图示窦性心动过速，频发室性早搏。一直服用美托洛尔，病情时轻时重，经常疲乏无力。刻下症见：心悸，气短，腰酸乏力，时有胸满不适，夜寐不安，纳食欠佳，二便尚调，舌淡黯，苔薄白，脉细数结代。证属心肾两虚，痰瘀交阻。治拟补益心肾，活血化痰，安神定悸。方以快速性心律失常基本膏方加减。

处方：生黄芪300克，太子参300克，麦冬150克，五味子90克，沙参120克，苦参150克，陈皮120克，半夏100克，茯苓300克，甘草60克，枳壳100克，竹茹100克，丹参300克，川芎90克，赤芍90克，枸杞100克，菊花100克，熟地150克，生地150克，寄生150克，杜仲150克，怀牛膝150克，川牛膝150克，龙骨300克，牡蛎300克，石菖蒲100克，远志60克，合欢皮300克，夜交藤300克，酸枣仁150克，砂仁30克，炙鸡内金90克，炒谷芽150克，炒麦芽150克。1料。

另：西洋参100克，阿胶200克，龟板胶180克，鹿角胶100克，蜂蜜200克，冰糖300克，收膏。每日早晚饭前服一勺。开水冲服，如遇感冒，或伤食停服。

复诊：服用1料膏方，2016年10月复诊。自诉膏方治疗后，精神明显好转，心悸已无，腰酸未作，睡眠好转。但查心电图仍有期前收缩。守前方加玉竹120克，黄精100克。续服膏方，巩固疗效。

按：患者中年女性，心电图示：窦性心动过速，频发室性早搏。临床表现：心悸，气短，腰酸乏力。时有胸满不适，夜寐不安，纳食欠佳，二便尚调。舌淡黯，苔薄白，脉细数结代。辨证属于中医：心肾两虚，痰瘀交阻。治拟补益心肾，活血化痰，安神定悸。用快速性心律失常基本膏方加减，临床效果较好。

（常红卫）

第六节 动脉粥样硬化

动脉粥样硬化是大、中动脉内膜出现过多的胆固醇、类脂肪物质的一种动脉病变。由于非炎症性、增生性和退行性病变，最终导致动脉管壁增厚变硬、失去弹性和管腔缩小。中医无动脉粥样硬化一说，但其证候、病因、病机等在历代文献中早有记载，多散在于"胸痹""心痛""真心痛""头痛""眩晕""脉痹""中风"等论述中。

【病因病机】

动脉粥样硬化是一个慢性发展的疾病，它与衰老有一定的关系，多见于 40 岁以上的男性和绝经期后的女性，随着年龄增长，其发病率逐渐增高。病因可分为外因和内因，外因主要有六淫和外伤，内因主要和衰老、饮食失调、情志不畅及疾病等因素有关。本病的主要病理变化为本虚标实，虚实夹杂。本虚可累及心、脾、肝、肾四脏，体现为气虚、阴虚、阳虚为病之本，痰、瘀、毒、湿热互阻为病之标。正虚邪实相互影响，致使病变不断发展。其病在血脉，而根在脏腑。

【临证要点】

动脉粥样硬化，在无器官缺血损伤阶段，多无临床症状，因此辨证往往困难，患者应用膏方，膏方诊断应包括以下几个方面：

1. **虚性证候要素**

对于仅有动脉粥样硬化，而无心脑肾或肢体动脉供血障碍的患者，其虚多为潜虚，主要为气虚和精亏，在出现临床症状后，则多兼有邪实的表现。

（1）气虚：系五脏气虚所致，可见有疲倦乏力，自汗气短，舌淡苔白，脉虚。心气虚则有心悸或怔忡，肾气虚则有腰膝酸软，尿频清长，脾气虚则有纳少腹胀，大便溏薄。

（2）精亏：多与增龄有关，常见于老年人，有腰酸腰痛，健忘困倦，神疲乏力，耳鸣耳聋，小便清长或频数，舌淡，苔白。

2. **实性证候要素**

动脉粥样硬化的邪实主要有血瘀、气滞、痰阻、湿热。

（1）血瘀：可见肌肤麻木，肢体疼痛，皮肤色黑，肌肤干燥，舌质黯红，或有瘀斑瘀点，脉细弦。

（2）气滞：可兼见情绪不稳，胁肋胀痛，胸闷喜太息，情志抑郁，烦躁易怒，腹胀便不调，舌质淡红，苔薄，脉弦滑。

（3）痰饮：可兼见胸闷憋气，脘闷不舒，纳呆恶心，头晕目眩，舌苔白腻，脉滑。

（4）痰热：胸胁痞闷，大便不调，小便短赤，口苦泛恶，肢体困重，舌红，苔黄腻，脉濡数。

【膏方治疗】

1. **膏方基本方** 黄芪，人参（党参），黄精，山萸肉，怀牛膝，丹参，川芎，赤芍，红花，苍术，黄柏，蒲公英，荷叶，姜黄，炒山楂，神曲，鸡内金，女贞子。

2.临证加减

(1) 气虚者，加红景天、白术、山药、扁豆、大枣。

(2) 痰浊者，加陈皮、法半夏、浙贝母、夏枯草。

(3) 湿热重者，加连翘、黄芩、黄柏。

(4) 便秘者，加全瓜蒌、薤白、枳壳、生白术、火麻仁。

(5) 兼肝气郁滞者，加郁金、苍术、栀子；脾虚气滞者，加佛手、香橼、枳实。

(6) 睡眠不佳者，加酸枣仁汤。

(7) 毒邪重者，加用清热解毒药金银花、连翘、穿心莲。

【经典名方】

1.血府逐瘀汤 桃仁，红花，川芎，赤芍，红花，生地，当归，桔梗，柴胡，川牛膝，枳壳，甘草。

2.生脉散 人参，麦冬，五味子。

3.六味地黄丸 熟地，山萸肉，山药，泽泻，茯苓，丹皮。

【医案举例】

吕某，男，83岁，浙江杭州人，2002年11月16日初诊。

耄耋之年，五脏六腑，阴阳气血常易失调，造成各种症状。症见胸闷气急，时有心慌，颈背板滞，双耳失聪，腰酸脚软，夜尿多2～3次，夜寐欠安，舌质红，苔根厚，脉结代。以调五脏六腑、和阴阳，顺气血，益肾气，宽胸气，宁心血，达到延年益寿之目的。

处方：枸杞子300克，生熟地各120克，白茯苓100克，怀山药300克，粉丹皮150克，泽泻100克，山萸肉100克，西党参200克，寸麦冬120克，五味子90克，炒当归120克，川芎120克，煨葛根200克，炒天虫120克，炒赤白芍各120克，明天麻120克，炒杜仲120克，川续断120克，桑椹子200克，金樱子200克，芡实120克，制首乌200克，千年健300克，仙灵脾200克，川桂枝100克，淡竹叶90克，合欢花150克，参三七80克，绞股蓝150克，生炙甘草各60克，柏子仁120克，枫斗120克，炒枣仁200克，广郁金120克，砂蔻仁各90克，佛手片120克，女贞子120克，陈皮90克。1料。

水煎浓缩，加入龟甲胶400克，鹿角胶100克，冰糖500克，黄酒250克，收膏，冷藏备用。早晚各一匙开水冲服，遇感冒、腹泻停服。

二诊：2003年11月28日。虽经去冬膏滋调治，体质有所好转，心气亦有恢复，脉律正常，精神尚佳，活动如同常人。但毕竟五脏六腑之功能已衰减，易引起气血失调，阴阳失衡，水液之邪阻于脉络。症见：心悸减少，血脂升高，血糖升高，腰膝酸软，足跟疼痛，尿解不畅，颈部怕冷，舌质红中裂，苔稍白厚，脉细弱偶结代。予健脾清胃，补肾通络，养血柔肝之法。

方剂：生黄芪200克，川黄连100克，生熟地各120克，白茯苓100克，粉丹皮150克，山萸肉100克，怀山药200克，决明子300克，苦丁茶150克，绞股蓝150克，煨葛根

300 克，枫斗 120 克，炒苍术 100 克，炒杜仲 120 克，川续断 120 克，桑椹子 300 克，西党参 200 克，寸麦冬 120 克，五味子 90 克，鬼箭羽 150 克，紫丹参 300 克，柏子仁 120 克，仙灵脾 200 克，仙茅 120 克，怀牛膝 120 克，千年健 200 克，巴戟肉 120 克，甜苁蓉 120 克，女贞子 100 克，潼白蒺藜各 100 克，陈皮 90 克。1 料。

水煎浓缩，加入龟甲胶 400 克，鹿角胶 100 克，木糖醇 500 克，黄酒 250 克，收膏，冷藏备用。早晚各一匙开水冲服，遇感冒、腹泻停服。

三诊：2004 年 11 月 17 日。经二冬膏方调治，体质有所稳定，心气亦有恢复，脉律正常，精神率足，活动如常人。但毕竟五脏六腑之功能已衰减，易卫气失固，易外邪侵袭，使肺气失宣，咳嗽有痰，经治即能缓解。脾运欠佳，常聚湿成痰灼炼成脂，窜走脉络之中，气血运行不畅。症见：心悸减少，血脂升高，血压升高，血糖升高，腰膝酸软，尿解不畅，颈部肢冷，舌质红中裂，苔薄白，脉细弱偶结代。再拟益气固表、健脾助运、养血柔肝、补肾通络之法。

方剂：生黄芪 200 克，生白术 120 克，防风 90 克，生熟地各 120 克，白茯苓 100 克，粉丹皮 120 克，山萸肉 120 克，怀山药 300 克，泽泻 120 克，枸杞子 300 克，制首乌 300 克，川黄连 100 克，鬼箭羽 150 克，双钩藤 200 克，川芎 150 克，夏枯草 120 克，炒杜仲 120 克，川续断 120 克，煨葛根 200 克，明天麻 120 克，桑白皮 120 克，浙贝母 150 克，决明子 300 克，苦丁茶 150 克，绞股蓝 150 克，桑椹子 300 克，炒当归 120 克，皂角刺 100 克，仙灵脾 200 克，仙茅 120 克，女贞子 100 克，巴戟肉 120 克，鸡血藤 200 克，川桂枝 60 克，潼白蒺藜各 100 克，佛手片 120 克，砂蔻仁各 90 克。1 料。

水煎浓缩，加入龟甲胶 400 克，鹿角胶 100 克，木糖醇 500 克，黄酒 250 克，收膏，冷藏备用。早晚各一匙开水冲服，遇感冒、腹泻停服。

按语：冠状动脉粥样硬化性心脏病病位在心，但往往可由于其他脏腑功能失调影响而致，《难经·六十难》认为："其五脏气相干，名厥心痛"。所以在治疗过程中应注重各个脏腑功能的协调。因心主血脉，心气运行则血行通畅，因此补虚药着眼于气血阴阳的调养，常用四君子汤、生脉散补心气，以助血运；四物汤、红花、丹参等养血活血以利气血通畅；六味地黄丸等补肾；枳壳、佛手片、郁金、柴胡以行气疏肝解郁，疏通三焦气机；瓜蒌皮、薤白、制半夏、茯苓宽胸化痰；山楂、炒谷芽、炒麦芽、鸡内金、焦六曲消积导滞，又可防治膏剂黏滞难化，使气机灵动，气血通畅。本例患者耄耋之年，肝、心、脾、肺、肾各脏已逐年衰减，其功能亦渐衰退，使气血运行不畅，阴阳失衡需加重活血通络之品。同时兼有肺燥、胃热之象，用药以六味地黄丸加枸杞子、桑椹子、制首乌、制玉竹、覆盆子、潼白蒺藜、女贞子补益肝肾，宁心安神；佛手片、砂蔻仁、川朴花、绿梅花疏肝理气和胃；加用川黄连，兼清胃热。

文献出处：宜丽华．徐志瑛膏方经验 [M]．北京：中国中医药出版社，2012．

（童文新）

第七节　高脂血症

高脂血症是由各种原因导致血浆中的胆固醇、甘油三酯、低密度脂蛋白升高和高密度脂蛋白降低的一种脂质代谢异常性疾病。中医虽然没有高脂血症的病名，但从大量的临床观察中，可以认为该病归属于"肥人""痰浊""眩晕""胸痹"等范畴。

【病因病机】

高脂血症发病多与人体脏腑功能失调有关，涉及脾、肾、肝等多个脏器。主要病因包括外感寒湿、饮食不节、情志失调、劳逸失度，引起脏腑气血功能失调及阴阳消长平衡的偏盛偏衰从而产生瘀浊或湿浊、痰浊，这些病理产物浸淫于血脉之中，损伤脉络，致使脉络不畅，瘀滞内停，形成膏脂。

【临证要点】

1. 虚性证候要素

本虚标实是高脂血症的基本病机，本虚以气虚为主，兼有阴虚、阳虚。

（1）气虚：以脾气虚为主，症见疲倦乏力，食欲不振，便溏，恶心，脘腹胀满，舌淡舌体胖大边有齿痕，脉沉细或濡缓。

（2）阴虚：以肝肾阴虚为主，症见眩晕，耳鸣，腰酸，膝软，五心烦热，口干，健忘，失眠，舌质红，少苔，脉细数。

（3）阳虚：以脾肾阳虚为主，症见畏寒肢冷，眩晕，倦怠乏力，便溏，食少，脘腹作胀，面浮肢肿，舌淡，苔白，脉沉细。

2. 实性证候要素

高脂血症的标实主要是痰浊、血瘀。

（1）痰浊：形体肥胖，头重如裹，胸闷，呕恶痰涎，肢麻身重，舌胖，苔滑腻，脉弦滑。

（2）气滞：胁肋胀痛，情绪不宁，烦躁易怒，腹胀，大便不调，舌质淡红，苔薄，脉细或细弦。

（3）血瘀：胸闷胸痛，痛处固定不移，手颤肢麻，舌紫黯，或有瘀点瘀斑，脉弦或涩。

（4）气虚痰阻是高脂血症的常见证候类型。

【膏方治疗】

1. 膏方基本方　人参（党参），黄芪，陈皮，半夏，茯苓，薏苡仁，川芎，赤芍，山楂，荷叶，决明子，郁金，黄芩。

2. 临证加减

（1）气虚者，加西洋参、红景天、炒白术、山药、扁豆。

（2）阴虚者，加女贞子、旱莲草、枸杞子、熟地、生地、桑椹子。

（3）阳虚者，加仙茅、仙灵脾、巴戟天、菟丝子、肉桂。

（4）痰浊重者，加苍术、夏枯草、菖蒲、郁金。

（5）气滞重者，加柴胡、郁金、玫瑰花、佛手。

（6）血瘀者，加丹参、红花、虎杖、元胡。

【经典名方】

1. 参苓白术散 党参，茯苓，炒白术，薏苡仁，砂仁，山药，扁豆，桔梗，莲子，甘草。

2. 桃红四物汤 桃仁，红花，当归，川芎，白芍，生地。

【医案举例】

宋某，男，47 岁，浙江杭州人，2004 年 11 月 23 日初诊。

年逾不惑，肾气衰减，平素饮食不节，过食膏粱厚味，致脾失健运，不能输布水谷精微，使液聚而成湿成痰，灼炼成脂成膏，窜走经络之中，阻碍气血畅运。症见：形体偏胖，血脂升高，头昏乏力，腰酸肢软，舌质红苔薄，脉弦滑。给予健脾助运，益肾壮腰，益气育阴，化湿消脂之法。

处方：炒苍术 100 克，炒白术 120 克，川厚朴 100 克，绞股蓝 150 克，决明子 300 克，皂角刺 90 克，苦丁茶 150 克，怀山药 200 克，山萸肉 120 克，粉丹皮 120 克，白茯苓 120 克，生熟地各 120 克，川续断 120 克，女贞子 120 克，旱莲草 120 克，生枳壳 300 克，泽泻 100 克，炒杜仲 120 克，制黄精 200 克，生炒米仁各 120 克，软柴胡 120 克，佛手片 120 克，桑椹子 300 克，制首乌 200 克，潼白蒺藜各 120 克，生山楂 300 克，川黄连 60 克，淡竹叶 90 克，陈皮 90 克，枫斗 90 克。1 料。

水煎浓缩，加入龟甲胶 500 克，冰糖 500 克，黄酒 250 克，收膏，冷藏备用。早晚各一匙开水冲服，遇感冒、腹泻时停服。

二诊：2005 年 11 月 25 日。经去冬调治后体重明显下降 6 千克，血脂下降，仍偏高，头昏消失，乏力尚存，肢软寐安，舌质红苔薄，脉弦滑。再给予健脾助运，益肾壮腰，益气育阴，化湿消脂之法。

处方：西党参 200 克，炒苍术 100 克，炒白术 120 克，川厚朴 100 克，绞股蓝 150 克，决明子 300 克，粉丹皮 150 克，苦参 100 克，参三七 120 克，嫩荷叶 150 克，皂角刺 90 克，苦丁茶 150 克，怀山药 200 克，山萸肉 120 克，白茯苓 120 克，生熟地各 120 克，川续断 120 克，女贞子 120 克，旱莲草 120 克，生枳壳 300 克，泽泻 100 克，生米仁 300 克，炒杜仲 120 克，制黄精 200 克，软柴胡 120 克，佛手片 120 克，桑椹子 300 克，制首乌 200 克，潼白蒺藜各 120 克，生山楂 300 克，川黄连 60 克，淡竹叶 90 克，陈皮 90 克，枫斗 90 克。1 料。

水煎浓缩，加入龟甲胶 500 克，冰糖 500 克，黄酒 250 克，收膏，冷藏备用。早晚各一匙开水冲服，遇感冒、腹泻时停服。

三诊：2006 年 12 月 15 日。经两冬调治，症状已达缓解，体形明显改变，腹大已消，血脂正常，脂肪肝改为轻度，头晕乏力消失，纳便正常，夜寐安。舌质淡红，苔薄白，脉细缓。表明气血已日益和顺，气机已通，湿浊已解，肝脾得到协调，阴阳初达平衡。

为巩固调治，再给予健脾疏肝，理气和胃，养血益肾，活血行瘀之法。

处方：生黄芪200克，西党参200克，川黄连60克，白茯苓120克，炒苍白术各120克，泽泻100克，怀山药300克，粉丹皮150克，山萸肉100克，甘杞子300克，鬼箭羽150克，煨葛根300克，明天麻120克，炒天虫120克，决明子300克，苦丁茶150克，绞股蓝150克，枫斗120克，紫丹参300克，仙灵脾300克，夏枯草120克，桑椹子300克，制首乌200克，川芎150克，皂角刺90克，参三七120克，炒杜仲120克，川续断120克，女贞子100克，潼白蒺藜各120克，灵芝草100克，苏梗木各120克，佛手片120克，绿梅花90克，白蒄120克，陈皮90克。1料。

水煎浓缩，加入龟甲胶400克，鹿角胶100克，木糖醇250克，黄酒250克，收膏，冷藏备用。早晚各一匙开水冲服，遇感冒、腹泻时停服。

按语：本病病理定位与肝脾肾等脏腑密切相关，其本在于脾、肾、肝亏虚，输化不及，导致痰湿内聚，阻遏气机，引起瘀血而终致痰瘀互结。膏方调治以益气健脾，补肾益肝，增强脏腑气化功能为宗旨，兼用清热利湿，化浊消脂散瘀，祛除积累的脂质。同时嘱患者严格控制含饱和脂肪酸高的食物摄入，不宜过食膏粱厚味，适宜运动，戒除不良生活习惯。处方常以四君子或参苓白术散为基础，苍白术同用，增加燥湿之力，脾健湿化则水谷化为气血而痰浊不生。加佛手片、川朴、砂蒄仁、枳壳、陈皮等行气化浊；决明子、苦丁茶、绞股蓝、生山楂、荷叶等降血脂，润肠通便，使脂浊排出体外；柴胡、广郁金、炒白芍、当归养血疏肝，畅调气机；制首乌、女贞子、桑椹子、制黄精补益肝肾以降脂而不伤正。高脂血症患者往往表现为全血黏度增高，可用活血祛瘀降脂药：以川芎透达全身，入血行气；葛根、丹参、鬼箭羽、红花散血行瘀通经；皂角刺化瘀消积。瘀积祛除，脉道通利，脂浊随之消散。本例患者形体肥胖，湿浊较重，先以平胃散等健脾化湿消脂，湿祛后以四君子汤、六味地黄丸等扶正祛邪，获得良效。

文献出处：宜丽华.徐志瑛膏方经验[M].北京：中国中医药出版社，2012.

（童文新）

第六章　消化系统疾病

第一节　概　述

消化系统的主要功能是参与饮食物的消化、吸收、代谢和排泄过程，中医多归属于脾胃的功能范围。消化系统器质性和功能性疾病是临床上常见的疾病，影响患者的健康和生活质量。慢性胃肠疾病如慢性胃炎、肠易激综合征、慢性腹泻、便秘等可以用膏方进行调理治疗。这些疾病属于中医"呕吐""胃痞""胃痛""腹痛""腹泻""便秘"等范畴。

一、病因病机

病因为外感六淫、内伤七情、饮食劳倦。病机是脾胃升降失司，虚实传变。临证尤以虚实夹杂最为常见，脾、胃、肝、肾受损，虚者以脾胃气虚，或脾肾阳虚，胃阴不足为主，实者为气滞、血瘀、湿阻、痰浊、食积。

二、膏方治疗

消化系统疾病的主要治疗方法是补中寓治，治中寓补，补治结合。即补益脾胃，养肝益肾，调理气机升降，兼化痰浊、湿邪、瘀血、食积。

膏方调理可以减轻或者缓解症状，增进食欲和消化功能，改善生活质量。

（唐志鹏）

第二节　慢性胃炎

慢性胃炎是临床常见疾病，可分为萎缩性和非萎缩性胃炎两种类型。其中慢性萎缩性胃炎是指不同病因引起的胃黏膜慢性炎症、固有腺体萎缩性病变。慢性萎缩性胃炎伴胃癌前病变的临床发病率逐渐增加，对于胃癌的早期预防具有重要意义。本病属于"胃痞""胃痛"范畴。

【病因病机】

慢性萎缩性胃炎的发生多与素体虚弱、外邪入侵、饮食不节、七情过极、劳倦过度等有关。脾胃受损，气血生化乏源，胃络失于濡养而渐成胃黏膜固有腺体萎缩之疾。临床多见胃脘隐痛、痞满、乏力、纳差等虚弱证候。本病的基本病机是脾虚失于健运，中焦气机阻滞，久则由气及血，亦可累及于肝。其辨证总属本虚标实，虚实夹杂。

【临证要点】

对于慢性胃炎患者进行膏方诊断治疗应包括以下几个方面：

1. 虚性证候要素

慢性胃炎的虚损主要表现为脾胃气虚、脾胃虚寒和胃阴亏虚，是慢性胃炎的发病中正虚的一方面。

（1）气虚：慢性胃炎气虚多在脾胃，脾胃为后天之本，气血生化之源，脾胃气虚可见胃脘部时有疼痛，劳累后容易发作，神疲乏力，食欲不佳，舌体偏胖，边有齿印，舌质淡红，苔薄白，脉细。

（2）阳虚：脾阳不足，则生内寒，多见于体弱多病、饮食失节及久病之人，症见胃痛隐隐，喜温喜按，空腹痛甚，得食则减，泛吐清水，体倦乏力，手足欠温，大便溏薄，舌淡苔白，脉虚弱。

（3）阴虚：阴虚在胃，素有胃喜润恶燥，脾喜燥恶湿之说。胃阴虚则见胃痛隐隐，口干咽燥，似饥而不欲食，大便干结，舌红少津，脉细。

2. 实性证候要素

慢性胃炎的邪实主要有外感寒邪、饮食停滞、七情失和、湿热中阻和瘀血阻络。是慢性胃炎病程中邪实的一方面，也往往是导致病情加剧，难解的病机所在。

（1）寒：可有外感寒邪，亦可因脾虚生内寒。外寒的主要症状有胃痛暴作，恶寒喜暖，得温则减，遇寒则剧，口淡不渴，或喜热饮，苔薄白，脉弦紧。内寒与阳虚有关，与阳虚表现相似。

（2）食滞：食滞在成年人发生多与脾胃虚弱运化不及相伴随，如果单纯食滞，多不需膏方治疗。食滞有胃脘胀满疼痛，嗳腐吞酸，或呕吐不消化食物，吐食或矢气后痛减，大便不爽，苔厚腻，脉滑。

（3）气滞：与情志失调有关，多属肝气郁结犯胃，日久肝郁脾虚。症状有胃脘胀闷，攻撑作痛，脘痛连胁，嗳气频作，大便不畅，每因情志因素而导致胃痛发作，舌淡红，苔薄白，脉弦。

（4）热：在本病中热在胃，可源于肝，或源于胃，多与情志有关。症见胃脘灼痛，烦躁易怒，泛酸嘈杂，口干口苦，舌红苔黄，脉弦或数。

（5）湿热：本病湿热重者不宜膏，作为兼证且较轻者，可用膏。湿热中阻症见胃脘疼痛有灼热感，嘈杂纳呆，泛泛欲吐，口干口苦，渴不欲饮，身体困顿，舌苔黄腻，脉滑数。

（6）瘀血：多与久病入络有关，可因气虚络滞，也可因邪滞经络，血行不畅。症见胃脘疼痛，犹如针刺，痛有定处，按之痛甚，食后加剧，或见吐血便黑，舌质紫黯或有瘀斑，脉涩。

【膏方治疗】

1.膏方基本方 党参，黄芪，白术，茯苓，甘草，陈皮，枳壳，木香，砂仁，白芍，当归，蒲公英，白花蛇舌草，八月札，莪术，半枝莲，甘草。

2.临证加减

(1) 食欲不振者，加焦山楂、神曲、谷芽、麦芽、鸡内金。

(2) 舌苔白厚腻者，加苍术、厚朴、生薏苡仁、藿香。

(3) 舌苔黄腻者，加黄连、黄芩、茵陈、山栀。

(4) 肝胃不和者，加柴胡、香附、郁金、绿萼梅。

(5) 虚寒怕冷者，加附片、干姜、桂枝。

(6) 胃阴不足者，加北沙参、麦冬、生地、石斛。

(7) 胃脘刺痛者，加延胡索、蒲黄、五灵脂、丹参。

【经典名方】

1.黄芪建中汤 黄芪，桂枝，白芍，生姜，饴糖，大枣，甘草。

2.良附丸 高良姜，香附。

3.保和丸 山楂，神曲，莱菔子，半夏，陈皮，茯苓，连翘。

4.半夏泻心汤 半夏，干姜，黄连，黄芩，人参，大枣，甘草。

5.柴胡疏肝散 柴胡，香附，川芎，白芍，陈皮，枳壳，甘草。

【医案举例】

慢性萎缩性胃炎案：

胡某，男，55岁，1996年12月10日初诊。

数年来每于食后胃脘作胀，甚或有撑顶感，嗳气，时有吞酸，饥时胃脘隐隐作痛，或见嘈杂，乏力神疲。去年胃镜病理提示为慢性萎缩性胃炎（中度）、肠上皮化生（中度）、幽门螺杆菌（阴性）。近来胃纳可，大便日行一次，成形，有时欠畅，腰酸，脉细弦，苔薄舌淡。证属脾虚气滞，久病入络。治拟健脾益气，理气活血，兼以益肾。

处方：党参15克，炙黄芪30克，当归12克，赤芍12克，白芍12克，白术12克，茯苓15克，半夏10克，陈皮10克，木香10克，砂仁（后下）6克，旋覆花（包）12克，降香10克，路路通12克，枳壳30克，八月札30克，佛手10克，郁金12克，莪术15克，半枝莲15克，菝葜15克，石见穿15克，藤梨根15克，黄精15克，肉苁蓉12克，首乌15克，巴戟天12克，仙灵脾30克，川断12克，狗脊30克，生甘草6克。14帖。

上方煎汤后浓缩，加入阿胶400克（加适量黄酒炖烊），饴糖300克，冰糖200克，生晒参200克（研粉），收膏。每日服2次，每次一汤匙，温开水调服。

复诊：服用1料膏方，一年后冬至前复诊。自诉服膏方后近一年感冒次数明显减少，中上腹胀痛消失，无嘈杂，无嗳气，胃纳佳，大便尚畅。唯觉动则易自汗。守上方，去炙黄芪，加生黄芪 30 克，碧桃干 12 克。续服膏方，巩固疗效。

按语：慢性萎缩性胃炎伴有肠化生、异型增生被认为是胃癌前病变，目前尚无特异有效的药物治疗。马贵同教授认为本病的中医病机特点为虚实夹杂。虚，重在脾胃亏虚；实，主要是气滞血瘀。临床上脾胃虚弱证多兼血瘀。在慢性萎缩性胃炎的治疗方面，马教授既推崇《景岳全书》非大加温补不可的理论，又主张通补兼施、标本兼顾，常以健脾益气、理气通降作为慢性萎缩性胃炎治疗的大法。气虚者以炙黄芪、党参、白术、茯苓、甘草等为主，以健脾益气，助运消滞，使脾升胃降，枢机运转正常，气血生化有源，则病邪可祛。其中炙黄芪常用至 30 克，同时配以大剂通降之品如枳壳 30 克等。一般认为，大剂量炙黄芪有碍胃之嫌，马教授认为其本为气虚，非大加温补不足以治其本，同时为避免虚不受补，则配以大剂理气和胃之品如佛手、木香、砂仁等可缓其满中之弊，加入陈皮、半夏等降通醒胃之品，其效倍捷。马教授根据多年的临证经验，认为慢性萎缩性胃炎的发生发展离不开瘀血为患，临证中常酌加莪术、赤芍、当归、郁金、降香、路路通等活血通络之品以疏通血脉、祛瘀消滞。慢性萎缩性胃炎伴中度肠化生或异型增生者属癌前病变，方中八月札、莪术、菝葜、石见穿、藤梨根等化瘀通络，防止癌变。阿胶、仙灵脾、肉苁蓉、首乌、巴戟天、川断、狗脊补肾填精。全方共奏健脾益气，理气活血，兼以益肾之功。复诊去炙黄芪，加生黄芪、碧桃干以助收敛固涩，益气止汗之功。

（马贵同 . 中医膏方治病百问 [M]. 上海：上海中医药大学出版社，2005.）

（唐志鹏）

第三节　慢性腹泻

腹泻是消化系统疾病中的一种常见症状，系指排便次数多于平时，粪便不成形，呈溏软、溏薄或水样，或带有黏液脓血，腹泻持续或频繁。慢性腹泻是指病程在 2 个月以上或间歇期在 2～4 周内的复发性腹泻，属中医学"泄泻"范畴。

【病因病机】

慢性腹泻病位在肠，病变脏腑在脾胃，脾的运化功能受损，则湿自内生，升降失常，水谷并走于下而作腹泻。故《景岳全书·泄泻》说"腹泻之本，无不由于脾胃"，《素问·阴阳应象大论》说"湿胜则濡泄"。外邪影响，脾胃本身虚弱，肝脾不和及肾阳不足等，均可导致脾胃功能失常，而发生泄泻。

【临证要点】

对于慢性腹泻患者进行膏方诊断应包括以下几个方面：

1. 虚性证候要素

慢性腹泻的虚损主要有脾虚湿盛、肾阳虚衰。

（1）气虚：乃脾胃之气亏虚，受纳运化不及所致，症见大便时溏时泻，水谷不化，稍进油腻之物，则大便次数增多，饮食减少，脘腹胀闷不舒，面色萎黄，肢倦乏力，舌淡苔白，脉细弱。

（2）阳虚：慢性腹泻的阳虚，在脾与肾，轻者在脾，重者在肾，往往脾肾兼虚，症见泄泻多在黎明之前，腹部作痛，肠鸣即泻，泻后则安，形寒肢冷，腰膝酸软，舌淡苔白，脉沉细。

2.实性证候要素

慢性腹泻的邪实主要有寒湿、湿热、食滞和肝郁乘脾。

（1）寒湿：多是在阳虚的基础上兼夹而成，症见泄泻清稀，甚至如水样，腹痛肠鸣，脘闷食少，或并有恶寒发热，鼻塞头痛，肢体酸痛，舌苔薄白或白腻，脉濡缓。

（2）湿热：运化不及，聚湿化热而成，如果属于外感，多不宜用膏方。症见泄泻腹痛，泻下急迫，或泻而不爽，粪色黄褐而臭，肛门灼热，烦热口渴，小便短黄，舌苔黄腻，脉濡数或滑数。

（3）食滞：多因虚而滞，症见腹痛肠鸣，泻下大便臭如败卵，伴有不消化食物，腹胀疼痛，泻后痛减，舌苔垢浊或厚腻，脉滑。

（4）气滞：乃肝气郁结乘脾所致，症见胸胁胀闷，嗳气，食欲不振，泄泻腹痛，每因情志不畅而发或加重，泻后痛缓，舌质淡红，舌苔薄白，脉弦。

【膏方治疗】

1.膏方基本方 党参，黄芪，白术，茯苓，陈皮，半夏，香附，木香，防风，薏苡仁，淮山药，黄连，干姜，益智仁，甘草。

2.临证加减

（1）肝气乘脾者，加柴胡、郁金、枳壳。

（2）腹痛明显、阵阵绞痛者，加延胡索、白芍、炒当归；腹痛位于少腹脐旁为主者，可加小茴香、台乌药。

（3）脾阳虚衰、阴寒内盛腹中冷痛者，加吴茱萸、肉桂、附子。

（4）久泻不止、次数频繁者，加煨诃子、煨肉豆蔻、赤石脂、石榴皮。

（5）夜寐不宁者，可加茯神、远志、五味子、龙齿、珍珠母。

【经典名方】

1.参苓白术散 莲子肉，薏苡仁，砂仁，桔梗，白扁豆，白茯苓，人参，甘草，白术，山药。

2.四神丸 肉豆蔻，补骨脂，五味子，吴茱萸。

3.葛根芩连汤 葛根，黄芩，黄连，炙甘草。

4.藿香正气散 大腹皮，白芷，紫苏，茯苓，半夏曲，白术，陈皮，厚朴，苦桔梗，藿香，炙甘草。

5.保和丸 神曲，茯苓，白术，泽泻，山楂，半夏，陈皮，连翘，莱菔子。

【医案举例】

徐某，女，47岁，2004年12月6日初诊。

大便次数增多伴不成形5年。

近5年来大便次数增多，日行4～5次，多则7～8次，溏薄，甚则如水样。便前每伴有腹部不适或腹痛，泻后稍安，有时伴有少量黏冻，排便时有不尽感。多于清晨、餐后或工作紧张时发作，大便无脓血，神疲乏力，腰膝酸冷，精神恍惚，腹部畏冷，面色萎黄，夜寐不宁，胃纳尚可，脉细弱，苔薄白。曾检查肠镜提示慢性结肠炎。证属脾气虚弱，肾阳不足，脾失温煦，运化失司。治拟健脾温肾，固涩止泻。

处方：党参15克，炙黄芪30克，白术12克，茯神30克，木香10克，砂仁（后下）6克，枳壳15克，大腹皮15克，淮山药30克，生苡仁15克，熟苡仁15克，泽泻12克，炮姜6克，秦皮12克，煨诃子12克，炙乌梅6克，肉桂（后下）4.5克，吴茱萸3克，五味子10克，补骨脂30克，煨肉豆蔻12克，仙茅12克，川断肉12克，狗脊30克，益智仁12克，赤石脂30克，煅龙骨30克，煅牡蛎30克，夜交藤30克，炒防风12克，白芍20克，大枣10克，炙甘草12克。14帖。

上方煎汤后浓缩，加入阿胶500克（加适量黄酒炖烊），冰糖500克，生晒参200克（研粉），冬虫夏草20克，收膏。每日服2次，每次一汤匙，以温开水调服。

复诊：服用膏方1料，半年后因胃脘痛复诊。自诉服膏方后，大便次数明显减少，日行1～2次，大便多成形，腹部畏冷显减，睡眠改善，腰膝酸冷减轻，乏力缓解。

按语：患者反复腹泻5余年，病久必致脾胃虚弱，受纳水谷精微之功能受碍，清浊不分，混杂而下，而成泄泻，此乃脾肾二脏之病也。予香砂六君子汤合四神丸加味健脾温肾，固涩止泻。方中党参、白术、甘草健脾益气、和中化湿。气虚明显，故重用黄芪。对于便前不适或腹痛，便后则减之肠易激现象，则考虑脾虚肝旺所致，一般予痛泻要方，芍药、甘草常可获效。大便有不尽感，马贵同教授尊刘河间调气则后重自除之意，加大调气理气药剂量，如枳壳、大腹皮、砂仁等。凡泄泻日久，大便次数每日4次及以上，质稀便溏者，马教授往往于方中加入收敛固涩之品，以治滑脱，轻则煨诃子、煨肉豆蔻、乌梅、炮姜、赤石脂之类。此类药多温酸而涩，用之能收敛耗散之气阴。方中炮姜配秦皮有温中止泻，清热燥湿作用，寒温并用。加淮山药以助补脾益气之功，辅以生熟苡仁健脾利湿，选补骨脂、川断、狗脊、益智仁、仙茅以温补脾肾。茯神、夜交藤、煅龙骨、牡蛎以养心安神，使五脏安和，以助脾胃功能的恢复。诸药合用共奏健脾温肾，固涩止泻之功。

文献出处：马贵同．中医膏方治病百问[M]．上海：上海中医药大学出版社，2005．

（唐志鹏）

第四节 便 秘

便秘是大硬秘结不通,排便时间延长,或欲大便而艰涩不畅的一种病证。本证多见于各种急慢性病中,便秘只是其的一个症状。

【病因病机】

便秘属大肠传导功能失常,与脾胃及肾脏的关系尤为密切。病因包括燥热内结,津液不足;情志失和,气机郁滞;劳倦内伤,身体衰弱,气血不足。便秘症状单纯,但成因复杂,由于病因病机不同,故临床症状各有差异,当分虚实论治。实证概括有热秘和气秘;虚证概括有气虚、血虚及阳虚。

【临证要点】

对于便秘患者进行膏方诊断应包括以下几个方面:

1. 虚性证候要素

便秘虚损主要包括气虚传送无力、血虚肠道干涩及阴寒凝结等。

(1)气虚:主要是肺脾气虚所致,症见虽有便意,临厕须竭力努挣,挣则汗出短气,便后疲乏,大便并不干硬,面色㿠白,神疲气怯,舌淡苔薄,脉虚。

(2)血虚:脾虚不能生血,或失血太多,导致津亏血少,肠道失润,症见大便秘结,面色无华,头晕目眩,心悸,唇舌淡,脉细涩。

(3)阳虚:阳虚在大肠,与脾胃有关,与体弱或高年体衰,则阴寒内生所致,症见大便艰涩,排出困难,小便清长,面色㿠白,四肢不温,喜热怕冷,腹中冷痛,或腰脊酸冷,舌淡苔白,脉沉迟。

2. 实性证候要素

便秘邪实主要有燥热内结,或气滞不行。

(1)热蕴:肠胃积热,耗伤津液,则大便干结,舌红苔黄或黄燥,脉滑数。

(2)气滞:情志失和,肝脾之气郁结,大肠传导失常,故大便秘结,欲便不得,甚则腹中胀痛,纳食减少,舌苔薄腻,脉弦。

【膏方治疗】

1.膏方基本方 太子参,黄芪,白术,当归,生地,枳实,厚朴,槟榔,火麻仁,决明子,甘草。

2.临证加减

(1)情志不舒、嗳气、腹胀者,加柴胡、代赭石、鸡内金。

(2)夜寐不宁、烦躁易怒者,加丹皮、栀子、黄芩、酸枣仁、柏子仁。

(3)咳嗽、咯痰、胸闷气喘者,加杏仁、桔梗、瓜蒌仁、苏子、紫菀。

(4)大便干燥、口干、舌红少苔者,加玄参、麦冬、玉竹、桃仁、白蜜。

(5)腰膝酸软、形寒怕冷者,加肉苁蓉、牛膝、杜仲、枸杞。

【经典名方】

1. **济川煎** 肉苁蓉，牛膝，当归，升麻，肉桂，泽泻，枳壳。
2. **麻子仁丸** 大黄，麻仁，杏仁，芍药，枳实，厚朴。
3. **六磨汤** 木香，乌药，沉香，大黄，槟榔，枳实。
4. **《尊生》润肠丸** 生地，当归，麻仁，桃仁，枳壳。

【医案举例】

王某，男，65岁，2003年11月12日初诊。

大便秘结5年。

患者大便秘结已有5年，3～4日一行，临厕努责乏力，甚则汗出，便质干结，时呈粒状，脘腹胀满，稍有口干，精神不振，舌胖、舌边有齿印，质偏红，苔薄，脉沉弦细。辨证：患者年老体弱，气虚传送无力，加之阴液不足，肠道失润，故大便干结难解，努责乏力；精神不振，口干汗出，实为气阴不足之象，舌脉均为佐证；肠腑不通，气机受阻，故而脘腹胀满。治拟益气养阴，润肠通便，佐以行气。

处方：炙黄芪300克，党参150克，生白术300克，茯苓120克，炙升麻90克，桔梗60克，生地150克，玄参150克，麦冬150克，玉竹150克，陈皮100克，枳壳300克，降香90克，台乌药150克，当归150克，火麻仁300克，柏子仁150克，枸杞子150克，决明子300克。1料。

上药用清水浸泡，煎煮3汁，滤渣取汁，文火浓缩。加阿胶100克（用陈黄酒200毫升炖烊），黑芝麻150克，蜂蜜300克，饴糖100克，趁热收膏。服法：早晚各一匙，温开水调服。

复诊，服用1料膏方，2004年11月复诊。自诉服用膏方后，乏力显减，汗出减轻，偶口干，无腹胀痛，大便1～2日一行，不干顺畅，怕冷，守前方加肉苁蓉150克。续服膏方，巩固疗效。

按语：本例患者以脾失健运、生化乏源而致气虚津枯血少而致便秘。此类患者常常3～7天甚至更长时间不得排便、便质干结或不甚干硬、排便困难、临厕虚坐努责，多数伴有气虚血少之证，如便后乏力、易汗气短、头面欠华、失眠健忘、倦怠懒言、纳呆易饱、舌淡苔薄白、脉细弱等。临床每见此证，马教授总以健脾补气、润肠通便为重，并少佐滋肾之品，以鼓舞一身之元阴元气。组方常选炙黄芪、党参、白术、茯苓、陈皮、甘草等为基本药，并根据虚损的不同酌加相应药物。若气虚较甚，常重用炙黄芪、党参等补气之品；若见津枯血少，则加当归、生地、麦冬、玄参、玉竹及诸仁之药以养血润燥；少数老年患者可见肾阳不足或肾精亏虚之证，则习惯用肉苁蓉、女贞子、旱莲草、枸杞子等以滋肾补精、润肠通便。便秘成因虽多端，但共同的病机是气机不畅，肠道传化失职，糟粕不下，所以临证治疗时应重视对气机的调畅，用理气降气之品以助行滞，气虚甚者当配以升提，方中升麻寓先升后降之妙。即使年老体弱或素体羸弱，中气不足推动乏力所致虚秘，自当强调顾护胃气、慎用峻下以免过下伤正，唯以健脾滋肾、润补通秘为要，待气益幽通，肠腑自顺。肺与大肠相表里，肠腑通降既赖脾胃之传输，又赖肺气之清肃，上窍闭则下窍不通，肺失清肃则肠腑闭塞不通，前人所谓开上窍以通下窍、开天气以通地气、釜上揭盖之法，指的就是以微辛微苦之品辛开苦降、宣肃肺气、调畅气机，肠腑得通而便秘自除。马教授喜加桔梗、枳壳、厚朴、杏仁、全瓜蒌等开肺降气药物，临床验用良效颇丰。处方参合黄芪、增液、四磨、五仁等诸汤剂，如是阴血得生、肠道得润、气血得通，则便秘得解。

　　文献出处：马贵同 . 中医膏方治病百问 [M]. 上海：上海中医药大学出版社，2005.

（唐志鹏）

第七章　血液病与肿瘤

第一节　概　述

　　引起血液系统疾病的原因很多，涉及的生理病理方面比较多，有感染性的、化学性的、物理性的、免疫性的、肿瘤性的、代谢性的、失血性的、遗传性的，也有原因不明、原发的血液病。中医认为血液病的病因病机大多属正虚邪毒，或正虚为主，或侧重邪毒炽盛。膏方治疗或调养血液病，总以扶正祛邪为主，亦需视具体情况有所侧重，或补虚扶正，或清热解毒，或补肾健脾，或凉血止血等。

　　肿瘤的病因极其复杂，其基本病机为正虚邪实，正虚主要是气虚、阴虚和阳虚，邪实包括痰、瘀、饮、毒、寒。膏方用于肿瘤一般是用于手术及放化疗以后。大多数化疗药物具有严重的不良反应，如骨髓抑制、消化道反应、肝功能损伤、心脏毒性反应、呼吸及泌尿系统损害、周围神经炎和脑功能障碍等。中医学认为恶性肿瘤总属本虚标实，以正气内虚为基本病理变化，气滞、血瘀、痰结、湿聚、热毒等相互纠结，日久积滞而成有形之肿块。患者因为恶性肿瘤的长期慢性消耗，身体机能本就比较虚弱，经放化疗之后由于药物的诸多不良反应更加容易产生诸多毒副反应。

　　针对肿瘤放化疗后出现的种种毒副反应，可以使用膏方进行调治，改善临床症状，提高患者生存质量，延长生存期。中药可以补气生血，使免疫功能尽快恢复，同时又有一定的抗癌作用。临证中医分型以阴虚毒热、气血损伤、脾胃虚弱、肝肾亏虚等为常见，常用治法为清热解毒、生津润燥、补益气血、健脾和胃、滋补肝肾。经药理及临床研究筛选出的一些具有抗肿瘤作用的中药，可以在膏方辨证论治的基础上配伍使用，以提高疗效。

（汤　毅　侯若辰）

第二节　慢性再生障碍性贫血

　　再生障碍性贫血简称再障，是一种可能由不同病因和机制引起的骨髓造血功能衰竭症。主要表现为骨髓造血功能低下、全血细胞减少、贫血、出血、感染综合征，免疫抑制治疗有效。根据患者的病情、血象、骨髓象及预后，可分为重型（急性型）和非重型（慢性型）。慢性再障起病和进展较缓慢，适于膏方调养治疗。

【病因病机】

慢性再障大多属于中医学"髓劳病""虚劳""虚损""温病"等病范畴。其发病与肾密切相关。病程中核心病机总属肾虚。肾为先天之本，肾藏精，主骨生髓。若先天禀赋不足、元阴元阳亏虚，或后天失养、肾精补充不及，或气血亏虚、髓海失养，或正虚邪扰、髓海受损，发为本病。证候类型多见肾阴虚、肾阳虚、肾阴阳两虚。

【临证要点】

慢性再障核心病机总属肾虚，根据起病时证候类型，病变过程中演化的不同，可表现为肾阴虚、肾阳虚、肾阴阳两虚，临床表现如下：

1. 肾阴虚型 腰膝酸软，眩晕耳鸣，面色苍白无华，唇甲色淡，五心烦热，盗汗，或见衄血，女子月经淋漓不断，舌质淡，舌尖红，或有瘀点、瘀斑，少津，脉细数。

2. 肾阳虚型 腰背酸痛，神疲乏力，心悸气短，唇甲色淡，面色苍白无华，形寒肢冷，食少纳呆，或有便溏，夜尿频多，面浮肢肿，一般无出血或轻度出血，舌淡胖，有齿痕，苔白，脉沉细无力。

3. 肾阴阳两虚型 腰膝酸软，神疲乏力，心悸气短，面色苍白，唇甲色淡，五心烦热，或有夜尿频多，无出血或轻度出血，舌淡红，苔白，脉细略数或弱。

【膏方治疗】

慢性再障以肾虚为本，补肾为第一要则。又因髓海空虚，每多使用血肉有情之品以期填精补真之效。

1. 膏方基本方

（1）肾阴虚型：熟地黄，山萸肉，牛膝，枸杞子，菟丝子，鹿角胶，龟板，阿胶，山药，旱莲草，女贞子。

（2）肾阳虚型：山药，山萸肉，菟丝子，当归，杜仲，鹿角胶，枸杞子，熟地黄，附子，肉桂，仙茅，仙灵脾。

（3）肾阴阳两虚型：鹿角片，龟板，人参，枸杞子，熟地黄，山萸肉，麦冬，五味子，肉苁蓉，巴戟天，附子，肉桂。

2. 临证加减

（1）面色苍白或萎黄、爪甲色淡、心悸怔忡、血虚明显者，加鸡血藤、阿胶。

（2）乏力、活动后心悸等气虚明显者，加黄芪、人参。

（3）虚火较甚而见潮热、口干、咽痛者，加黄柏、知母。

（4）出血明显者，加茜草、侧柏叶、白茅根、大蓟、小蓟等。

【经典名方】

1. 六味地黄丸 熟地黄，山药，山萸肉，茯苓，牡丹皮，泽泻。

2. **二仙汤** 仙茅，仙灵脾，当归，巴戟肉，知母，黄柏。

3. **二至丸** 旱莲草，女贞子。

4. **金匮肾气丸** 桂枝，附子，熟地黄，山药，山萸肉，茯苓，牡丹皮，泽泻。

5. **济生肾气丸** 车前子，牛膝，桂枝，附子，熟地黄，山药，山萸肉，茯苓，牡丹皮，泽泻。

6. **左归丸** 熟地黄，山萸肉，牛膝，枸杞子，菟丝子，鹿角胶，龟板，阿胶，山药。

7. **右归丸** 山药，山萸肉，菟丝子，当归，杜仲，鹿角胶，枸杞子，熟地黄，附子，肉桂。

8. **地黄饮子** 熟地黄，山萸肉，麦冬，五味子，肉苁蓉，巴戟天，附子，肉桂，菖蒲，远志，茯苓，生姜，大枣，薄荷。

9. **龟鹿二仙胶** 鹿角片，龟板，人参，枸杞子。

【医案举例】

金某，男，32岁，2007年12月17日初诊。

乏力伴齿衄半年。

患者于2007年1月无明显原因下出现乏力、间断齿衄，未做特殊处理。10余天后就诊于某医院，查骨髓象诊断为"再障"，给予十一酸睾酮、环孢素、定期输血等对症支持治疗5月余，复查血常规：白细胞1.9×10^9/L，血红蛋白59 g/L，血小板16×10^9/L，效果不佳。遂求助中药治疗。现血象逐步好转，为巩固疗效，要求配制膏方。刻下：中度贫血，乏力肢软，间断齿衄，口干便秘，夜寐不安，纳可，舌淡，苔薄腻，脉细。查体：贫血貌，肝脾未及肿大，余未见异常。血常规：白细胞3.3×10^9/L，血红蛋白67 g/L，血小板30×10^9/L。

处方：生黄芪300克，全当归150克，炒白术150克，炒白芍150克，党参150克，制何首乌150克，枸杞子150克，制黄精150克，鸡血藤150克，水牛角300克，生地黄200克，淫羊藿150克，地骨皮200克，巴戟天150克，炒黄柏120克，炒知母100克，菟丝子150克，炒牡丹皮150克，山茱萸300克，淮山药300克，参三七150克，紫草200克，茜草200克，火麻仁300克，茯苓150克，玉米须150克，制半夏150克，陈皮120克，黄连30克，白蔻仁（后下）30克，生甘草60克，炙甘草60克，焦山楂150克，焦神曲150克，连翘120克。另：鹿角胶120克，陈阿胶250克，人参100克，紫河车50克，饴糖250克，冰糖500克。1料。

复诊：2008年11月25日来复诊，患者一年来病情稳定，无明显不适症状，感冒次数明显减少，血象稳定好转。白细胞波动在$2.5 \sim 3.5 \times 10^9$/L，血红蛋白波动在$60 \sim 80$ g/L，血小板波动在$20 \sim 50 \times 10^9$/L，期间间断输去白红细胞悬液4U，平素仍坚持服用中药汤剂辨证治疗。刻下：舌淡红，苔薄白、脉细。效不更方，在去年膏方基础上，进一步加强滋补肝肾，防其转化，传变厥阴经。

处方：生黄芪300克，全当归150克，炒白术150克，炒白芍150克，党参150克，制何首乌150克，枸杞子150克，女贞子150克，墨旱莲150克，鸡血藤150克，水牛角 300 克，生地黄 200 克，淫羊藿 150 克，地骨皮 200 克，巴戟天 150 克，炒黄柏 120 克，炒知母 100 克，菟丝子 150 克，炒牡丹皮 150 克，山茱萸 300 克，淮山药 300 克，参三七 150 克，紫草 200 克，补骨脂 150 克，肉苁蓉 150 克，胡芦巴 150 克，佩兰 120 克，制半夏 150 克，陈皮 120 克，黄连 30 克，白蔻仁（后下）30 克，生甘草 60 克，炙甘草 60 克，焦山楂 150 克，焦神曲 150 克，连翘 120 克。另：鹿角胶 120 克，陈阿胶 250 克，龟甲胶 120 克，人参 100 克，紫河车 50 克，饴糖 250 克，冰糖 500 克。1 料。

原按云：本案患者主症系中度贫血，伴有乏力，间断齿衄，口干便秘，夜寐不安，舌淡，脉细。由此分析可知系中医贫血病，证在少阴肾经，经温补少火，养阴透热中药治疗后逐步取得效果。但是如何防止疾病向厥阴经转化，同时能够缓解、稳定病情，膏方能发挥重要作用。本膏方在延续原有治疗思路基础上，重在填精补髓、滋补肝肾，固本扶正，"正气存内，邪不可干"，正气来复，增强祛邪功能，并最终巩固疗效。

文献出处：吴银根，方泓．中医膏方治疗学 [M]．北京：人民军医出版社，2011．

（汤　毅　侯若辰）

第三节　急性白血病（缓解期）

急性白血病是造血干祖细胞的恶性克隆性疾病，发病时骨髓中异常的原始细胞及幼稚细胞（白血病细胞）大量增生并抑制正常造血，可广泛浸润肝、脾、淋巴结等各种脏器。表现为贫血、出血、感染和浸润等征象。属中医"髓毒""血癌""急劳""虚劳""血证""内伤发热""温病""癥积"等范围。

【病因病机】

本病多起病急骤，发展迅速。中医认为急性白血病是在正气虚损的基础上，外来之毒继发内生之毒，内外合邪，联合致病，正虚是根本，邪毒是关键，血瘀是本病发生的必然结果，其病理变化首发于骨髓，形成髓毒。其毒邪直接侵袭血脉骨髓。急性白血病化疗后缓解期，以正虚为主，表现为正虚邪恋的病理特点。

【临证要点】

对急性白血病（缓解期）患者进行膏方诊断应包括以下几个方面：

1. 虚性证候要素

正虚邪毒是急性白血病的基本病机，在缓解期患者虚损情况有以下几个方面的表现：

（1）气阴（血）亏虚：面白无华，乏力，头晕，心悸怔忡，动则气短，唇甲色淡，口咽干燥，手足心热，自汗盗汗，食少纳差，或肌肤瘀斑，舌淡，苔薄，脉细。

（2）髓海空虚：神疲乏力，畏寒肢冷，腰膝酸软，少气懒言，食少便溏，癥积，瘰疬，面色㿠白，舌体胖，苔白滑，脉沉细。

2. 实性证候要素

正虚邪毒是急性白血病的基本病机，在缓解期患者的邪毒表现方式为：

（1）毒瘀互结：胁下癥积，按之坚硬，痰核，瘰疬，胸骨胀痛，面色不华，低热，出血，舌质紫黯或有瘀斑。

（2）毒热蕴结：头晕身重，腹胀纳呆，大便溏薄，关节酸痛，小便黄，舌质红，舌苔黄腻，脉象滑数。

【膏方治疗】

1. 膏方基本方 生地，银花，忍冬藤，荆芥，牛蒡子，滑石，板蓝根，连翘，黄连，黄芩，黄柏，龟甲胶，阿胶。

2. 临证加减

（1）头痛者，加藁本、蔓荆子、旋覆花。

（2）咽痛者，加金果榄、射干、山豆根。

（3）正虚较甚者，加黄芪、山药、山萸肉、茯苓、白术、党参。

（4）癥瘕瘀血者，加丹参、川芎、三棱、莪术、乳香、水蛭。

（5）邪毒久羁者，加白花蛇舌草、桔梗、半边莲、半枝莲、虎杖、知母。

【经典名方】

1. 三才封髓丹 人参，天冬，熟地黄，黄柏，砂仁，甘草。

2. 六味地黄丸 熟地黄，山药，山萸肉，茯苓，牡丹皮，泽泻。

3. 膈下逐瘀汤 桃仁，牡丹皮，赤芍，乌药，元胡，甘草，当归，川芎，五灵脂，红花，枳壳，香附。

4. 消瘰丸 玄参，牡蛎，贝母。

5. 八珍汤 人参，茯苓，白术，甘草，当归，白芍，熟地黄，川芎。

6. 六君子汤 人参，茯苓，白术，甘草，陈皮，半夏。

7. 右归丸 山药，山萸肉，菟丝子，当归，杜仲，鹿角胶，枸杞子，熟地黄，附子，肉桂。

【医案举例】

郭某，女，17 岁，1966 年 8 月初诊。

疲乏短气 9 个月。

当地医院确诊为"急性粒细胞性白血病"，经中西医合作抢救脱险，于 11 月出院，回家疗养。患者面色㿠白无华，口唇淡白，疲乏短气，语音低微，头晕目眩，饮食无味，夜寐多梦，心悸不安，腰肢酸软无力，大便不调，或干或稀，经期正常，血量较多，每逢经期周身倍感不适。脉象沉细弱，舌质淡，舌体胖嫩，边有齿痕，苔薄白。

处方：别直参 30 克（另炖汁，冲入收膏），潞党参 90 克，炙黄芪 90 克，海参 30 克，仙灵脾 90 克，巴戟天 60 克，补骨脂 90 克，骨碎补 90 克，菟丝子 90 克，山萸肉 90 克，怀山药 120 克，云茯苓 90 克，鸡血藤 90 克，制黄精 90 克，枸杞子 90 克，桂枝 60 克（与杭白芍 60 克同炒），潼蒺藜 90 克，黑芝麻 45 克，广陈皮 60 克，墨旱莲 90 克，肉苁蓉 90 克，炒白术 90 克，制首乌 90 克，鱼鳔胶 120 克，鹿角胶 120 克，冰糖 240 克。1 料。

药后病情明显好转。以此膏方连续服用三年，恶疾竟愈，1986 年 4 月随访，患者健在。

按：慢性血液病，多属中医"虚劳"的范畴，"气为血之帅，血为气之母"，"肾藏精、精化血"，故治疗上不仅要从血虚论治，还要从气虚、肾虚治疗，以起到补气以生血、补肾以生血的作用。秦老谓：心主血，脾统血，肝藏血，血病固然与心肝脾有关，但现代医学的"血液病"，不仅要从血证探讨，更要以虚劳论治。肾为先天，主骨，骨生髓，髓生血，肾主藏精，肾虚髓亏，生血受限，故治疗时应着重益肾，阴阳兼顾。本例患者表现为气血两虚，以阳气虚为主，治以补脾肾之阳，益肝肾之阴，方中先以别直参大补元气，气生则血生，再用黄芪、党参、白术、茯苓、黄精、桂枝、陈皮以健脾益气；仙灵脾、巴戟天、补骨脂、骨碎补、菟丝子、肉苁蓉补肾阳；以枸杞子、山萸肉、怀山药、黑芝麻、制首乌、墨旱莲滋肝肾之阴；更加潼蒺藜平肝潜阳治头晕；鸡血藤补血活血，使补而不滞。

文献出处：吴大真 . 秦伯未膏方医案三则 [J]. 中医杂志，1986，12（10）：30-31.

（汤　毅　侯若辰）

第四节　慢性白血病

慢性白血病，分为慢性髓细胞性白血病和慢性淋巴细胞白血病。慢性髓细胞性白血病，简称慢粒，是临床上一种起病及发展相对缓慢的白血病。它是一种起源于骨髓多能造血干细胞的恶性增殖性疾病,表现为髓系祖细胞池扩展,髓细胞系及其祖细胞过度生长。慢性淋巴细胞白血病，简称慢淋，是一种增长缓慢的 B 淋巴细胞增值性肿瘤，以外周血、骨髓、脾脏和淋巴结等淋巴组织中出现大量克隆性 B 淋巴细胞为特征。这类细胞形态上类似成熟淋巴细胞，但是是一种免疫学不成熟的、功能异常的细胞。

【病因病机】

慢性白血病属于中医"虚劳""积聚""血证"的范畴，是在正虚感邪、正邪斗争、正不胜邪的情况下，邪气踞之，逐渐发展而成。主要病因有七情内伤、饮食失调、起居无常等。七情内伤致使情志不调，致气机不畅，肝气郁结，气郁日久，则气滞血瘀，脉络壅聚，瘀血内停，久积成块；过食肥甘酒食，伤及脾胃，脾虚失运，输布津液无权，湿浊内生，凝聚成积，痰气相搏，血流不畅，瘀块内生；起居无常易致寒温不调，感受外邪。

【临证要点】

慢性白血病的临床过程正虚与邪毒均缓慢进展，在这个缓慢过程中，或正虚为主，或邪毒为主。

1. **邪毒** 表现为颈部结节串生，肋下有块，脘腹胀满，皮肤紫癜，黄疸，潮热盗汗。有痰火郁结、痰瘀湿热、气滞血瘀、正虚瘀结不同证型。

2. **气血亏耗** 表现为乏力，面色萎黄，不思饮食，形体消瘦，头晕心慌，自汗盗汗。

【膏方治疗】

总以扶正祛邪为主原则，酌情予扶正为主、祛邪为辅，或兼之，或反之。

1. **膏方基本方** 党参，茯苓，白术，甘草，当归，白芍，熟地，川芎，山萸肉，牛膝，枸杞子，菟丝子，鹿角胶，龟板，阿胶，山药，杜仲，附子，肉桂，半边莲，半枝莲，马鞭草，刘寄奴，白花蛇舌草，穿山龙，虎杖。

2. **临证加减**

（1）痰火郁结者，加柴胡、香附、赤芍、陈皮、牡蛎、贝母、夏枯草、昆布、胆南星。

（2）痰瘀湿热者，加茵陈、泽泻、猪苓、夏枯草、三棱、莪术、贝母、昆布、牡蛎、陈皮。

（3）气滞血瘀者，加丹参、枳壳、当归、香附、茜草、生地、川芎、红花、鸡血藤、益母草、紫草、地榆炭、木香、乌药、郁金。

（4）肌肤出血者，加大蓟、棕榈炭、三七。

（5）腹痛甚者，加元胡、乌药、大腹皮。

（6）头疼者，加磁石、石菖蒲。

（7）月经不调者，加女贞子、墨旱莲。

【经典名方】

1. **八珍汤** 人参，茯苓，白术，甘草，当归，白芍，熟地黄，川芎。

2. **四君子汤** 人参，茯苓，白术，甘草。

3. **麦味地黄汤** 麦冬，五味子，熟地黄，山药，山萸肉，茯苓，牡丹皮，泽泻。

4. **补中益气汤** 黄芪，党参，白术，炙甘草，柴胡，升麻，当归，陈皮。

5. **膈下逐瘀汤** 桃仁，牡丹皮，赤芍，乌药，元胡，甘草，当归，川芎，五灵脂，红花，枳壳，香附。

6. **柴胡疏肝散** 柴胡，香附，枳壳，白芍，川芎，陈皮，甘草。

7. **消瘰丸** 玄参，牡蛎，贝母。

8. **茵陈四苓散** 茵陈，白术，茯苓，猪苓，泽泻。

9. **龙胆泻肝汤** 栀子，黄芩，木通，泽泻，车前子，柴胡，甘草，当归，生地黄。

【医案举例】

张某，女，74 岁，2007 年 12 月 18 日初诊。

乏力 4 年。

患者有慢性淋巴细胞白细胞病 4 年余，时有咽痒不适，肢倦乏力，双颈后数枚淋巴结肿大，如花生米大小，活动不粘连，无明显压痛，舌淡红，苔薄白，脉细。血常规：白细胞 11.08×10^9/L，血红蛋白 118 g/L，血小板 90×10^9/L。

处方：太子参 200 克，焦白术 120 克，炙黄芪 200 克，陈皮 60 克，炒当归 150 克，炙甘草 90 克，川厚朴 90 克，炒枳壳 90 克，制香附 90 克，西砂仁 30 克，青防风 90 克，连翘 90 克，川黄连 30 克，鸡内金 150 克，炒麦芽 120 克，焦山楂 150 克，生地黄 200 克，羊蹄根 150 克，蛇六谷 300 克，蛇舌草 300 克，熟地黄 250 克，山萸肉 120 克，白茯苓 150 克，枸杞子 200 克，制半夏 120 克，沙苑子 150 克，炒杜仲 150 克，软柴胡 90 克，怀牛膝 150 克，广郁金 120 克，半枝莲 150 克，京莪术 150 克，阿胶 300 克，饴糖 250 克，冰糖 250 克。1 料。

按：本按证属脾肾亏虚，痰瘀互结。治拟健脾补肾，理气，化瘀祛痰。对于痰核治疗，理气行气至关重要，气行则瘀化，气行则血行，则痰瘀自消。此外，"肾主骨生髓"，"肾藏精、精化血"，本案中肾虚之症并不明显，但从肾与精、血的关系，仍把补肾作为重要的治疗措施，可以看出补肾在血液病的调治中发挥着重要作用。此外，现代中医认为慢性淋巴细胞白血病多是精气亏虚，瘟毒邪热侵袭，气滞血瘀痰阻而成，故以连翘、黄连、蛇六谷、白花蛇舌草、半枝莲等清热解毒。

文献出处：沈洪，章亚成. 中医临证膏方指南 [M]. 南京：东南大学出版社，2009.

（汤　毅　侯若辰）

第五节　特发性血小板减少性紫癜

特发性血小板减少性紫癜又名原发血性血小板减少性紫癜，是一种复杂的多种机制共同参与的获得性自身免疫性疾病。该病是由于患者对自身血小板抗原的免疫失耐受，产生体液免疫和细胞免疫介导的血小板过度破坏和血小板生成受抑，出现血小板减少，伴或不伴皮肤黏膜出血的临床表现。属于中医学血证中的"紫斑""肌衄""葡萄疫"的范围。

【病因病机】

特发性血小板减少性紫癜是在正虚的基础上，热伏于内，待时而发。多表现为外感风热毒邪、阴虚火旺、气不摄血、瘀血阻络的病理特点。

【临证要点】

特发性血小板减少性紫癜膏方诊断应包括以下几个方面：

（1）阴虚火旺：皮肤紫斑块或斑点，色红或紫红，时重时轻，或有鼻衄、齿衄、月经过多，伴心烦不寐，手足心热，潮热盗汗，舌红绛，少苔，脉细数。

（2）气不摄血：紫斑色紫黯淡，反复发作，多呈散在性，劳则加重，可伴鼻衄、齿衄，面色苍白或萎黄，纳差，倦怠乏力，心悸，气短，头晕目眩，舌淡，苔白，脉细弱。

【膏方治疗】

1. 膏方基本方

（1）阴虚火旺：知母，黄柏，熟地，山药，山萸肉，泽泻，茯苓，牡丹皮，玄参，生地，麦冬，藕节炭，棕榈炭，侧柏炭，仙鹤草。

（2）气不摄血：党参，茯苓，白术，甘草，黄芪，陈皮，升麻，当归，柴胡，藕节炭，棕榈炭，侧柏炭，仙鹤草。

2. 临证加减

（1）久病瘀血者，加三七、茜草、蒲黄、降香、郁金。

（2）热甚者，加栀子、地骨皮、芦根、赤芍。

（3）气血亏耗者，加红景天、香加皮、五加皮、白芍、龙眼肉、黄精。

【经典名方】

1. 知柏地黄丸　知母，黄柏，熟地，山药，山萸肉，泽泻，茯苓，牡丹皮。

2. 茜根散　茜根，黄芩，阿胶，侧柏叶，生地黄，炙甘草。

3. 归脾汤　白术，党参，黄芪，当归，甘草，茯神，远志，酸枣仁，木香，龙眼肉，生姜，大枣。

4. 血府逐瘀汤　当归，生地，桃仁，红花，枳壳，甘草，赤芍，柴胡，川芎，桔梗，牛膝。

【医案举例】

邢某，女，41岁，2007年12月6日初诊。

反复鼻衄发作3年。

患者于就诊前3年无明显诱因出现鼻衄数次，伴周身乏力，遂至当地某三级医院检查血象示：血小板减少。骨髓象示：巨核细胞增生活跃，成熟障碍。诊断为"特发性血小板减少性紫癜"（具体不详），予泼尼松治疗有效。泼尼松治疗期间出现口腔血泡，神疲乏力，食欲尚可，口不干，夜寐不安，大便干结，就诊余门诊，考虑病属"火伏太阴紫癜血病"，依据紫癜病太阴经治疗原则开始中药汤剂治疗，逐渐停止泼尼松口服，血小板数量逐步稳定上升。刻下：无鼻、牙龈出血，淋巴结无肿大，时有烦躁，乏力，舌偏红，苔薄腻，脉弦细。查血常规示：血小板48×10^9/L，要求膏方调补，巩固疗效。辨病系"厥阴肝经紫癜病"。

处方：生黄芪300克，桂枝60克，炒白术150克，太子参200克，茯苓150克，制半夏120克，桑寄生150克，杜仲100克，淮山药300克，茜草150克，水牛角300克，柴胡120克，预知子150克，淫羊藿100克，木贼草150克，广郁金100克，炒白芍150克，赤芍150克，防风120克，枸杞子150克，女贞子150克，墨旱莲150克，生地黄200克，地骨皮200克，巴戟天150克，炒黄柏120克，炒知母100克，菟丝子150克，炒牡丹皮150克，山茱萸300克，参三七150克，仙鹤草300克，紫草200克，肉苁蓉150克，胡芦巴150克，血见愁150克，佩兰120克，玉米须150克，陈皮120克，黄连30克，淡吴茱萸 20 克，白蔻仁（后下）30 克，生甘草 60 克，炙甘草 60 克，焦山楂 150 克，焦神曲 150 克。另陈阿胶 250 克，龟甲胶 120 克，人参 100 克，紫河车 50 克，黄酒 500 克，饴糖 250 克，冰糖 250 克。1 料。

复诊：2008 年 11 月 25 日来复诊，患者一年来病情稳定，无乏力，无紫癜，无低热，感冒次数也明显减少，血象稳定好转。血小板波动在（50 ～ 80）× 10^9/L，平素仍坚持服用中药汤剂，辨证从厥阴经紫癜血病论治。刻下：舌淡红，苔薄白，脉细。效不更方，在去年膏方基础上，进一步加强健脾补肝燥湿力度，巩固厥阴经正气，迫伏火外出少阳。

处方：生黄芪 300 克，防风 150 克，炒白术 150 克，茯苓 150 克，炒白芍 150 克，太子参 150 克，柴胡 120 克，银柴胡 120 克，制何首乌 150 克，枸杞子 150 克，女贞子 150 克，墨旱莲 150 克，羊蹄根 120 克，水牛角 300 克，薏苡仁 300 克，玉米须 150 克，猪苓 150 克，蚕沙 120 克（包），淫羊藿 150 克，地骨皮 200 克，巴戟天 150 克，炒黄柏 120 克，黄芩 120 克，菟丝子 150 克，炒牡丹皮 150 克，山茱萸 300 克，淮山药 300 克，参三七 150 克，紫草 200 克，肉苁蓉 150 克，锁阳 120 克，火麻仁 150 克，胡芦巴 150 克，苦参 120 克，制半夏 150 克，陈皮 120 克，黄连 30 克，砂仁（后下）30 克，生甘草 60 克，炙甘草 30 克，莱菔子 150 克，槟榔 120 克。另：鹿角胶 100 克，陈阿胶 250 克，龟甲胶 120 克，人参 100 克，紫河车 50 克，黄酒 500 克，饴糖 250 克，冰糖 500 克。1 料。

原按：本案患者系紫癜病，证在厥阴肝经。从发病角度看，特发性血小板减少性紫癜发病与中医学"营卫失调表现密切相关"，一旦发生感冒，血小板数下降明显，出血症状加重。与现代医学所谓免疫功能异常密切相关。笔者认为发病可能与"阳气"功能紊乱有关。传统上本病重视火热之邪。故本案自始至终都很重视扶助阳气。只是第一方更注重祛风，同时诱火邪自少阳解。第二方在此基础上，一方面加强了燥湿健脾之力，防止邪火逆传太阴。一方面加强扶阳力度，迫余邪外出少阳，更用鹿角胶巩固少阴肾经，防止厥阴之火上走肾经。

文献出处：吴银根，方泓．中医膏方治疗学 [M]．北京：人民军医出版社，2011．

（汤　毅　侯若辰）

第六节　骨髓纤维化

骨髓纤维化是一种以血细胞减少、巨核细胞异常增生、反应性骨髓纤维化、显著脾肿大、髓外造血，以及外周血出现原始细胞为特征的慢性干细胞克隆增殖性疾病。因干细胞功能异常导致骨髓微环境继发反应性基质增生而损伤骨髓造血功能。属中医学"虚劳""积聚"范畴。

【病因病机】

骨髓纤维化与劳倦过度、情志不遂、饮食失节、外感邪毒或药物毒邪等因素有关。

上述病因导致脏腑功能失调，正气虚衰，邪毒乘机侵袭，扰乱气血，邪蕴血瘀，则发为虚劳、积聚等病证。本病病位主要在肝、脾。本病的病机特点是"本虚标实"，虚包括气血不足、脾肾阳虚、肝肾阴虚，不但贯穿疾病的始终，并且常夹杂实邪。实邪是指瘀毒结聚，湿毒结聚。

【临证要点】

骨髓纤维化中医临床过程总体表现为以虚为主、以实为辅。虚者或气血亏虚，或脾肾两虚；实者以瘀为主要表现。

1. 虚证

（1）脾肾两虚：乏力，头晕，心悸，胸闷，纳眠差，面色㿠白，舌质黯淡，苔薄黄，脉弦细数。

（2）气不摄血：乏力，头晕，胸闷，纳差，面色㿠白，衄血、吐血、便血、紫斑，舌质紫黯，苔薄黄，脉弦细数。

2. 实证

（1）湿毒瘀血：胁下积块，日渐增大，脘腹胀满疼痛，口苦口黏，泛恶食少，或见黄疸，便溏，尿少尿赤，腹大，神疲乏力，形体消瘦，面色晦暗，舌质红或紫，苔黄腻，脉弦数或滑。

（2）气滞血瘀：病之初起，神疲乏力，脘腹胀满，胁下肿块，软而不坚，固定不移或疼痛，痛处不移，舌质红，有瘀斑，苔白，脉弦紧或涩。

3. 虚实夹杂证

（1）气血两虚挟瘀：神疲乏力，头晕目眩，心悸气短，面色苍白，食少便溏，腹部积块，疼痛不移，舌淡或黯，脉弦细或沉细。

（2）脾肾阳虚挟瘀：腹部积块日渐肿大，坚硬不移，身倦乏力，腰膝酸软，畏寒肢冷，面色苍白，脘腹胀满，食少便溏，舌质淡，苔白，脉沉细。

（3）肝肾阴虚挟瘀：腹部积块巨大，质硬不移，头晕目眩，消瘦乏力，面色苍白，低热盗汗，五心烦热，腰膝酸软，或见肌衄、齿衄，舌体瘦小，色淡，苔少或无苔，脉细弱。

【膏方治疗】

1. 膏方基本方

（1）虚证：党参，山药，西洋参，山茱萸，神曲，黄芪，黄精，槟榔，补骨脂，生甘草，白术，泽泻，猪苓，益智仁，茯苓，防己，生地，熟地，狗脊，阿胶。

（2）实证：当归，川芎，桃仁，红花，赤芍，五灵脂，牡丹皮，延胡索，香附，乌药，枳壳，甘草。

（3）虚实夹杂证：党参，白术，茯苓，甘草，白芍，熟地黄，川芎，当归，三棱，莪术，苏木，阿魏，香附。

2. 临证加减

（1）湿毒重者，加半夏、苍术、山楂、黄芩。

（2）阳虚者，加熟地黄、山茱萸、鹿角胶、淫羊藿、仙茅。

（3）阴虚者，加枸杞子、麦门冬、女贞子、旱莲草。

（4）出血者，加茜草、仙鹤草、血余炭、地榆炭、紫草、侧柏叶。

【经典名方】

1.**膈下逐瘀汤**　桃仁，牡丹皮，赤芍，乌药，元胡，甘草，当归，川芎，五灵脂，红花，枳壳，香附。

2.**柴平汤**　柴胡，黄芩，人参，甘草，生姜，半夏，苍术，厚朴，陈皮，大枣。

3.**八珍汤**　人参，茯苓，白术，甘草，当归，白芍，熟地黄，川芎。

4.**化积丸**　三棱，莪术，阿魏，海浮石，香附，雄黄，槟榔，苏木，瓦楞子，五灵脂。

5.**金匮肾气丸**　桂枝，附子，熟地黄，山萸肉，山药，茯苓，牡丹皮，泽泻。

6.**通幽汤**　当归，升麻，桃仁，红花，炙甘草，生地黄，熟地黄，槟榔。

【医案举例】

曾某，男，47岁，2010年11月5日初诊。

前臂等处局部皮下反复出现瘀点、瘀斑16年，伴全身骨痛14个月。

患者因前臂等处局部皮下反复出现瘀点、瘀斑15年，全身骨痛2个月，于2009年11月16日住院治疗。入院诊断为：原发性血小板减少症。入院后完善相关检查：血红蛋白、白细胞正常，血小板计数30×10^9/L，中性粒细胞83%，C反应蛋白54 mg/L，血沉43 mm/h，凝血功能、肝肾功能、电解质、甲状腺功能正常，碱性磷酸酶147 U/L，血清β_2-微球蛋白2.2 mg/L，甲胎蛋白、癌胚抗原、CA19-9、CA15-3、CA125、SCC正常。骨髓涂片提示骨髓有核细胞显著增生，粒红比例正常，粒、红、巨三系均见病态造血，巨系成熟障碍。涂片见1%浆细胞散在分布，可见双核，偶见三核或四核浆细胞。骨髓活组织象提示：低危MDS-REMD-RT（难治性血小板减少症）；MDS/MPN-CMML-I型和aCML待排；合并继发骨髓纤维化。PET/CT检查示：全身多处扁骨骨质破坏伴脱氧葡萄糖代谢异常增高；脾脏低密度结节伴脱氧葡萄糖代谢异常增高；血液系统来源恶性病变可能性大。经专家会诊：以腰背酸痛为主诉，粒、红、巨三系有病态造血，考虑骨髓增生性重叠综合征。给予促进造血（CDNA、中药养阴生血合剂）、生血细胞（白介素）、对症治疗（沙利度胺、地塞米松）、护胃（奥美拉唑）、抑制骨质破坏（唑来膦酸）等治疗18日，腰痛有所好转出院。出院诊断：慢性特发性血小板减少性紫癜，骨髓增生性重叠综合征。患者出院后即来门诊继续用中药治疗，辨证给予益气健脾，补肾益髓，活血化瘀，清解毒蕴，扶正达邪方药治疗约11个月，腰背酸痛、疲困乏力等症继续减轻。冬令将至，因中药汤剂煎熬费时，且诸多不便，求膏滋服用。现症：腰背酸痛、疲困乏力较前减轻，上肢前臂及左肘等处皮下瘀斑、瘀点有所减轻，无寒热，精神欠佳，夜寐欠熟，食纳及二便基本正常。

查体：面色暗滞有所减轻，心率74次/min，律齐，两肺呼吸音清，腹软，无压痛，肝脾肋下未触及，脊柱、椎体，以及右侧第3、第5肋骨，左侧第8肋骨，左侧肩胛骨及髂骨有压痛，弯腰受限，自行起床有所改善，但仍需借助双臂力量，上肢前臂及左肘部等处散在紫色瘀斑、瘀点有所变浅。血压 120/80 mmHg。

舌脉：舌淡黯，舌边、舌前面及舌后右侧多处布满瘀斑、瘀点有所变浅，口唇及牙龈紫黯，下口唇内侧黏膜下布满深紫黯瘀斑，苔白厚微黄，脉沉细。

处方：生黄芪 300 克，白术 120 克，天冬 120 克，狗脊 360 克，枸杞子 200 克，菟丝子 180 克，刘寄奴 90 克，没药 60 克，泽泻 90 克，败酱草 180 克，砂仁 60 克，太子参 180 克，茯苓 100 克，麦冬 120 克，续断 180 克，山茱萸 90 克，仙鹤草 200 克，茺蔚子 60 克，玄参 180 克，八月札 120 克，徐长卿 180 克，佛手 60 克，党参 180 克，山药 120 克，制黄精 180 克，骨碎补 120 克，制何首乌 90 克，三七 90 克，血竭 60 克，升麻 120 克，蚤休 180 克，炙甘草 60 克，苍术 120 克，薏苡仁 120 克，灵芝草 180 克，鹿角霜 120 克，熟地黄 180 克，泽兰叶 120 克，乳香 60 克，牡丹皮 120 克，白花蛇舌草 180 克，大枣 200 克。1 料。

复诊：服用膏滋后精神渐振，体力有所恢复，面色带灰暗滞渐消而略显红泽，皮下、舌质、黏膜下瘀斑、瘀点变浅变淡，腰背酸痛、骨痛明显减轻，稍借助或有时不借助臂力即能起床。继续随证增损出入，合数剂同煎服，或制成膏滋服用。住院治疗曾经用地塞米松片，每日口服 1 次 7.5 mg（每片 0.75 mg，共 10 片），口服 2 次后，改为每日口服 1 次 3 mg（4 片），口服 5 日后停用，改为甲泼尼龙片（美卓乐），每日口服 1 次 12 mg（每片 4 mg，共 3 片），出院后用中药调治，1 个月后改为日口服 1 次 8 mg，3～4 个月后腰背酸痛等症减轻，改为日口服 1 次 4 mg，6～7 个月后改为每日口服 1 次 2 mg（半片），2010 年 11 月服用膏滋后停服甲泼尼龙片。2009 年 12 月 3 日出院后用中药治疗至今已达 18 个月，血白细胞从 11～9.85×10^9/L 降至 8～9×10^9/L，血小板计数从 28～30×10^9/L 升至 47×10^9/L。腰背脊柱疼痛明显减轻，病情明显好转，但此病证极为难治，当宜继续长期用中药调治。

原按：本案例患者主要临床表现为前臂、左肘部等处局部皮下反复出现瘀斑、瘀点，全身骨痛，以腰背酸痛，舌质淡黯、瘀斑、瘀点，牙龈及口唇紫黯，下口唇内侧黏膜下布满紫黯瘀斑，乏力，不能弯腰。其病因病机不外乎"虚""瘀""毒"三字概括耳。因此，所拟膏滋方以黄芪、太子参、党参、白术、山药、茯苓、甘草益气健脾；以苍术、薏苡仁、茯苓燥湿健脾，化湿渗湿，改善恢复脾运；以六味地黄丸补益肾气，合天麦冬、黄精、枸杞子、何首乌、菟丝子、阿胶等滋养精血益髓；大剂量狗脊、续断、骨碎补、鹿角霜益肾壮骨；用仙鹤草、三七、泽兰叶、刘寄奴、茺蔚子等活血化瘀，合八月札、血竭、乳香、没药行气活血定痛；用玄参、升麻、牡丹皮、蚤休、白花蛇舌草、败酱草、徐长卿等清热凉血、化瘀解毒，合薏苡仁、茯苓、牡丹皮、泽泻、甘草，泄利凉血分解蕴毒、肾毒；甘草、大枣调中和药；砂仁、佛手理气和胃运药；诸胶滋阴温阳，阴阳互根互求，补益精髓。

文献出处：陆乾人. 陆乾人临证经验与学术撷粹 [M]. 上海：上海科学技术出版社，2012.

（汤 毅 侯若辰）

第七节　白细胞减少症

白细胞减少症是指外周血液中白细胞数持续低于 $4 \times 10^9/L$ 引发的一组病症。由于白细胞的成分主要以中性粒细胞为主，白细胞减少是中性粒细胞减少所致。当粒细胞计数低于 1.5×10^9 时，称为粒细胞减少症，粒细胞计数低于 $0.5 \times 10^9/L$，称为粒细胞缺乏症。白细胞减少症本身是一组症状群，表现为虚弱无力，发热，咽痛等。粒细胞减少症的进程多为慢性，而粒细胞缺乏症则多为急性。本节主要论述非急性的白细胞减少症。本病属于中医"虚劳""虚损""温病"范畴。

【病因病机】

现代中医认为白细胞减少症及粒细胞缺乏症的发病原因有因先天不足而致者，亦有因起居、饮食失调所致者。本病以肝脾肾虚损为本，故常见乏力头晕、心悸失眠、腰酸、少气懒言、纳呆等，应根据症状辨明病变脏腑，以及阴阳虚衰的情况，正气虚弱，易感外邪，或因虚致瘀而成虚实夹杂之证。

【临证要点】

本病初期以气血两虚、脾气亏损为主，日久伤及肝肾，导致肾阴虚、肾阳虚或肾阴阳两虚。

1. **血虚**　头晕目眩，心悸怔忡，面色无华，失眠多梦，舌质淡，苔薄白，脉细弱。

2. **气虚**　在脾者有纳呆食少，倦怠乏力，腹胀，大便溏薄，舌质淡，苔薄白，脉弱。

3. **阴虚**　肾阴不足，症见腰膝酸软，头晕耳鸣，五心烦热，失眠多梦，遗精，低热不愈，咽干口燥，舌红，少苔，脉细数。

4. **阳虚**　肾阳不足者多，症见面色㿠白，畏寒肢冷，精神不振，少气懒言，腰膝酸软，大便溏薄，小便清长，舌质淡，舌体胖大有齿痕，苔白，脉沉细。

有时可见阴阳两虚之证，多为肾之阴阳俱虚。

【膏方治疗】

膏方治疗原则始则治脾补气补血，久则治肾补阴补阳。

1. **膏方基本方**

（1）益气补脾方：人参，白术，茯神，炙甘草，黄芪，当归，龙眼肉，酸枣仁，远志，茯神，木香，生姜，大枣。

（2）补肾方：生地黄，山药，山茱萸，茯苓，泽泻，牡丹皮，女贞子，旱莲草，补骨脂，鹿角胶，白芍药，枸杞子，大枣，菟丝子。

2. **临证加减**

（1）脾虚、食纳不香者，加陈皮、砂仁。

（2）咽痛者，可加牛蒡子、沙参、山豆根。

（3）脾虚便溏者，可加薏苡仁、芡实。

（4）气短自汗者，加煅龙骨、煅牡蛎、浮小麦。
　　（5）遗精早泄者，加黄柏、知母、生龙骨、生牡蛎、金樱子、桑螵蛸、莲须。
　　（6）浮肿尿少者，可加茯苓、泽泻、车前子。

【经典名方】

　　1.生脉散　人参，麦冬，五味子。
　　2.补中益气汤　黄芪，党参，白术，炙甘草，柴胡，升麻，当归，陈皮。
　　3.归脾汤　白术，党参，黄芪，当归，甘草，茯神，远志，酸枣仁，木香，龙眼肉，生姜，大枣。
　　4.六味地黄丸　熟地黄，山药，山萸肉，茯苓，牡丹皮，泽泻。
　　5.黄芪建中汤　饴糖，黄芪，桂枝，芍药，生姜，大枣，甘草。
　　6.四君子汤　人参，茯苓，白术，甘草。
　　7.血府逐瘀汤　当归，生地，桃仁，红花，枳壳，甘草，赤芍，柴胡，川芎，桔梗，牛膝。

【医案举例】

　　陈某，女，52岁，2007年12月15日初诊。

　　反复神疲乏力15年，加重1年。

　　患者于15年前出现神疲乏力，遂查血常规示：白细胞2.1×10^9/L，给予利血生、鲨肝醇等升白细胞药口服治疗效果不佳，仍有神疲乏力。后间断服用中药，症状有所控制，但白细胞计数数值不能稳定在正常范围。近一年，自觉乏力明显。给予辨证治疗后，症状好转，白细胞波动在$3.0 \sim 5.5 \times 10^9$/L。现在时有乏力，纳差，倦怠，四肢酸软，易于外感。此冬令之际要求膏方巩固疗效。

　　处方：黄芪360克，全当归150克，党参300克，白术120克，白芍120克，炒牡丹皮120克，熟女贞子200克，制何首乌150克，玉竹150克，菟丝子150克，枸杞子150克，桑椹150克，玉米须150克，猪苓150克，苦参150克，石韦150克，薏苡仁300克，白芍150克，鸡血藤150克，灵芝150克，茯苓150克，茜草根150克，白蔻仁60克，火麻仁300克，神曲150克，生山楂150克，焦山楂150克，焦神曲150克。1料。

　　另：鹿角胶120克，陈阿胶250克，龟甲胶120克，红参150克，冬虫夏草30克，黄酒500克，饴糖250克，冰糖250克，收膏。

　　复诊：患者一年来病情稳定，无明显乏力不适症状，感冒发生次数明显减少，血象稳定好转。白细胞波动在$3.5 \sim 6.5 \times 10^9$/L。平素仍坚持服用中药汤剂辨证治疗。刻下：舌淡红，苔薄白，脉细。效不更方，在去年膏方基础上，进一步加强健脾清营，燥湿养阴力度，巩固疗效，防其转化。

　　处方：生黄芪360克，炒党参150克，白术150克，茯苓150克，猪苓150克，薏苡仁300克，熟地黄200克，苦参150克，全当归150克，炒白芍150克，制何首乌150克，枸杞子 150 克，女贞子 150 克，墨旱莲 150 克，鸡血藤 150 克，水牛角 150 克，生地黄 200 克，炒牡丹皮 150 克，赤芍 150 克，紫草 200 克，地骨皮 200 克，巴戟天 150 克，炒黄柏 120 克，炒知母 100 克，菟丝子 150 克，淮山药 300 克，补骨脂 150 克，肉苁蓉 150 克，佩兰 120 克，砂仁 30 克，制半夏 150 克，陈皮 120 克，黄连 30 克，白蔻仁 30 克，生甘草 60 克，炙甘草 60 克，焦山楂 150 克，焦神曲 150 克，连翘 120 克。1 料。

另：冬虫夏草 30 克，陈阿胶 250 克，鹿角胶 120 克，人参 150 克，黄酒 500 克，饴糖 250 克，冰糖 250 克，收膏。

原按：本案系"白细胞减少"患者，膏方在调治基础上加强扶正、祛湿，不仅能从根本上解决问题，巩固疗效，而且能最大限度发挥温肾阳作用，加强健脾养阴化生白细胞作用。

文献出处：吴银根，方泓. 中医膏方治疗学 [M]. 北京：人民军医出版社，2011.

（汤　毅　侯若辰）

第八节　淋巴瘤

淋巴瘤是起源于淋巴结和淋巴组织的免疫系统恶性肿瘤，是最早发现的血液系统恶性肿瘤之一。其发生大多与应答过程中淋巴细胞增殖分化产生的某种免疫细胞恶变有关。按组织病理学改变，淋巴瘤可分为霍奇金淋巴瘤和非霍奇金淋巴瘤两大类。无痛性进行性的淋巴结肿大或局部肿块是淋巴瘤共同的临床表现，具有全身性和多样性两个特点。中医学无淋巴瘤病名，但依据古籍记载可归属于中医学的"石疽""恶核""失荣""痰核""疵痈"等范畴。

【病因病机】

脾、肾不足是本病发生的"内虚"之本，亦是本病反复发作和缠绵难愈的根本原因；外感邪气、七情内伤、饮食失宜等所致的虚实之火及脾肾亏虚导致痰湿凝聚，结于经络或脏腑是本病发生的"外实"之标。病机集中在"痰、瘀、虚"三个方面。

【临证要点】

对于淋巴瘤很难用独立的证候要素来分析，主要有以下三个证候：

1. 气郁痰结　胸闷不舒，两胁作胀，颈、腋及腹股沟等处肿块累累，脘腹结瘤，皮下硬结，消瘦乏力，舌质淡黯，苔白，脉弦滑。

2. 寒痰凝滞　颈项耳下肿核，不痛不痒，皮色不变，坚硬如石，形寒怕冷，神倦乏力，面苍少华，不伴发热，舌质黯红，苔白，脉沉细。

3. 脾肾亏虚　五心烦热，午后潮热，盗汗，腰酸腿软，倦怠乏力，形体消瘦，多处淋巴结肿大，舌质红黯，苔少，脉细数。

【膏方治疗】

1. 膏方基本方

(1) 气郁痰结：半夏，茯苓，厚朴，紫苏，乳香，香附，枳壳，佛手，旋覆花，没药，山药，大贝母，三棱，莪术，薏米，瓜蒌，胆星，杏仁，桃仁，白花蛇舌草，刘寄奴，虎杖。

(2) 寒痰凝滞：瓜蒌，半夏，细辛，杏仁，陈皮，厚朴，枳壳，五味子，茯苓，前胡，白前，干姜，郁金，木香，香附，川芎，丹参，红花，当归，白花蛇舌草，半枝莲。

(3) 脾肾亏虚：茯苓，山药，薏米仁，黄芪，山萸肉，当归，白芍，黄精，茜草，生地，熟地，元参，麦冬，银花，连翘，地榆炭，大蓟，小蓟，滑石，黄连，知母，鹿角胶，龟甲胶，阿胶。

2. 临证加减

(1) 潮热盗汗者，加黄柏、秦艽、银柴胡。

(2) 咽痛者，加金果榄、射干、山豆根。

(3) 恶心口苦、苔黄而腻者，加黄芩、贝母、瓜蒌。

(4) 胸闷胸痛者，可加降香、桂枝。

【经典名方】

1. **阳和汤**　熟地黄，鹿角胶，肉桂，干姜炭，麻黄，白介子，甘草。
2. **柴胡疏肝散**　柴胡，香附，枳壳，白芍，川芎，陈皮，甘草。
3. **瓜蒌薤白半夏汤**　瓜蒌，薤白，半夏。
4. **失笑散**　五灵脂，蒲黄。
5. **杞菊地黄丸**　枸杞子，菊花，熟地黄，山萸肉，山药，茯苓，牡丹皮，泽泻。

【医案举例】

陈某，男，62岁，2007年12月3日初诊。

发现颈部肿块2年余。

患者于2005年初发现颈部淋巴结肿大，行抗生素治疗无效，体温最高升至41℃。病理活检示非霍其金淋巴瘤（ⅣB期），行COP方案化疗3个疗程，症情稍有好转，颈部肿块基本消失。时下烦躁易怒，口干，大便偏干，小便正常，胃纳不佳，余无不适，舌质红，苔微黄，脉弦数。宜养肝清营，透热散结膏方。

处方：柴胡120克，银柴胡120克，青蒿150克，鳖甲120克，百合300克，生黄芪300克，全当归150克，地骨皮300克，炒白术150克，太子参150克，石斛150克，核桃仁150克，益智150克，制何首乌150克，白芍300克，赤芍150克，玄参150克，生地黄200克，天冬150克，麦冬150克，黄柏120克，升麻60克，炒牡丹皮150克，肉苁蓉150克，火麻仁150克，石见穿150克，石上柏150克，浙贝母120克，牡蛎300克，夏枯草150克，制半夏150克，陈皮120克，青皮120克，砂仁30克，川楝子120克，生甘草60克，炙甘草60克，焦山楂150克，焦神曲150克。

另：冬虫夏草50克，龟甲胶120克，西洋参100克，鳖甲胶150克，黄酒500克，饴糖 250 克，蜂蜜 250 克。1 料。

复诊：患者一年来病情稳定，平素仍坚持服用中药汤剂辨证治疗。刻下：舌淡红，苔薄白，脉细。效不更方，在去年膏方基础上，加强补肝肾，化痰瘀力度，辅以燥湿解毒，巩固疗效，防止复发。

处方：生黄芪 360 克，炒党参 150 克，白术 150 克，三棱 150 克，莪术 150 克，桃仁 150 克，地龙 150 克，猪苓 150 克，薏苡仁 300 克，淮山药 300 克，巴戟天 150 克，补骨脂 150 克，肉苁蓉 150 克，菟丝子 150 克，浙贝母 150 克，牡蛎 300 克，半枝莲 150 克，白花蛇舌草 150 克，女贞子 150 克，墨旱莲 150 克，鸡血藤 150 克，玄参 150 克，生地黄 200 克，炒牡丹皮 150 克，炒白芍 150 克，制何首乌 150 克，赤芍 150 克，鳖甲 120 克，地骨皮 200 克，炒黄柏 120 克，竹茹 120 克，天竺黄 120 克，桔梗 60 克，佛手 120 克，砂仁（后下）30 克，制半夏 150 克，陈皮 120 克，九香虫 30 克，白蔻仁 30 克，生甘草 60 克，炙甘草 60 克，焦山楂 150 克，焦神曲 150 克，连翘 120 克。

另：冬虫夏草 30 克，鳖甲胶 150 克，龟甲胶 150 克，人参 150 克，饴糖 250 克，冰糖 500 克。1 料。

原按：恶性淋巴瘤属于中医学"痰毒恶核"的范畴。分析本病痰瘀的形成原因，包括因虚致瘀和因毒致瘀两个方面。痰瘀既成，留于体内，或积于脏腑、阻滞经络，日久而形成痰核肿大与癥积，或瘀阻髓海，而影响气血化生，所谓"瘀血不去，新血不生"，或引起血不循经，而加重出血。凡此种种，形成恶性循环，终致本病虚实错杂而变证百生。

文献出处：吴银根，方泓．中医膏方治疗学 [M]．北京：人民军医出版社，2011．

（汤　毅　侯若辰）

第九节　恶性肿瘤放化疗后

放化疗通过杀灭肿瘤细胞，延缓肿瘤生长，进而延长患者的生存期。但大剂量放化疗药在杀灭肿瘤细胞的同时，亦损伤人体正常生长活跃的细胞，造成患者骨髓抑制和机体免疫力降低，使患者出现下列临床表现：①消化道症状，如食欲减退、恶心呕吐、胃部饱胀感等；②骨髓抑制，如贫血、白细胞减少等；③机体衰弱，如乏力、气短、心慌、虚汗等；④炎症反应，如发热、疼痛、口腔溃疡及尿路感染等。

【病因病机】

放化疗通过杀灭肿瘤细胞，延缓肿瘤生长，进而延长患者的生存期。但大剂量放化疗药在杀灭肿瘤细胞的同时，亦损伤人体正常生长活跃的细胞，造成患者骨髓抑制和机体免疫力降低。

中医学认为放射线属"火热毒邪"，热毒耗损正气，伤阴耗气，损阴灼津，损伤脾胃运化功能，影响气血生化之源，以致气血损伤，脾胃失调，肝肾亏损，百病丛生。临床常见倦怠乏力，颜面㿠白，易感冒、口干、口渴、汗出、失眠等症。辨证多属气阴两虚。

中医学认为化疗药是一种热毒之药，可伤阴耗气，使人体正气受损，御邪力下降，脾胃运化功能失常，气阴两伤，气血亏虚，脾肾虚损，而残余癌毒及瘀血则与化疗药毒等蕴结壅滞，加剧了正气的耗损，也可导致诸症变生。临床气血和肺胃损伤较为常见。

【临证要点】

放化疗后临床辨证常见类型为脾胃气虚型和精血亏损型，主要证候要素为：

1. 气虚　以脾虚气虚为主。临床表现有：神疲乏力，纳呆食少，腹胀便溏，面色无华，舌质淡胖，脉细弱。

2. 精亏　形体消瘦，神疲倦怠，面色无华，心悸怔忡，纳食便难，夜寐多梦，月经量少或闭经，阳痿早泄，舌质黯红，苔少，脉弱。

【膏方治疗】

1. 膏方基本方

（1）脾胃虚弱：黄芪，人参，党参，刺五加，白术，炙甘草，茯苓，柴胡，厚朴，升麻，枳壳，陈皮，神曲，谷芽，薏苡仁，半夏，鸡内金，大枣，阿胶。

（2）精血亏损型：山茱萸，枸杞，女贞子，杜仲，熟地，楮实子，白芍，黄精，当归，山药，菟丝子，寄生，肉苁蓉，茯苓，怀山药，砂仁，陈皮，甘草，桑椹，紫河车，龟甲胶，阿胶，蜂蜜。

2. 临证加减

（1）恶心、呕吐清水者，加竹茹、生姜、旋覆花、代赭石。

（2）腹泻便溏、食欲减退者，加山药、扁豆、砂仁、白豆蔻。

（3）气短乏力甚者，加西洋参或生晒参、黄芪、石斛。

（4）骨髓抑制、白细胞减少者，加补骨脂、淫羊藿。

（5）头晕眼花、心慌明显者，加丹参、酸枣仁、远志。

【经典名方】

1. 八珍汤　人参，茯苓，白术，甘草，当归，白芍，熟地黄，川芎。

2. 六君子汤　人参，茯苓，白术，甘草，陈皮，半夏。

3. 左归丸　熟地黄，山萸肉，牛膝，枸杞子，菟丝子，鹿角胶，龟板，阿胶，山药。

4. 右归丸　山药，山萸肉，菟丝子，当归，杜仲，鹿角胶，枸杞子，熟地黄，附子，肉桂。

5. 二至丸　旱莲草，女贞子。

6. 龟鹿二仙胶　鹿角片，龟板，人参，枸杞子。

【医案举例】

宫颈癌术后案：

蔡某，女，56岁，已婚，2001年12月12日初诊。

子宫颈癌术后6年，体虚未复。

6年前患子宫颈癌而行全子宫广泛淋巴清除手术，术后行化疗及放疗治疗，以后经常有大便出血。目前有时仍有大便出血，大便每日一解，常觉内热，面目潮热发红，胸闷不舒，头晕神疲，腰膝酸软，小便增多，带多色白，无臭味。夜寐欠眠，胃纳尚可，但有时胃痛泛恶，畏寒身楚，血压略高，苔薄，舌根微腻，脉细。证属脾虚肾亏，拟健脾补血，补肾养精，调和营卫，和胃止呕，固涩止血，佐养心安神。

处方：党参300克，黄芪300克，茯苓300克，柏子仁150克，夜交藤300克，淮山药300克，熟地黄300克，山茱萸300克，枸杞子150克，炒槐花300克，炒地榆300克，何首乌150克，仙鹤草300克，黄柏300克，夏枯草300克，知母300克，陈棕炭300克，鸡内金250克，杜仲300克，白术300克，白芍药300克，益智仁300克，姜半夏300克，狗脊300克，谷芽300克，麦芽300克，罗布麻叶300克，龙骨300克，炙甘草100克，陈皮150克，桂枝100克，牡蛎300克。1料。

另加：生晒参50克，生姜50克，大红枣100克，冰糖500克，饴糖1000克，胡桃肉120克，阿胶（烊化）250克，收膏。

按：因广泛手术后气血损伤、加之化疗等机体更加损伤，长期大便带血，故气血不足，血去阴伤而致内热，面目升火潮红。营卫失和，畏寒身楚；血不养心，心悸怔忡；病久及肾，肾虚则腰酸、头晕、尿频；脾胃失和，泛恶欲吐。本案以四君子汤、两仪膏、保元汤、十全大补汤、补气养血膏、知柏地黄丸、桂枝汤、固冲汤等方加减组方，具有补益气血，健脾补肾，调和营卫，养心安神，调冲止血之功。并随证又有加减用药，如欠眠加夜交藤；溲频加益智仁；便血加炒槐花、炒地榆等。药证相符因而有好的疗效。

服用膏方后，患者门诊随访精神已振，便血止。次年又续服膏方而调理。

文献出处：李祥云．妇科膏方应用指南[M]．上海：上海中医学院出版社，2005．

（汤　毅　侯若辰）

第八章 肾脏疾病

第一节 概 述

　　常见慢性肾脏病如慢性肾炎、慢性肾衰竭、慢性肾盂肾炎、糖尿病肾病、高血压肾病等疾病。由于患者大多病程较长，原发病有所不同，病因病机也有差异，但久病体虚，气血阴阳不足，肾元虚衰，湿浊内蕴是其根本病机。其病理性质乃本虚标实，本虚以肾元亏虚为主；标实以水气、湿浊、湿热、血瘀、肝风之证为多。在其病情稳定阶段，采用膏方治病与调养并施，通过提高机体抗病能力，而使其病情稳定。急性肾损伤、急性肾小球肾炎、狼疮性肾炎，以及慢性肾衰竭中晚期阶段等病情复杂，水肿严重，并发症较多的情况下，均不适宜于使用膏方治疗。

　　由于 1 料膏方常可服用 1 ～ 2 月，在辨证中需注意下列几个方面：

一、辨别病情是否稳定

　　慢性肾脏病合并上呼吸道、肠道和泌尿系等各种感染，或表现为严重水肿、代谢性酸中毒、电解质紊乱，以及胃肠功能紊乱，本病或并发症邪实表现明显，这时治疗当急则治标，先祛邪为主，宜用中药辨证汤剂急则治标，不适合应用扶正补益膏方治疗。

　　膏方主要适用于病情平稳的慢性肾脏病早中期阶段，以调补巩固为主，辨别病情是否平稳是使用膏方的前提。在慢性肾脏病 4 期以上的患者，伴随着水肿、少尿和尿毒症毒素的积聚和潴留，并发症逐渐增多，晚期尿毒症患者，已非药物治疗的适应阶段，并非和缓扶正为主的膏方所能取效。

二、区分标本虚实主次

　　慢性肾脏病多因肾不藏精固摄，精微下泄而致蛋白尿、血尿，故补益肾元为治本之法。水液代谢主要由肺、脾、肾共同完成，《景岳全书》指出："凡水肿等证，乃肺脾肾三脏相干之病，盖水为至阴，故其本在肾；水化于气，故其标在肺；水惟畏土，故其制在脾。"水湿为患，脾肾为其根本，并可及于心肺。因此，培补先天之本肾与调补后天之本脾为治疗慢性肾脏病贯穿始终的重要原则。

慢性肾脏病的标实包括水湿、湿热、湿浊、瘀血、肝阳等，在扶正同时还应注意祛邪，但由于膏方需较为长期服用，故化湿不可过于遂水，清利不可过于苦寒，泄浊不可过于通下，祛瘀不可过于破血，宜平缓补泻，防其损阴伤阳，戒伤脾胃。

辨证同时还应结合辨病，伴有血尿患者常常运用大蓟、小蓟、白茅根、仙鹤草、墨旱莲、三七粉等凉血止血和络；病史较久，以蛋白尿为主，无明显血尿者，责之为久病入络，配合运用活血通络之法，如莪术、鸡血藤、川芎、红花等有助于改善血液循环，防止肾小球硬化及肾间质纤维化；高血压肾小动脉硬化或糖尿病肾病患者注意选择活血通络，降低血糖的药物，如活血的丹参、川芎、红花、鬼箭羽等，而黄连、大黄、人参、黄芪、玉竹、薏苡仁、桑叶、桑白皮、玉米须等可通过不同机制具有改善胰岛抵抗的作用；针对高尿酸血症或痛风，可配合一些具有促进尿酸排泄，降低尿酸作用的中药，如薏苡仁、土茯苓、茯苓、车前子、苍术、蚕沙、泽兰等；大黄、当归、泽兰甚至还能抑制尿酸合成，改善肾血液流量，减轻炎症细胞和炎症介质对肾小管上皮和肾间质的损害，降低毛细血管通透性，减轻渗出和局部关节肿胀疼痛的作用。

三、权衡阴阳亏虚侧重

慢性肾脏病的病机之本是肾元衰竭，气血阴阳不足，在治疗中应强调护肾，调补肾中阴阳，但补肾元既不可过分凉润滋腻，防其助湿伤阳，又不可过于温燥伤阴，《灵枢·终始篇》所言："阴阳俱不足，补阳则阴竭，泻阴则阳脱，如是者，可将以甘药"，选择甘温或甘寒补益之品。并应根据患者偏阴虚或偏阳虚的不同，选择益肾养阴或温补肾气，但两者常配合应用，即《景岳全书》所云："善补阳者，必于阴中求阳，则阳得阴助而生化无穷；善补阴者，必于阳中求阴，则阴得阳升而源泉不竭。"

四、注重和中以助药效

脾胃强弱决定了疾病发生、发展及预后，药物作用也依赖于脾胃的敷布与转输，补气益肾之品大多滋腻助湿，长期服用难免助湿碍胃，脾胃之气不旺，则虚不受补，徒增其害。所以，在大队补益药中应结合健脾益气化湿，理气和中，通过调理脾胃，可使胃气壮，五脏六腑皆壮，绝其生湿之源。在慢性肾脏病时配伍运用祛湿药也应以淡渗利湿为主，不可过用攻逐利水或苦寒清利，防伤脾胃之气。

（孔　薇）

第二节　慢性肾小球肾炎

慢性肾小球肾炎（慢性肾炎）是由多种原因引起，病理表现不同的原发于肾小球的一组疾病。其病程长，临床以蛋白尿、血尿、水肿和高血压为主要特征，并常伴有肾功能损害。病情缓慢进展，可进入终末期肾衰。慢性肾炎根据其临床表现属中医"水肿""虚劳""腰痛""尿血"等范畴。

【病因病机】

慢性肾炎发病的原因虽有先天不足、后天失养、六淫侵袭、药物损害、七情所伤、劳倦过度、房事不节、素体肾虚或年老肾气自衰等方面，但总不越乎内、外因两方面。内因主要是指人的肾气，外因是外感六淫、疮毒之邪及肾毒药物。肾气充足的人，即使存在外感六淫或疮毒之邪入侵，或许不至于发生肾炎。这种认识也符合《素问·刺法论》中所述"正气存内，邪不可干"，以及《灵枢·百病始生篇》中所说"风雨寒热，不得虚，邪不能独伤人"等论述。而肾气不足之体，在外感六淫与疮毒等侵袭下，病邪可乘虚而入导致肾炎的发生。

【临证要点】

对于慢性肾炎患者进行膏方诊断应包括以下几个方面：

1. 虚性证候要素

本虚标实是慢性肾炎的基本病机，在稳定期的慢性肾炎患者有以下虚损几个方面的表现：

（1）气虚：气虚在脾肾者有腰脊酸痛，疲倦乏力，或浮肿，纳少或脘胀，大便溏，尿频或夜尿多，舌质淡红，有齿痕，苔薄白，脉细。

气虚在肺肾者有颜面浮肿或肢体肿胀，疲倦乏力，少气懒言，易感冒，腰脊酸痛，面色萎黄，舌淡，苔白润，有齿印，脉细弱。

（2）阳虚：多在脾肾，症见全身浮肿，面色㿠白，畏寒肢冷，腰脊冷痛，纳少或便溏（泄泻、五更泄泻），精神萎靡，性功能失常（遗精、阳痿、早泄），或月经失调，舌嫩淡胖，苔白，有齿痕，脉沉细或沉迟无力。

（3）阴虚：与肝肾有关，症见目睛干涩或视物模糊，头晕耳鸣，五心烦热或手足心热或口干咽燥，腰脊酸痛，遗精，滑精，或月经失调，舌红少苔，脉弦细或细数。

（4）气阴两虚：面色无华，少气乏力，或易感冒，午后低热，或手足心热，腰痛或浮肿，口干咽燥或咽部黯红，咽痛，舌质红或偏红，少苔，脉细或弱。

2. 实性证候要素

慢性肾炎的标实主要有水湿、湿热、血瘀、湿浊。

（1）水湿：颜面或肢体浮肿，舌苔白或白腻，脉细或细沉。

（2）湿热：皮肤疖肿、疮疡，咽喉肿痛，小便黄赤、灼热或涩痛不利，面目或肢体浮肿，口苦或口干，口黏，脘闷纳呆，口干不欲饮，苔黄腻，脉濡数或滑数。

（3）血瘀：面色黧黑或晦暗，腰痛固定或呈刺痛，舌色紫黯或有瘀点、瘀斑，肌肤甲错或肢体麻木，脉象细涩，尿纤维蛋白降解产物含量升高，血液流变学检测全血、血浆黏度升高。

（4）湿浊：纳呆，恶心或呕吐，口中黏腻，脘胀或腹胀，身重困倦，精神萎靡，舌苔腻，血尿素氮、肌酐偏高。

【膏方治疗】

1.膏方基本方 西洋参，生黄芪，太子参（党参），生地，熟地，制首乌，山萸肉，杜仲，川续断，桑寄生，制狗脊，怀牛膝，菟丝子，淮山药，仙灵脾，枸杞子。

2.临证加减

（1）脾肾阳虚者，加制附子、肉桂、仙灵脾、仙茅、菟丝子。

（2）脾虚湿盛者，加制苍术、炒苡仁、芡实、炒白术、白扁豆。

（3）阴虚阳亢者，加钩藤、夏枯草、白蒺藜、菊花。

（4）血瘀者，加川芎、当归、丹皮、丹参、鸡血藤、赤芍。

（5）水湿者，加泽泻、泽兰、车前子、茯苓皮、生苡仁、冬瓜皮、猪苓。

（6）湿热者，加车前草、白花蛇舌草、蒲公英、荔枝草、凤尾草。

（7）有血尿或镜下血尿者，加参三七、白茅根、仙鹤草、小蓟、墨旱莲。

【经典名方】

1.参芪地黄汤 人参，黄芪，生地，山药，山茱萸，丹皮，泽泻，茯苓。

2.杞菊地黄丸 熟地，山茱萸，山药，泽泻，丹皮，茯苓，枸杞子，菊花。

3.《济生》肾气丸 附子，肉桂，熟地，山茱萸，山药，泽泻，丹皮，茯苓，车前子，牛膝。

4.血府逐瘀汤 桃仁，红花，川芎，赤芍，红花，生地，当归，桔梗，柴胡，川牛膝，生甘草。

【医案举例】

慢性肾炎肾虚湿热案：

张某，女，50岁，2009年11月17日初诊。

患者10余年前曾因水肿、蛋白尿诊为慢性肾炎，经治疗后病情稳定，劳累及感冒后有时出现蛋白尿，多次检查仍存镜下血尿，尿检隐血（＋）。发现高血压、糖尿病5年，已服降糖药及降压药治疗，现血压大多稳定，偶有偏高，血糖正常。精神尚可，肢体无浮肿，有时头昏，头颈部胀痛，手麻，查有颈椎病，腰酸隐痛，口干不显，睡眠好，尿检隐血（＋），大便正常，日行1次，舌黯红，苔薄白，脉细。临床诊断：中医：腰痛；西医：慢性肾小球肾炎、高血压病、糖尿病、颈椎病。据此中医辨证乃属肝脾肾气阴两虚，湿热内蕴，肝阳上亢，络脉失和。治疗从益肾健脾，补气养阴，平肝潜阳，清利和络入手，2008年冬季曾服膏方治疗，效果较好，仍要求处以膏方治疗，故在2008年所处膏方基础上略做加减。

处方：西洋参100克，生黄芪300克，太子参150克，生、熟地各150克，制首乌150克，山萸肉100克，大杜仲200克，川续断200克，桑寄生200克，制狗脊200克，川牛膝150克，菟丝子150克，潼、白蒺藜各150克，淮山药200克，仙茅100克，仙灵脾100克，天麻100克，钩藤100克（后下），枸杞子200克，白菊花60克，豨莶草150克，泽泻 150 克，丹皮、丹参各 150 克，知母 100 克，麦冬 150 克，当归 100 克，川芎 150 克，红花 60 克，鸡血藤 200 克，鬼箭羽 100 克，桑枝 100 克，炒苡仁 200 克，制苍、白术各 100 克，云茯苓 300 克，广陈皮 100 克，法半夏 100 克，砂仁 30 克后下，防风 60 克，石韦 200 克，六月雪 200 克，凤尾草 200 克，车前草 200 克，三七粉 30 克，百合 100 克，炙甘草 30 克。1 料。

另：阿胶 200 克，木糖醇 200 克，收膏。

按语：该患者患有多种疾病，临床诊断为中医腰痛，西医慢性肾小球肾炎、高血压病、糖尿病、颈椎病。中医辨证乃属肝脾肾气阴两虚，湿热内蕴，肝阳上亢，络脉失和。所以，治疗采用益肾健脾，补气养阴，平肝潜阳，清利和络，综合调理。由于慢性肾小球肾炎肾虚为发病之本，因肾不藏精固摄，精微下泄而致蛋白尿、血尿，故补益肾元为治本之法。补肾则应根据患者偏阴虚或偏阳虚的不同，选择益肾养阴或温补肾气，但两者常配合应用。

由于脾胃的强弱决定了疾病的发生、发展及预后，况且药物的作用也依赖于脾胃的敷布与转输。此外，补气益肾之品大多滋腻助湿，长期服用难免助湿碍胃，脾胃之气不旺，则虚不受补，徒增其害。所以，在大队补益药中应结合健脾益气化湿，理气和中，通过调理脾胃，可使胃气壮，五脏六腑皆壮也，亦可绝其生湿之源。对慢性肾炎病史较久，或伴有糖尿病、高血压的患者常配合运用活血通络之法，有助于改善血液循环，防止肾小球硬化及肾间质纤维化。

（孔　薇）

第三节　慢性肾功能衰竭

慢性肾功能衰竭简称慢性肾衰竭，是多种原发或继发性肾脏疾病晚期的共同归宿，是一组以进行性肾单位毁损，从而使肾脏的排泄功能、内环境稳定功能和内分泌功能等障碍为特征的临床综合征。慢性肾衰竭分为 4 期，即肾功能不全代偿期、失代偿期、衰竭期、终末期。但因该分类标准忽视了早期肾脏病的诊断及治疗，易错过最佳治疗时机，2001 年美国肾脏病基金会的肾脏病生存质量指导（Kidney Disease Outcomes Quality Initiative，K/DOQI）提出，应以慢性肾脏病概念替代慢性肾衰竭。慢性肾脏病为肾脏损害和（或）肾小球滤过率下降 <60 mL/min，持续 3 个月。肾脏损害指肾脏结构或功能异常，出现肾脏损害标志包括血和（或）尿成分异常和影像学异常，肾组织出现病理形态学改变。K/DOQI 按肾小球滤过率水平将慢性肾脏病分为 5 期：①第 1 期，肾小球滤过率正常，肾小球滤过率 >90 mL/（min·1.73m²）但可出现肾脏损害的临床表现，如尿检异常或肾脏组织学改变；②第 2 期，轻度慢性肾功能受损，肾小球滤过率 60～89 mL/（min·1.73m²）；③第 3 期，中度慢性肾功能受损，肾小球滤过率 30～59 mL/（min·1.73m²）；④第 4 期，严重慢性肾功能受损，肾小球滤过率 15～29 mL/（min·1.73m²）；⑤终末期肾衰，肾小球滤过率 <15mL/（min·1.73m²），

需考虑透析治疗。

慢性肾功能衰竭发病因素为：①原发性肾病。慢性肾小球肾炎在原发性肾病中最为常见，其次为肾小管间质性肾炎。②继发性肾病。全身系统性疾病和中毒等因素导致的肾脏继发性损害，如糖尿病、系统性红斑狼疮、过敏性紫癜、痛风、长期高血压及多种药物性肾损害等。而糖尿病肾病在继发性肾病所致慢性肾衰中占首位。

慢性肾衰竭在古代中医文献中，根据其少尿、无尿、水肿、恶心、呕吐等临床表现，病情演变经过和预后，常将其归属于癃闭、关格、肾风、溺毒、肾劳等范畴。

慢性肾衰竭病情复杂，特别是中晚期阶段合并症及并发症多，严重水肿、高血压及电解质紊乱需采用多种中西医治疗手段，中药汤剂治疗也要经常辨证加减，故不宜采用膏方治疗，膏方在该病只适合于早期及病情稳定阶段的调理。

【病因病机】

慢性肾衰竭由于是多种肾脏疾患转化而来，因其原发病的不同，病因病机也有差异，但肾元虚衰，湿浊内蕴是其根本病机。感受外邪、饮食不当、劳倦过度、药毒伤肾常常是其诱发及加重因素。本病病位主要在肾，涉及肺、脾（胃）、肝等脏腑，其基本病机是本虚标实，本虚以肾元亏虚为主，标实为水气、湿浊、湿热、血瘀、肝风之证。

【临证要点】

慢性肾衰的中医辨证治疗以本虚为纲，标实为目。本虚证辨证重点在肾元不足，标实证重点从舌苔辨湿热、瘀血的程度，从大小便量辨湿浊、水气内蕴的程度。对于慢性肾衰患者进行膏方诊断应包括以下几个方面：

1. 虚性证候要素

本虚标实是慢性肾衰的基本病机，在稳定期的慢性肾衰患者有以下虚损往往是复合虚损，常见证候有：

（1）脾肾气虚：倦怠乏力，气短懒言，食少纳呆，腰膝酸软，脘腹胀满，大便不实，口淡不渴，舌淡有齿痕，脉沉细。

（2）脾肾阳虚：畏寒肢冷，倦怠乏力，气短懒言，食少纳呆，腰膝酸软，腰部冷痛，脘腹胀满，大便不实，夜尿清长，口淡不渴，舌淡有齿痕，脉沉弱。

（3）脾肾气阴两虚：倦怠乏力，腰膝酸软，口干咽燥，五心烦热，夜尿清长，舌淡有齿痕，脉沉细。

（4）肝肾阴虚：头晕，头痛，腰膝酸软，口干咽燥，五心烦热，大便干结，尿少色黄，舌淡红少苔，脉沉细或弦细。

（5）阴阳两虚：畏寒肢冷，五心烦热，口干咽燥，腰膝酸软，夜尿清长，大便干结，舌淡有齿痕，脉沉细。

2. 实性证候要素

慢性肾衰的标实主要有湿浊、湿热、水气、血瘀、风动。

（1）湿浊：恶心呕吐，肢体困重，食少纳呆，脘腹胀满，口中黏腻，舌苔厚腻。

（2）湿热：恶心呕吐，身重困倦，食少纳呆，口干，口苦，脘腹胀满，口中黏腻，舌苔黄腻。

（3）水气：水肿，胸水，腹水。

（4）血瘀：面色晦暗，腰痛，肌肤甲错，肢体麻木，舌质紫黯或有瘀点、瘀斑，脉涩或细涩。

（5）风动：手足搐搦，抽搐痉厥。

【膏方治疗】

由于慢性肾衰竭病情复杂，特别在中晚期阶段，常常会出现多种并发症，所以，膏方只适合于早期及病情稳定阶段巩固治疗。

1. 膏方基本方 西洋参，生黄芪，太子参（或党参），生地，熟地，制首乌，山萸肉，杜仲，续断，桑寄生，制狗脊，怀牛膝，菟丝子，淮山药，仙灵脾，枸杞子，阿胶。

2. 临证加减

（1）脾肾阳虚者，加制附子、肉桂、仙灵脾、仙茅、菟丝子。

（2）脾虚湿盛者，加制苍术、炒薏苡仁、芡实、炒白术、白扁豆。

（3）湿浊者，加苏叶、土茯苓、玉米须、扁蓄、制大黄、六月雪、槐花。

（4）血瘀者，加川芎、当归、丹皮、丹参、鸡血藤、赤芍、积雪草。

（5）水湿者，加泽泻、泽兰、车前子、茯苓皮、生苡仁、冬瓜皮、猪苓。

（6）湿热者，加车前草、白花蛇舌草、蒲公英、荔枝草、凤尾草。

【经典名方】

1. 参芪地黄汤 人参，黄芪，生地，山药，山茱萸，丹皮，泽泻，茯苓。

2. 杞菊地黄丸 熟地，山茱萸，山药，泽泻，丹皮，茯苓，枸杞子，菊花。

3. 《济生》肾气丸 附子，肉桂，熟地，山茱萸，山药，泽泻，丹皮，茯苓，车前子，泽泻。

4. 血府逐瘀汤 桃仁，红花，川芎，赤芍，红花，生地，当归，桔梗，柴胡，川牛膝，生甘草。

【医案举例】

慢性肾衰肾虚湿浊案：

沈某，男，79岁，2010年10月7日初诊。

患者痛风反复发作20余年，发则足痛，难以行走，并有高血压病史10余年，3年前检查诊为慢性肾衰，间断服用中药治疗，近病情稳定，无明显足痛，腰酸，劳则加重，易感冒，无浮肿，纳可，大便干结，3～4日1行，夜尿2～3次，尿解欠畅，舌黯红，苔薄白，脉细。检查血生化：血肌酐131 μmol/L，血尿酸410 μmol/L。临床诊断：中医为肾劳；西医为慢性肾衰竭、尿酸性肾病、高血压病。据此中医辨证乃属脾肾气虚，湿浊内蕴，络脉失和。治拟益肾健脾，化湿泄浊，活血和络。

处方：西洋参100克，生黄芪300克，党参150克，生地、熟地各100克，制首乌100克，山萸肉100克，杜仲200克，川续断200克，桑寄生200克，制狗脊200克，怀牛膝150克，独活 60 克，菟丝子 150 克，白蒺藜 150 克，淮山药 200 克，芡实 200 克，仙灵脾 100 克，枸杞子 200 克，苍术、白术各 100 克，泽兰、泽泻各 150 克，茯苓皮 300 克，车前子 300 克，生薏米仁 200 克，玉米须 200 克，丹皮、丹参各 150 克，当归 100 克，川芎 150 克，红花 60 克，鸡血藤 200 克，鬼箭羽 100 克，六月雪 200 克，制大黄 100 克，苏叶 150 克，土茯苓 200 克，广陈皮 100 克，法半夏 100 克，防风 60 克，百合 100 克，炙甘草 30 克。1 料。

另：阿胶 200 克，木糖醇 1200 克，收膏。

按语：慢性肾衰竭病情复杂，膏方在该病只适合于早期及病情稳定阶段的调理。慢性肾衰竭的病机是肾元衰竭，水毒潴留，五脏俱损，以肾为主，为本虚标实之病。晚期可出现多脏器疾病，如水毒上犯中焦则为口臭、苔腻、恶心、呕吐的胃逆证候；水毒内蕴肠腑可致腹泻便溏或便干难解；水毒内留，上蒙清窍则神识不清，甚则昏迷震颤；肾气衰竭，气化受阻，水道不行，水毒不能排泄，致水肿少尿或无尿，甚则出现风阳上扰，心气衰竭等危险证候。

慢性肾衰竭虽病本在肾，但由于脾胃与肾密切相关，其主要兼夹证湿浊多导致脾胃升降失调，常表现为纳差、恶心、呕吐、腹泻等中焦病变。慢性肾衰竭出现脾胃功能紊乱者可达 90%，湿浊是慢性肾衰竭的主要病机，又是加重其病变的病理因素，而脾胃功能盛衰则为病变进退之枢机。"诸湿肿满，皆属于脾"，人以胃气为本，脾胃的强弱，决定了疾病的发生、发展及预后。此外，益气补血、滋肾养阴之品大多滋腻助湿，脾胃之气不旺，则虚不受补。脾胃之气充足，则生化有源。临床除强调维护肾气外，还非常重视保护胃气，以后天脾胃充养先天之肾，避免使用败伤胃气之药。

泄浊和络，贯穿始终。由本虚而产生的病理产物即浊毒潴留于体内为实邪，治疗中则要祛邪解毒。祛邪常用攻法，但主张缓攻，用补气利水、健脾利水、淡渗利水之品，解毒只宜以适量配伍，祛邪而不伤正气。常用泽兰、泽泻、茯苓皮、车前子、生薏米仁、玉米须、六月雪、制大黄、苏叶、土茯苓等。慢性肾衰竭存在的肾小球硬化及间质纤维化，以及存在的高凝状态及微血栓形成，从微观辨证来说均与中医的瘀血有关。而对部分活血化瘀药物，如川芎、丹参、水蛭、三七等的临床及动物实验研究已证实，活血化瘀可改善血液流变学及高凝状态，延缓慢性肾衰进展，因此，膏方可选择丹皮、丹参、当归、川芎、红花、鸡血藤、鬼箭羽等活血和络。结合患者有痛风病史，配合一些具有促进尿酸排泄，降低尿酸的作用的中药，如薏苡仁、土茯苓、茯苓、车前子、苍术、泽兰等。大黄、当归、泽兰甚至还能抑制尿酸合成，改善肾血液流量，减轻炎症细胞和炎症介质对肾小管上皮和肾间质的损害，降低毛细血管通透性，减轻渗出和局部关节肿胀疼痛的作用。

（孔 薇）

第四节 蛋白尿

蛋白尿是肾脏病的常见临床表现，也是诊断和判定肾病疗效的重要评价指标，大量蛋白尿常表现为持久的细小泡沫。依据蛋白尿量可以分为肾病水平蛋白尿（≥ 3.5 g/d，也称大量蛋白尿）和非肾病水平蛋白尿。也可依据蛋白尿形成的机制分为：肾小球性蛋白尿、肾小管性蛋白尿、混合性蛋白尿，还有溢出性蛋白尿、组织性蛋白尿。临床大量蛋白尿当作肾活检，进一步明确诊断，进行中西医结合治疗，中药膏方主要用于非大量蛋白尿的患者治疗。本文主要讨论原发性高血压继发肾损害，也称肾小动脉硬化症，属中医学"尿浊""腰痛""水肿"等范畴。

【病因病机】

原发性高血压继发肾损害是一个慢性发展、进展时程漫长的疾病，病因包括情志、饮食、起居、年老体弱等，一般年龄较大，先有高血压后见蛋白尿。本病以本虚标实为其病机特点。本病发病从肝、脾、肾俱虚，在内、外因素的作用下产生阳亢、气滞、瘀血、湿热、湿浊等病理因素，最终导致本病发生。后期可以阴损及阳，阴阳两虚。

【临证要点】

对于原发性高血压继发肾损害患者应用膏方治疗，临证时应考虑以下几个方面内容：

1. 虚性证候要素

本虚标实是肾小动脉硬化症的基本病机，本虚表现在以下几个方面：

（1）气虚：主要以脾气虚、肾气虚多见，症见疲倦乏力，自汗或动则汗出，气短懒言，尿频清长，舌淡胖边有齿痕，脉细。

（2）阳虚：主要由于脾肾阳虚，见面色萎黄，畏寒肢冷，便溏，腹凉，精神萎靡，腰酸痛，下肢浮肿，脉弱。

（3）阴虚：以肝肾阴虚居多，表现为头晕，耳鸣，腰膝酸软，口干舌红，也可兼有肝阳上亢表现，如头晕，头痛，五心烦热，失眠多梦，脉细数。

2. 实性证候要素

标实主要有气滞、瘀血、湿热、湿浊等病理因素。

（1）气滞：头胀痛，烦躁易怒，腹胀满，大便不畅，舌质淡红，苔薄，脉细弦。

（2）血瘀：腰痛，夜间痛甚，舌质黯红，脉细涩。

（3）湿浊：下肢浮肿，纳谷不香，口中黏腻伴恶心，腹胀痞满，舌苔白腻，脉濡滑。

（4）湿热：腰痛，口苦口渴，口中秽臭，小便赤黄，大便秘结，舌红，苔黄腻，脉滑数或弦数。

【膏方治疗】

早期高血压肾损害的治疗原则包括扶正和祛邪，采取辨证与辨病相结合的治疗方法，采用滋补肝肾、健脾渗湿、活血化瘀，后期加用利水泄浊的整体治疗方法能明显改善早期高血压肾损害，减少蛋白尿，改善肾脏血液微循环，提高肾小球的滤过率，改善血液的高凝状态，降低毛细血管的脆性和通透性，有效抑制肾小动脉硬化、肾小球硬化和肾脏纤维化，延缓高血压肾损害的进展。

1. 膏方基本方　人参（或党参），黄芪，太子参，黄精，丹参，川芎，山药，生地，茯神，茯苓，炒白芍，当归，猫爪草，枸杞子，炒杜仲，怀牛膝，泽泻，山萸肉。

2.临证加减

(1) 气虚者，重用黄芪。

(2) 湿浊，加法半夏、陈皮、炒苍术、佩兰、苏叶。

(3) 湿热者，加白花蛇舌草、土茯苓、凤尾草。

(4) 便秘者，加冬瓜仁、生白术、火麻仁。

(5) 血瘀者，加三七粉、马鞭草、桃仁、泽兰。

(6) 兼肝气郁滞者，加郁金、合欢皮、香附；脾虚气滞者，加苏梗、佛手花、枳壳、金橘叶。

(7) 睡眠不佳者，加酸枣仁、夜交藤、远志。

(8) 水肿者，加茯苓皮、玉米须、葫芦瓢。

【经典名方】

1. **知柏地黄丸** 知母，黄柏，生地，山药，茯苓，泽泻，炒丹皮，山萸肉。

2. **天麻钩藤饮** 天麻，钩藤，生石决明，川牛膝，桑寄生，杜仲，山栀，黄芩，益母草，茯神，夜交藤。

3. **三仁汤** 杏仁，白蔻仁，薏苡仁，厚朴，制半夏，通草，滑石，竹叶。

4. **参苓白术散** 人参，茯苓，白术，桔梗，山药，甘草，白扁豆，莲子肉，砂仁，薏苡仁。

5. **二陈汤** 半夏，茯苓，陈皮，炙甘草。

6. **《济生》肾气丸** 地黄，山药，山萸肉，丹皮，茯苓，泽泻，炮附子，桂枝，牛膝，车前子。

7. **胃苓汤** 苍术，厚朴，陈皮，甘草，生姜，大枣，桂枝，白术，泽泻，茯苓，猪苓。

【医案举例】

高血压肾损害案：

李某，女，73岁，2011年10月28日初诊。

有高血压病20多年，平时血压控制欠佳，有脑梗死病史10年，无明显后遗症，近来头晕、头昏，无视物旋转，无呕吐，腰痛膝软，纳可，口淡，夜寐欠安，两下肢轻度浮肿，小便有泡沫，大便偏稀，舌淡紫苔薄腻，脉细弦，尿常规：尿蛋白（＋）。证属肝肾亏虚，湿浊内蕴。治拟滋补肝肾，健脾利水为主。

处方：生黄芪500克，炒太子参400克，熟地400克，茯苓、茯神各400克，山萸肉400克，枸杞子400克，天麻300克，钩藤300克（后下），丹参300克，当归400克，川芎400克，杜仲400克，炙五味子300克，怀牛膝400克，玉米须400克，炒白术400克，炒白芍400克，三七粉400克，菟丝子400克，金樱子400克，炒车前子400克，泽泻400克，六神曲400克，炒麦芽、谷麦芽各400克。1料。

另：阿胶300克，饴糖200克，收膏。30 mL，每日2次口服。

二诊：2011年12月23日。服上药后诉头晕、头昏明显好转，睡眠也好，纳可，大便正常，腰痛减轻，两下肢浮肿已消，尿常规：蛋白尿阴性。遂以前方加减。

处方：炒太子参400克，生黄芪400克，熟地400克，茯苓、茯神各400克，山萸肉400克，枸杞子300克，天麻300克，钩藤300克后下，丹参300克，川芎400克，杜仲400克，炒白芍400克，炒白术400克，牛膝300克，三七粉300克，鸡血藤400克，骨碎补400克，续断200克，炒当归400克，陈皮150克，六神曲400克，炒麦芽、谷麦芽各400克，芡实400克，金樱子400克，泽泻400克。1料。

另：阿胶300克，蜂蜜200克，收膏。

患者服上药后精神可，睡眠好，纳可，大便调，腰痛明显好转，血压正常，尿蛋白阴性。

按语：患者古稀之年，肝脾肾俱虚，肝阳偏亢，清窍失养，故见头晕、头昏，正如《内经》曰："诸风掉眩，皆属于肝"，腰为肾之府，古稀之年，阴损及阳，肾阳不足，腰府失养，故腰痛膝软。脾肾亏虚，水湿运化失常，则见下肢浮肿，脾胃为后天之本，气血生化之源；肾主精，为先天之本，先天之本有赖于后天之本的濡养，精血同源。根据《内经》中"孤阳不生，独阴不长"阐述的阴阳互根理论，结合明代医家张景岳提出"善补阴者，必阳中求阴，则阴得阳助而源泉不竭；善补阳者，必阴中求阳，则阳得阴助而生化无穷"，在临证用药时以参芪地黄汤加减治疗气阴不足者，在滋补肾阴为主时常少佐温阳之品，对于肾阳虚者，常用仙灵脾、菟丝子、巴戟天等温补肾阳，因其性温而不燥，其效补而不峻，长期使用可温阳而不伤阴，无生热而动血之虞，使阳虚缓缓得复，阴虚徐徐得平，温补肾阳为主时则常少佐滋阴之药，以达到肾的阴阳平衡，临床每获佳效。

当高血压肾损害的患者出现下肢浮肿，加入茯苓皮、玉米须、车前子、白茅根、益母草、泽兰等健脾、活血利水之品的确能提高临床疗效，通过临床观察发现对下肢无浮肿的高血压肾损害的患者加用这类药还可以起到降压的作用，提高临床疗效，值得临床进一步研究。

高血压易出现气滞血瘀，如头胀痛、胁肋部胀痛等，故临床在滋补肝肾、平肝潜阳同时加入活血化瘀和疏肝柔肝之品，如景天三七、丹参等。丹参性苦微寒，具有养血、活血化瘀、养心除烦之功，疏肝理气之常用枳壳；三七，性平，味甘、微酸，入肝、肾二经，就是考虑肝为刚脏，必柔以济之，选三七粉甘以缓之，酸以补之，缓急补阴，以达到平调阴阳，收敛肝泄太过的目的。

（朱成英）

第五节 前列腺增生与前列腺炎

前列腺炎分急性前列腺炎和慢性前列腺炎，急性前列腺炎为细菌或病毒等所致的前列腺腺体或腺管的急性炎症。与中医的"淋浊"相当。慢性前列腺炎是感染细菌或病毒等，或虽无感染，前列腺长期慢性充血所造成的前列腺的慢性炎症，慢性前列腺炎分为细菌性前列腺炎和充血性前列腺炎两种，与中医的"精浊"相当。慢性前列腺炎较急性前列腺炎发病率高，前列腺慢性炎症日久可以导致前列腺增生。

【病因病机】

前列腺增生与慢性前列腺炎是一个慢性发展、进展时程漫长的男性疾病，病程缠绵，容易反复发作，病因包括滴虫、衣原体、支原体、大肠杆菌等感染为主，还有房事不节、房事不洁、幼时手淫。因情志不畅、饮酒、嗜辛辣刺激之品而使病情复发或加重，前列腺增生也与增龄有关。慢性前列腺炎好发于青壮年男性，前列腺增生好发于中老年男性。本病以虚实夹杂为其病机特点，本病发病从肾虚开始，在内外因素的作用下产生湿热、气滞、瘀血等病理因素，最终导致本病发生。

【临证要点】

对于前列腺增生与慢性前列腺炎患者进行膏方诊断应包括以下几个方面：

1. 虚性证候要素

肾虚湿热是前列腺增生与慢性前列腺炎的基本病机，患者有以下虚损几个方面的表现：

（1）气虚：主要是脾肾气虚为主，症见疲倦乏力，自汗或动则汗出，气短懒言，腰膝酸软，尿频清长，舌淡胖，有齿痕，脉沉细。

（1）阳虚：常见症状有面色萎黄或苍白，畏寒肢冷，便溏，腰酸腹凉，精神萎靡，脉迟缓或弱。

（2）阴虚：以肾阴虚居多，有腰膝酸软，口渴舌红少津，脉细弦。

2. 实性证候要素

前列腺炎的邪实主要有气滞、湿热、血瘀。

（1）湿热：年龄较轻，病程较短，或有包皮炎、尿道炎、龟头炎、睾丸炎等病史，尿黄赤，尿频、尿急、尿痛，大便干结，排尿或大便后尿道口滴白较多，舌红，苔薄或黄，脉弦数。

（2）气滞：少腹、会阴、睾丸胀痛不适，情绪不宁，烦躁易怒，腹胀便不调，舌质红，苔薄，脉细弦。

（3）血瘀：病程较长，终末尿滴白量少，小便滴沥涩痛，或见肉眼血精，会阴部刺痛明显，痛引睾丸、阴茎，舌质紫或有瘀斑，脉涩。肛检：前列腺质地较硬，或有结节，前列腺液中夹有红细胞。

【膏方治疗】

1. 膏方基本方 人参（或党参），太子参，黄精，丹参，川芎，赤芍，知母，生地，茯神，萆薢，茯苓，山萸肉，黄柏，炒苍术，白英，牛膝，泽泻。

2. 临证加减

（1）中气下陷者，加黄芪、炙升麻。

（2）脾胃虚弱、纳差者，加六神曲、鸡内金、炒麦芽。

（3）兼热者，加银花藤、土茯苓、地肤子。

（4）便秘者，加全瓜蒌、桃仁、枳壳、生白术、火麻仁。

（5）兼肝气郁滞者，加郁金、苍术、乌药；脾虚气滞者，加苏梗、佛手、香橼。

（6）睡眠不佳，加夜交藤、炙远志、柏子仁。

（7）兼瘀血者，加泽兰、红花、益母草。

（8）外阴瘙痒，加地肤子、白鲜皮。

【经典名方】

1. 萆薢分清饮 萆薢，石菖蒲，生甘草，乌药，益智仁，茯苓。

2. 知柏地黄丸 知母，黄柏，生地，茯苓，泽泻，山药，炒丹皮，山萸肉。

3. 四妙丸 苍术，黄柏，牛膝，生薏苡仁。

4. 龙胆泻肝丸 龙胆草，山栀，黄芩，柴胡，生地，炒车前子，泽泻，当归，木通（目前多不用），甘草。

5. 八正散 炒车前子，扁蓄，大黄，山栀，滑石，甘草，瞿麦，木通（可改用灯心草）。

【医案举例】

慢性前列腺炎案：

王某，男，51岁，2009年11月20日初诊。

会阴部反复胀痛6月余。

6月前因尿分叉，外阴部胀痛，尿末滴白，尿痛，尿不尽，在当地医院就诊，诊断为慢性前列腺炎，服中西药效果不佳。7天前因劳累加之醉酒后出现会阴部疼痛加重，伴尿痛，尿后滴白，来我院就诊，外院前列腺液检查提示：卵磷脂少许，上皮细胞（++），脓细胞20个/HP。会阴部疼痛，放射至大腿内侧，阴囊潮湿，口干，尿急，尿后滴白，腰酸，大便干，尿黄，舌红边有齿痕，苔黄腻，脉弦滑。当属肾虚湿热，络脉失和，治拟益肾清利，和络止痛。

处方：生地400克，炒知母300克，茯苓400克，茯神400克，炒丹皮400克，山药400克，芍药400克，红藤400克，生薏苡仁400克，土牛膝300克，土茯苓400克，白花蛇舌草400克，乌药150克，荔枝核400克，赤芍400克，元胡索400克，连翘300克，炒苍术400克，川芎300克，桃仁300克，火麻仁400克，扁蓄400克，白茅根400克，萆薢400克，蒲公英400克，山萸肉400克，丹参400克，白英300克，柏子仁400克，砂仁（后下）120克，六神曲400克，炒麦芽400克，合欢皮400克。1料。

另：蜂蜜300克，收膏。每次一汤匙，每日2次。

复诊：服用1料膏方，2010年冬至前复诊。自诉服上面膏方治疗后，病情明显好转，尿末偶有滴白，无尿痛，阴囊潮湿已除，会阴部疼痛明显减轻，无放射痛，尿仍分叉，腰酸好转，大便正常，舌红，苔薄黄，脉细弦。守前方去连翘、火麻仁、土茯苓、砂仁，加太子参400克，荷叶400克，莪术300克，续断400克，桑寄生400克，蜂蜜300克，收膏，续服膏方，巩固疗效。

按：患者就诊时会阴部疼痛，放射至大腿内侧，阴囊潮湿，伴尿急，尿后滴白，腰酸，大便干，尿黄，舌红边有齿痕，苔黄腻，脉弦滑。患者年过半百，肾气已亏，湿热内蕴，湿热下注，阻滞络脉，不通则痛。当属中医学的尿浊、精浊、腰痛、淋浊等范畴，如《内科心典》曰："精浊者，白黏如精状，从茎中流出，不痛不清，占下衣有迹者是也。"本例患者病程较长，属虚实夹杂之病，虚在肾，实在湿热，湿为阴邪，湿性黏滞，湿邪趋下，湿邪易积湿生热，湿邪缠绵，不易祛除。肾虚则腰府失养，故腰酸痛；肾虚固摄无权，出现精微物质下流，故尿末滴白；湿热蕴结下焦，络脉受阻，故见会阴部疼痛，放射至大腿内侧，阴囊潮湿；膀胱气化不利，故见尿急、尿黄；大便干，舌红、舌边有齿痕，苔黄腻、脉弦滑也为湿热内蕴之象。纵观上述治疗过程，标本兼顾，治本以补肾固摄，治标以清热利湿。以知柏地黄汤合萆薢分清饮为主加减应用，切合病机，疗效满意。补不用滋腻，清不用苦寒，用荷叶一味，升举清阳之气，促使湿浊之邪不断下泄，使甘寒渗利之白茅根、茯苓、生薏苡仁等效益彰。考虑患者久病，心情不舒，虽无失眠，但也加入茯神、合欢皮以镇静、调畅情志。肾为先天之本，肾为腰之府，脾胃为后天之本，气血生化之源，先天之本有赖于后天之本的滋养，古有：有胃气则生，无胃气则死之说，故方中处处顾护脾胃，加用六神曲、炒麦芽。总之，感染、充血是本病发生的外部条件，而体虚则是发病的根本原因。正如《洞天奥旨》所说："气血旺而外邪不能干，气血虚而内正不能拒"。

（朱成英）

第九章 内分泌与代谢疾病

第一节 概　述

一、内分泌疾病的病因病机

本类疾病的病因以饮食起居失调为主，兼以疾病耗伤正气，痰湿瘀血内生所致，属本虚标实之病。

膏方在内分泌代谢性疾病患者的调治上又有其特殊性，尤其糖尿病、代谢性综合征患者中，需要补泻兼施，权衡轻重缓急，尤其要注意避免糖的使用。

二、膏方治疗

内分泌科膏方适用人群：糖尿病及其各系统并发症（糖尿病肾病、糖尿病性周围神经病、糖尿病视网膜病变、糖尿病影响男性性功能障碍等）；甲状腺疾病（甲状腺功能减退、甲状腺功能亢进、甲状腺结节、甲状腺癌术后等）；内分泌代谢性疾病（痛风、垂体功能减退症等）；女性月经不调；更年期综合征等。

（李　红）

第二节　糖尿病

糖尿病是由多种病因引起的、以慢性高血糖为特征的内分泌代谢疾病，是由胰岛素分泌缺陷和（或）其生物效应降低（胰岛素抵抗）所致。糖尿病病因尚未完全阐明，其发病机制复杂，目前认为与遗传、自身免疫、环境等多方面因素有关。糖尿病属于中医"消渴病"的范畴。

【病因病机】

糖尿病是一个慢性发展、进展时程漫长的疾病，发病因素为禀赋异常、五脏柔弱、素体阴虚、过食肥甘、情志失调、久坐少动、运动量减少等。禀赋异常为内因，情志饮食为外因，内外因相合而致消渴。

糖尿病的病因与生活方式及遗传因素有关，中医认为其病因可归纳为三个方面：一是饮食不节致脾胃运化失职，不能消化过多肥甘厚味，既不能生成气血，日久又可化热伤津或伤阴，发为本病；二是情志失调导致五志过极化火，火热灼肺而发生消渴病；三是素体肾阴亏损，或因先天不足，或因纵欲过度致肾阴亏损，阴亏火旺，发为本病。

本病的基本病机为气虚阴亏，日久则生瘀化燥，在无并发症阶段以气虚或气阴两虚为主，病位在肺与胃。首先，胃气即元气，其统脾气，脾胃之气为后天之本，后天之本一旦受损，就影响气血的化源，水谷不化生精微，反而为浊为瘀为痰，一旦产生瘀血、燥热或痰浊，多数已经有了并发症。

【临证要点】

糖尿病早期症状不明显，有时候仅在检查血糖、糖化血红蛋白、糖化血清蛋白时发现，或因手术前检查而发现。因此，其临床表现可轻可重，轻者可无明显症状，重者有一系列代谢紊乱的表现，膏方适合于初发及稳定期糖尿病患者调理，临床应用膏方要注意抓住其主要病机，分期论治。

1. 虚性证候要素

部分早期患者仅有潜虚，而没有症状，大多数糖尿病的虚证在于：

（1）气虚：在糖尿病早期，气虚并不少见，常见有疲倦乏力，汗多，舌质淡胖，有齿痕，苔薄，脉细。

（2）阴虚：主要表现有口干欲饮，尿赤，目涩，五心烦热，口干咽燥，神疲，耳轮干枯，舌象多红或淡红，脉细或数。

（3）津亏：口干咽燥，渴喜冷饮，易饥多食，尿频量多，心烦易怒，口苦，溲赤便秘，舌干红，苔黄燥，脉细数。

（4）精亏：久病出现，以肝肾精亏为主，多兼有瘀血，表现为视物模糊，腰膝酸软，小便频多，饮一斗小便一斗，神疲乏力，阳痿早泄。

（5）阳虚：在糖尿病出现并发症时，症见有小便频数，夜尿增多，浑浊如脂如膏，甚至饮一溲一，腰膝酸软无力，畏寒肢冷，四肢欠温，阳痿，下肢浮肿，甚则全身浮肿，舌质淡，苔白而干，脉沉细无力。

2. 实性证候要素

（1）燥热：部分患者可见有口干口渴，喜冷饮，饮水量多，胃热则易饥多食，心烦口苦，大便干结，小便色黄，舌质红，苔黄；虚热则可见五心烦热，盗汗，腰膝酸软，倦怠乏力，舌质红，苔少，脉弦细数。

（2）痰浊：形体肥胖，嗜食肥甘，脘腹满闷，肢体沉重，呕恶眩晕，恶心口黏，头重嗜睡，舌质淡红，苔白厚腻，脉弦滑。

（3）血瘀：肢体麻木或疼痛，下肢紫黯，胸闷刺痛，中风偏瘫，或语言謇涩，眼底出血，唇舌紫黯，舌有瘀斑，或舌下青筋显露，苔薄白，脉弦涩。

【膏方治疗】

膏方治疗糖尿病除了辅助降糖作用外，更主要用于改善各种症状，增强患者的体质，预防和延缓糖尿病及其并发症的发生、发展，延长患者的寿命。例如，运用膏方治疗糖尿病并发肾病，能延缓或逆转其进程，可使早期微量蛋白尿得到消除，并能有效地延缓进入肾衰竭和控制肾衰竭的进展。膏方治疗糖尿病并发周围神经病变，可有效改善患者肢体痛、麻、冷、胀等症状，延缓病变进展。

1. 膏方基本方 银花，生黄芪，山药，鸡内金，葛根，柴胡，升麻，麦冬，荔枝核，佛手，生麦芽，神曲，天花粉，生地，知母，黄连，五味子。

2. 临证加减

（1）口渴喜饮、舌红者，加生石膏。

（2）腹部胀满者，加炒莱菔子、焦槟榔。

（3）肝胃郁热者，加黄芩、白芍、生姜、丹皮。

（4）津伤便秘者，加玄参、天冬、酒大黄、厚朴、枳壳。

（5）脘腹满闷者，加砂仁、广木香、枳壳、香橼、陈皮。

（6）兼有瘀血痰浊，表现为肢体麻木、疼痛者，加丹参、怀牛膝、玄参、石斛、浙贝、全蝎。

【经典名方】

1. 消渴方 黄连，天花粉，人乳汁（或牛乳），藕汁，生地汁，姜汁，蜂蜜。

2. 白虎加人参汤 生石膏，知母，粳米，甘草，人参。

3. 玉泉丸 葛根，天花粉，地黄，麦冬，五味子，甘草。

4. 玉液汤 生山药，生黄芪，知母，葛根，五味子，天花粉，生鸡内金。

【医案举例】

案例1：糖尿病案

孙某，男，52岁，2006年12月4日初诊。

口干、多饮伴消瘦3月。

半年前因口干多饮伴消瘦3月，查空腹血糖11.8 mmol/L，糖化血红蛋白12.8%，诊断为2型糖尿病，曾用西药治疗，血糖控制欠佳。就诊时患者仍时有口干欲饮，多食易饥，心悸失眠，乏力神疲，大便干秘，目糊脱发，腰酸手麻，舌质偏红，舌边有齿印，苔薄微黄，脉细。证属气阴两亏，肝肾阴虚。治拟益气养阴，调补肝肾，养血安神。

处方：生黄芪300克，太子参300克，麦冬200克，五味子150克，生地150克，淮山药300克，茯苓300克，山萸肉100克，泽泻100克，枸杞子150克，白菊花90克，当归150克，制首乌300克，天花粉100克，女贞子150克，墨旱莲100克，葛根300克，桑叶150克，桑枝100克，百合150克，灵芝100克，首乌藤300克，荔枝核100克，威灵仙 150 克，杜仲 150 克，桑椹子 150 克，白蒺藜 150 克，玉竹 100 克，佛手 120 克，薏苡仁 150 克，陈皮 90 克。1 料。

另：西洋参 100 克，生晒参 100 克，陈阿胶 150 克，龟甲胶 100 克，木糖醇 100 克，收膏。

复诊：2 月后膏方服完，门诊复查，乏力、口干、脱发明显改善，血糖稳定，继续中药调理，次年再续服膏方，连续 4 年，巩固疗效。

按：本案重用生黄芪补气；选用生脉散、杞菊地黄丸合二至丸滋阴补肝肾；生地、当归、制首乌、陈阿胶养血；葛根、桑叶、天花粉清热生津止渴；百合、灵芝、首乌藤安神宁心；在诸多养阴药中加入威灵仙、杜仲，不仅为补肾，更为阴中求阳；现代药理研究荔枝核有降血糖作用，并有疏肝理气之效；佛手、薏苡仁、陈皮健脾理气、和胃畅中，运化诸多补益药；西洋参合生晒参，陈阿胶与龟甲胶为阴阳相配，动静结合，补气养血。

编者按：一般情况下，夜交藤与首乌合用时，要注意其肝损伤，在病史问诊时详细询问有关过敏史，有药物性肝损伤病史者慎用。

案例 2：糖尿病伴蛋白尿案

徐某，男，67 岁，2005 年 11 月 22 日初诊。

畏寒乏力、夜尿频 3 年余。

2 型糖尿病史 20 年，高血压病史 10 年，未予重视诊治。发现蛋白尿 3 年，现用胰岛素、缬沙坦及中药治疗，血糖、血压均较稳定。血清肌酐 113 μmol/L，尿素氮 8.0 mmol/L。24 小时尿蛋白 2.45 g。就诊时患者乏力神疲，面色少华，形寒肢冷，腰膝酸软，耳鸣目眩，大便溏薄，夜尿频数，夜寐欠酣，舌淡黯，舌体胖大，苔薄白，脉沉细。证属脾肾阳虚，气血两亏。治拟益气健脾，温肾助阳，养血活血。

处方：黄芪 300 克，党参 150 克，白术 100 克，云茯苓 150 克，熟地 100 克，山萸肉 90 克，淮山药 150 克，炮附子 90 克，桂枝 90 克，丹参 150 克，当归 90 克，白芍 100 克，制首乌 150 克，枸杞子 150 克，五味子 100 克，补骨脂 100 克，杜仲 150 克，桑寄生 150 克，桑椹子 150 克，益智仁 150 克，金樱子 150 克，芡实 150 克，苍术 60 克，薏苡仁 150 克，佛手 100 克，陈皮 60 克。1 料。

另：生晒参 100 克，红参 100 克，紫河车 100 克，三七粉 30 克，阿胶 150 克，鹿角胶 100 克，收膏。

复诊：2 月后膏方服用完毕，于 2006 年 12 月 1 日二诊。患者服药后畏寒、腰酸诸症均有改善，精神佳。继予上方服用。

按：患者下肢轻度浮肿，形寒肢冷，腰膝酸软，乃消渴日久，真阳衰虚而致；因坎火欠温，不能上蒸脾土，脾肾阳虚，故便溏；面色少华，舌淡黯，舌体胖大，乃气血两亏，瘀血阻络之象。依据脾肾同治、气血并补的原则，用四君子汤合理中汤治脾，取金匮肾气丸温肾，另加杜仲、桑寄生、桑椹子、益智仁、金樱子、芡实等温肾固涩之品，脾肾同治；用熟地、当归、白芍、制首乌养血，以阿胶、鹿角胶同用收膏，前者补血滋阴，后者益肾阳而补督脉，阴静阳动，阴阳相配，生血补虚；用红参、附子、桂枝等温肾助阳同时，辅以生熟地、山萸肉、五味子、制首乌、枸杞子等滋阴润燥，助阳生津，实乃阴阳互根，阴中求阳之意；用丹参、三七等活血祛瘀；配苍术、佛手、陈皮以健脾理气，和胃畅中，补脾不忘助运。

（李　红　袁敬柏）

第三节　高尿酸血症与痛风

高尿酸血症是指在正常嘌呤饮食状态下，非同日两次空腹血尿酸水平男性高于420 μmol/L，女性高于360 μmol/L，即称为高尿酸血症，痛风病是其的一种临床表现。痛风属于中医"痹证"的范畴。

【病因病机】

高尿酸血症，常因饮食不节、用药不慎、先天脾肾不足、不能升清化浊所致，与气虚或脾虚不能升清，湿浊内蕴有关。本病病位在关节，与脾胃及肾有密切的关系。本病基本病机为气虚，清气不升，湿瘀阻络。当湿浊蕴阻，化热阻络，则表现为关节红肿疼痛，行走不便，日久关节变形。

【临证要点】

对于高尿酸血症患者痛风未发作时，常无明显症状，而是以血尿酸升高为主要表现。主要包括以下几个证候要素：

1. 虚性证候要素

本病的虚性证要素以气虚为主，化热之后亦可伤阴。

（1）气虚：形体肥胖，大便失调，面色油腻，肌肉松软，舌质淡，边有巨齿痕，苔薄或厚，平脉居多。

（2）阴虚：口燥咽干，形体显瘦，便秘时作，舌质红，少苔。

（3）肾精亏虚：多见于晚期，有明显的关节畸形，活动不利，腰酸腿痛，形体多瘦，或尿频清长，尿中泡沫。

2. 实性证候要素

本病实性证候要素主要有湿浊、瘀血、热毒几个方面。

（1）湿浊：时有关节疼痛，但不甚红而略肿，晨起关节屈伸不利，舌苔腻，便黏。

（2）瘀血：关节疼痛，畸形肿胀，功能部分或全部丧失，舌质黯红或黯淡。

（3）热毒：关节红肿疼痛，不可触摸，灼热，寝食不安，活动受限，此时多不宜服用膏方。

【膏方治疗】

本病治疗以益气健脾，升清降浊为基本治法。

1. 膏方基本方　生黄芪，泽泻，合欢皮，五加皮，炒白术，太子参，枸杞子，女贞子，旱莲草，制首乌，玉竹，土茯苓，萆薢，玉米须，车前草，山药，山萸肉，薏苡仁，生白术，当归，砂仁，丹参，黄精。

2. 临证加减

（1）疼痛于诸关节游走不定者，加蜂房、乌梢蛇、土鳖虫。

（2）以寒为主者，加附片、桂枝、细辛。

（3）兼关节漫肿屈伸不利者，加川续断、补骨脂、骨碎补、淫羊藿。

【经典名方】

1. 薏苡仁汤 薏苡仁，苍术，羌活，独活，川乌，麻黄，桂枝，川芎，生姜，甘草。

2. 独活寄生汤 独活，桑寄生，杜仲，牛膝，细辛，秦艽，茯苓，肉桂，防风，川芎，人参，甘草，当归，芍药，干地黄。

【医案举例】

施某，男，45岁，2008年12月8日初诊。

左足踝关节红肿热痛3年。

既往高血压病史5年。患者平素喜食火锅，吸烟饮酒，3年来出现2次左足踝红肿热痛，并查血尿酸升高，达556 μmol/L，经治关节肿痛虽好转，但血尿酸始终高于500 μmol/L。刻诊诉乏力，时有腰背酸痛、头晕。胃纳可，二便尚调，夜寐安，舌质淡胖，苔薄白，脉细滑。证属痹症肾虚痰瘀证，治宜健脾补肾，泄浊化瘀。

处方：生黄芪300克，白术200克，茯苓300克，太子参300克，生地200克，淮山药300克，土茯苓300克，萆薢150克，玉米须150克，当归150克，丹参300克，葛根300克，枸杞子150克，白菊花90克，女贞子150克，旱莲草150克，制首乌150克，玉竹150克，杜仲150克，桑寄生300克，续断150克，威灵仙150克，桑椹子450克，天麻150克，柴胡90克，白芍150克，白蒺藜150克，虎杖150克，泽泻150克，决明子100克。1料。

另：生晒参100克，西洋参100克，饴糖300克，核桃仁200克，收膏。

复诊：2009年12月14日。服膏方后并注意控制饮食，1年来痛风未发，腰背酸痛、头晕诸症亦有改善。复测血尿酸428 μmol/L。继予原方服用。

按：膏粱厚味，痰浊内盛，痹阻经络为标；禀赋薄弱，久病脾肾亏虚为本。本方以黄芪、白术、太子参等健脾益气；枸杞子、女贞子、旱莲草、首乌、玉竹等滋补肾精；丹参、当归活血祛瘀；土茯苓利湿去热，能入络，搜剔湿热之蕴毒；萆薢利湿泻浊，玉米须利水，使水湿之邪化有去处。三药并用，为治疗高尿酸血症的经典药对，验之临床，确有良效。由于荤胶（阿胶、龟甲胶、鳖甲胶、鹿角胶）嘌呤含量高，故本方未用荤胶，以素膏代之，因而方用加大桑椹子等用量，煎煮后利于浓缩收膏。

（李 红 袁敬柏）

第四节　甲状腺机能减退症

甲状腺机能减退症是甲状腺激素合成或分泌不足，或甲状腺激素生理效应低下而引起的全身性疾病。甲状腺机能减退症属于中医"虚劳"的范畴。

【病因病机】

甲状腺机能减退症是一个慢性发展、进展时程较长的疾病，病因包括禀赋薄弱、烦劳过度、饮食不节、情志内伤等。本病肾阳不足为其病机特点，《素问·通评虚实论》所说的"精气夺则虚"可视为虚证的提纲。《理虚元鉴·虚症有六因》所说的"有先天之因，有后天之因，有痘疹及病后之因，有外感之因，有境遇之因，有医药之因"，对引起虚劳的原因做了比较全面的归纳。本病的病机以气阴两虚或脾肾阳虚为主。

【临证要点】

对于甲状腺机能减退症患者进行膏方诊断应注意辨别虚性证候要素：

1.气虚　心悸怔忡，气短懒言，疲倦多寐，舌质淡，面色无华，纳食不香。

2.阴虚　心悸气短，失眠多梦，形体消瘦，便秘，舌红苔少，脉细数无力。

3.阳虚　形寒肢冷，神疲懒言，头面及四肢浮肿，腹胀，纳差，腰膝酸软，女子月经不调，舌质胖嫩，边有齿痕，苔白，脉沉细弱。

【膏方治疗】

1.膏方基本方　人参（党参），鹿角胶，黄芪，太子参，蒲公英，茯苓，白术，五味子，麦冬，生地，丹参，灵芝，当归，玉竹，陈皮，枳实，炙甘草。

2.临证加减

（1）形寒肢冷者，加仙灵脾、肉桂。

（2）便秘者，加瓜蒌仁、生白术、火麻仁。

（3）瘀血重者，加红花、益母草、桃仁、川芎。

（4）睡眠不佳，加酸枣仁汤、合欢皮、茯神。

【经典名方】

1.知柏地黄丸　知母，熟地黄，黄柏，山茱萸（制），山药，牡丹皮，茯苓，泽泻。

2.生脉散　人参，麦冬，五味子。

3.《济生》肾气丸　地黄，山药，山萸肉（酒炙），茯苓，牡丹皮，泽泻，肉桂，附子（制），牛膝（去头），车前子（盐炙）。

【医案举例】

姚某，女，36岁，2010年11月25日初诊。

甲状腺肿大伴乏力2年余。经检测后确诊为甲状腺功能减退症，长期服用优甲乐，现服75μg，每日1次。半年来出现月经量少，神疲乏力，心慌，汗多，夜寐欠安，多梦，胃纳可，二便尚调。1周前查甲状腺功能：FT$_3$ 6.5 pmol/L，FT$_4$ 22.4 pmol/L，TSH 5.32 mIU/L。查体：双侧甲状腺Ⅱ度肿大，质软。舌质淡红，边有齿痕，苔薄白，脉细。治以益气养阴，行气活血。

处方：生黄芪300克，党参200克，白术150克，茯苓150克，太子参300克，蒲公英300克，灵芝150克，麦冬150克，仙灵脾90克，五味子150克，柴胡90克，郁金150克，丹参300克，生地150克，熟地150克，赤芍150克，白芍150克，当归150克，灵芝150克，煅龙骨300克，煅牡蛎300克，枸杞子150克，旱莲草150克，浙贝母120克，白芥子90克，香附90克，泽泻120克，制首乌150克，生甘草60克，大枣90克，佛手150克，桃仁90克。1料。

另：西洋参100克，生晒参100克，阿胶100克，鹿角胶100克，饴糖300克，收膏。

复诊：2011年3月2日。膏方服完，心慌乏力诸症改善，月经正常。查甲状腺功能：FT$_3$ 6.5 pmol/l，FT$_4$ 16.4 pmol/l，TSH 4.32 mIU/L。继服优甲乐，并予门诊口服中药：生黄芪30克，北沙参30克，丹参30克，赤芍15克，生地15克，灵芝15克，枸杞子15克，仙灵脾9克，仙鹤草30克，陈皮9克，旱莲草15克，炙甘草6克。14帖。

此后，每两周复诊一次，上方加减，诸症改善。

按：患者女性，发病多因情志所伤，痰气交阻于颈，久病血行瘀滞，症见颈前肿块。病久气阴两虚，血行不畅。患者甲减初期，除有一定的五脏虚弱证候外，多兼肝郁气滞痰凝证候，治疗应在益气养阴基础上佐以疏肝解郁，化痰散结。

方中生晒参配黄芪、党参、太子参、白术益气健脾；用当归养血活血；西洋参配生地、麦冬、旱莲草养阴生津，滋补肝肾；并辅以理气活血之柴胡、丹参、郁金、桃仁、佛手。全方滋阴养血，理气化痰，活血消瘿。

（李　红　袁敬柏）

第五节　肥胖症

肥胖症，是在遗传和环境因素的共同作用下引起体重增加，尤其是腹部脂肪聚集过多，并伴有头晕乏力、神疲懒言、少动气短等症状的一类病症。肥胖症属于"肥胖病"的范畴。

【病因病机】

肥胖多因过食肥甘，缺乏运动、先天禀赋等导致气虚阳衰、痰湿瘀滞形成。本病以虚实夹杂为其病机特点，对本病的最早记载见于《内经》，《素问·阴阳应象大论》有"肥贵人"及"年五十，体重，耳目不聪明"的描述。此外，《素问·奇病论》中有"喜食甘美而多肥"的记载，说明肥胖的发生与过食肥甘、先天禀赋、劳作运动太少等多种因素有关。后世医家在此基础上认识到肥胖的病机还与气虚、痰湿、七情及地理环境等因素有关。

【临证要点】

对于肥胖症患者进行应注意辨标本虚实，本虚要辨明气虚，还是阳虚。标实要辨明痰湿、水湿及瘀血之不同。其次要辨明脏腑病位，肥胖病有在脾、在肾、在心肺的不同，肥胖病变与脾关系最为密切，临证时需要详细辨明。

1. 脾虚　症见身体重着，神疲乏力，腹大胀满，头沉胸闷，或有恶心，痰多。

2. 肾虚　症见腰膝酸软疼痛，动则气喘，嗜睡，形寒肢冷，下肢浮肿，夜尿频多。

【膏方治疗】

1. 膏方基本方　生黄芪，白术，陈皮，香附，砂仁，柴胡，郁金，瓜蒌皮，虎杖，泽泻，丹参，决明子，荷叶，焦山楂，焦六曲，炒谷芽，炒麦芽。

2. 临证加减

（1）兼津亏肠燥、大便秘结者，加大黄、连翘、黄连、枳实、厚朴。

（2）兼痰湿内盛，加法半夏、制南星、生姜、莱菔子、茯苓、白术。

（3）兼脾虚者，加党参、黄芪、茯苓、白术。

（4）畏寒肢冷者，加补骨脂、仙茅、仙灵脾、益智仁。

（5）睡眠不佳，加酸枣仁汤。

【经典名方】

1. 导痰汤　半夏，橘红，茯苓，枳实（麸炒），南星，甘草。

2. 参苓白术散　党参，白术，茯苓，莲子，砂仁，薏苡仁，山药，扁豆，陈皮，生甘草。

【医案举例】

姚某，男，46岁，2008年12月3日初诊。

体重明显增加2年，伴乏力神疲。

患者2年来因不注意控制饮食，平时少于运动，体重明显增加约20 kg，乏力，精神疲惫，项背部板滞不舒。既往有乙肝小三阳病史，半月前体检发现血脂、血尿酸均明显升高，B超提示中度脂肪肝。胃纳及二便尚调，夜寐安。诊见：身高172 cm，体重90 kg。舌质淡黯偏胖，苔薄白根腻，脉濡细。证属肥胖病脾虚痰湿证。先拟开路方以益气健脾化痰畅中：白术15克，茯苓15克，苍术12克，半夏9克，陈皮9克，香附9克，米仁15克，砂仁6克（后下），白豆蔻6克。14剂。并嘱饮食宜清淡，忌油腻及甜食，适当运动。半月后复诊，乏力改善，腻苔见化。证属肝肾亏虚，肝气不舒，脾失健运，痰浊中阻。治拟补益肝肾，疏肝健脾，化湿畅中，泄浊降脂。

处方：党参300克，白术150克，茯苓150克，苍术60克，半夏60克，陈皮90克，香附90克，薏苡仁150克，砂仁45克，白蔻仁60克，柴胡90克，郁金100克，八月札100克，白芍150克，枸杞子150克，女贞子150克，天麻90克，杜仲150克，瓜蒌皮150克，虎杖150克，泽泻100克，丹参300克，决明子150克，制首乌300克，桑椹子450克，荷叶150克，土茯苓150克，玉米须150克，玉竹150克，佛手100克，焦山楂100克，焦六曲100克，炒谷芽150克，炒麦芽150克，绿萼梅90克，生甘草30克，大枣 90 克。1 料。

另：冬虫夏草 20 克，西洋参 50 克，生晒参 50 克，木糖醇 100 克，收膏。忌酒。

复诊：2009 年 12 月 7 日。服膏方后并注意控制饮食，并参加健身活动，体重已减轻 10 千克，乏力、神疲、项背板滞诸症明显改善。复查血尿酸正常范围，血脂较前下降已接近正常范围。继予原方服用。

按：本案患者时值中年，先天肝肾之精已亏，后天之脾胃虚弱，加之起居调摄不慎，恣食肥甘，少于运动，致痰浊内盛而体态肥胖。按中医辨证施以补益肝肾，疏肝健脾，化湿畅中、泄浊降脂等法而收效。全方既可加强脾胃运化功能促进脂肪代谢，又具有不留邪、不伤正的功效。苔腻乃脾虚湿阻之象，此时必须先健脾祛湿，此后方能进补，故可在服膏方前先进"开路药"。此外"开路方"尚可探知进补者体质及其对药物的反应，以确保膏方的疗效，尤其是第一次服膏方者。此外，患者虽无糖尿病，但因过于肥胖，故未用糖类而仅木糖醇作甜味剂；因乙肝小三阳而忌酒；因血尿酸增高而未用荤胶仅用"素"膏。

（李　红　袁敬柏）

第十章 骨关节疾病

第一节 概 述

骨关节疾病是指由于各种原因造成骨与关节的损害而导致的功能障碍，包括骨骼的支持、保护功能的丧失和运动功能的障碍，是目前骨科领域患病率最高、患者人群最广的一种疾病。常见退行性关节炎、滑囊炎、滑膜炎、颈椎病、腰椎病、肩周炎、骨质增生、股骨头坏死等疾病。

一、病因病机

骨关节疾病的病因主要与增龄及外伤劳损有关，病机为外伤劳损，伤及气血，气血运行失畅，气滞血瘀而成，而肝肾不足，不能荣筋壮骨是慢性骨关节疾病如骨性关节炎等的内在原因和主要原因。《灵枢·经脉篇》曰"骨为干，脉为营，筋为刚，肉为墙……"，《灵枢·邪客篇》："营气者，泌其津液，注之于脉，化以为血，以荣四末，内注五脏六腑"，且肝主筋、肾主骨、肺主皮毛、脾主肌肉、心主血脉等理论，阐明了人体内外皮肉筋骨与五脏六腑的密切关系。病因上有外力、外感六淫、毒邪感染导致，此外还与年龄、环境、情志、体质等因素有关。治疗上，则有恶血必归于肝、客者除之、劳者温之、结者散之、留者攻之、燥者濡之等理论，临床上需辨证施治，且内、外治疗多并重。此外指导患者适当运动锻炼，改善行为习惯也是必不可缺的。

二、膏方治疗

骨与关节疾病的膏方应用，其本在于肝肾不足，因此要抓住其主要病机，辨证求本，其标为气滞血瘀，有时亦血瘀津停化为痰，痰瘀交阻，疾病缠绵难愈。

在骨关节疾病中急性损伤亦不少见，但多数经治疗后能很快恢复，但亦有部分患者，反复发作损伤，轻微用力不当即出现损伤，或未至老年，关节已经退行变化，疼痛难忍，甚至畸形影响行动，此皆为肝肾不足，筋骨不强所致，正为膏方所宜。因药物、外伤或无明显原因，出现股骨头坏死之类的疾病，亦属肝肾精亏，气虚血瘀而成，亦为膏方所宜。

骨关节疾病的膏方治疗要抓住正虚为本,血瘀或痰瘀交阻为标的基本病机,以补肝肾、强筋骨,祛风胜湿,活血止痛为基本治疗。

(石 隀)

第二节 骨性关节炎

骨性关节炎是一种慢性关节疾病,主要病变是关节软骨面的退行性变和继发性的骨质增生。本病多发生于中老年人,女性多于男性,好发于负重关节如膝、髋等处。本病主要表现是关节疼痛和活动不利。其关节疼痛早期多为钝痛,随时间逐渐加重。骨关节炎当属中医的"骨痹""骨赘""骨疣"范畴。

【病因病机】

肝藏血而主筋,肾藏精而主骨。诸筋者,皆属于节,筋的收缩、弛张,可使骨节运动自如。中年以后,肝肾亏损,不能濡养筋骨,致使关节失利。且劳累过度,腠理空虚,筋骨受损,风寒湿邪易于侵入而致气血瘀滞,痰湿夹杂,致生本病。

骨关节炎与脾胃有关。寒湿阻遏,脾胃运化失司,后天之精难以补充;脾失健运,水湿内停,聚而成痰,流窜经络,气机壅滞。脾主四肢,脾胃虚则肌肉无力,肢体关节活动不利。

【临证要点】

骨关节炎其证候要素可分虚实两端,虚者以肝肾精亏,或阴虚或阳虚,实则为瘀血、痰浊或痰湿,临床上往往相兼为病。

1.**肝肾亏虚**

(1)阳虚:以肾阳虚为主者,可见面色无华,神疲乏力,少气懒言,腰膝酸软,四肢不温,小便频数,舌淡,苔白,脉细弱。

(2)阴虚:以肝肾阴虚明显者,可见心烦失眠,面红口干,五心烦热,耳鸣,小便短赤,舌红,少苔,脉细数。

2.**瘀血** 症见疼痛如针刺刀割,痛有定处而拒按,常在夜间加剧。面色黧黑,肌肤甲错,口唇爪甲紫黯,或皮下紫斑,或肌肤微小血脉丝状如缕,或下肢青筋胀痛,舌质紫黯,或见瘀斑瘀点,脉象细涩。

3.**痰湿** 关节疼痛变形,重着难解,活动不利,肢体酸胀麻木。

【膏方治疗】

1.**膏方基本方** 当归、白芍、熟地黄、川芎、威灵仙、鸡血藤、甘草、杜仲、牛膝、骨碎补、桃仁、红花、薏苡仁、桑枝、土鳖虫、续断、木瓜、狗脊、淫羊藿、黄芪。

2. 临证加减

（1）寒湿痹阻、挛缩不得转侧者，加细辛、桂枝、羌活、独活、苍术、千年健、海风藤。

（2）疼痛甚者，加五灵脂、乳香、没药。

（3）气虚者，加党参。

（4）风湿痹痛肢麻木者，加羌活、桂枝、秦艽。

（5）脾肾阳虚泄泻者，加五味子、肉豆蔻、吴茱萸。

（6）阴虚内热者，加麦冬、石斛、知母、沙参、女贞子、墨旱莲、玄参。

（7）痰湿瘀阻经络，肢体麻木疼痛，关节屈伸不利，日久不愈者，加地龙、乳香、没药。

【经典名方】

1. 四妙丸　黄柏，苍术，牛膝，薏苡仁。

2. 独活寄生汤　独活，桑寄生，杜仲，牛膝，细辛，秦艽，茯苓，肉桂，防风，川芎，人参，甘草，当归，芍药，干地黄。

3. 身痛逐瘀汤　秦艽，川芎，桃仁，红花，甘草，羌活，没药，当归，五灵脂，香附，牛膝，地龙。

4. 桃红四物汤　当归，川芎，白芍，熟地黄，桃仁，红花。

5. 六味地黄丸　熟地黄，山萸肉，山药，泽泻，牡丹皮，茯苓。

6. 补阳还五汤　黄芪，当归，赤芍，地龙，川芎，红花，桃仁。

7. 左归丸　熟地黄，山药，枸杞子，山茱萸，川牛膝，鹿角胶，龟板胶，菟丝子。

8. 右归丸　熟地黄，山药，山茱萸，枸杞子，菟丝子，鹿角胶，杜仲，肉桂，当归，制附子。

【医案举例】

王某，女，55岁，2015年11月2日初诊。

双膝关节肿痛10余年，活动后加重，舌黯红，苔白，脉涩。证属肝肾亏虚，瘀血阻络。治以补益肝肾，活血祛瘀，通痹止痛。

处方：秦艽100克，川芎100克，桃仁100克，红花60克，羌活100克，当归100克，没药100克，五灵脂150克，制香附150克，乌药100克，怀牛膝100克，地龙100克，山楂100克，炒麦芽200克，百合200克，夜交藤200克，肉苁蓉100克，枸杞100克，山药100克，狗脊100克，熟地黄100克，杜仲150克，牛膝150克，生甘草30克，鹿角胶100克，阿胶100克。制成膏剂，每次15～20克，每日2次，开水调服。

复诊：2016年1月6日，自诉膝关节肿痛有所好转，继续服用膏方调理，连续2年，每年2料，症状明显减轻。

按：患者久病，肝肾亏虚，瘀血阻络，故膏方治疗以补益肝肾，祛瘀通络，中医认为此病属于骨痹的范畴。历来医家认为，痹证是由风、寒、湿之气乘虚侵袭肌表经络和骨节，引起肌肉或关节疼痛、肿大等一类疾患。治疗多用疏风、散寒、燥湿、清热等法。但王清任认为，痹证用除热发散药不愈，用利湿降火药无功，用滋阴药又不效者，是因为风寒湿热之邪入于血脉，致使气血凝滞之故，所以提出逐瘀活血、通经祛邪之法，把逐瘀活血与祛风除湿之法合用而获效。

（石　陨）

第三节　伤　筋

各种暴力或慢性劳损等原因导致筋的损伤，统称"伤筋"，相当于现代医学的软组织损伤。按受伤时间长短，可分为急性期伤筋和陈旧性伤筋。

【病因病机】

依据病程长短，伤筋分为急性伤筋和慢性伤筋。一般伤后二周内称为急性伤筋；慢性伤筋一般指急性期失治或治疗不彻底，造成局部隐疼或酸痛、功能障碍，常随劳累及受凉后加重，往往可反复发作。伤筋的病因可大致分为内因和外因两大类。

1. 外因　包括各种直接、间接外力和慢性劳损。外来暴力直接或间接作用于肢体局部，可导致局部筋的损伤。如踝关节扭伤、腰部闪挫伤等。长期、单调和反复的同一动作，作用于人体局部亦可引起筋肉积劳而成伤。例如，腰部、手部、膝部、踝部等由于活动过度，而导致的筋肉疲劳与损伤。

2. 内因　伤筋常与个人体质的强弱、年龄、生活环境等各种人体内部因素有关。如肝肾之气充实，筋骨强劲，抵御外界病邪的能力较强，则不易发生伤筋。随着年龄的增长，筋骨逐渐痿软，则易出现劳损性、退行性疾病。此外，关节的生理解剖结构也可影响伤筋，解剖结构正常、稳定，则承受外力的能力就强，因而也就不容易伤筋；反之，则容易发生。如踝部韧带松弛导致的反复踝关节扭伤。其次人体解剖结构本身的强弱也对筋伤有影响，如肩关节的关节盂浅而小，关节周围韧带薄弱，易受损伤。而髋关节关节盂深，周围韧带较坚固，因而髋关节部位不易伤筋。

【临证要点】

伤筋在临床上可分为急性伤筋与慢性伤筋，前者多不需膏方治疗，或内治或外治即可，慢性伤筋多与反复损伤，肝肾气血不足有关。临床辨证需要抓住气血不足与瘀血、寒凝等证候要素。

1. 实性证候要素

（1）瘀血：络伤血瘀，久留不去，常见关节周围疼痛，时肿胀，功能障碍，腰背痛。

（2）寒凝：局部疼痛，遇寒或阴雨天加重，得热则缓。

2. 虚性证候要素

（1）气虚：伤筋不愈，多与气血不足有关，气虚者，反复伤筋，筋软无力，气短，自汗，舌质淡胖。

（2）血虚：局部萎黄疼痛，面色无华，或伴心悸，舌淡，便干。

【膏方治疗】

以养血活血止痛为基本治法。

1. 膏方基本方　熟地黄，川芎，当归，芍药，牛膝，防风，桃仁，红花，羌活，木香，伸筋草，乳香，没药，延胡索。

2. 临证加减

（1）气机瘀滞较甚者，加香附、枳壳、青皮。

（2）损伤日久、肝肾亏虚者，加杜仲、牛膝、仙灵脾、吴茱萸。

（3）兼风寒湿邪者，加桑寄生、木瓜、独活、防己。

（4）兼见肌肤麻木者，加天麻、羚角、僵蚕、地龙、莪术。

【经典名方】

1. 复元活血汤　柴胡，瓜蒌根，当归，红花，甘草，穿山甲，大黄，桃仁。

2. 归脾汤　白术，当归，白茯苓，黄芪，远志，龙眼肉，酸枣仁，人参，木香，炙甘草。

3. 身痛逐瘀汤　秦艽，川芎，桃仁，红花，甘草，羌活，没药，当归，五灵脂，香附，牛膝，地龙。

4. 六味地黄丸　熟地黄，山萸肉，山药，泽泻，牡丹皮，茯苓。

【医案举例】

李某，男，61岁，2014年11月5日初诊。

10余年前因腰部扭伤，此后开始出现间断腰部疼痛，恶风，遇寒则加重。舌黯淡，苔白，脉沉紧。证属寒凝气滞、肾虚。治以温经散寒，补肾强腰。

处方：补骨脂100克，巴戟天100克，炒白芍150克，炒白术150克，细辛30克，桂枝100克，制附子30克，生晒参60克，干姜60克，茯苓150克，淫羊藿200克，延胡索150克，杜仲100克，制狗脊100克，炒枣仁150克，夜交藤200克，火麻仁120克，肉苁蓉100克，焦神曲100克，山楂100克，炒麦芽200克，炙甘草60克，阿胶100克，饴糖200克。

温水兑服，每次一匙（约15毫升／匙），第1周早饭前空腹服用1次，从第2周起早饭前、晚睡前各服用1次。

复诊：2015年1月19日，自诉腰部疼痛症状好转，上方去火麻仁、肉苁蓉，加杜仲至150克，桂枝至120克，改善其恶风症状，嘱继续服用膏方2月。上述症状缓解。

按：患者中老年男性，病程日久伤肾，而肾主骨生髓，且腰为肾之府。所以，护腰就要先护肾。加之患者曾有腰部损伤病史，且平素腰部怕凉，治疗上当注意温补培元固本。

（石　陨）

第四节　骨质疏松症

骨质疏松症是以骨组织纤维结构受损，骨矿成分和骨基质等比例不断减少，骨质变薄，骨小梁数量减少，骨脆性增加和骨折危险度升高的一种全身骨代谢障碍的疾病。骨质疏松症属于中医的"骨痿""骨枯""骨痹"范畴。骨质疏松患者最常见的表现为骨痛及腰背痛、驼背、易发骨折三大主症。疼痛以腰背痛多见，占疼痛患者中的70%～80%，平时常有腰背疼痛，疲乏无力，指甲软而断裂，脱发，多汗，身体缩短或驼背，发生多次骨折的表现。

【病因病机】

《素问·痿论》所说"肾主身之骨髓……肾气热，则腰脊不举，骨枯而髓减，发为骨痿"。骨质疏松的发生发展与肾虚密切相关，肾为先天之本、藏精、主骨生髓，骨的生长发育依赖肾中精气的滋养与推动。熬夜、过食肥甘厚味、缺乏运动等造成肝肾不足，气血不能濡养筋骨，从而导致骨质疏松症的发生。

骨质疏松症与脾胃有密切关系，脾胃为后天之本，气血生化之源，脾胃虚弱，水谷精微化生不足，则导致肌肉骨髓失养，四肢不用，导致骨质疏松发生。脾的运化功能正常是饮食水谷消化，吸收，滋养骨骼的保证。正如《内经》所述"血和则经脉流行，营复阴阳，筋骨劲强，关节清利"。

原发性骨质疏松症也与冲任失调有关，常伴有痰、瘀、寒、湿等外邪侵犯，致经络不畅而为病。造成气血运行不畅，血瘀造成骨小梁内微循环的障碍，导致血液中的钙及营养物质进行正常交换，而致骨骼失养，导致骨质疏松发生。

【临证要点】

骨质疏松症涉及肝肾不足，因虚致实，瘀血阻络，或痰瘀交阻，临床应重视精亏、肝阴虚与肾气虚的辨识。

1. 虚性证候要素

（1）精亏：主要在肝肾，以腰膝隐痛酸软，足跟痛，小腿搐搦，劳累后加重，头晕耳鸣，手脚心热，心烦盗汗，舌质偏红。

（2）阳虚，肾阳不足：在骨质疏松症中也比较多见，怕冷、手脚冰凉、腰膝酸软等，遇阴冷天疼痛加重，夜尿频多，舌质胖淡。

（3）气虚：主要为脾胃气虚，症见腰背酸痛，双膝行走无力，甚至轻微运动就可引起胸背剧痛，腰弯背驼，食后腹胀，大便溏薄，肢体倦怠，少气懒言，面色萎黄或浮肿，或消瘦，舌淡，苔白。

2. 实性证候要素 主要为瘀血阻络，多为内生瘀血，因虚致实而成。

血瘀：由骨折及劳损过度所致，腰酸胀，伴有骨节疼痛如针刺，肢节麻木，舌质紫黯，或有瘀斑，脉细涩。

【膏方治疗】

1. 膏方基本方 熟地黄，山药，山茱萸，淫羊藿，黄芪，当归，补骨脂，杜仲，骨碎补，续断，茯苓，丹参，鹿角胶，菟丝子，牛膝，枸杞子。

以下对药常用于骨质疏松的膏方中：活血祛瘀、消肿止痛用乳香和没药；行气活血用当归和川芎；活血通经、消肿止痛用桃仁和红花；补益肝肾用杜仲和牛膝。

2. 临证加减

（1）肾阳不足者，加附子、肉桂。

（2）脾虚湿盛者，加人参、白术、陈皮、鸡内金、砂仁、枳壳、香附。

（3）痛甚者，加桃仁、红花、乳香、没药。

【经典名方】

1. 虎潜丸 黄柏，龟板，知母，熟地黄，陈皮，白芍，锁阳，虎骨，干姜。

2. 参苓白术散 莲子肉，薏苡仁，砂仁，桔梗，白扁豆，白茯苓，人参，甘草，白术，山药。

3. 身痛逐瘀汤 秦艽，川芎，桃仁，红花，甘草，羌活，没药，当归，五灵脂，香附，牛膝，地龙。

4. 八珍汤 人参，白术，白茯苓，当归，川芎，白芍药，熟地黄，炙甘草。

5. 左归丸 熟地黄，山药，枸杞子，山茱萸，川牛膝，鹿角胶，龟板胶，菟丝子。

6. 右归丸 熟地黄，山药，山茱萸，枸杞子，菟丝子，鹿角胶，杜仲，肉桂，当归，制附子。

【医案举例】

案例 1：

患者，女，67 岁，2011 年 10 月 8 日初诊。

患者两年前患腕部骨折，现腰背酸痛，伴有下肢痿软，头晕眼花，耳鸣耳聋，精神疲惫，苔薄，脉沉细。骨密度测定：T 值为 -2.8SD。骨质疏松症（肝肾精血亏损型），予补益肝肾，强筋壮骨，方用左归丸为基础方加减。

处方：阿胶 200 克，熟地黄 300 克，山药 300 克，山茱萸 150 克，菟丝子 200 克，枸杞子 200 克，淮牛膝 150 克，杜仲 150 克，桑寄生 150 克，何首乌 300 克，肉苁蓉 150 克，海马 60 克，千年健 150 克，狗脊 100 克，骨碎补 150 克，胡桃肉 150 克，川芎 50 克，当归 100 克，蛤蚧 1 对，延胡索 100 克，神曲 100 克，龟板胶 150 克，鹿角胶 150 克。制成膏剂，每次 15 ～ 20 克，每日 2 次，开水调服。

复诊：2012年1月12日，患者自述腰背酸痛，下肢痿软症状减轻，再以上方为基础，去鹿角胶、骨碎补，加川牛膝150克，炒黄柏60克，炒知母60克，改善头晕眼花，耳鸣耳聋症状，再服3月，上诉症状缓解，骨密度测定：T值为 -2.0SD。

按：本例患者属于肝肾精血亏损型，故用左归丸为基础方补益肝肾；用千年健、狗脊、骨碎补、海马等补肾壮骨；用川芎、当归、延胡索等活血止痛；用神曲和胃消导；蛤蚧温肾益精补虚。

案例2：

患者，男，65岁，2013年11月14日初诊。

患者半年前患外踝骨折，现周身关节酸痛，腰膝酸软，常伴有疲乏气短，面色㿠白，食欲不振，大便溏薄，舌淡，脉濡细。骨密度测定：T值为 -2.1SD。骨质疏松症（脾胃气血两亏型），予补气健脾，强肾壮骨。

处方：阿胶250克，黄芪150克，当归100克，白芍200克，川芎60克，生地黄150克，熟地黄150克，炙甘草50克，鸡血藤300克，白术100克，党参200克，茯苓150克，何首乌300克，枸杞子200克，桑寄生150克，续断150克，骨碎补100克，威灵仙150克，神曲100克，五加皮100克，龟板胶100克。制成膏剂，每次15～20克，每日2次，开水调服。

复诊：2014年1月16日，患者自诉关节酸痛，乏力气短症状减轻，再以上方为基础，加莲子100克，山药200克，薏米200克，后患者继续服用3个月，食欲不振，大便溏薄症状缓解，复测骨密度测定：T值 ≥ -2.0SD。

按：本例患者属于脾胃气血两亏型，故用八珍汤补气补血为基础方；用续断、枸杞子、骨碎补、桑寄生等补肾壮骨；用威灵仙、鸡血藤等活血通络止痛；用神曲和胃消导。

案例3：

王某，女，51岁，2014年11月6日初诊。

更年期综合征2年，1年前出现月经不调，月经周期紊乱，伴有烘热汗出，骨节酸痛，腰酸，神疲乏力，头痛，头晕耳鸣，苔薄脉细。骨密度测定：T值为 -1.8SD。更年期综合征，骨量减少（肝肾亏虚），治以滋阴平肝，调理阴阳。方用知柏地黄丸为基础方加减。

处方：知母150克，黄柏120克，当归90克，川芎60克，鸡血藤150克，生地黄120克，熟地黄120克，枸杞子120克，丹参120克，牡丹皮120克，菊花120克，石决明300克，珍珠母300克，山药150克，山茱萸120克，泽兰90克，泽泻90克，地骨皮120克，煅龙骨300克，煅牡蛎300克，杜仲150克，狗脊150克，麦冬120克，石斛120克，五味子90克，羌活90克，独活90克，防风90克，地龙120克，淮小麦300克，甘草60克，女贞子120克，半夏90克，黄精150克，陈皮90克，山楂90克，阿胶200克。制成膏剂，每次15～20克，每日2次，开水调服。

复诊：2015年2月5日，患者连服3个月，上述症状缓解，嘱继续服用膏方2月以巩固疗效。

按：本例患者属于更年期综合征，骨量减少（肝肾亏虚），予滋阴平肝，调理阴阳，方用知柏地黄丸平肝潜阳为基础方；加珍珠母、石决明、地骨皮、煅龙骨、煅牡蛎、狗脊等补肾潜阳壮骨；用羌活、独活、防风、地龙等活血化瘀行气；用浮小麦除烦敛汗。

（石　陨）

第十一章　风湿性疾病

第一节　概　述

  风湿病是人体免疫失常所致的一种自身免疫性疾病，临床以人体结缔组织涵盖的范围出现无菌性、免疫性炎症为特征，同时伴随一系列免疫指标异常，是一大类慢性疾病，也是内科常见病，包括系统性红斑狼疮、类风湿关节炎、干燥综合征、强直性脊柱炎、皮肌炎、多肌炎、白塞氏病、成人斯蒂尔病等，需要注意的是，某些情况下肢体的痹痛表现是内脏疾病的反映，如肿瘤、免疫缺陷病、病毒感染等。

  风湿病中医又称"痹病"，凡出现人体皮肤、肌肉、筋脉、骨节、内脏气血运行不畅，而见疼痛、麻木、酸楚、乏力、红肿者均可称为"痹病"，其病因古人多认为与外界的风、寒、湿、热、燥邪相感有关，内与五脏六腑的气血运行失常有关，而常因外之风寒湿邪所诱发，故统称为风湿痹病。

  其中较为常见又比较适合膏方调治的主要属于慢性关节痹痛类的类风湿性关节炎、强直性脊柱炎、骨关节炎、骨质疏松、痛风非发作期等，以及全身性风湿免疫性疾病如干燥综合征、系统性红斑狼疮等处于病情相对稳定时期都可以进行膏方调治。在膏方治疗方面，需要关注以下几个方面：

  一是注重外邪的祛除和预防，主要是容易引起关节痹痛的六淫之邪，比较多见的是风寒湿三邪，需要在膏方中适当加用祛风、散寒、祛湿之品；二是注重正虚的调治，如湿邪重者多因内有脾虚，风邪易感者多内有肝气不畅，寒邪易感者多兼肾虚等，分别采用健脾助运、调畅肝气、补益肾气之品；三是痹病日久多见痰浊、血瘀等病理产物，故需分别加用化痰泄浊、活血祛瘀之品；四是在赋形剂的选用上，需注意不能滋腻太过，以免助湿留邪；同时需针对患者体质阴阳的不同，分别选用益阴温阳之不同的胶剂赋形。

（顾军花）

第二节　类风湿关节炎

  类风湿关节炎是一种病因不明的自身免疫性疾病，多见于中年女性，主要表现为对称性、慢性、进行性多关节炎。关节滑膜的慢性炎症、增生，形成血管翳，侵犯关节软骨、软骨下骨、韧带和肌腱等，造成关节软骨、骨和关节囊破坏，最终导致关节畸形和功能丧失。因其病情和病程有个体差异，临床表现可以从短暂、轻微的少关节炎到急剧进行性多关节炎。受累关节以近端指间关节、掌指关节、腕、肘、肩、膝和足趾关节最为多见；颈椎、颞颌关节、胸锁和肩锁关节也可受累，并伴活动受限；髋关节受累少见。关节炎常表现为对称性、持续性肿胀和压痛，晨僵常长达 1 小时以上。最为常见的关节畸形是腕和肘关节强直、掌指关节的半脱位、手指向尺侧偏斜和呈"天鹅颈"样及钮孔花样表现。重症患者关节呈纤维性或骨性强直，并因关节周围肌肉萎缩、痉挛失去关节功能，致使生活不能自理。除关节症状外，还可出现关节外或内脏损害，如类风湿结节，心、肺、肾、周围神经及眼等病变。根据其临床表现以反复多关节肿痛伴肌痛、关节畸形等，中医一般将类风湿性关节炎归属于"痹证""历节风"等范畴。

【病因病机】

历代医家对痹证论述非常详尽，外因多归于风寒湿三邪为患，内因则责之气血不足与痰瘀阻络为主。由于患者的体质及感邪的性质都有寒热偏胜，所以在临床上类风湿关节炎往往有多种不同的证型，如寒湿阻络型、湿热阻络型、痰瘀交阻型、气虚湿热型和肝肾亏虚型等，但就活动期类风湿关节炎患者而言，所感之邪大多表现为两种复合邪，即风寒湿邪与风湿热邪。正气虚弱是发生本病的根本，在正气不足的基础上，致使机体卫外不固，腠理不密，使风、寒、湿、热之邪乘虚侵袭，注于经络，留于关节，使气血痹阻，引发本病。其本虚往往牵涉到两个方面：一是腠理不固、卫气亏虚，造成患者邪来之时无力御邪于外，邪入体之后又无力祛邪外出，从而反复感邪；另一方面则是肝脾肾不足，肝主筋，脾主肌肉四肢，肾主骨。类风湿关节炎多表现为筋骨肌肉的酸痛、肿僵、麻木，正乃邪袭其虚处所致；且脾为后天之本，脾虚则气血生化乏源，肝肾虚则筋脉骨节失养，而表现为类风湿关节炎后期之肌肉瘦削、屈伸乏力之象；脾虚又能生内湿，湿邪困阻经脉骨节乃见类风湿关节炎之关节肿僵痛之象；病久则湿滞为痰，血阻为瘀，痰瘀交阻于关节局部，损筋害骨则见关节漫肿不消，皮色紫暗，关节畸形，或伴关节周围痰核丛生，低热缠绵。故就本病的病理性质而言，类风湿关节炎是一个全身属虚（气血亏虚、肝肾不足），局部属实（寒湿、湿热、痰瘀）的疾病，同时又是一个正虚为本、邪实为标的疾病。

【临证要点】

临床活动期类风湿关节炎主要表现为两种证型：气虚寒湿型与气虚湿热型，而缓解期类风湿关节炎患者则又兼肝肾不足与痰瘀阻络等表现。本病在临床上往往虚实夹杂，难以截然分开。

1. 虚性证候要素

（1）精亏：症见关节酸软无力或僵直不能屈伸，腰膝酸痛，眩晕乏力，耳鸣健忘，发落齿摇，少寐多梦。

（2）血虚：关节麻木不利，酸痛乏力，不耐久劳，面色萎黄，心悸少寐。

（3）气虚：病程反复而持久，面色少华，神疲乏力，反复易感，自汗，关节酸楚乏力，屈伸不利。

2. 实性证候要素

（1）寒湿：常表现为畏寒怕冷，关节肿胀僵硬或重着不举，疼痛持续不解，舌淡，苔白腻，脉沉迟滑。

（2）湿热：常表现为低热缠绵，关节红肿灼热，重着疼痛，舌红，苔腻，脉弦滑数。

（3）痰瘀：晚期患者因邪阻日久，气血闭阻，痰凝血瘀于关节局部，同时耗伤气血，可见正虚瘀结痰凝兼见之象，症见关节畸形僵直，不能弯曲，局部刺痛，或漫肿持续不退，皮色紫暗或见痰核，形体瘦削，肌肤甲错，渴不欲饮，大便干结。

【膏方治疗】

1. 膏方基本方 生黄芪，生白术，生薏苡仁，防风，防己，独活，川芎，白芍，莪术，当归，延胡索，鸡血藤，牛膝，熟地。

2. 临证加减

（1）肾虚者，补肾可加补骨脂、川断、骨碎补；利水可加车前子、猪苓、薏苡仁根。

（2）脾虚者，健脾化湿可加苍术、厚朴、蔻仁、鸡内金；理气可加陈皮、半夏、枳壳、川芎、八月札。

（3）肝血亏虚者，补血柔肝可加木瓜、酸枣仁、柏子仁、当归；肝火可加栀子、黄芩、夏枯草等；肝郁可加柴胡、绿萼梅、制香附。

（4）痰瘀交阻者，化痰可加制南星、白芥子、昆布、海藻、土茯苓；活血可加徐长卿、乳香、没药、延胡索、接骨木。

【经典名方】

1. 六味地黄丸 熟地，山茱萸，淮山药，泽泻，茯苓，丹皮。

2. 独活寄生汤 独活，桑寄生，杜仲，牛膝，细辛，秦艽，茯苓，肉桂心，防风，川芎，人参，甘草，当归，赤芍，干地黄。

3. 防己黄芪汤 防己，黄芪，甘草，白术，生姜，大枣。

【医案举例】

李某，女，46岁，2011年10月18日初诊。

患者因"四肢多关节肿痛晨僵12年，加重1周"就诊。患者12年前无明显诱因下出现双手近端指间关节、掌指关节及腕关节肿痛、晨僵，至上海中医药大学附属龙华医院查类风湿因子、血沉均升高，诊断为"类风湿关节炎"，经治疗，病情一度缓解，近来关节疼痛又反复发作，尤以左足趾第二关节、右手小指、左手无名指近端指间关节疼痛为显，痛甚时自服止痛片，亦只能痛缓2～3小时，素来形寒怕冷，时有头晕。刻下：双手近端指间关节肿痛，局部色素沉着，口干，胃纳可，夜寐安，二便调，苔薄，舌红，脉细。证属脾肾两虚，痰瘀阻络。治拟健脾益肾，化痰通络，佐以养阴。

处方：生黄芪 300 克，生白术 120 克，生米仁 150 克，防风、防己各 120 克，羌独活各 120 克，川芎 120 克，土茯苓 300 克，赤白芍各 150 克，红花 90 克，莪术 200 克，当归 90 克，参三七 60 克，延胡索 300 克，骨碎补 150 克，鸡血藤 300 克，乌梢蛇 300 克，炮山甲 90 克，牛膝 150 克，生熟地各 150 克，山萸肉 90 克，北沙参 300 克，石斛 150 克，地鳖虫 120 克，苦参片 90 克，徐长卿 300 克，葎草 300 克，伸筋草 300 克，仙茅 150 克，仙灵脾 150 克，知母、黄柏各 90 克，鹿衔草 300 克，蕲蛇 90 克，丹参 150 克，夜交藤 300 克，砂蔻仁各 60 克，香附 90 克。

另：生晒参 100 克，阿胶 300 克，冰糖 500 克。

二诊：2012 年 10 月 31 日。服上方后，关节疼痛好转，曾因劳累后出现右手第三指间关节肿痛，休息后自行好转，近来时有牙龈肿痛，易疲劳、困乏，形寒肢冷，口干，夜寐安，二便调，月经正常，苔薄舌中红，脉细。

处方：生黄芪 300 克，生白术 120 克，北沙参 300 克，太子参 300 克，炒防风 120 克，玉竹 120 克，菟丝子 150 克，黄精 150 克，当归 120 克，生熟地各 150 克，山萸肉 90 克，怀山药 150 克，牛膝 150 克，巴戟肉 150 克，骨碎补 150 克，莪术 150 克，威灵仙 150 克，木瓜 90 克，知母、黄柏各 120 克，仙茅 120 克，仙灵脾 120 克，石斛 300 克，地龙 150 克，桑寄生 300 克，地鳖虫 120 克，鸡血藤 300 克，乌梢蛇 150 克，珠儿参 90 克，白芍 150 克，清甘草 90 克，丹参 300 克，砂仁 60 克。

另：生晒参 70 克，西洋参 100 克，枫斗 150 克，鹿角胶 70 克，龟板胶 70 克，阿胶 150 克，冰糖 300 克。

按：患者素体脾肾亏虚，加之疾病所苦，更损脾胃，脾虚气血生化失常，内生痰湿，瘀血阻络，痰瘀互结，则见关节肿痛，关节局部皮肤色素沉着，晨起僵硬，屈伸不利。类风湿关节炎属痹证范畴，《内经》云："风寒湿三气杂至，合而为痹也"，先生认为类风湿关节炎之僵、肿、痛为痰瘀互结关节经脉不通之表现。而脾虚乃是类风湿病机中"正虚"的主导，病久痰湿内生，阻滞经络，故治法当以健脾益气，化痰通络为主，方拟玉屏风散合独活寄生汤加减；又虑久病及肾之患，更加二仙汤以补肾壮骨，辅以鸡血藤、乌梢蛇、山甲、牛膝活血通络；北沙参、石斛、知母、黄柏滋阴清热。二诊时关节疼痛好转，但仍有疲劳、困乏等气虚症状，故以太子参、黄精加强补益之功。

（顾军花）

第三节　干燥综合征

干燥综合征是一个主要累及外分泌腺体的慢性炎症性自身免疫病。临床除有唾液腺和泪腺受损功能下降而出现口干、眼干外，尚有腺体外其他器官的受累而出现多系统损害的症状，如血细胞减少、腮腺炎、皮肤紫癜、间质性肺炎、肾小管酸中毒、慢性胰腺炎、慢性胃炎等。其血清则有多种自身抗体和高免疫球蛋白血症。

本病分为原发性和继发性两类，前者指不具另一诊断明确的结缔组织病的干燥综合征。后者是指发生于另一诊断明确的结缔组织病，如系统性红斑狼疮、类风湿关节炎等的干燥综合征。原发性干燥综合征属全球性疾病，在我国人群的患病率为 0.3% ～ 0.7%，在老年人群中患病率为 3% ～ 4%。本病女性多见，男女比为 1 ：9 ～ 20。发病年龄多在 40 ～ 50 岁。也见于儿童。

干燥综合征以口干、目干、皮肤干燥、鼻干、咽干、关节痛等症为突出表现，根据"诸涩枯涸，皆属于燥"，临床多将其归入"燥证"范畴，也有"燥毒"或"虚劳"之称。

【病因病机】

本病起病隐袭，病因多端，既有内因致病，又有外邪侵犯，具有病程长，病情复杂多变，治疗不易速效之特点，可涉及肺、脾、胃、肝、肾等多个脏腑功能失调。故燥不仅分内外、寒热二性，且从脏腑立论，认识较全面。

总之，本病口眼干燥的症状，不仅因津液亏损，失却濡润而成，还可因气虚不能化津或瘀血阻络，以致津液敷布障碍导致。大多先天为气阴两虚体质，复感燥热邪气，内陷入里，日久蕴酿成毒，煎熬津液或燥邪久羁，耗气伤阴，阴损及阳，气虚失运，阳虚津凝，导致口眼清窍失养，经脉气血痹阻而发。故气阴两虚为其本质，阳虚血瘀痰凝为其所累，瘀、痹、燥、毒为其标象，基本病机是以虚、瘀、痹、燥为特点。

【临证要点】

干燥综合征之中医病机多为阴虚燥毒，其病本当责之肝脾两脏。燥毒为患时则当汤药清燥救津，燥毒已除时当缓图治本，本病之辨治宜从以下几点着手：

1. 虚性证候要素

（1）阴虚（肝阴不足）：双目干涩，鼻咽干燥，或伴干咳痰黏。

（2）脾虚：口舌干燥，可伴有食后腹胀。

（3）肺虚：皮肤干燥，咳嗽，少痰。

2. 实性证候要素

（1）燥毒：本病经常兼有燥毒之邪，表现眼结膜的溃疡受损，口干舌燥，饮不解渴等症。

（2）瘀血：燥毒伤阴所致。关节疼痛，肿胀。

【膏方治疗】

1. 膏方基本方　南沙参，北沙参，天冬，麦冬，白芍，生白术，旱莲草，枳壳，丹参，柴胡，佛手。

2. 临证加减

（1）肝旺者，加钩藤、夏枯草、黄芩、石决明。

（2）兼有肝郁者，可加香附、郁金、柴胡。

（3）痰湿者，加半夏、薏苡仁、瓜蒌仁、陈皮、茯苓。

【经典名方】

1. **滋水清肝饮** 熟地，当归，白芍，酸枣仁，山萸肉，茯苓，山药，柴胡，山栀，丹皮，泽泻。

2. **杞菊地黄丸** 熟地，丹皮，泽泻，杞子，白菊花，山茱萸，茯苓，淮山药。

3. **黄芪建中汤** 桂枝，炙甘草，大枣，芍药，生姜，饴糖，黄芪。

4. **附子理中丸** 炮附子，人参，炮干姜，炙甘草，白术。

5. **《济生》肾气丸** 附子，肉桂，熟地，山茱萸，淮山药，泽泻，茯苓，丹皮，牛膝，车前子。

【医案举例】

刘某，女，61岁，2003年11月24日初诊。

患者于2001年8月因"口干、眼干"在外院确诊为干燥综合征，曾一直口服纷乐片（硫酸羟氯喹片）治疗，诸症控制尚可，6周前患者自行停服纷乐片，2周后出现口干、眼干症状加重，而重新服用纷乐片4周后诸症无明显改善。现为求进一步治疗而就诊。患者既往体健，否认有其他慢性病病史，48岁时绝经。刻下症见：口干，眼干，头晕，胸闷，胃脘嘈杂，食少，嗳气，泛酸，胁肋部胀痛，夜寐梦多，夜尿多，大便秘结，舌质红，苔薄干，脉细数。此为肝胃阴虚之证，治拟滋养肝胃之阴，清燥解毒。

处方：南沙参300克，北沙参300克，天冬150克，麦冬150克，太子参200克，大白芍120克，蒲公英300克，陈香橼120克，八月札120克，象贝母150克，煅瓦楞300克，生白术100克，旱莲草300克，明天麻120克，薏苡仁120克，枳壳150克，丹参150克，珍珠母300克，煅龙骨300克，煅牡蛎300克，酸枣仁150克，柴胡90克，莲子芯120克，莲须120克，淡竹叶150克，参三七60克，莪术90克，菝葜150克，佛手片120克，绿萼梅100克，桑寄生300克，牛膝150克，潼蒺藜120克，白蒺藜120克。

另煎兑入：西洋参100克，枫斗100克，阿胶300克，冰糖500克，收膏。

复诊：2004年1月19日。去年膏方服后甚觉舒适，遂处以原方，进食膏方近2月，患者自觉口干、眼干、胁肋部胀痛好转，纳食增加，嗳气、泛酸基本消失，睡眠明显改善，大小便正常，舌质淡红，苔薄白，脉细。因天气变暖，本院膏方制作已停，遂将上方在药店加工成丸药后继续服用，以求进一步巩固疗效。

按：此案为风湿名家陈湘君的膏方验案。陈教授认为干燥综合征的病机关键在于"阴虚燥毒"，阴虚和燥毒相互为患，常致疾病胶着反复，治疗上以滋阴、清燥、解毒为基本原则。此患者应为典型的肝胃阴虚证，病位在肝胃，病性属本虚标实，故治法当立以滋肝养胃，清燥解毒。方中重用西洋参、枫斗、白芍滋阴养血，益胃柔肝；伍以南北沙参、天麦冬、蒲公英等养阴清热生津；丹参、参三七、明天麻、酸枣仁等养血活血，柔肝养肝；另以八月札、绿萼梅、佛手片等理气和胃，疏肝和络，共奏滋养脾胃之阴，疏肝柔肝，养血活血，清燥解毒之功。

（顾军花）

第四节　强直性脊柱炎

　　强直性脊柱炎是一种以中轴关节为主要病变的慢性炎性疾病，亦可侵犯外周关节，并可伴发关节外表现。严重者可发生脊柱畸形和强直。后期病情不可逆，常造成残疾。强直性脊柱炎病因尚未明确，与遗传、环境等因素相关，有着明显的家族发病聚集倾向，且与 HLA-B27 密切相关。强直性脊柱炎起病隐匿，早期可出现炎性下腰痛伴随血沉、C 反应蛋白等炎性指标升高，肌腱附着点肿痛发炎，膝、踝等外周关节炎，眼睛急性虹膜睫状体炎等临床表现，多发于 10 ～ 40 岁，男性多发。本病可急性发作出现高热、关节肿痛等表现，但大多数患者病情发展缓慢。

　　强直性脊柱炎归属中医学"痹病"范畴。风湿名家陈湘君教授认为，强直性脊柱炎是由于先天肾阳虚衰，督脉失温，外感寒邪，内寒与外寒相合，寒性凝滞，凝痰成瘀，最终导致脊柱疼痛僵硬、强直变形。因此，温补督脉，散寒通络祛湿往往是本病的主要治法。

　　【病因病机】

　　中医认为强直性脊柱炎的病因与先天禀赋不足、肾气亏虚、外感风寒湿热邪气、饮食不节等诸多因素有关。当病程日久，邪气闭阻，血行不畅，多出现血瘀之症状。

　　【临证要点】

　　强直性脊柱炎以腰脊疼痛，两胯活动受限，严重者脊柱弯曲变形，甚至强直僵硬，或背部酸痛、肌肉有僵硬沉重感，阴雨天及劳累后加剧为临床表现。它是因先天肾阳虚衰，督脉失温，外感寒邪，内寒与外寒相合，寒性凝滞，凝痰成瘀所致。本病辨证宜从以下几方面入手：

　　1. 虚性证候要素

　　（1）肾阳虚：全身畏寒，夜尿清长，遗尿或伴遗精滑泄、阳痿。

　　（2）督脉虚寒：脊柱冰凉怕风，身形伛偻，全身乏力。

　　（3）膀胱经虚寒：背脊及下肢后侧怕冷，小便无力或尿失禁。

　　2. 实性证候要素

　　（1）寒湿之邪：关节肿胀僵硬或重着不举，疼痛持续不解，舌淡，苔白腻，脉沉迟滑。

　　（2）痰凝血瘀：关节畸形僵直，不能弯曲，局部刺痛，或漫肿持续不退，皮色紫黯或见痰核，形体瘦削，肌肤甲错。

　　【膏方治疗】

　　1. 膏方基本方　鹿角片，党参，炒白术，干姜，清甘草，生黄芪，白芍，当归，地龙，葛根，狗脊，延胡索，炒米仁，仙灵脾，蕲蛇，牛膝。

　　2. 临证加减

　　（1）肾阳不足者，多用巴戟肉、菟丝子、肉苁蓉、仙茅、仙灵脾、补骨脂、淡附片温督散寒。

（2）寒湿阻络者，多以乌梢蛇、蕲蛇、羌独活、威灵仙、桑寄生祛风除湿。

（3）痰瘀交阻者，多加骨碎补、苏木活血定痛，辅以丹参、三七、半夏、南星、皂角刺等化痰祛瘀。

【经典名方】

1. **右归丸**　熟地，山药，山茱萸，枸杞子，菟丝子，鹿角胶，杜仲，肉桂，当归，炮附子。

2. **阳和汤**　熟地，鹿角胶，肉桂，姜炭，白芥子，麻黄，甘草。

3. **四妙丸**　苍术，黄柏，牛膝，薏苡仁。

4. **独活寄生汤**　独活，防风，细辛，秦艽，桑寄生，杜仲，牛膝，桂心，当归，川芎，芍药，干地黄，人参，茯苓，甘草。

5. **桂枝芍药知母汤**　桂枝，芍药，甘草，白术，知母，麻黄，防风，生姜，附子。

6. **身痛逐瘀汤**　秦艽，川芎，桃仁，红花，甘草，羌活，没药，当归，五灵脂，香附，牛膝，地龙。

【医案举例】

梁某，男，38 岁，2006 年 10 月 30 日初诊。

患者有强直性脊柱炎病史 10 年。多处求治，症情未得到有效控制。患者初起时有腰骶部疼痛，近年来逐步发展为颈腰背疼痛，僵硬。来诊时患者颈椎板滞僵硬明显，腰痛尚可，右髋关节屈伸不利，关节遇暖得舒，手足时有麻木。伴口干，大便偏烂，纳寐可，苔薄腻，质胖，脉细迟弱。

患者颈项部板滞明显，腰骶部疼痛，关节屈伸不利，关节怕冷，得温则舒，脉细迟弱。"腰为肾之府，腰骶部乃督脉循行的部位"，故辨为肾虚督寒，经脉失养；加之患者大便偏烂，舌质胖大，苔薄腻，此乃脾虚湿蕴之象。故治宜补肾温督，健脾化湿。方拟参苓白术散合干姜苓术汤、附子理中汤加减。

处方：党参 150 克，炒白术 120 克，淡干姜 90 克，清甘草 90 克，生黄芪 300 克，川芎 120 克，红花 100 克，赤白芍各 150 克，当归 120 克，地龙 300 克，葛根 300 克，虎杖 150 克，金毛狗脊 200 克，巴戟肉 200 克，补骨脂 150 克，骨碎补 150 克，地鳖虫 120 克，落得打 150 克，留行子 150 克，延胡索 300 克，蜈蚣 10 条，蜂房 120 克，土茯苓 300 克，焦楂曲各 100 克，菟丝子 300 克，炒米仁 300 克，陈皮 90 克，半夏 90 克，参三七 60 克，山甲 90 克，仙灵脾 300 克，淡附片 90 克，石斛 150 克，蕲蛇 100 克，砂仁 60 克，牛膝 150 克。

另煎兑入：生晒参 100 克，阿胶 200 克，鹿角胶 70 克，龟板胶 50 克，饴糖 500 克，收膏。

复诊：2007 年 11 月 5 日。服药后患者关节痛好转，阴雨天颈背僵痛，以僵为主。大便平素正常，但饮食不慎则易腹泻，尿酸偏高，苔薄腻，质胖，脉细。寒湿之邪已十去其九，改从治本入手，续拟温肾健脾之法。

处方：党参 150 克，炒白术 120 克，淡干姜 90 克，清甘草 90 克，淮山药 150 克，白扁豆 120 克，焦山楂 100 克，生黄芪 300 克，川芎 150 克，红花 120 克，赤白芍各 150 克，当归 90 克，莪术 150 克，地龙 300 克，葛根 300 克，僵蚕 300 克，海藻、海带各 150 克，皂角刺 150 克，补骨脂 150 克，骨碎补 150 克，巴戟肉 200 克，菟丝子 200 克，土茯苓 300 克，粉萆薢 300 克，山慈菇 150 克，鹿角片 100 克，陈皮 90 克，半夏 90 克，炒米仁 150 克，仙灵脾 150 克，鸡血藤 300 克，乌梢蛇 300 克，参三七 60 克，延胡索 300 克，蜈蚣 30 克，落得打 300 克，砂仁 60 克，炮山甲 90 克，牛膝 150 克。

另煎兑入：生晒参 100 克，阿胶 200 克，鹿角胶 50 克，龟板胶 50 克，饴糖 500 克，收膏。

三诊：2008 年 11 月 10 日。服上药后，患者腰背痛已不明显，稍有颈椎板滞不舒。大便正常，纳寐可，苔薄黄，脉细。继遵原法。

处方：生黄芪 300 克，炒白术 120 克，淮山药 300 克，当归 120 克，川芎 150 克，葛根 300 克，地龙 300 克，红花 100 克，白芍 150 克，延胡索 300 克，蜂房 120 克，蜈蚣 30 条，参三七 60 克，落得打 150 克，僵蚕 300 克，鸡血藤 300 克，乌梢蛇 300 克，淡干姜 90 克，仙茅 150 克，仙灵脾 150 克，补骨脂 150 克，骨碎补 150 克，金毛狗脊 300 克，川断 150 克，杜仲 150 克，地鳖虫 120 克，徐长卿 300 克，威灵仙 150 克，鹿角片 90 克，穿山甲 90 克，皂角刺 120 克，菟丝子 150 克，巴戟肉 150 克，苏木 90 克，莪术 150 克，鸡内金 150 克，木香 90 克，陈皮 90 克，生熟地各 150 克。

另煎兑入：生晒参 120 克，阿胶 200 克，鹿角胶 100 克，饴糖 500 克，收膏。

按：强直性脊柱炎患者多表现为腰背、颈部的疼痛，后期多表现为关节的僵硬。本病例为一则典型的强直性脊柱炎后期患者。陈师认为"肾为腰之府，肾主骨"，后背为督脉循行的部位，故强直性脊柱炎患者多以肾虚督寒为本。结合本患者还有大便偏烂、舌质胖、苔薄白腻等脾虚湿蕴之象，故初诊时予温肾强督、健脾化湿之法治疗。经治患者颈腰部疼痛明显好转，但仍有饮食不慎则易腹泻之症。故二诊加强了健脾温肾的力度。针对湿浊下注所致的尿酸偏高，一般多用土茯苓、粉萆薢、山慈菇以清利下焦湿热，这些药物经药理研究证实有降尿酸作用。至三诊患者各症状均得到改善，故遵原法，继予温肾健脾。

编者按：本例中用到穿山甲，现已经属禁用品种，不建议在膏方中使用，可用其他虫类药替代。

（顾军花）

第十二章　神经肌肉疾病

第一节　概　述

神经肌肉疾病的病种很多，常见的如脑卒中、眩晕、痴呆、帕金森病、癫痫、偏头痛、失眠、运动神经元病、重症肌无力等。多数神经肌肉疾病具有复发性或慢性进展或症状反复发作的特点，部分患者因神经功能受损而留有不同程度残障，如认知障碍、语言障碍、肢体瘫痪等，进而影响日常生活。神经肌肉疾病具有难治性的特点，许多疾病不能治愈，还有一些疾病目前尚无有效的西药治疗。

一、病因病机

神经肌肉疾病在中医理论中主要责之于心、肝胆与肾，亦可涉及脾胃。若髓海不足，心神失养，则为痴呆；若年老肾亏，精血不足，无法充盈于脑，则为眩晕；肝阳抗逆，气血逆乱，则为中风；肝风内动，筋脉失养，牵动肢体经络则为颤证。

二、膏方治疗

中药治疗神经肌肉疾病有数千年的历史，膏方因其量身定制、调治结合、药力缓和持久、服用方便等特点，在神经系统疾病的防治中具有优势，适合于症状反复发作、复发性和慢性进展性疾病，也适合于其他神经疾病所致神经功能残障者的康复。膏方根据患者体质，调整气血阴阳，匡扶正气，为治本之剂；同时膏方又通过望、闻、问、切，辨证论治，有标本兼治之功效。

颜德馨从脑髓"纯者灵，杂者钝"立法，气虚血瘀者施以益气化瘀法，常用益气聪明汤合桃红四物汤加减，意在补气升提，如柴胡、升麻；髓空血瘀者治取益髓化瘀法，常用六味地黄丸合诸逐瘀汤化裁加减，而龟甲、阿胶等血肉有情之品可适当应用，反对盲目滥用滋肾补髓之剂。在用膏方治疗中风病时，则根据分期的不同，采取不同的治疗方法。在卒中恢复期，以祛邪为主，药选炒山栀子、熟地黄、川楝子、绵茵陈、煅石决明、钩藤、红花、紫河车、阿胶、桃仁、川芎等药；在卒中后遗症期，则以扶阳益脑，温润填髓为主，药用补碎骨、菟丝子、仙灵脾、巴戟天、炒山药、茯苓、黄精、冬虫夏草、山萸肉、蛤蚧、红山参等。艾宗耀和卢惠荣在治疗帕金森病时着重强调补先天之本，且勿忘后天之本，从整体出发，结合病、证、症，调治帕金森病。

1.膏方调治神经肌肉疾病的五大作用

（1）预防复发：减少症状的反复发作或疾病的复发，如减少癫痫的发作次数、减少眩晕、偏头痛的发生。

（2）延缓病程：即有助于延缓疾病的进程，如帕金森病、痴呆等变性疾病呈缓慢进展的特点，通过膏方调治，扶正治本可以减慢这些疾病的发展进程。

（3）减轻病痛：缓解或减轻某些疾病的症状，如头晕、头痛、情志不畅、尿便障碍、睡眠障碍等。

（4）促进康复：帮助因神经系统疾病引起的躯体残障的康复。膏方中的饮片味数多于汤剂，作用全面且持久，调治结合，疗效较好。

（5）减毒增效：与西药合用起增效减毒作用，如重症肌无力患者服用膏方可以减少激素用量、帕金森病患者服用膏方以减轻美多巴的副作用。

2.膏方调治神经系统疾病的五大注意事项

（1）掌握适应证：不是所有神经系统疾病或病程的任何时候都适宜用膏方调治。例如，神经系统感染性疾病、疾病的急性期、体内邪毒未除之时，服用膏方有"闭门留寇"之嫌。

（2）注意护养肾："脑为髓之海"，而肾藏精，主骨生髓。因而，脑的功能和中医肾的功能息息相关。许多神经变性疾病（如阿尔茨海默病、运动神经元病等）的膏方调治都可以从补肾入手。注重健脾胃脾为后天之本，气血生化之源。脑唯有气血不断滋养，精髓纯正充实，才能发挥元神之府的功能。

（3）注意养心神："神明"，即人的精神、意识和思维活动，在现代医学是脑的功能体现，中医认为"心主神明"，即中医心的功能对脑的功能起主导作用。

（4）注意调养肝：神经科疾病多数与中医肝有关，或疾病的病因病机与肝有关，如帕金森病、癫痫、中风等，或病后情志不畅、肝气不疏而肝气郁结。因而，神经疾病在膏方调治时要注意柔肝、疏肝、清肝等调肝治疗。

（5）冬季服用膏方是顺应自然界的规律。患有神经系统疾病的患者，服用膏方应在医师的指导下，"量体裁衣"，合理进补。

（虞鹤鸣）

第二节　轻度认知功能障碍及痴呆

轻度认知功能障碍及痴呆是一种起病隐匿的进行性衰老退化性疾病。清代医家王清任有"年高无记性者，脑髓渐空"的论述，近代医家张锡纯认为"老年人脏腑精气虚衰，气血生化不足，以至阳化动风，气血上逆，挟瘀挟痰，直冲犯脑，蒙蔽清窍，元神失聪，而灵机记忆皆失"，可见该类疾病与"虚、瘀、痰"密切相关，故医家多根据临床辨证，采用补肾益髓填精、活血化瘀、通窍化痰等不同方法通补结合，以改善痴呆患者的灵机记忆。

【病因病机】

轻度认知功能障碍及痴呆是一种全身性疾病，病因不外虚实两端，实证当属于情志刺激，饮食所伤，痰瘀阻于脑窍；虚证则源于年老体虚，肾精亏耗，气血不足，以及心神失养，肝肾亏虚。其根本病机为气、血、精亏损，神明失养或气、火、痰、瘀阻滞清窍，脑髓失养，且各种病机之间又可相互转化。由此可见，本病病机虚实错杂，故使病情缠绵，难以治愈。

【临证要点】

对于轻度认知功能障碍及痴呆患者进行膏方辨证治疗需要注意以下几个方面：

1. 虚证

首先当以肾虚最为根本。肾精亏虚，阴损精衰是老年痴呆发病的根本原因。

（1）精亏：乃髓海不足所致。年老渐呆，智能低下，判断能力进行性下降，失认失算，神情呆钝，伴有头晕耳鸣，倦怠懒惰，耳轮焦枯不泽，腰膝酸软，步行艰难，舌淡，苔白，脉沉细弱。

（2）肾阳虚：表情沉默，定向力、计算力下降，少言寡语，吐字不清，言语含糊，伴有倦怠乏力，神疲气短，食少纳呆，发焦齿枯，步行艰难，甚或形寒肢冷，腹痛喜温喜按，便溏，舌淡，脉沉细弱。

（3）肾阴虚：年老智能减退，反应迟钝，耳鸣如蝉，遇事善忘，失认失算，口齿模糊，甚则烦躁易怒，伴有头晕眼花，颧红盗汗，腰膝酸软或肢体颤动麻木，活动不利，口干口渴，大便秘结，舌红少苔，脉细数。

在肾阴不足基础上兼有虚火炽盛，则为心肾不交，表现为智力减退，神情恍惚，健忘，痴傻呆笑，言语错乱，骂詈怪叫，躁扰不宁，伴有面红目赤，虚烦少寐，腰酸腿软，手足心热，舌红少苔，脉细数。

2. 实证

当机体进入老年期后，以肾虚为本，伴随五脏虚候的临床表现相继出现，将会导致气滞、痰浊、血瘀。临床上三者每每相互影响，相兼为病，导致复杂的病证。

（1）痰浊：表情呆钝，智力衰退，或哭笑无常，喃喃自语，或终日无语，伴不思饮食，脘腹胀痛，痞满不适，口多涎沫，头重如裹，舌质淡，苔白腻，脉滑。

（2）瘀血：反应迟钝，神志呆蒙，计算力下降，善惊易恐，甚或行为异常，精神失常，伴有爪甲晦暗不泽，口渴不欲咽，肌肤甲错，失眠多梦，脚软，行走无力，舌紫黯有瘀斑，苔薄，脉涩。

【膏方治疗】

根据"虚则补之，实则泻之"的原则，治疗时以补肾填精为主，根据虚实之不同，分别采用益气健脾、补血养心、滋阴平肝潜阳等培补其本，主以滋补之品。而且在治疗时着重后天之本的培补，意在帮助气血的生化。在选用血肉友情之品填精补髓时，切忌滋腻太过，以防阻碍气机，反而聚生湿浊。

1. 膏方基本方 熟地，山药，川断，核桃仁，菟丝子，山茱萸，鹿角胶，龟板胶，女贞子，熟地黄，肉苁蓉，杜仲，石菖蒲，黄精，远志，麦冬，巴戟天，枸杞子，墨旱莲。

2. 临证加减

（1）气虚者，加党参、茯苓、黄芪、阿胶、鸡血藤、何首乌。

（2）气滞兼痰浊，加制南星、僵蚕、白术、瓜蒌、陈皮。

（3）肾虚甚者，加牛膝、桑寄生。

（4）血瘀者，加水蛭、全蝎、当归、丹参、葱白、赤芍、川芎。

【经典名方】

1. 益气聪明汤 黄芪，甘草，芍药，黄柏，人参，升麻，葛根，蔓荆子。

2. 左归丸 熟地，山药，枸杞，山茱萸，川牛膝，菟丝子，鹿胶，龟胶。

3. 通窍活血汤 赤芍，川芎，桃仁，红枣，红花，老葱，鲜姜，麝香。

4. 还少丹 山药，牛膝，山茱萸，白茯苓，五味子，肉苁蓉，石菖蒲，巴戟，远志，杜仲，楮实子，舶上茴香，枸杞子，熟地黄。

5. 七福饮 熟地，人参，白术，炙甘草，当归，远志，杏仁。

【医案举例】

案例1：

王某，女，85岁，2016年6月30日初诊。

智力下降3个月。

3月前开始出现智能减退，就诊于当地医院，查头颅CT：腔隙性脑梗死。诊断为老年性痴呆。对症治疗后未见明显改善而出院，今为求进一步中医药治疗而来诊。现症见：遇事善忘，反应迟钝，口齿模糊，时有烦躁易怒，伴见头晕眼花，耳鸣如蝉，颧红盗汗，腰膝酸软，活动不利，口干欲饮，间断腹泻，伴有肠鸣腹痛，小便可，眠差，舌红少苔，脉细数。证属肝肾阴虚，治以补益肝肾，滋阴降火，佐以健脾止泻。

处方：生地黄10克，白芍5克，山茱萸5克，丹皮5克，茯苓10克，知母5克，枸杞子5克，白术5克，酸枣仁7克，五味子5克，益智仁5克，黄芪10克，泽泻5克，乌药3克，当归5克，菊花5克，女贞子5克，墨旱莲5克，淫羊藿5克，杜仲5克，牛膝5克，黄柏3克，砂仁5克，陈皮5克，防风5克，山药10克，桔梗5克，炒薏苡仁5克，党参5克，煅龙骨10克，煅牡蛎10克，麦冬10克，玉竹10克，丹参5克，阿胶10克，鹿角胶10克，30付，制膏，每袋20毫升。

按语：方中黄柏清热偏泻相火，知母清热解毒又滋阴生津，生地黄滋阴清热，山药健脾补肾，山茱萸补养肝肾，丹皮清泻相火，又可防山茱萸过于温涩，泽泻健脾利湿泻浊，并防滋阴诸药滋腻碍邪，茯苓与山药相配共助健脾渗湿止泻之力，此乃知柏地黄丸之方。枸杞子补益肝肾之精血，白芍养肝血，并柔肝缓急止腹痛。白术、陈皮健脾理气燥湿，防风舒肝气，《医方考》有云："泻责之脾，痛责之肝，肝则之实，脾则之虚，脾虚肝实，故令痛泻"，黄芪健脾益气，防木郁乘脾。酸枣仁养血除烦，以助睡眠，五味子益气生津，以补已伤之津，又宁心安神。益智仁、乌药补肾固精，当归、丹参活血养血，菊花清肝火。女贞子、墨旱莲滋补肝肾精血，淫羊藿补肾壮阳，乃阳中求阴之意，且年老之人，元阴元阳常不足，恐其阴损及阳故佐入淫羊藿扶阳。杜仲、牛膝补肝肾，强筋骨。砂仁、桔梗、炒薏苡仁配合茯苓、山药、白术、陈皮，此乃参苓白术散，共奏健脾止泻之功。煅龙骨、煅牡蛎滋阴潜阳，麦冬、玉竹滋阴生津，阿胶、鹿角胶补益肝肾精血。全方配伍精当，患者用药半月余，症状基本缓解，未见进一步进展，随诊。

案例2：

孙某，男，91岁，2017年6月10日初诊。

智能减退反复发作10年，加重1个月。

患者于10年前出现智力下降，伴有计算力明显下降，就诊于当地医院，诊断为老年性痴呆，此后症状时有加重，未予重视，1个月前，上述症状再次加重，今为求进一步中医药治疗来诊。现症见：反应迟钝，神志呆蒙，善惊易恐，爪甲晦暗不泽，肌肤甲错，脚软，行走无力，口渴不欲咽，失眠多梦，大便不成形，腹痛，舌紫黯，有瘀斑、瘀点，苔薄白，脉细涩。证属心肾两虚，气滞血瘀，兼见肝郁脾虚。治以补肾养心，活血化瘀，兼以抑肝扶脾。

处方：杜仲5克，黄芪10克，茯苓10克，山药10克，墨旱莲5克，泽兰5克，益母草5克，白芍5克，肉桂3克，当归5克，阿胶10克，砂仁5克，生地黄10克，陈皮5克，菊花5克，枸杞5克，山茱萸5克，牛膝5克，麦冬10克，白术5克，川芎3克，红花5克，鸡血藤5克，远志5克，丹参5克，赤芍5克，女贞子5克，太子参10克，淫羊藿5克，玉竹10克，生甘草5克，桔梗3克，鹿角胶10克，30付，制膏，每袋20毫升。

按语：方中黄芪、太子参、白术健脾益气止泻；茯苓健脾宁心安神；山药健脾补肾；泽兰、益母草活血化瘀，利湿渗浊；白芍养血柔肝缓急止痛；当归补血活血；砂仁化湿和胃，健脾止泻；陈皮健脾益气，理气活血；菊花平抑肝阳；枸杞滋补肝肾，生地黄补肾填精，山茱萸补肝肾精血，麦冬滋阴益气；川芎《本草汇言》中言："芎䓖，上行头目，下调经水，中开郁结，血中气药……"，故用以活血化瘀，红花、鸡血藤活血化瘀；远志安神益智，丹参活血化瘀，安神除烦；赤芍活血散肝郁；牛膝、杜仲补肝肾，强筋骨；女贞子、墨旱莲滋补肝肾精血；淫羊藿、肉桂温补肾阳，乃阳中求阴之意；玉竹益气养阴，生甘草调和诸药，又健脾益气；桔梗载药上行，与牛膝相配，升降有序，阿胶、鹿角胶滋阴补血。月余后，患者症状基本好转，病情未见进一步进展，随诊。

（虞鹤鸣　赵　峰）

第三节　中风康复

中风是由于正气不足，饮食、情志、劳倦内伤等引起气血逆乱，产生风、火、痰、瘀，导致脑脉痹阻或血溢脑脉之外，引起突然昏仆、半身不遂、口舌歪斜、言语謇涩或不语、偏身麻木为主要临床表现的病证。

【病因病机】

中风病发病，从病因学角度，大体分为两个阶段。唐宋以前多以"内虚邪中"立论，治疗上一般多采用疏风祛邪、补益正气的方药。唐宋以后，特别是金元时代，许多医家以"内风"立论。明代张景岳提出"非风"之说，提出"内伤积损"为本病根本原因。明代李中梓又将中风病分为闭证和脱证。晚清及近代医家张伯龙、张山雷、张锡纯进一步认识到本病的发生主要是阴阳失调，气血逆乱，直冲犯脑。

由于患者脏腑功能失调，正气不足，痰浊、瘀血内生，加之劳倦内伤、情绪易怒、饮酒饱食、气候骤变等诱因，而致瘀血阻滞、痰热内蕴，或阳化风动、血随气逆，导致脑脉痹阻或血溢脉外，引起昏仆不遂，发为中风。

【临证要点】

中风病恢复期分为中经络及中脏腑，中经络一般无神志障碍，而以半身不遂为主，病情轻者，3～5日即可稳定并进入恢复期；病情重者，如调治得当，约于2周后进入恢复期，预后较好。少数中经络可在3～7天变异病情恶化，不仅偏瘫加重，甚至出现神志不清而成中脏腑之证。中脏腑者神志较重，部分昏迷，一般预后不佳。中风后遗症多属本虚标实，往往恢复较慢且难于完全恢复。若偏瘫肢体由松弛转为拘挛，伴舌强语謇，或时时抽搐，甚或神志失常，多属正气虚乏，邪气日盛，病势转重。若时有头痛、眩晕、肢体麻木，则有复中的危险，应注意中西药的预防。

1.**内热（火）**　肢体偏瘫，头晕目眩，心烦易怒，口苦咽干，尿赤便干，舌质红绛，舌苔黄腻而干，脉弦数。

2.**痰**　肢体活动不利，痰多而黏，舌质黯淡，舌苔薄白或白腻伴有紫气，脉弦滑。

3.**血瘀**　半身不遂，言语謇涩，感觉减退，舌质黯。

4.**阴虚**　半身不遂，言语謇涩或不语，感觉减退或消失，手足心热，咽干口燥，舌质红而体瘦，少苔或无苔，脉弦细数。

5.**气虚**　半身不遂，口舌歪斜，言语謇涩或不语，气短乏力，口角流涎，自汗出，心悸便溏，手足肿胀，舌质黯淡，苔白腻，有齿痕，脉沉细。

【膏方治疗】

对于中风恢复期治疗强调祛尽伏邪，不留后患，膏方调理以清火降气、息风活血为主。后遗症期脑髓阳气不足，功能不彰，治疗当以扶阳益脑、恢复脑的功能为主。

1.**膏方基本方**　赤芍，川芎，当归，黄芪，山茱萸，茯苓，茯神，麦冬，五味子，石菖蒲，川郁金，肉苁蓉，桂枝，巴戟天，杜仲，续断，地龙，党参。

2.**临证加减**

（1）痰浊明显者，加半夏、浙贝、南星、竹茹。

（2）瘀血明显者，加桃仁、红花、延胡索、知母、水蛭、蜈蚣。

（3）肢麻明显者，加槲寄生、络石藤、海风藤、秦艽、桑枝。

【医案举例】

中风后遗症期：脾肾气虚、瘀血内阻案

梁某，男，51岁，中风病史，气短倦怠，语多乏力，头晕肢麻，舌淡黯，苔薄腻，脉沉。时值冬令，制膏常服，缓缓图治，固本清源，益气活血、健脾补肾，令气血调达，以致平和。

处方：吉林人参60克（另煎冲），西洋参60克（另煎冲），北芪150克，五爪龙300克，桃仁90克，红花45克，当归90克，川芎90克，地龙60克，枳壳60克，桔梗60克，怀牛膝60克，生熟地各150克，葛根150克，石菖蒲90克，杜仲150克，鹿含草150克，骨碎补90克，淫羊藿90克，菟丝子90克，生蒲黄90克，丹参150克，山楂150克，淮山药300克，决明子150克，刘寄奴150克，天麻90克，鸡血藤300克，制首乌150克，益智仁150克，苍白术各90克，陈皮45克，桂枝45克，茯苓150克，炙甘草60克，姜制砂仁60克，法半夏90克，灵芝150克，泽兰泻各90克。上味浓煎去渣取汁，文火熬糊，入鹿角胶90克，龟板胶60克，白冰糖300克，溶化收膏，每晨以沸水冲服一匙。

原按：该患者脾肾气虚，下元衰惫，故见气短倦怠、语多乏力、脉沉等症状，其头晕肢麻，舌淡黯，苔薄腻皆由痰瘀交困所致，对此证，颜老喜用王清任血府逐瘀汤、补阳还五汤为主方，血府逐瘀汤能使气通血活，生化有复其常度，补阳还五汤能补气、活血、通络，再以生蒲黄、丹参加强活血之力；再予骨碎补、淫羊藿、菟丝子、生地、熟地以填精固肾，以壮下元；方中辅以苍术、白术合二陈汤、山楂等运脾化痰，健运中州，可防药物困其运化。对于辨证属于脾虚湿盛的中风后遗症患者，颜老喜用二术二陈汤，该方在二陈汤基础上加用苍术、白术，二者相合，标本兼治。此外，颜老在拟制膏方时，总佐以调畅气机之品，如用桔梗、枳壳、牛膝、一升一降，以气血通达上、中、下三焦。苍术一味，其气辛香，为运脾要药，加入众多滋腻补品中，则能消除补药黏腻之性，而起赞助脾运吸收之功。颜老在给患者服用膏方之前，为了探清患者的体质及病性，会让患者先服一些开路药，或祛除外邪，或运脾健胃，处处照顾脾胃的运化功能。本案诸药共奏补脾益气、祛瘀通经之功，药味繁多，却是配伍精密。

文献出处：杨志敏，周雯.师从颜德馨教授膏方治疗中风后遗症的经验体会[C].2009中国首届中医膏方高峰论坛暨第四届金陵名医高层论坛资料汇编，2009.

（虞鹤鸣　张敬华）

第四节　帕金森病

帕金森病又称特发性帕金森病，也称为震颤麻痹，是中老年人常见的神经系统变性疾病，也是中老年人最常见的锥体外系疾病。该病的主要临床特点：静止性震颤、动作迟缓及减少、肌张力增高、姿势不稳等。

【病因病机】

帕金森病发病的原因多以内因为主，老年人多见，《证治准绳·杂病·颤振》记载："壮年鲜有，中年以后乃有之，老年尤多。"劳欲太过、醇酒厚味、药物所伤、情志郁怒等为震颤的重要病因，也有外感病因，如《医学纲目·颤振》云："此症多由风相合，亦有风寒所中者，亦有风挟湿痰者。"或有痰湿之体，积年累月，阻滞气机，气不行血而瘀滞，痰瘀阻痹经脉，气血不运，肌肉筋脉失养而不能自主者为震颤。

【临证要点】

对于帕金森病患者进行膏方辨证治疗需要注意以下几个方面：

1. 辨别虚实　本病发病多以本虚为主，为本虚标实之患。与脑髓有关，但以肾为根，脾为本，肝为标。因此，治以填精补髓以息风解痉，健脾益气以化痰散结为其大法。虚证多以风阳内动、髓海不足、气血亏虚为主；实证以痰热动风为主。辨别标本以病象而言，肢体震颤为标，脑髓与肝脾肾脏气受损为本。

2. 虚性证候要素

（1）精亏：髓海不足久病或年迈肾亏精少，或七情内变，伤气耗神。精生气，气生神，神伤则精损气耗，脑髓不足，神机失养，筋脉肢体失主而成。

（2）血虚：脾胃运化失常，致中气不足，中焦失运化，精血不生，则气虚血少，阴亏阳亢，波于肝，或心气衰少，心火不宣，阴气独盛，神机受累，筋脉肢体失司而成。

3. 实性证候要素

（1）内风：老年患者肾气不足，肾精亏耗，精气亏少，虚阳内动，脑髓失养，神机失调，血脉不利，肾水不足则木少滋荣，故而肢体震颤。

（2）痰热：因肺脾肾亏虚所致。肺虚则水津不布，通调失司，痰饮内生；脾虚则健运失常，津液停结为痰、饮、湿；肾气不足则不能制水，痰湿丛生；积痰日久化热，热极化风。

【膏方治疗】

膏方谴方用药过程中需要标本兼顾，扶正固本，化痰祛风。

1. 膏方基本方　人参，党参，黄芪，太子参，白术，熟地，当归，茯苓，远志，白芍，桂枝，五味子，陈皮，桃仁。

2. 临证加减

（1）痰湿：肢体沉重加用石菖蒲、远志、半夏、胆南星。

（2）瘀血：身体疼痛，肌肤晦暗，舌质黯红或有瘀斑，脉涩或细，可加用桃红四物汤，或血府逐瘀汤，常用当归、桃仁、红花、广地龙、延胡索。

（3）眩晕胀痛，面红，口干舌燥，易怒，可加天麻钩藤饮，常用生龙骨、牡蛎、石决明、磁石。

【医案举例】

郭某，男，74 岁，2011 年 12 月 4 日初诊。

帕金森病病史 3 年，平素口服左旋多巴片。初诊时：双手颤抖，不能持笔，表情呆滞，行走步态尚可，时有头晕，心烦易怒，手足心热，平素时有汗出，下肢乏力，不思饮食，难以入睡，大便不成形，小便可，舌质嫩红，苔薄白微腻，脉沉弦细。西医诊断：帕金森病。中医辨证属肝肾阴虚、心脾两虚（心阴虚脾气虚），兼有湿阻，治宜调补肝肾，运脾清心，理气祛湿。

初诊先予开路方，药用：熟地黄 10 克，当归 10 克，白芍药 10 克，人参 10 克，炒白术 20 克，茯苓 15 克，炙甘草 6 克，黄芪 15 克，清半夏 6 克，天麻 10 克，煅珍珠母 20 克，五味子 6 克，制远志 10 克，炒薏苡仁 20 克，鸡血藤 10 克，忍冬藤 30 克，知母 10 克，黄柏 10 克，牡丹皮 10 克，焦三仙 30 克。5 剂。每日 1 剂，水煎取汁 400 毫升，分早、晚 2 次温服。之后上方加减共服 19 剂，症状逐渐平稳。

二诊：双手颤抖减轻，可持笔但写字困难，饮食较前好转，寐略渐好转，入睡时间缩短，大便渐成形，舌质嫩红，苔薄白微腻，脉沉弦细。治以调补肝肾，运脾清心，理气祛湿。

处方：熟地黄 90 克，酒山茱萸 60 克，当归 90 克，白芍药 120 克，人参 60 克，炒白术 120 克，黄芪 120 克，茯苓 120 克，炙甘草 60 克，清半夏 54 克，陈皮 120 克，天麻 90 克，煅珍珠母 180 克，五味子 36 克，制远志 90 克，炒薏苡仁 150 克，鸡血藤 240 克，忍冬藤 240 克，紫苏梗 90 克，炒谷芽 90 克，炒麦芽 90 克，炒鸡内金 60 克，知母 90 克，黄柏 90 克，牡丹皮 90 克，怀牛膝 120 克。另加龟板胶 60 克，蜂蜜 700 克，收膏。早、晚空腹服用。

三诊：患者双手颤抖减轻，可短时持笔写字，食欲渐佳，寐好转，大便成形。舌质嫩红减，苔薄白，脉沉弦。调整上方白芍药 180 克，另龟板胶 100 克，蜂蜜 700 克，收膏。继服，服用方法同前。

四诊：患者精神愉悦，双手颤抖偶有发作，握笔写字时间延长，食欲佳，寐可，时有大便偏稀，小便尚可，舌质淡红，苔薄白，脉沉弦。调整上方加柴胡 60 克，另龟板胶 100 克，蜂蜜 500 克，收膏。继服，服法同前。

原按：本例年高体衰，初诊时已年逾七旬，"年四十，而阴气自半也，起居衰矣"，中年之后，脾胃渐损，精气渐衰，乙癸同源，亦出现肾水不足不能濡养肝木，肝木失于濡养导致筋脉失荣不能自持、虚风内动而发双手颤抖；肝木失于濡养以致风阳上扰则头晕；寐差心烦易怒，手足心热，平素时有汗出，难以入睡均为心经有热的表现；下肢乏力，不思饮食，大便不成形，为脾气虚的表现。故方中以熟地黄、酒山茱萸、天麻、知母、黄柏、怀牛膝调补肝肾；心主神明，肝主情志，病久患者多出现情志不畅，煅珍珠母、五味子、制远志、牡丹皮清心经热，养心安神，其中煅珍珠母、牡丹皮亦有疏肝之功；人参、白术、黄芪、茯苓、炒薏苡仁健脾祛湿；清半夏、陈皮理气祛湿；当归、白芍药、鸡血藤、忍冬藤补血养血以濡养筋脉。诸药合用，共奏补虚祛邪之效。炒鸡内金、紫苏梗、炒谷芽、炒麦芽运脾开胃理气有助药物吸收，以龟板胶、蜂蜜适量收膏补益肾阴健脾养血。刘老师认为颤证病程长，病难速去，膏方可以"调补兼治、缓图其功"，予中药膏方调治，体现了中医治未病的"已病防变、病后防复"学术思想。

（刘晓艳，曹焕敏．刘真应用膏方治疗帕金森病经验[J].河北中医，2013，35（6）：808-809.）

（虞鹤鸣　张敬华）

第五节　重症肌无力和肌营养不良症

重症肌无力是一种由神经-肌肉接头处传递功能障碍所引起的自身免疫性疾病，临床主要表现为部分或全身骨骼肌无力和易疲劳，活动后症状加重，经休息后症状减轻。重症肌无力患者中有 65%～80% 有胸腺增生，10%～20% 伴发胸腺瘤。

肌营养不良症是指一组以进行性加重的肌无力和支配运动的肌肉变性为特征的遗传性疾病群。肌营养不良症包括先天性肌营养不良症、BECKER 型肌营养不良症等多种类型。部分肌营养不良症会导致运动受损甚至瘫痪。临床上主要表现为不同程度和分布的进行性加重的骨骼肌萎缩和无力。也可累及心肌。

二者皆属于中医"痿病"的范畴。

【病因病机】

痿病的病因很广泛，外感、内伤均可导致本病。故《证治准绳·痿》曰："五劳五志六淫尽得成五脏之热以为痿也。"本病病位虽在肌肉筋脉，但关乎五脏，尤以肝、肾、肺、胃最为密切，因肝藏血主筋，肾藏精生髓，津生于胃，肺通调布散津液，故《临证指南医案·痿》认为本病为"肝肾肺胃四经之病"。其病机为热伤肺津，津液不布；湿热浸淫经络，气血不运；脾胃受损，气血精微生化不足；肝肾亏损，髓枯筋痿。

【临证要点】

对于重症肌无力和肌营养不良症患者进行膏方诊断应包括以下几个方面：

1. 辨虚损

本病的主要病机为各种原因导致的五脏受损，精津不足，气血亏耗，肌肉筋脉失养，而发痿病。

（1）津伤：主要在肺。痿病初起，症见发热，咳嗽，咽痛，肢体软弱不用，舌红，苔黄，脉细数。

（2）气虚：主要在脾胃。肢体痿软，食少便溏，面浮，下肢微肿，纳呆腹胀，舌淡，苔薄白，脉细弱。

（3）精亏：主要在肝肾。下肢痿软无力明显，甚则不能站立，腰脊酸软，头晕耳鸣，遗精阳痿，月经不调，咽干目眩，舌红，少苔，脉细数。

2. 审标本虚实

本病病机演变常见于标本虚实之间，一般而言，本病以热证、虚证为多，虚实夹杂者亦不少见，临床上可呈现因实致虚、因虚致实和虚实错杂的复杂病机。

（1）外感温邪、湿热所致者，病初阴津耗伤不甚，邪热偏重，故属实证。

（2）病久肺胃津伤，肝肾阴血损耗，则由实转虚或虚实夹杂。

（3）内伤致病，脾胃虚弱，肝肾亏损，病久不已，气血阴津亏耗，则以虚证为主，但可夹湿、夹热、夹痰、夹瘀，表现为本虚标实。

【膏方治疗】

1. 膏方基本方

本病选方用药，应重视补益脾胃或调理脾胃，兼顾补肾壮骨。基本方如下：

生晒参，黄芪，白术，当归，太子参，天冬，升麻，柴胡，陈皮，龟甲，知母，锁阳，黄柏，炙甘草。

2. 临证加减

（1）咳嗽咽干者，加桑白皮、天花粉、芦根。

（2）胸脘痞闷、肢重且肿者，加厚朴、茯苓、枳壳。

（3）心烦口干者，加龟甲、玄参、生地。

（4）兼有瘀血者，加丹参、川芎、牛膝。

（5）气虚甚者，加补中益气汤。

（6）肾阳虚明显者，加右归丸。

（7）肾阴虚明显者，加左归丸。

（8）腰膝酸软、下肢无力明显者，加续断、狗脊、杜仲、锁阳、寄生。

【经典名方】

1. 清燥救肺汤　桑叶，生石膏，麦冬，人参，甘草，胡麻仁，阿胶，杏仁，枇杷叶。

2. 二妙丸　黄柏，苍术。

3. 参苓白术散　人参，白术，茯苓，甘草，山药，莲子肉，扁豆，砂仁，薏苡仁，桔梗，大枣。

4. 虎潜丸　龟甲，虎骨（用狗骨代），白芍，知母，黄柏，锁阳，陈皮，干姜。

5. 圣愈汤　地黄，白芍，川芎，党参，黄芪，当归。

【医案举例】

重症肌无力案：

李某，男，79 岁，2013 年 11 月 11 日初诊。

渐进性双眼下垂 10 年，加重半年。

10 年前出现双眼睑易疲劳无力，外院行新斯的明试验阳性，诊断：重症肌无力（眼肌型），患者拒绝激素治疗，予服溴吡斯的明，10 年间症状多次反复，出现复视、胸闷气喘等症状，半年前，患者症状加重，出现四肢活动费力，下肢明显，胸闷心慌气短等症状，外院复诊后，服泼尼松10 mg/次，1次/日，溴吡斯的明60 mg/次，4次/日。后求诊于虞老师，已4个月，经中药汤剂治疗，自觉症状较前好转，但感周身疲惫，双眼睑无力下垂，右侧明显，疲劳时感头颈部无力，抬头困难，四肢乏力，下肢明显，自觉四肢发冷，远端尤甚，戴手套亦无改善，呼吸急促，时有憋闷感，常感腹中寒冷，胃纳不香，喜温喜按，翻身及穿衣时需他人帮助，舌淡白，苔少，脉细弱。证属脾肾阳虚，治以补脾健胃，温肾益精。

处方：生黄芪300克，生晒参150克，白术、白芍药各150克，当归150克，升麻90克，柴胡60克，陈皮60克，炙甘草20克，山药150克，莲子肉90克，白扁豆120克，砂仁30克，炒薏苡仁150克，桔梗90克，石菖蒲120克，郁金120克，川芎120克，麦冬60克，葛根180克，仙灵脾120克，骨碎补150克，威灵仙150克，潼蒺藜、白蒺藜各120克，生地黄、熟地黄各200克，山萸肉150克，枸杞子150克，（制）首乌150克，黄精200克，肉桂30克，巴戟天120克，肉苁蓉150克，熟附片15克，杜仲150克，远志120克，合欢皮150克，佛手片150克，炙鸡内金120克，淮小麦300克，炒谷芽、炒麦芽各150克，五味子90克，厚朴90克，炒枳壳90克。1料。

另：核桃肉（打）300克，阿胶150克，龟板胶200克，红枣（打）80枚，鹿角胶200克，鳖甲胶150克，饴糖50克，收膏。

复诊：服用1料膏方，2014年2月复诊。诉膏方治疗后，周身疲惫、头颈部无力、抬头困难、四肢乏力等症状均较前好转，四肢发冷（远端尤甚）、呼吸急促、腹中寒冷、胃纳不香等症状较前明显改善。守前方加丹参120克，牛膝150克。续服膏方，巩固疗效。

按：《临证指南医案·痿》认为本病"肝肾肺胃四经之病"。患者老年男性，年近八旬，天癸已绝，肾中精气渐亏，日久肾阳不足，肾阳为先天元阳，为五脏阳气之本，日久则五脏皆亏，诸阳虚损。虞老师认为该患者以虚为主，病涉肺肾脾胃，病位在肾在脾，故多方合用，予参苓白术散、补中益气汤加减以健脾益胃；右归丸、地黄饮子加减以温补肾阳；川芎、葛根、仙灵脾、骨碎补、威灵仙补肾壮骨活血以治头项无力；四君子汤加佛手、炙鸡内金、淮小麦、炒谷芽、炒麦芽益气理气健脾。诸药合用共奏补脾健胃，温肾益精之功。复诊继加丹参、牛膝以活血通络，补肾强筋。

（夏　飞　虞鹤鸣）

第六节　脑动脉硬化（眩晕）

脑动脉硬化是全身动脉硬化的一部分，同时也是急性脑血循环尤其是脑缺血发作的主要发病基础，是各种因素导致的脑动脉管壁变性和硬化的总称。包括医学上常常提到的脑动脉粥样硬化（大、中动脉）、小动脉硬化、微小动脉的玻璃样变都称为脑动脉硬化。常见症状包括头晕、头痛、烦躁、心悸、失眠、注意力不集中、记忆力减退、肢体麻木、出血等症状。本节仅限于讨论属于中医"眩晕病"的脑动脉硬化。

【病因病机】

眩晕的常见病因有：

1.情志不遂 《临证指南医案·眩晕》曰"经云诸风掉眩，皆属于肝，头为六阳之首，耳目口鼻皆系清空之窍，所患眩晕者，非外来之邪，乃肝胆之风阳上冒耳，甚至有昏厥跌仆之虞。"

2.年老体虚 《灵枢·海论》认为"脑为髓海"，而"髓海不足，则脑转耳鸣"。

3.饮食不节 《丹溪心法·头眩》说："头眩，痰挟气虚并火，治痰为主，挟补气药及降火药。无痰不作眩，痰因火动，又有湿痰者，有火痰者。"

4.久病劳倦 《灵枢·口问》指出"上气不足，脑为之不满，耳为之苦鸣，头为之苦倾，目为之眩。"

5.跌扑坠伤 《医灯续焰》认为："眩晕者，有因死血者……诸阳上行于头，诸经上行于目，血死则脉凝泣，脉凝则上注之薄矣，薄则上虚而眩晕生。"

本病病机主要概括为风、痰、虚、瘀，以内伤为主。

【临证要点】

对于引起眩晕病的脑动脉硬化患者进行膏方诊断应包括以下几个方面：

1.辨相关脏腑

本病为风眩内动、清窍不宁、清阳不升、脑窍失养所致，与肝脾肾的功能失调有关，其中与肝最密切，故当辨明相关脏腑及脏腑的功能失调。

（1）因于肝：肝气郁结者，兼见胸胁胀痛，时有叹息；肝火上炎者，兼见目赤口苦，急躁易怒，胁肋灼痛；肝阴不足者，兼见目睛干涩，五心烦热，潮热盗汗；肝阳上亢者，兼见头胀痛，面色潮红，急躁易怒；肝风内动者，兼见步履不稳，肢体震颤，手足麻木，

（2）因于脾：脾胃虚弱，气血不足者，兼见纳差，乏力，面色㿠白；脾运失健，痰湿中阻者，兼见纳呆呕恶，头重如裹，舌苔腻浊。

（3）因于肾：多属肾精不足，兼见腰酸腿软，耳鸣耳聋，健忘呆钝。

2.辨虚实标本

眩晕病机主要概括为风、痰、虚、瘀，其中虚证多关乎气、血、精，实证多关乎风、痰、瘀。

（1）反复发作眩晕，症状较轻，遇劳即发，伴两目干涩，腰膝酸软，面色㿠白，神疲乏力，形体羸弱，脉偏细弱者，多因肾精不足或气血亏虚发病，属虚证。

（2）眩晕较重，或突然发作，视物旋转，恶心呕吐，头沉头痛，形体壮实，苔腻脉滑者，多属痰湿所致，属实证。

（3）眩晕日久，伴头痛固定不移，唇色紫黯，舌有瘀斑，脉涩者，多属瘀血所致，属实证或虚实间夹。

（4）眩晕，面赤口苦，烦躁易怒，肢麻震颤，甚则昏仆，脉多弦数有力，为肝阳风火所致，属实证。

【膏方治疗】

1. 膏方基本方　本病从肝论治为主，同时也要警惕"眩晕乃中风之渐"。基本方如下：
天麻，钩藤，秦艽，石决明，牛膝，杜仲，寄生，川芎，当归，紫丹参，茯苓，白术，陈皮，石斛，枸杞。

2. 临证加减

（1）目赤口苦、急躁易怒者，加龙胆草、川楝子、夏枯草。

（2）目涩耳鸣、腰膝酸软者，加生地黄、玄参。

（3）便秘者，佐用当归龙荟丸。

（4）手足麻木、震颤者，加灵磁石、珍珠母、水牛角粉。

（5）呕吐频作者，加生姜、竹茹、旋覆花。

（6）神疲乏力、气短自汗、便溏等气虚明显者，加补中益气汤。

（7）纳呆呕恶、头重如裹者，加砂仁、薏苡仁、白豆蔻。

（8）面色㿠白、血虚甚者，加当归补血汤或归脾汤。

（9）肾阴虚明显者，加左归丸。

（10）阴损及阳，形寒怕冷，精神萎靡者，加右归丸。

【经典名方】

1. 天麻钩藤饮　天麻，钩藤，石决明，山栀，黄芩，杜仲，牛膝，寄生，夜交藤，茯神，益母草。

2. 半夏白术天麻汤　制半夏，白术，天麻，茯苓，陈皮，甘草，生姜，大枣。

3. 归脾汤　人参，白术，黄芪，当归，甘草，茯神，远志，酸枣仁，木香，龙眼肉，甘草，生姜，大枣。

4. 左归丸　地黄，山药，山茱萸，枸杞子，菟丝子，牛膝，龟甲胶，鹿角胶。

5. 通窍活血汤　赤芍，川芎，桃仁，红花，麝香，老葱，鲜姜，大枣，酒。

【医案举例】

脑动脉硬化眩晕案：

陶某，男，67岁，2017年9月30日初诊。

主诉：头晕间作3年。

患者退休前在机关任领导工作，平时工作繁忙，压力较大，自诉平时脾气较急躁，常感心烦，易发怒，有高血压病和脑梗死病史。2014年6月在棋牌室下棋时发作头晕，当时感头胀头痛，略感视物旋转，自觉手足麻木，站立不稳，行走困难，面部有喷火感，由邻居通知家属后，送至我院门诊。测血压升高，行头颅CT示双侧基底节区腔隙性脑梗死，予控制血压等治疗后，症状缓解，后血压逐渐控制正常，仍间断发作头晕。求诊于虞老师，已有1月，初诊行头颅MR+MRA示：左侧顶叶脑梗死，双侧基底节区、侧脑室旁及半卵圆中心多发腔梗及缺血灶，脑动脉硬化，脑萎缩。经中药汤剂治疗，自觉眩晕发作频率较前降低，现每周到半月发作1次，平时感双眼干涩，发作时仍感头晕，伴头胀头痛，视物旋转，手足麻木，站立行走不稳，食纳可，二便调，夜寐尚安，舌红，苔薄黄，脉弦数。证属肝阳上亢，化生内风。治以平肝潜阳，养阴息风。

处方：天麻200克，钩藤150克，秦艽150克，石决明300克，牛膝150克，杜仲150克，寄生150克，当归90克，紫丹参120克，茯神120克，陈皮90克，桃仁200克，女贞子200克，赤芍药、白芍药各150克，天冬、麦冬各120克，玄参120克，煅龙骨、煅牡蛎（先煎）各300克，绵茵陈120克，煅代赭石200克，生麦芽120克，薄荷（后下）60克，石菖蒲20克，郁金120克，北沙参150克，枸杞子150克，白菊花150克，生地黄200克，川楝子90克，知母120克，泽泻150克，决明子150克。1料。

另：太子参150克，核桃肉（打）200克，阿胶200克，龟板胶250克，红枣（打）80枚，鳖甲胶250克，饴糖50克，冰糖400克，收膏。

复诊：服用1料膏方，2018年1月复诊。自诉膏方治疗后，3个月左右，头晕仅复作1次，发作时头胀头痛、视物旋转、手足麻木、站立行走不稳等症状均明显减轻，平素易心烦、双眼干涩症状缓解。守前方加牡丹皮120克，代代花150克。续服膏方，巩固疗效。

按：《临证指南医案·眩晕》指出"经云诸风掉眩，皆属于肝，头为六阳之首，耳目口鼻皆系清空之窍，所患眩晕者，非外来之邪，乃肝胆之风阳上冒耳，甚至有昏厥跌仆之虞。"患者老年男性，退休前，工作繁忙，压力较大，为肝阳亢盛的原因，平时性格急躁，易发怒，为肝阳亢盛的表现，时感心烦，双眼干涩，为阳亢日久，阴液渐亏之象，2014年6月在棋牌室下棋时发作头晕，考虑因下棋时情志过激，导致阳亢动风，化生内风，上扰髓海，发为眩晕。故虞老师认为该患者以阳亢实证为主，兼有阴液渐亏之虚象，病涉肝肾，病位在肝，故多方合用，予天麻钩藤饮加减以清热平肝，镇肝熄风汤加减以养阴息风，一贯煎、杞菊地黄丸加减以滋阴疏肝，紫丹参、桃仁、女贞子活血通络兼清热养阴，决明子清肝明目。复诊继加牡丹皮、代代花清泄肝火，疏肝理气。

（夏　飞　虞鹤鸣）

第十三章　儿科疾病

第一节　概　述

　　膏方作为中医传统剂型之一，因其口感甘、酸、甜，且量少质稠，服用方便易为小儿接受，故深得患儿及家长喜爱。除传统的成药膏滋外，近年一人一方的定制膏方在儿科也得到广泛应用。膏方在儿科多用于虚损性疾病及体质虚弱者，常用病种如小儿反复呼吸道感染、哮喘、慢性咳嗽、厌食、心肌炎、遗尿、发育迟缓等。由于小儿在生理、病理上与成人有所不同，且又处于不断生长发育中，因此，在开处儿童膏方时应注意其特点。

一、小儿生理病理特点

　　小儿生理特点可概括为脏腑娇嫩，形气未充，生机蓬勃，发育迅速，就是说小儿时期机体各器官发育不成熟，功能未臻完善，又将此称为稚阴稚阳之体。小儿五脏六腑，成而未全，全而未壮，各脏腑之间又有强弱不均衡，其中儿科三有余四不足学说就是对此的高度概括。三有余是指肝常有余、心常有余、阳常有余；四不足是指脾常不足、肺常不足、肾常虚、阴常不足，说明小儿在脏腑皆不足时尤以肺脾肾、阴不足更为突出。但同时小儿又处于不断生长发育之中，其生机旺盛，犹如旭日之初升，草木之方萌，蒸蒸日上，欣欣向荣，这种旺盛生机又概括为纯阳之体。

　　小儿病理特点可概括为发病容易、传变迅速、脏器清灵、易趋康复。其卫外不固、脾胃娇嫩，易于感受外邪、饮食、药物等所伤；其发病后传变快，容易表现为易虚易实、易寒易热、虚实互见，演变为错综复杂的证候。慢性疾病多以虚损为本，但儿科常可兼见邪实，其邪实除外感六淫还要注意其内生病理产物如痰、热、湿、食、瘀等。由于小儿生机旺盛，患病后康复能力较强，且对药物反应相对敏感，所以较成人易于康复，治疗时注意调动其自身康复功能，中病即止。

二、处方思路

　　由于膏方多用于慢性疾病及体质调理，儿科一料膏方常需服用 1～2 月，且药费相对昂贵，因此处方时要深思熟虑，把握全局，以免服药未及一半，病情变化而不能继续服用造成浪费。在辨病辨证时，强调中医整体观，先识病，并把握其中医疾病演变及证治规律。如小儿哮喘，急性发作期不宜服膏方，而慢性持续期、缓解期则非常适用于膏方调理，以减少、减轻发作并可获长期临床缓解、痊愈。哮喘慢性持续期，以肺脾肾气虚、阳虚为本，但常可兼见风、痰、湿、热、瘀邪实未尽。对于中重度哮喘持续发作，部分患儿常同时选用激素吸入治疗，其疾病特点有所变化，常出现气阴不足、虚热上炎。激素减量停用期间，阳虚又可凸显。因此处方时要把握住疾病分期及证候特点。在辨证时，多以八纲辨证与脏腑辨证相结合，要注意定位、定性、定主次、定轻重。如哮喘病虽同是肺脾肾虚，但各脏有轻重不同，兼有阴阳气血之别，常可见上为肺阴虚或肺气阴虚，中为脾胃气虚甚则脾阳不足或脾胃气血两虚，下则为肾阴阳俱虚，故辨证要精准。另外还要考虑患儿体质及不同地域、季节气候等特点，以免有失偏颇。

应根据辨病辨证结果确定立法选方用药，膏方中共煎类药物是处方的核心，可以选一个主方加减，也可由几个小复方按君臣佐使的原则组合而成，应尽量选儿科常用方剂，如方中有口感不佳、不易出膏甚则影响出膏率的药品，可改用宜于膏剂的功效相同的药物代替。近代医者也有按药物性味功效如补益类（补气补血滋阴温阳）加祛邪类药物直接组方，其思路也可供临床参考借鉴。儿科膏方中胶类药物不宜量大味多，大多选 1 ～ 2 味胶类药即可，如阿胶常用剂量多为 100 ～ 200 克。方中果品可适当增加，如大枣、山楂、枸杞子、乌梅、桂圆肉等，既有治疗作用又能调味，为儿科常用之品。药味大多20 ～ 30 味即可，一般不要超过 40 味。

三、注意事项

膏方虽以补益为主，但对于儿科来说，应以调补、清补为主，切忌峻补滋腻，适当加入理气醒脾健胃之品，有利于膏方吸收。不要滥用补药，如人参有激素样作用和促性腺功能，需要用时量不宜大，以免促进性早熟等不良反应。阳虚者补宜温润，鹿茸、附子、肉桂等慎用，可选用菟丝子、巴戟天、覆盆子、益智仁、肉苁蓉、仙灵脾等温而不燥之品。需要加用清热药时慎用过于苦寒、有异味、毒副作用强的，如大黄、黄连、栀子、苦参、山豆根等一般不用。有些动物类药物气味腥臭，甚则影响膏方整体口感，也要慎用。

（李荣辉）

第二节　反复呼吸道感染

小儿反复呼吸道感染（简称复感儿）是指在单位时间内上、下呼吸道感染反复发作超过规定次数而言的一种临床综合征。其分为反复上呼吸道感染和反复下呼吸道感染。既往将反复呼吸道感染作为儿科的一个独立疾病来认识，近年大多专家认为这是一个临床现象，应该将反复呼吸道感染的定位具体化，如下呼吸道感染的反复气管支气管炎、反复肺炎等。反复呼吸道感染虽大多无危重病情，但反复感染，影响患儿身心健康和生长发育，还可诱发哮喘、心肌炎、肾炎等疾病。

反复呼吸道感染的诊断条件因年龄不同而不同，0～2岁、2～5岁、5～14岁分别为1年内患上呼吸道感染依次在7、6、5次以上；患下呼吸道感染依次在3次（反复肺炎2次）、2次和2次以上。其中，两次感染的间隔期至少7天以上，若上呼吸道感染次数不够，可加下呼吸道感染次数，反之则不能。反复肺炎指1年内反复患肺炎≥2次。《小儿反复呼吸道感染中医诊疗指南》附有按半年内呼吸道感染的次数诊断：半年内呼吸道感染≥6次，其中下呼吸道感染≥3次（其中肺炎≥1次）。

本病属于中医的"虚人感冒""体虚感冒"的范畴，亦称为反复感冒。

【病因病机】

小儿反复呼吸道感染多因正气不足，卫外不固，导致屡感外邪，反复发作。久则更伤正气，形成往复不已之势。但本病并非纯为虚证，部分患儿可因积滞蕴热而反复感邪所致，虚实夹杂亦可常见。

本病的常见病因为先天禀赋不足、体质柔弱而肌骨嫩怯，腠理疏松；或喂养不当，损伤脾胃，饮食精微摄取不足，难以化生气血；或调护失宜、日照活动太少而不耐寒热；或用药不当，损伤正气；或生活环境不良如住房教室拥挤、被动吸烟、空气污染、紧张疲劳等也是本病的诱因。上述病因可致患儿肺脾肾虚，气血阴阳亏损，肌表不固，卫外功能薄弱，营卫失调而反复外感。外邪从口鼻或皮毛而入，轻则感冒、咳嗽，重则肺炎喘嗽。其急性感染期以邪实为主，非急性感染期以正虚或正虚邪恋为主。

【临证要点】

对于小儿反复呼吸道感染进行膏方诊断应包括以下几方面：

1.判断是否合适膏方治疗及何时治疗为宜　膏方适用于本病非急性感染期，此期大多以虚或虚实夹杂为主，但部分患儿为积滞蕴热所致，症见喜食肥甘厚味，食欲亢进或纳少，腹部胀满，口臭便秘，手足心热，舌质红，苔黄腻，内热外邪而致反复呼吸道感染。此证不适宜膏方治疗。如果患儿急性感染后迁延未愈，出现咳嗽痰多、纳少便溏、低热未尽等，宜先用开路方清解余邪、健脾化湿开胃。

2.虚性证候要素

正气不足、卫外不固是反复呼吸道感染的主要病机，非急性感染期患儿有以下虚损表现：

（1）气虚：以肺脾气虚多见，为本病主要证型，可兼见肾气虚。症见面色萎黄少华，形体消瘦，肌肉松软，食少纳呆，动则汗出，神疲乏力，气短懒言，大便稀溏，兼肾气虚可见腰膝酸软、夜尿多或遗尿，鸡胸龟背，舌质淡，苔薄白，脉细无力。

（2）阳虚：反复呼吸道感染日久，气虚及阳，多以脾肾阳、气俱虚为主。症见纳呆便溏，或五更泻，腹痛喜温，肢凉畏寒，精神萎靡，发育迟滞，尿清长或遗尿，舌质淡或有齿痕，脉沉细无力，指纹淡红。

（3）阴虚：以肺脾肾阴虚多见。症见口燥咽干，渴喜冷饮，颜面潮红，手足心热，盗汗，大便干燥，舌质红少津，苔少或剥脱，脉细数。

（4）气阴虚：可见肺脾、肺肾气阴两虚或肺阴虚、脾（肾）气虚等复合证型，上述气虚、阴虚症状互见。

（5）血虚：脾虚日久，生化不足，由气及血，可见于反复呼吸道感染合并营养性贫血者。症见食少纳呆，面色苍白无华，口唇色淡，毛发黄稀疏作穗，乏力懒言，舌质淡，苔薄白，脉细，指纹淡。

（6）营卫失调：以卫气（阳）不足、营阴虚多见。症见恶风畏寒，多汗易汗，汗出不温，四肢欠温，面色少华，舌质淡红，苔白，脉无力，指纹淡红。

3. 实性证候要素

反复呼感的邪实主要有余邪未尽、痰湿未清、兼有食滞。

（1）余邪未尽：急性呼感后，因正气不足，常见邪恋不尽，多为余热、痰热未清。亦可见阴虚生内热，热邪炼津为痰。症见低热缠绵，咽偏红，咽干不适，轻咳痰少或干咳，舌质偏红，苔少。

（2）痰湿（热）：多见于脾虚患儿，脾失健运，内生痰湿，症见虚胖困倦，痰清稀，大便正常或不实，亦可见痰湿蕴久化热，痰液偏黄，舌质淡，苔白滑或微黄，脉滑。

（3）食滞：小儿乳食不知自节，或家长体恤体弱，饮食进补，过食肥甘厚味，脾胃难以运化，食滞中焦，症见腹部胀满，嗳气酸腐，纳少便干；食滞化热，可见肚腹手足心热，夜眠不宁，磨牙，口气酸臭，舌质偏红，苔厚或偏黄腻，脉滑或数。

【膏方治疗】

1. 膏方基本方　党参，太子参，白术，茯苓，黄芪，玉竹，黄精，山萸肉，生地，当归，白芍，川芎，枸杞子，防风，连翘，紫菀，陈皮，砂仁，焦三仙，大枣，甘草。

2. 临证加减

（1）气虚甚，加生晒参、红景天；肾气虚加杜仲、胡桃肉、沙苑子。

（2）脾肾阳虚，加益智仁、菟丝子、肉苁蓉。

（3）阴虚，去党参；肺脾阴虚，加西洋参、北沙参、百合、麦冬、石斛；肾阴虚，加天冬、女贞子、桑椹。

（4）血虚，加熟地、桂圆肉。

（5）兼热，加金银花、蒲公英、牛蒡子、玄参、丹皮、知母。

（6）兼痰，加法半夏、川贝母、炙苏子、炙百部。

（7）兼湿，加苍术、白蔻仁。

（8）食滞，加鸡内金、枳壳。

（9）汗多恶风畏寒，加桂枝、煅牡蛎、煅龙骨、五味子、浮小麦。

【经典名方】

1. 异功散　人参，白术，茯苓，甘草，陈皮。

2. **玉屏风散** 黄芪，白术，防风。

3. **生脉散** 人参，麦冬，五味子。

4. **四物汤** 熟地，白芍，当归，川芎。

5. **六味地黄丸** 熟地，山萸肉，山药，丹皮，茯苓，泽泻。

6. **黄芪桂枝五物汤** 黄芪，桂枝，白芍，当归，炙甘草，大枣。

7. **沙参麦冬汤** 沙参，麦冬，玉竹，桑叶，甘草，天花粉，白扁豆。

【医案举例】

单某，男，3岁8月，2011年1月10日初诊。

反复呼吸道感染8月余。

患儿近8月余反复呼吸道感染，于2010年5月、12月患两次肺炎，平素经常患上感、咳嗽（每月至少1次）。刻下活动后汗多，乏力，不咳，时有声哑，纳可，大便先干后软。面黄不润，咽偏红，双侧扁桃体Ⅱ度肿大，舌质偏红，苔薄白，脉略细。证属肺脾气阴两虚，卫外不固，兼余热未清，治拟健脾补肺，益气养阴，佐以补肾，兼清余热。

处方：太子参150克，南沙参100克，北沙参100克，麦冬100克，五味子60克，炙黄芪150克，炒白术100克，黄精150克，玉竹150克，百合150克，生地100克，熟地100克，当归60克，菟丝子80克，枸杞子150克，山萸肉100克，牛蒡子100克，金银花100克，连翘150克，炙苏子100克，百部100克，焦山楂150克，砂仁30克，陈皮80克，防风60克，蝉蜕100克，丹参80克，煅龙骨150克，煅牡蛎150克，炙鳖甲100克，大枣150克，炙甘草80克。1料。

另：西洋参60克（另煎后入），阿胶100克（黄酒泡、烊化），龟胶80克（黄酒泡、烊化），蜂蜜500克，收膏。

复诊：2011年2月21日复诊。服膏方1料后，近一月余未见呼吸道感染，无声哑，汗出减，纳好，二便调。查体面色较前红润，咽微红，双侧扁桃体Ⅰ度肿大，舌质淡红，苔薄白，脉略滑有力。治疗继予原方去金银花，加鸡内金80克，再服膏方1料。随访1年，仅上呼吸道感染2次。

按：患儿素体肺脾气阴两虚，腠理疏松，卫外不固，故反复呼感，经常咳嗽，面黄不润，汗多乏力，乃气虚所致。大便先干后软，时有声哑，咽偏红，舌质偏红，脉略细，为阴虚兼有余热。故治以健脾补肺，益气养阴为主，以异功散、生脉散、玉屏风散合方加减肺脾气阴双补；气阴虚久可及血虚不足，加阿胶、生地、熟地、当归、丹参以补血；加山萸肉、枸杞子、菟丝子、鳖甲、龟甲补肾益精；加金银花、连翘、苏子、百部以清热润肺止咳；煅龙骨、煅牡蛎敛汗固涩；砂仁、焦山楂、鸡内金行气健脾消食；诸药合用，平补肺脾气阴，兼顾肾气精血，清解余邪，补而不滞，补不留邪，正气充卫表固则不再反复外感也。

（李荣辉）

第三节 支气管哮喘

支气管哮喘是由多种细胞及细胞组分参与的气道慢性炎症性疾病，这种慢性炎症常伴随引起易感个体气道高反应性，当接触物理、化学、生物等刺激因素时，可发生广泛多变的可逆性呼气气流受限，从而引起反复发作的喘息、咳嗽、气促、胸闷等症状，常在夜间和（或）凌晨发作或加剧，多数患儿可经治疗缓解或自行缓解。支气管哮喘属于中医"哮喘病"的范畴。因本病反复发作，难以根治，故部分患儿可造成终身痼疾。

【病因病机】

哮喘的病因病机，中医认为，可分为内因、外因、诱发因素。

1. 内因 因肺脾肾三脏功能不足，导致水液代谢失常，痰浊内生。哮之夙根为痰，膈上宿痰诱发哮喘。近代认为还与瘀相关。另外本病与先天禀赋关系密切，因此又将小儿哮喘称为"幼稚天哮"。

2. 外因 因感受外邪如外感风寒或风热之邪，未能及时医治，导致邪气蕴于肺，壅阻肺气，气不布津，聚液成痰，或热邪炼津为痰；或因饮食不当，贪食生冷，或嗜食酸咸甘肥腥发之品，导致脾失健运，痰浊内生，上干于肺，壅塞气道，升降不利，气逆而喘；亦可因情志、劳倦久病等导致体虚气失所主，气阴亏耗，不能下荫于肾，肾元亏虚，肾不纳气而致短气喘促。

3. 诱发因素 常因感受六淫之邪、饮食不当、异物异味刺激、运动、情绪变化等诱发。

哮喘的基本病机为宿痰内伏，感受外邪或其他诱因导致气壅痰阻，气机升降失常而作。本病反复发作，病程长，肺脾肾三脏不足为其本，外感六淫、痰饮、瘀血等邪实为其标。其急性发作期以邪实为主，慢性持续期、缓解期以虚实夹杂、正虚为主。

【临证要点】

哮喘可分为急性发作期、慢性持续期、缓解期。膏方治疗适用于哮喘慢性持续期及缓解期。进行膏方诊断应包括以下几方面：

1. 虚性证候要素

（1）气虚：以肺脾肾气虚为主，症见易感外邪，遇凉或运动后咳嗽、喘促，喉中时有痰声。面色萎黄少华，形体消瘦或虚胖，肌肉松软，食少纳呆，自汗盗汗，神疲乏力，语声低微，气短懒言，腰膝酸软，大便不实或溏，舌质淡红，苔薄白，脉无力。

（2）阳虚：以脾肾阳虚多见，阳虚生内寒，水湿不能温煦运化，凝为痰饮。症见夜间或晨起咳嗽，喉中时有痰声，痰液清稀，纳呆便溏，或食后泻、五更泻，腹痛喜温，肢凉畏寒，动则气短喘促，尿清长或夜尿多、遗尿，舌质淡胖或有齿痕，脉沉无力，指纹淡红。

（3）阴虚：以肺、肾阴虚为主，多见于长期激素吸入治疗或素为阴虚体质者。症见咽干咽红，干咳或痰少黏稠，颜面潮红，手足心热，盗汗。兼脾胃阴虚者可见口渴喜凉饮，大便干燥，便秘，舌质偏红，苔薄白少津，或苔少剥脱，脉细。

（4）气阴两虚：可见肺脾、肺肾气阴两虚或肺气阴虚合并脾（肾）气虚等复合证型，多见于久喘、长期激素吸入治疗、反复发作过用苦寒或抗生素等损伤中焦者。上述气虚、阴虚症状可互见。

（5）阴阳两虚：哮喘日久不愈，穷必及肾，可见肾阴阳两虚。症见语音低微，气短，动则喘促，自汗盗汗，口燥咽干，形寒肢冷，腰膝痠软，尿清长或遗尿，舌淡苔少，脉沉细。

（6）血虚：哮喘反复发作，气虚及血，可致血虚，血虚生风，哮喘常可伴有反复发作湿疹、特异性皮炎、荨麻疹。症见皮肤瘙痒，反复出红色斑丘疹，甚则皮厚粗糙，口干纳呆，夜寐不宁，大便干结，舌质淡，苔薄白或少，脉细，指纹淡。

2. 实性证候要素

哮喘的邪实主要有风、热、痰（饮）、湿及血瘀。

（1）风：风为百病之长，善行数变，可分为外风、内风。症见咳嗽、喘促突发，可因外感风邪或闻异气，或进食酸咸厚味、鱼虾蟹等腥发之品而诱发。皮肤瘙痒、皮疹也与风相关。现代医学所谓的过敏，大多医家认为应归属为风。

（2）热：哮喘感受风热之邪急性发作后，因正气不足，常见邪恋不尽，多为余热、痰热未清。亦可见阴虚生内热，热邪炼津为痰。症见咽偏红，咽干不适，轻咳痰少或干咳，舌质偏红，苔少。

（3）痰（饮）湿：症见咳喘时作，痰清色白，或不喘但时有胸闷憋气，脘腹胀满，恶心纳少，大便不实。亦可见痰湿蕴久化热，痰液偏黄，舌质淡，苔白滑或微黄，脉滑。

（4）血瘀：症见目下黯黑，山根青，舌质黯红，脉细涩，指纹紫滞。

【膏方治疗】

1. 膏方基本方 黄芪，生晒参（党参），太子参，白术，茯苓，法半夏，陈皮，黄精，山萸肉，枸杞子，巴戟天，菟丝子，熟地，当归，白芍，川芎，红花，防风，川贝母，炙百部，白果，陈皮，砂仁，焦三仙，大枣，甘草。

2. 临证加减

（1）肺脾气虚甚，加生晒参或红参，红景天；肾气虚，加杜仲、胡桃肉、冬虫夏草。

（2）脾肾阳虚，加益智仁、仙灵脾、鹿角胶；甚则加制附子、肉桂。

（3）肺脾阴虚，加生脉散、西洋参、北沙参、百合、玉竹。肾阴虚，加天冬、女贞子、桑椹、鳖甲、龟胶。

（4）血虚，加制何首乌、桂圆肉。

（5）兼风，加蝉蜕、僵蚕，甚则加全蝎。

（6）兼热，加金银花、连翘、牛蒡子、玄参、地骨皮、知母。

（7）咳喘有痰，加炙苏子、杏仁；干咳痰少，加炙紫菀、炙冬花。

（8）胸闷憋气，加石菖蒲、郁金。

（9）脘腹痞满，纳少，加白蔻仁、佛手、鸡内金。

（10）汗多恶风畏寒，加桂枝、煅牡蛎、煅龙骨、五味子、麻黄根。

【经典名方】

1. 香砂六君子汤　人参，白术，茯苓，甘草，陈皮，半夏，木香，砂仁，生姜，大枣。
2. 玉屏风散　黄芪，白术，防风。
3. 生脉散　人参，麦冬，五味子。
4. 二陈汤　茯苓，橘红，半夏，炙甘草。
5. 桃红四物汤　地黄，芍药，当归，川芎，桃仁，红花。
6. 左归丸　熟地，山药，山萸肉，枸杞子，菟丝子，鹿角胶，龟甲胶，牛膝。
7. 右归丸　熟地，山药，山萸肉，枸杞子，鹿角胶，菟丝子，杜仲，当归，附子，肉桂。
8. 六味地黄丸　熟地，山萸肉，山药，丹皮，茯苓，泽泻。
9. 黄芪桂枝五物汤　黄芪，桂枝，白芍，当归，炙甘草，大枣。
10. 沙参麦冬汤　沙参，麦冬，玉竹，桑叶，甘草，天花粉，白扁豆。

【医案举例】

魏某，男，9岁，2010年12月13日初诊。

反复咳喘3年。

有哮喘病史3年，曾激素吸入治疗1年半，停药后近半年哮喘反复发作，平素运动后、遇凉易咳，有时咯痰，鼻痒喷嚏流涕，汗多，纳可，二便调。面萎黄，体瘦，咽红，舌质偏红，苔少，中心微黄，脉细。证属肺脾肾三脏气阴虚，兼有痰热。治拟益气养阴，健脾补肺益肾，佐以化痰清热活血。

处方：太子参150克，北沙参150克，麦冬100克，五味子60克，炙黄芪150克，炒白术150克，黄精150克，玉竹150克，百合150克，生地100克，熟地100克，当归100克，菟丝子100克，枸杞子150克，仙灵脾100克，杜仲100克，山萸肉100克，山药150克，牛蒡子100克，连翘150克，炙苏子100克，百部150克，浙贝母60克，丹参100克，桃杏仁各100克，焦山楂150克，砂仁30克，陈皮100克，防风60克，蝉蜕100克，白果100克，大枣150克，炙甘草80克。1料。

另：西洋参60克（另煎后入），阿胶100克（黄酒泡烊化），鹿角胶60克（黄酒泡烊化），蜂蜜500克，收膏。

复诊：服膏方1料后，2011年2月7日复诊。近一个半月未咳喘，遇凉喷嚏，纳好，二便调。查体：咽微红，舌质偏红，苔薄白，脉细。治疗继续给予原方加巴戟天60克，女贞子100克，旱莲草150克，辛夷花60克，龟胶100克（黄酒泡烊化），随访至2014年11月，哮喘未发作，偶有感冒也不喘。

按：患儿反复咳喘3年余，肺脾肾三脏气阴俱虚，时有咳痰，咽红，苔中心微黄，兼有痰热未清，病久气虚，气血运行不畅而致血瘀。处方以生脉散、玉屏风散、异功散、左归丸合方加减以补益肺脾肾；佐以杏仁、苏子、浙贝母、百部、连翘化痰清热；桃仁、丹参活血化瘀；更加阿胶、龟胶、鹿角胶等血肉有情之品，终使哮喘之顽疾获长期缓解。

（李荣辉）

第四节 小儿厌食症（消化不良）

厌食是以较长时期（病程至少1月以上）厌恶进食、食量减少为特征的一种小儿常见疾病。本病可发生于任何季节，但夏季暑湿当令时可使症状加重。本病可在各年龄儿童发病，但以1～6岁多见。本病属于中医古代文献所载"不思食""不嗜食""不饥不纳""恶食"等范畴。厌食长期不愈，可使气血生长匮乏，抗病能力下降而易罹患他病，甚则影响生长发育。

【病因病机】

本病多由喂养不当、先天不足、他病伤脾、情志失调等引起脾胃受损，脾胃失调，胃不能受纳，脾不能运化，纳运失健而致厌恶进食、食量减少。厌食的基本病机为脾胃纳运失常，病久可致脾胃气、阴虚。

【临证要点】

对于厌食患儿进行膏方诊断应包括以下几方面：

1. 判断膏方治疗的时机 针对本病如服中药汤剂患儿及家长大多有为难情绪，而膏方因其量少口感好深受喜爱。本病早期大多以脾胃失调为主，虚象不多，还可兼有脘腹痞满、泛恶等，此期不宜首选膏方。厌食病久，不饥不食，胸腹无所苦，脾胃虚象渐显，膏方治疗最为相宜。

2. 虚性证候要素

厌食后期以脾胃虚为主，但有气、阴之别，或兼杂出现如脾气虚、胃阴虚、脾胃气阴两虚等。其虚损表现为以下几方面：

（1）气虚：以脾气虚为主，症见不思饮食，纳少不运，面色萎黄无华，神疲乏力，形体偏瘦，大便偏稀或夹不消化食物，舌质淡，苔薄白，脉缓无力。

（2）阴虚：以脾、胃阴虚为主，症见纳少不思食，或食少饮多，皮肤干燥失润泽，手足心热，大便偏干甚则秘结，舌质红少津，苔少或剥脱，脉细数。

3. 实性证候要素

厌食的邪实主要有肝气不舒气滞，兼热，勉强进食后食滞，外感暑湿困脾。

（1）气滞：症见郁闷喜啼哭，厌学喜独处，或胁肋脘腹胀满，脉沉涩。

（2）热：以心、肝、胃热多见。症见心烦易怒，手足心热，目眵多，反复口疮、口臭，大便秘结，脉细数。

（3）食滞：勉强进食后食滞胃肠，症见食后脘腹胀满，大便干，口臭，舌苔腻。

（4）暑湿困脾：夏季暑湿当令之时，症见厌食加重，甚则食欲全无，泛恶呕吐，困倦思睡，大便稀溏或夹不消化食物，苔白腻，脉濡。

【膏方治疗】

1. 膏方基本方 党参（太子参），黄芪，白术，茯苓，枳壳，黄精，玉竹，白芍，炒三仙，鸡内金，蝉蜕，连翘，砂仁，白蔻仁，大枣，甘草。

2. 临证加减

（1）气虚重，适当增加党参、黄芪剂量，或加红景天。

（2）阴虚去党参，改太子参，加沙参、天冬、麦冬、石斛、乌梅。

（3）大便稀溏，去枳壳，加炒苍术、陈皮、莲子肉、芡实。

（4）大便秘结，用生白术，加玄参、火麻仁、郁李仁、麦冬、生地、当归、肉苁蓉。

（5）气滞，加佛手、郁金、香附、苏梗、木香。

（6）兼热象，加菊花、夏枯草、蒲公英、知母。

（7）暑湿困脾，加藿香、佩兰、荷叶、苏梗。

（8）恶心易呕吐，加藿香、法半夏、竹茹、木香。

【经典名方】

1. 异功散　人参，白术，茯苓，甘草，陈皮。

2. 香砂六君子汤　人参，白术，茯苓，甘草，陈皮，半夏，木香，砂仁，生姜，大枣。

3. 养胃增液汤　石斛，乌梅，北沙参，玉竹，白芍，甘草。

4. 益胃汤　沙参，麦冬，玉竹，生地，冰糖。

5. 参苓白术散　人参，白术，茯苓，桔梗，山药，甘草，白扁豆，莲子肉，砂仁，薏苡仁，大枣。

6. 增液汤　玄参，麦冬，生地。

【医案举例】

白某，男，3岁半，2012年5月7日就诊。

纳少、便秘2年6月。

患儿两年半来纳少，不思食，挑食，大便秘结，3～4日一行，怒挣始出，伴大汗淋漓。平素呼吸道感染后易呕吐，勉强进食后易口臭，夜间磨牙，性急。形体偏瘦，面色白无华，咽偏红，舌质偏红，苔薄白少，脉细。证属脾胃气阴虚，阴血虚肠燥，兼有肝热。治拟健脾益气，养阴清热，润肠通便。

处方：太子参100克，北沙参100克，天冬100克，麦冬100克，炙黄芪100克，生白术100克，枳实60克，黄精100克，玉竹100克，生地80克，玄参100克，火麻仁100克，瓜蒌100克，当归80克，肉苁蓉60克，连翘100克，菊花80克，蝉蜕60克，竹茹60克，荷叶100克，焦山楂100克，焦槟榔100克，鸡内金60克，炒麦芽100克，白蔻仁60克，白芍120克，青皮60克，陈皮60克，厚朴60克，甘草80克，大枣150克。1料。

另：阿胶60克（烊化），蜂蜜500克，收膏。

服完一料后随访，纳好，多年便秘亦愈。

按：患儿厌食2年余，脾胃失于纳运，不饥不食，日久气血生长匮乏，阴血虚肠燥大便秘结，腑气不通又加重厌食。治予枳术丸、异功散、益胃汤、增液汤合方加减益气健脾养阴；加山楂、麦芽、鸡内金、焦槟榔、厚朴健胃消食导滞；连翘、菊花、蝉蜕、竹茹清心肝热邪；青皮、陈皮、白蔻仁、白芍疏肝理气和胃养阴；当归、肉苁蓉温阳滋养精血，虚性便秘日久常有奇效，配伍在养阴药中避免阴凝。全方合用，脾胃气阴双补，开胃消食，纳运恢复正常，则厌食、便秘均获痊愈。

（李荣辉）

第五节　小儿遗尿

遗尿是指 5 周岁以上小儿睡中小便自遗，醒后方觉的一种病证。正常小儿 3 岁左右晚上已基本能控制排尿，若 5 周岁以上夜间仍不能自主控制排尿，轻者数夜 1 次，重者一夜数次，甚至白天睡眠时也会发生遗尿，则为病态。本病大多病程长，预后一般良好，随年龄增长部分患儿可自行缓解，但有少数可持续到成年。由于长期不愈，可影响小儿的身心健康。本病属于中医古代文献的"遗溺"范畴，西医称为"儿童夜遗尿"，俗称"尿床"。

【病因病机】

本病的病因病机主要为先天禀赋不足，后天发育迟滞，或失于调养致肺脾肾三脏功能失调。肺不能敷布津液，脾不能运化水湿，肾虚下寒不能温养膀胱，水液气化失常，闭藏失职，膀胱不约而遗尿。此外，肝经湿热，热扰膀胱，膀胱失约也可遗尿。也可因心经有热夹有痰湿，痰热蒙于心窍，而致睡深而不能自醒，遗尿后仍不能自知。遗尿的基本病机为膀胱不约。

【临证要点】

遗尿大多病程长，容易反复。劳累、受凉及合并泌尿系感染后可加重。因此对患儿进行膏方诊断时既要考虑其虚寒者为多的一面，同时也不要忽视少数实热者及虚中夹实者。如确属实热所致则不宜膏方治疗。

1. 虚性证候要素

遗尿的虚损主要有以下几方面：

（1）气虚：以肺、脾、肾气虚多见，症见夜间遗尿，尿量偏多，劳累后遗尿加重。白天可有尿频量多，面色少华或萎黄，神疲乏力，动则汗出，腰膝酸软，纳少便溏，舌质淡红，苔薄白，脉弱无力。

（2）阳虚：以脾、肾阳虚为主，症见夜间遗尿，尿多清长，甚则一夜数次。面色白无华，神疲倦怠，纳少喜热饮，畏寒肢凉，腰膝酸软，舌质淡，苔白水滑，脉沉无力。

（3）阴虚：以心、肾阴虚居多，症见梦中遗尿，寐不安宁，白天多动少静，烦躁易怒，或手足心热，形体偏瘦，舌质偏红，苔薄白少，脉细。

2. 实性证候要素

（1）湿热：湿热多蕴于肝、下焦膀胱，症见梦中遗尿，尿量少色黄臊臭，夜寐不宁或磨牙，白天尿频，性急烦躁，大便干结，舌质红，苔黄腻，脉滑数。

（2）痰热：多在气虚的、阴虚的基础上兼有痰、热。症见夜间遗尿，大声呼唤甚则使劲拍打亦不醒，推拉起床排尿时仍神志朦胧，白天易困倦，形体偏虚胖，舌质淡红或偏红，苔白腻或淡黄，脉滑。

（3）寒邪：阳虚生内寒或受凉、恣食冷饮后寒凝下元，症见夜间遗尿，尿液清长，脘腹冷痛，喜温喜按，四肢不温，舌质淡，苔薄白，脉沉迟。

【膏方治疗】

1. 膏方基本方　党参（生晒参），黄芪，炒白术，山药，黄精，山萸肉，桑螵蛸，覆盆子，枸杞子，金樱子，芡实，乌药，益智仁，石菖蒲，砂仁，鸡内金。

2. 临证加减

（1）阳虚寒甚，选加补骨脂、巴戟天、菟丝子、韭菜子、肉桂、制附子。

（2）阴虚，加女贞子、玉竹、五味子、知母、鳖甲。

（3）梦中遗尿、夜寐不宁，选加远志、五味子、酸枣仁、龙骨、牡蛎、龟胶。

（4）睡眠深沉兼痰热，加郁金、胆南星、炒栀子、连翘。

（5）兼湿热，选加茯苓、苍术、炒栀子、黄芩。

（6）纳少便溏，选加炒三仙、莲子肉、白果、炒扁豆、升麻。

（7）脘腹冷痛喜温，选加吴茱萸、小茴香、肉桂。

【经典名方】

1. 补中益气汤　黄芪，党参，白术，当归，陈皮，升麻，柴胡，甘草，生姜，大枣。

2. 缩泉丸　益智仁，乌药，山药。

3. 菟丝子散　菟丝子，鸡内金，肉苁蓉，牡蛎，制附子，五味子。

4. 巩堤丸　熟地黄，菟丝子，白术，五味子，益智仁，补骨脂，制附子，茯苓，韭子。山药糊丸。

5. 右归丸　熟地，山药，山萸肉，枸杞子，鹿角胶，菟丝子，杜仲，当归，附子，肉桂。

【医案举例】

胡某，男，8岁，2001年12月20日就诊。

患儿自幼尿床，劳累后加剧。多则每夜2～3次，面色少华，时感疲乏，平时多汗，胃纳欠佳，大便正常，苔薄白，脉细。治拟健脾固表，益肾缩泉。

处方：西党参250克，茯苓150克，炒苍术150克，炒白术150克，炙甘草150克，陈皮150克，防风100克，炙黄芪250克，制半夏150克，太子参200克，女贞子150克，制玉竹150克，制黄精150克，益智仁150克，淮山药150克，乌药100克，芡实150克，桑螵蛸150克，枸杞子150克，制首乌150克，莲子肉250克，煅牡蛎150克，炒扁豆150克。1料。

另：阿胶（烊化）250克，龟板膏（烊化）250克，黄酒200克，冰糖400克，收膏。每日早晚各一匙，开水冲服。

复诊：2002 年 11 月 27 日复诊。其母代述，服膏方后，遗尿已瘥，要求再予调理。效不更方，宜原方继服。

按：膀胱不约为遗溺，小儿遗尿多与肺、脾、肾三脏功能失调有关，而非独肾也。《景岳全书·杂证谟》曰："盖小水虽利于肾，而肾上连肺，若肺气无权，则肾水终不能摄，故治水者必须治气，治肾者必须治肺。"观此患儿四诊，实乃肺、脾、肾三脏虚损，固摄无权而遗尿。方以四君子汤、玉屏风散加扁豆、半夏、陈皮健脾益肺固表；缩泉丸加桑螵蛸、芡实、莲子、牡蛎、龟板膏益肾固摄缩尿；另加黄精、玉竹、枸杞子、女贞子、制首乌、阿胶养阴补血填精。全方重在三脏调理，而不独用补肾固摄，深得治遗尿之大法，故临床能获良效。

文献出处：罗荣泉．陈蓉蓉运用膏方治疗儿科顽疾经验 [J]．中国医药学报，2004，19（7）：420-422．

（李荣辉）

第六节　发育迟缓

儿童全面性发育迟缓是指 5 岁以下儿童在大运动／精细动作、语言理解与表达、认知、个人／社会、日常生活及活动等发育维度中存在 2 个及以上发育、发展维度的显著落后。若不及时干预或患儿有发育严重迟缓者也可能发展为发育障碍。本病属于中医的"五迟""五软"的范畴。五迟指立迟、行迟、齿迟、发迟、语迟；五软指头项软、口软、手软、足软、肌肉软。五迟、五软诸症既可单独出现，也可同时存在。

【病因病机】

发育迟缓可由多种原因所致，如遗传、先天性代谢障碍、宫内不良因素、脑发育不全、环境、出生后中毒、早期严重营养不良、后天不良社会心理因素等。本病的中医病因多为先天禀赋不足及后天调养失宜。先天因素包括父母精血虚损或孕期调养失宜，损伤胎元之气，致使胎儿先天精气未充，髓脑未满，脏器虚弱，筋骨失养。后天因素包括产伤、生后护理、喂养不当等，致使脾胃虚损，气血生长匮乏，精髓不充，五脏俱亏，而致发育迟缓。五迟五软的基本病机为五脏亏虚，髓海不足。

【临证要点】

发育迟缓以虚为本，可兼有痰浊、瘀血、虚火、虚风等邪实标证。在进行膏方诊断时应包括以下几方面：

1. 虚性证候要素

五脏亏虚，有主次之别，肾主骨，肝主筋，脾主肉，五迟中的立迟、行迟、齿迟及五软以肝肾脾虚为主；言为心声，脑为髓海，心肾不足则言语迟缓，智力不聪。其虚损主要表现如下：

（1）气虚：本病五脏皆可气虚，以心、脾、肾虚多见。表现为语言发育迟缓，智力低下，四肢痿软，站立行走迟，吮吸咀嚼无力，纳食欠佳，发稀萎黄，舌质淡，苔白，脉细无力。

（2）精血虚：以肝肾精血亏虚为主，可伴有心脾血虚。表现为形体消瘦，筋骨痿软，坐、站、行迟，囟门宽大，萌牙迟，目无神采，反应迟钝，夜寐不宁，烦躁易惊，面白无华，舌质淡，苔少，脉沉细无力。

2. 实性证候要素

（1）痰浊：症见口流痰涎，或喉中痰声，反应迟钝，苔白腻或滑，脉滑。

（2）血瘀：五迟，或伴有关节僵硬，或伴发惊厥，舌质黯，有瘀斑、瘀点，指纹紫滞，脉沉涩。

（3）火热：以兼有心肝火热多见，症见烦躁易怒，惊叫，夜眠不宁，磨牙，甚则抽搐，大便干结，舌质偏红，苔淡黄，脉滑。

（4）风：以心肝不足虚风内动多见，症见五迟，可兼加手足搐搦、惊悸不宁，热性惊厥或癫痫发作，舌质嫩红，苔少，脉弦。

【膏方治疗】

1. 膏方基本方　生晒参（红参），黄芪，炒白术，茯苓，熟地，当归，赤白芍，川芎，黄精，山萸肉，枸杞子，怀牛膝，菟丝子，龟胶，鹿角胶，阿胶，石菖蒲，蝉蜕，连翘，陈皮，砂仁。

2. 临证加减

（1）语迟，加郁金、远志、酸枣仁、柏子仁。

（2）立迟、行迟、腰膝四肢痿软，加杜仲、桑寄生、桂枝。

（3）头项软，加巴戟天、肉苁蓉。

（4）头发稀、萎黄，加制何首乌、桑椹子。

（5）烦躁易惊，汗多，加煅龙骨、煅牡蛎、浮小麦。

（6）纳少，加炒三仙、鸡内金。

（7）流涎、痰多，加益智仁、法半夏、远志。

（8）痰热，加浙贝母、天竺黄。

（9）烦躁惊叫，伴抽搐，选加石决明、珍珠母、龙胆草、天麻、钩藤、僵蚕。

（10）关节僵硬、活动不灵活，加鸡血藤、丹参、红花。

【经典名方】

1. 补中益气汤　黄芪，党参，白术，当归，陈皮，升麻，柴胡，甘草，生姜，大枣。

2. 十全大补汤　人参，黄芪，熟地，当归，白芍，川芎，白术，茯苓，肉桂，炙甘草。

3. 补肾地黄丸　山萸肉，山药，熟地，牛膝，鹿茸，茯苓，丹皮，泽泻。

4. 调元散　人参，茯苓，茯神，白术，白芍，熟地，当归，黄芪，川芎，甘草，山药，石菖蒲。

5. **龟鹿二仙胶** 鹿角，龟板，枸杞子，人参。

6. **左归丸** 熟地，山药，山萸肉，枸杞子，菟丝子，鹿角胶，龟甲胶，牛膝。

7. **右归丸** 熟地，山药，山萸肉，枸杞子，鹿角胶，菟丝子，杜仲，当归，附子，肉桂。

8. **酸枣仁汤** 酸枣仁，茯苓，知母，川芎，甘草。

【医案举例】

郭某，女，4岁10月，2014年11月17日初诊。

语迟、行迟3年6月。

三年前患儿近2岁尚不能语，坐、站、走较同龄儿晚，在当地及北京多家医院做发育检查、头颅CT等，诊断精神运动发育迟滞、脑白质发育不良。刻下年近5岁，仅能说单音节词语，且口齿不清，对言语反应迟钝，理解力差，目光不灵活。行走不稳，不能跑、跳。时有小抽搐，平素易呼吸道感染，发热时伴惊厥大发作。纳欠佳，大便干，发稀疏，夜惊啼汗多。查舌质淡红，苔薄白，脉沉细。证属肝肾精血不足，心脾气阴虚，虚风内动。治拟滋肝补肾填精，健脾益气养心，佐以开窍息风。

处方：太子参100克，麦冬100克，五味子30克，南沙参100克，北沙参100克，炙黄芪100克，炒白术100克，枳壳60克，黄精100克，玉竹100克，百合150克，山萸肉100克，枸杞子100克，菟丝子60克，巴戟天60克，杜仲100克，桑寄生150克，怀牛膝100克，生地60克，熟地60克，白芍40克，川芎40克，浙贝母100克，连翘100克，蝉蜕80克，防风40克，女贞子100克，旱莲草100克，鸡内金60克，焦三仙240克，大枣150克，炙甘草60克，白豆蔻60克，佛手60克，天麻60克，钩藤100克，郁金80克，石菖蒲60克，生牡蛎150克。1料。

另：阿胶60克，生晒参30克，西洋参40克，醋龟甲60克，鹿角40克，蜂蜜400克，收膏。

2015年1月12日复诊。发育明显进步，家长甚为惊喜。述近二个月语言进步，理解力增强，能说成句话且能对答。走路平稳，能小跑及蹦跳。纳好，大便调，夜眠安，汗减。舌质偏红，苔薄白，脉细。继予原方加山药100克，当归40克，红景天100克。

2015年4月13日三诊。现语言基本正常，表情活泼，能背唐诗，数20以内数，仅个别词句构音不太清。平素未再抽搐，近四月上呼吸道感染1次，伴发热惊厥1次，但症状较原减轻，约1分钟后自止。活动正常，易乏力，纳食有时欠佳，头发增多润泽。舌质偏红，苔少，脉细。效不更方，继予二诊膏方1料以巩固治疗。

按：患儿以语迟、行迟为主，证属五脏气血俱虚，精血不足，髓海不充。方以龟鹿二仙胶、左归丸、二至丸滋补肝肾，补任督精血阴阳；以生脉散、玉屏风散、四物汤养阴补血，益气固表；佐以浙贝母、连翘、石菖蒲、郁金清热化痰，益智开窍；天麻、钩藤、蝉蜕、牡蛎息风安神止惊。此疑难顽疾，一般草木之品难以奏效，故以血肉有情之品峻补精血阴阳，大补元气，使五脏髓脑得充，多年痼疾竟获奇效。

（李荣辉）

第七节　注意缺陷多动障碍

注意缺陷多动障碍又称儿童多动症，是儿童时期常见的一类行为障碍性疾病。其临床表现为与其年龄和发育水平不相称的注意力不集中和注意时间短暂、活动过度和情绪冲动，并常伴有学习困难、认知障碍，其智力正常或基本正常。本病在中医古籍中无专门记载。

【病因病机】

本病的病因及发病机制尚不十分清楚，近年多数研究认为与生物因素、环境、家庭和心理社会因素有关。中医认为本病因遗传、先天禀赋不足、后天调护喂养不当、情志失调及产伤等因素导致肝、肾、心、脾气阴精血亏虚，虚阳浮动，阴阳失调。阳动有余、阴常不足而出现神志涣散、兴奋多动、烦躁易怒等。其基本病机为阴阳失衡。

【临证要点】

注意缺陷多动障碍病患儿进行膏方诊断应包括以下几方面：

1. 虚性证候要素

（1）阴虚：以肝、肾、心阴虚多见。症见注意力涣散，多动难静，急躁易怒，口干咽燥，五心烦热，大便干结，舌质红，苔少或剥脱，脉细弦。

（2）气虚：以心、脾气虚多见，症见精神涣散，注意力不能集中，多动但以小动作居多，杂乱无章，记忆力差，学习困难，神疲乏力，纳少，面色无华，舌淡，苔白，脉细弱。

（3）精血虚：以肾精血亏虚、心、脾血虚多见，症见有先天禀赋不足史如早产、低体重儿等，注意力涣散，精神不振，反应迟钝，多语而语声低微，多动而不暴戾，胆小易惊，记忆力差，面色白无华，形体偏瘦，夜间遗尿，舌质淡，苔白，脉沉弱。

2. 实性证候要素

本病的邪实主要有阳亢、痰热、血瘀。

（1）阳亢：以心、肝阳亢为多见或阴虚日久合并虚阳上亢。症见多动难静，烦躁不宁，冲动任性，甚则辱骂打人，破坏物品，胸中烦热，贪凉，夜眠不安，磨牙梦呓，舌质红津少，苔少，脉弦或细弦。

（2）痰热：以心、脾胃痰热为多见，症见喜食肥甘厚味，心烦易怒，注意力难以集中，记忆力差，多动冲动，口臭及反复口疮，大便干燥或溏而不爽，舌质偏红，苔黄或淡黄腻，脉滑。

（3）血瘀：多见于病程长者，症见有产伤、头部损伤史等，注意力涣散，多动，学习困难，反应迟钝，记忆力差，舌质黯，脉细涩。

【膏方治疗】

1. 膏方基本方　太子参（西洋参），麦冬，五味子，酸枣仁，茯苓，柏子仁，白术，百合，白芍，当归，生地，山萸肉，黄精，枸杞子，菟丝子，蝉蜕，连翘，龙骨，牡蛎，石菖蒲，丹参，炒山楂，甘草。

2. 临证加减

（1）气虚重，加黄芪、党参。

（2）阴虚重，加天冬、玄参、玉竹、石斛、女贞子、鳖甲。

（3）精血虚，加熟地、制何首乌、桑椹子、龟甲胶、鹿角胶。

（4）阳亢，加珍珠母、石决明。

（5）痰热，加浙贝母、胆南星、瓜蒌、炒栀子、夏枯草、菊花。

（6）血瘀，加桃仁、红花。

（7）遗尿，加益智仁、桑螵蛸、金樱子。

（8）夜寐不宁加远志、首乌藤、合欢皮、珍珠母。

【经典名方】

1. 天王补心丹　人参，丹参，玄参，茯苓，桔梗，远志，当归，五味子，天冬，麦冬，柏子仁，酸枣仁，生地。

2. 酸枣仁汤　酸枣仁，甘草，知母，茯苓，川芎。

3. 甘麦大枣汤　甘草，浮小麦，大枣。

4. 归脾汤　白术，茯神，黄芪，龙眼肉，酸枣仁，人参，木香，当归，远志，炙甘草。

5. 杞菊地黄丸　熟地，山萸肉，山药，茯苓，丹皮，泽泻，枸杞子，菊花。

6. 左归丸　熟地，山药，山萸肉，枸杞子，菟丝子，鹿角胶，龟甲胶，牛膝。

7. 十味温胆汤　半夏，枳实，陈皮，茯苓，酸枣仁，远志，甘草，五味子，熟地，人参。

【医案举例】

注意缺陷多动障碍合并发育迟缓案：

陈某，男，13岁，2010年12月27日初诊。

注意力不集中、多动6年半。

患儿6岁上小学后发现其上课注意力不集中，小动作多，学习困难，院外诊断注意缺陷多动障碍、发育迟缓。近3年上症加重，记忆力差，性急烦躁，学习成绩中下。纳少便干，乏力汗多，较同龄儿矮小，夜间梦呓，舌质红，苔少，脉细。证属心脾肾虚，虚阳浮越。治拟益气健脾，养心安神，滋阴潜阳。

处方：太子参150克，北沙参150克，丹参100克，玄参150克，天冬150克，麦冬150克，柏子仁150克，酸枣仁150克，远志100克，茯苓150克，当归150克，生熟地各100克，山萸肉100克，山药100克，丹皮60克，菟丝子100克，杜仲100克，枸杞子100克，怀牛膝150克，桑寄生150克，天麻100克，菊花100克，连翘150克，珍珠母200克，石决明200克，石菖蒲100克，郁金100克，炒白术100克，枳壳100克，黄精150克，玉竹150克，百合150克，香附100克，佛手100克，焦山楂150克，白蔻仁80克，砂仁30克，桃仁80克，炙甘草80克，大枣150克。1料。

另：西洋参 80 克，阿胶 100 克，龟胶 100 克，鹿角胶 60 克，蜂蜜 500 克，收膏。

2011 年 2 月 14 日复诊。上课能听讲，多动减少，考试成绩进步。不到 2 个月，身高增长 2 厘米，纳好，大便调。继予原方加黄芪 150 克，巴戟天 100 克，蝉蜕 80 克，旱莲草 150 克。

按：患儿以注意力不集中、多动、学习困难为主症，证属心、脾、肾三脏俱虚。心主神明，脾主思，心脾虚则心神涣散，多动不静，记忆力差；肾藏志，主骨生髓，精血不足，髓脑不充，故生长发育迟缓，身材矮小，智力较同龄儿差；火无水制，心肝阳气亢浮不得潜镇，故性急烦躁，夜眠不宁梦呓。方以天王补心丹、四君子汤、杞菊地黄丸、龟鹿二仙胶合方加减，养心安神，健脾益气，滋阴补肾；加阿胶、黄精、玉竹、百合以增强滋阴补血；加珍珠母、石决明以重镇潜阳；加香附、佛手、桃仁、石菖蒲、郁金以行气活血开窍。全方合用，调燮阴阳，阴平阳秘，使多年顽疾方能获效。

（李荣辉）

第十四章　妇科疾病

第一节　概　述

　　女性相对男性来说，有其特殊的生理特点，既有月经、带下、妊娠、产前与哺乳等现象，又有经、带、胎、产的生理过程。这些均与血有关，妇女每月经血排出、孕期的孕育胎儿、产后失血等使得女子常有气血不足的特点。如《灵枢·五音五味》篇指出："妇人之生，有余于气，不足于血，以其数脱血也。"宋代《妇人大全良方·产宝方》亦强调妇人以血为基本，因此在治疗妇科疾病时，常常要注意固护阴血。

　　妇科疾病，在治疗上突出一个调字，如调补脏腑，调理气血，调治冲、任、督、带，调养胞宫，调控肾—天癸—冲任—胞宫生殖轴为主线。膏方的功用是补益与疗疾，以补益为主，因此在女性疾病的治疗中恰可发挥其特长。利用膏方处方的配伍可以起到调治多种慢性、虚弱性疾病的作用。如患有月经不调、闭经者，属机体气血不足，气机失调而致病，使用膏方，可以调补气血使病向愈；患带下病者，多因脾肾亏虚，带脉失约，湿邪下注所致，用膏方可以补益脾肾，固带止带。而一些急性病或大失血之后，如崩漏、产后大出血等，使血耗损，致气血不足，身体虚弱，尤以产后妇女气血大亏，产后调理方面是膏方的特长。此外杂病如不孕症、子宫内膜异位症（内异症）、慢性盆腔炎等，因长期服用清解泻下活血之药治疗易损伤脾胃，故入冬后服膏方，以厚其基础，顾护肠胃之正气。总之，凡是因气血虚弱、阴阳不足、脏腑亏损所引起的妇产科疾病均可服用膏方。

　　其常见的适应证有：月经不调，包括月经先期、月经后期、月经先后不定期、月经过多、月经过少、经期延长等；痛经、崩漏、闭经；月经前后诸症，包括经行乳房胀痛、经行水肿、经行泄泻等；带下病、盆腔炎、先兆流产、习惯性流产、产后体虚、不孕症、妇产科术后体虚、癌症放化疗之后的调养等。围绝经期妇女由于各方面因素不能适应使得阴阳失调，亦可通过膏方补益气血不足，调整阴阳，调动机体内在因素，激发或提高机体的防御和抗病能力，即体现了中医学扶正祛邪的思想，从而达到祛病强身、抗衰益寿的目的。

（付金荣）

第二节 月经病

月经病是指月经的周期、经期、经量、经色、经质等发生异常，或伴随月经周期，或经断前后出现明显症状为特征的疾病。《普济本事方》云："妇人病，多是月经乍多乍少，或前或后。"月经周期提前或错后 7 天以上，并连续 2 个周期，前者称为月经先期，后者称为月经后期；若经行量少或量多于正常范围，并连续 2 次以上，前者称"月经过少"，后者称"月经过多"；两次月经之间周期性少量阴道流血的病症则称"经间期出血"；闭经、崩漏是月经周期、经期和经量的严重失常和紊乱；痛经、月经前后诸症是指伴随月经周期反复发作的某一主症或某些症状的病症。

月经病的诊断，多以主症为依据，应注意与有关疾病相鉴别，如月经后期、闭经等与生理性停经相鉴别，经期延长、月经过多、崩漏等与妊娠病、产后病、杂病等引起的下血相鉴别；并需注意与发生在月经期间的内、外科病症相鉴别。

【病因病机】

《傅青主女科》调经门中提到："经水出诸肾、夫经水者，乃天一之真水也，满则溢而虚则闭。"月经病的主要病机为脏腑功能失调，气血不和，冲任二脉损伤，以致肾－天癸—冲任—胞宫轴失调，但病因不同则病情各异。如《傅青主女科·调经》"先期而来多者，火热而水有余也；先期而来少者，火热而水不足也。"《景岳全书·妇人规·经脉类》云"后期而至者，本属血虚，然亦有血热而燥瘀者，不得不为清补；有血逆而留滞者，不得不为疏利。"王子亨曰："经者，常候也，故每月一至，阴不及则后时而来。"经期不调，总因寒热虚实之故。凡先期者与血热、肝旺、气虚有关，后期者与肾虚、血寒、气滞有关。《薛氏医案·女科撮要·经候不调》云："其过期而至者，有因脾经血虚，有因肝经血少，有因气虚血弱……"《妇人大全良方》曰："月水不断，乃劳伤经脉，冲任气虚，故不能制经血，令月水不断也。"以上医家从不同角度阐述了月经病与热、虚、瘀及肝脾气血虚弱有关。此外还应注意痛经、月经前后诸症等病症除随月经周期而发外，又与经期及经期前后特殊生理与病理状态有关。未行经期间由于冲任气血较平和，致病因素尚不足以引起病变发生。经期前后，血海由满而溢，因泻溢而骤虚，冲任气血变化急骤；或经断前后，肾气渐衰，天癸将竭，冲任二脉虚衰，肾阴阳失调，致病因素乘时而发。因此在膏方门诊时特别要注意调治其本而获得病愈。

【临证要点】

月经病以寒热虚实为要，从膏方临床应用来说，其主要证候要素的临床特点与诊断如下：

1. 虚性证候要素

本病之虚在于肝脾肾之亏虚，主要与气血亏虚，精气不足有关，与冲任经气亦有密切关系。

（1）血虚（肝血虚）：月经病血虚表现有月经后期、闭经等；经量少或点滴即净、色淡、质稀；或头晕心悸，或眼花少寐、面色苍白，或萎黄，舌淡红，脉细弱。

（2）气虚（脾气虚）：月经病气虚表现有月经先期、经期延长、崩漏、闭经等；经血量或多或少，或淋漓不尽、色淡红、质清稀；或神疲乏力，或气短懒言，或小腹空坠，或纳少便溏，舌淡苔薄白，脉细弱。

（3）精亏（肾精亏虚）：月经病肾精亏虚表现有月经先后不定期、经前期出血、闭经等；经量少或稍多、色淡黯、质清稀；或腰膝酸软，或头晕耳鸣，舌淡黯或舌淡，脉沉细或脉细弱。

2. 实性证候要素

本病之实，在于气机郁滞，与情志有密切关系，其他亦可因寒或热而致月经失调。

（1）气滞（肝气郁滞）：月经病气滞表现有月经后期和月经先后无定期；经血量少或正常，色黯红，或有血块；或小腹胀痛，或精神抑郁，或乳房胀痛，或嗳气食少、时叹息，舌质正常或红，苔薄白或微黄，脉弦或脉数。

（2）血热（血热妄行）：月经病血热表现有月经先期，经血量多，崩漏等；色深红或紫红、质黏稠，或面红口干，或手足心热，或心烦易怒，或咽干口燥，或乳房胀痛，或小便短黄，或大便燥结，舌红，苔黄，脉数或脉细数。

（3）宫寒（胞宫受寒）：月经病胞宫受寒表现有月经后期、痛经，或经血量少，或有血块，或色淡质稀；或小腹隐痛，或喜暖、喜按或拒按，或小便清长，或大便稀溏，舌淡苔白，脉沉迟或细弱。

（4）瘀血（瘀阻胞宫）：多有痛经，或有血块，或月经量少；小腹刺痛或胀痛，不孕，拒按，舌质黯，苔薄，脉细。

【膏方治疗】

月经病的治疗原则，重在调经治本，即遵循《内经》"谨守病机、谨察阴阳所在而调之，以平为期"的宗旨，治疗大法不离审因论治，先除其因，运用各种治疗方法平衡脏腑阴阳，调和气血使月经恢复正常。采用补肾、扶脾、疏肝、调理气血、调理冲任或数脏一并调理等法以调治。

调经之法，重在补肾调肝、健脾和胃、调理冲任气血。调理气血，首先要辨气病、血病。病在气者治气为主，佐以理血；病在血者治血为主，佐以理气，但总不忘以四物为本。

健脾补中益气之法，常用方药有补中益气汤、举元煎等。养肝藏血法常用调肝汤、开郁种玉汤。补肾填精可选用龟鹿二仙膏、归肾丸等。其次，调理脏腑以肝、脾、肾三脏为主，调肝以养肝疏肝为主，使肝疏泄条达为用，常选逍遥散、四逆散加白芍、玉竹等养肝润肝之剂。补肾常用右归丸、左归丸等。还要注意阴阳互补、先后天互补的原则。根据年龄用药，青春期重在补肾，育龄期重在调肝，更年期重在健脾。调理冲任是治疗妇科病的最终目的，冲任气血充盛和调，血海按期满盈，胞宫定时藏泻，月经信而有期。

在组方时还应注意考虑君臣佐使，切忌将所有的补益药堆积使用，以免过于滋腻，而发生壅滞。为了防止滋腻壅滞之弊，还应加用理气消导之剂。如香附、陈皮、砂仁等佐药。香附为气中之血药，畅肝之郁，疏肝之气。过于滋补，容易碍胃，往往在服补益药后易出现腹胀、胃纳欠佳，此时可加用炒谷麦芽、鸡内金等消导。脾胃为生化之源，后天之本，水谷之海，故处方过程中应时时顾护脾胃为后天之本，注意脾主升清，胃主通降，脾胃运化功能正常，方可达到生化气血的目的。同时慎用有损于脾胃功能的大苦、大寒、大温、大热等克伐之药，以防败胃、伤胃，必要时应加用煅瓦楞子、姜半夏等药物，缓解对脾胃的损伤。

一、月经先期

主要病机是血热扰动和气虚不固，治疗重在益气清热，调理冲任。

1.膏方基本方　黄芪，人参，炙甘草，白术，当归，陈皮，升麻，柴胡，炙甘草，女贞子，墨旱莲。

2.临证加减

（1）经行量少者，加枸杞、鸡血藤；经黯有块者，加蒲黄、桃仁、红花。

（2）脾虚者，加砂仁、陈皮；腰膝酸软，加用巴戟天、续断。

（3）胸胁乳房胀痛者，加郁金、橘核；潮热颧红咽干唇燥者，加地骨皮、麦冬。

【医案举例】

李某，女，29岁，2013年11月29日初诊。

月经先期一年，初潮13岁，5天/10～30天，量少，色黯红，有血块，生育史1-0-0-1。平素带下量多、乳白状，腰背酸痛，有腰椎间盘突出史，易疲劳，少气懒言。舌质红苔薄，脉细。治宜益气养阴，调理冲任。

处方：黄芪300克，党参300克，白术90克，茯苓150克，陈皮90克，大腹皮90克，广木香90克，麦冬90克，丹皮90克，柴胡60克，玄参90克，地骨皮90克，仙鹤草300克，枸杞120克，女贞子90克，墨旱莲90克，当归90克，生地黄120克，熟地黄120克，蒲黄200克，大蓟90克，小蓟90克，川断90克，杜仲120克，白芍120克，独活60克，椿根皮120克，谷芽120克，麦芽120克，制黄精200克，肉桂30克。

另：人参50克，西洋参50克，阿胶250克，饴糖250克，鹿角胶200克，龟板胶150克，红枣100克，冰糖100克，山楂精2袋，收膏。

复诊：去年服膏方1料，现月经规律，26日1行，精神转振，胃纳可，夜寐安，二便调，舌淡红，脉细。

处方：茯苓150克，当归120克，生地200克，熟地120克，赤芍120克，白芍120克，川芎90克，香附90克，益母草200克，山萸肉120克，柴胡50克，石决明150克，女贞子90克，枸杞150克，淮山药200克，制黄精120克，陈皮90克，枳壳90克，黄芪200克，葛根150克，桃仁90克，红花90克，麦冬120克，郁金120克，党参200克，牡丹皮90克，栀子120克，仙灵脾120克，仙茅90克，鹿角90克，龟板120克。

另：人参80克，阿胶150克，鹿角胶100克，龟板胶100克，山楂精2袋，饴糖200克，冰糖100克，红枣100克，桂圆肉100克，西洋参50克。

按：本案围绕益气养阴为主题用药，随症加减，治本为主，辅以治标。故用补中益气汤、二至丸加减，补益肝肾，升提中气；以二仙汤加减，温肾阳，补肾精，泻肾火，调冲任；兼用麦冬、玄参、生地黄等益气养阴之药；加用谷芽、麦芽、制黄精等，兼顾脾胃之气，服膏方后症状缓解。

二、月经量少

1.膏方基本方　熟地黄，山萸肉，枸杞子，菟丝子，杜仲，山药，茯苓，当归。

2.临证加减

（1）小腹凉、手足不温者，加仙灵脾、益智仁；五心烦热、舌红者，加女贞子、白芍。

（2）面色苍白、贫血者，加黄芪、鸡血藤；心悸、失眠，加酸枣仁、首乌藤。

（3）胸胁小腹痛者，加郁金、延胡索；神疲乏力，加人参、白术。

（4）带下量多，加苍术、薏苡仁；腰膝酸痛，加杜仲、川断。

【医案举例】

袁某，女，33岁，2017年11月7日初诊。

月经量少2年余，初潮13岁，7天/36天，生育史1-0-0-1。平素月经量少，经前腹痛，易怒，乳房胀痛，腰膝酸软，寐可。舌质红苔薄，脉细。治宜疏肝散结，养血调经。

处方：云茯苓150克，当归90克，生地黄150克，熟地黄150克，桃仁90克，红花90克，郁金120克，黄芪300克，女贞子90克，枸杞200克，枳壳90克，柴胡50克，白芍120克，丹皮90克，川断120克，杜仲120克，制黄精120克，椿皮120克，莪术90克，巴戟天120克，青皮50克，陈皮50克，鸡内金90克，川石斛90克，蒲公英300克，法半夏90克。

另：人参100克，阿胶200克，鳖甲胶150克，山楂精2袋，鹿角胶50克，龟板胶50克，饴糖200克，红枣100克，冰糖100克，收膏。

按：本案围绕健脾养血，调理冲任，疏肝理气为主题用药，随症加减。用归肾丸加减补益肝肾，滋阴养血；加用黄芪、制黄精、鸡内金等健脾益气；白芍、茯苓养血和营；加用柴胡、枳壳、青皮等，疏理肝气。共奏全方疏肝散结，养血调经之功。服膏方后症状缓解。

三、月经后期

本病病机有虚实之分，虚者有肾虚、血虚，实者有血寒、气滞等。

1.膏方基本方　人参，熟地，白术，茯苓，当归，白芍，川芎，陈皮，炙甘草。

2.临证加减

（1）肾虚带下量多者，加用鹿角霜、金樱子；夜尿频多者，加用益智仁、乌药。

（2）血虚兼有脾虚者，加用砂仁、陈皮；形寒肢冷，加用仙灵脾、仙茅。

（3）血寒血量少者，加用泽兰、鸡血藤；腰膝酸痛，加用巴戟天、续断。

（4）气滞胸胁乳房胀痛者，加用柴胡、郁金；小腹冷痛者，加用艾叶、肉桂。

【医案举例】

案例1：

张某，女，25岁，2015年11月19日初诊。

患者近两年月经延后，约70天，经期5天，经量少，色黯，腰酸痛，纳可，便调。初潮：15岁，经期5天，周期30～180天，未婚，无性史，末次月经2015年11月14日，经行5天，前次月经2015年9月2日。舌苔薄腻，脉细弱。宜健脾养血，补肾调冲。

处方：云茯苓150克，当归150克，生地200克，熟地150克，白芍120克，川芎90克，香附90克，泽兰泻各90克，丹皮90克，黄芪300克，党参200克，桃红各90克，川牛膝90克，益母草200克，莪术90克，三棱90克，地鳖虫120克，女贞子90克，枸杞120克，桑椹120克，制黄精200克，天麦冬各90克，白芥子200克，枳壳90克，陈腹皮各90克，焦楂曲各120克，水蛭60克，仙灵脾120克，仙茅90克，巴戟天120克，鹿角片90克，龟板180克，柴胡50克，郁金120克，蒲公英300克，黄连30克。

另：人参50克，阿胶250克，冰糖200克，鳖甲胶50克，红枣100克，龙眼肉150克，河车粉90克，黑芝麻100克，收膏。

复诊：2016年12月8日。去年服膏方后，现月经周期已缩短至28～90天，经量、色已转正常，腰酸，纳可，寐安，舌红，苔薄，脉细。

处方：云茯苓150克，当归120克，生熟地各120克，白芍120克，川芎90克，香附90克，川牛膝90克，益母草200克，泽兰泻各90克，鹿角片50克，龟板50克，桃红各90克，莪术90克，黄芪300克，党参200克，川断120克，杜仲120克，枸杞120克，桑椹120克，制黄精200克，枳壳90克，青陈皮各50克，炒荆防各90克，辛夷花90克，女贞子90克，麦冬120克。

另：人参100克，阿胶50克，鹿胶200克，龟板200克，饴糖200克，红枣100克，龙眼肉100克，黑芝麻100克，山楂精2袋，鳖甲胶50克，河车粉60克，收膏。

按：本案患者肾阳不足，脏腑虚寒，冲任不能通盛满盈，则月经延迟，经血量少；阳虚精气亏乏，腰府失荣，则腰酸痛。本膏方以八珍汤、归肾丸、大补元煎、二至丸等方加减，共奏补益肝肾，养血益冲任之功，冲任脉盛，血海满盈，月事如期来潮，第一料效果已显，次年唯腰酸明显，加重补养肝肾之药，三诊时月经如期，宗前法出入，病终告愈。

案例2：蔡小荪医案

沈某，女，24岁，2009年12月5日初诊。

童年体弱多病，及笄而癸水初潮，每行不准，愆期5～10日。量少色淡，俯仰目暗，腰酸乏力，腹胀微痛。平素带下绵绵，头晕疲惫，大便易溏。苔薄根微腻，脉细。

处方：党参120克，黄芪120克，当归100克，生地100克，熟地100克，制首乌100克，川芎60克，白芍100克，丹参100克，香附100克，白术100克，杜仲120克，续断120克，枸杞 120 克，淮山药 100 克，山萸肉 100 克，补骨脂 100 克，怀牛膝 100 克，茯苓 120 克，焦米仁 200 克，肉桂 60 克，紫石英 150 克，巴戟天 100 克，仙灵脾 120 克，女贞子 100 克，木香 30 克，茺蔚子 100 克，炙甘草 30 克。

另：阿胶 400 克，鹿角胶 100 克，龙眼肉 120 克，莲子肉 120 克，胡桃肉 60 克，红枣 100 克，冰糖 400 克，饴糖 200 克，生姜 1 块。

按：乃气血不足，脾肾交虚，冲任欠盈，以致失调，缠绵月久，更趋羸弱，非血肉有情之品难以奏效。法当益气养营为主，相应育肾健脾，务使气血得充，冲任得调，以翼早臻康复。

四、痛经

痛经以不通则痛和不荣则痛为主要病机。其所以随月经周期而发作，是与经期冲任气血变化有关。非行经期间，冲任气血平和，致病因素尚未能影响冲任胞宫气血，故不发生疼痛，而在经期和月经前后，由于血海溢泻，气血骤虚，冲任胞宫气血变化急骤，致病因素乘时而作，导致痛经。

1. 膏方基本方　当归，赤芍，丹皮，桃仁，红花，五灵脂，香附，乌药，枳壳，延胡索，川芎，生地或熟地，甘草。

2. 临证加减

(1) 痛连腰骶者，加续断、杜仲；痛甚而恶心呕吐者，加吴茱萸、法半夏、陈皮。

(2) 小腹胀痛者，加柴胡、乌药；腰腿酸软者，加川断、菟丝子。

(3) 少腹胀者，加郁金、川楝子；神疲乏力者，加党参、黄芪。

【医案举例】

琚某，女，30 岁，2017 年 11 月 7 日初诊。

经行腹痛，量多，有血块。初潮 15 岁，4～6 天 /30 天，生育史 1-0-0-1。平素经行小腹不适，腰膝酸软。舌质红苔薄，脉细。治宜补肾活血，调经止痛。

处方：当归 200 克，生地黄 120 克，熟地黄 120 克，赤芍 120 克，白芍 120 克，川芎 90 克，蒲黄 180 克，益母草 200 克，泽兰 90 克，泽泻 90 克，女贞子 90 克，制香附 90 克，党参 200 克，黄芪 300 克，枸杞子 120 克，桑椹子 90 克，川石斛 90 克，制黄精 120 克，麦冬 90 克，桂枝 30 克，淮山药 150 克，川断 120 克，杜仲 120 克，陈皮 120 克，大腹皮 120 克，谷芽 120 克，麦芽 120 克，砂仁 30 克，桃仁 90 克，红花 90 克，延胡 150 克，藿香 90 克，佩兰 90 克，川楝子 90 克。

另：人参 50 克，西洋参 50 克，饴糖 250 克，红枣 150 克，桂圆肉 100 克，鹿角胶 150 克，龟板胶 100 克，鳖甲 100 克，山楂精 2 袋，收膏。

按：本案痛经伴腰膝酸软，属肾虚血瘀，以膈下逐瘀汤加减理气行滞，化瘀止痛，以归肾丸加减以滋阴养血、填精益髓，以调经方加减，行气活血，调经止痛，加用谷芽、麦芽、砂仁健脾和胃。服膏方后症状缓解。

五、子宫内膜异位症痛经

1. 膏方基本方 山萸肉，巴戟天，当归，白芍，阿胶，山药，甘草。

2. 临证加减

（1）小腹冷痛者，合温经汤；小腹胀痛者，加柴胡、乌药。

（2）少腹、胁痛者，加郁金、川楝子；痛甚而恶心呕吐者，加吴茱萸、陈皮。

（3）痛连腰骶者，加续断、杜仲；腰腿酸软者，加川断、桑寄生。

【医案举例】

案例 1：

葛某，女，31 岁，2017 年 11 月 9 日初诊。

痛经 5 年余。初潮 13 岁，6 天 /28 ～ 30 天，生育史 1-0-0-1。月经量少，色鲜红，有血块，经行腹痛剧烈，痛甚上吐下泻，吐泻后症缓。产后经行头痛，畏风恶寒，受风则四肢关节疼痛，平素神疲乏力，脱发。寐而易醒，纳可，二便调，舌质红苔薄，脉细。有鼻炎史、慢性咽炎史。2017 年 10 月华东医院 B 超检查示：子宫内膜增厚。治宜温宫调经，活血止痛。

处方：云茯苓 120 克，党参 250 克，黄芪 250 克，炒白术 90 克，姜半夏 90 克，陈皮 90 克，当归 90 克，生地黄 150 克，熟地黄 150 克，肉桂 30 克，白芷 90 克，赤芍 120 克，白芍 120 克，细辛 30 克，黄芩 90 克，吴茱萸 60 克，丹皮 90 克，麦冬 120 克，防风 90 克，辛夷花 90 克，乳香 60 克，没药 60 克，蒲黄 180 克，延胡索 200 克，桃仁 90 克，红花 90 克，益母草 200 克，仙灵脾 120 克，仙茅 90 克，水蛭 90 克，川芎 90 克，鸡内金 90 克。

另：人参 100 克，阿胶 200 克，鹿角胶 100 克，龟板 100 克，山楂精 2 袋，红枣 100 克，桂圆肉 100 克，收膏。

复诊：去年服冬季膏方一料，痛经较前缓解，无上吐下泻，疼痛能忍。胃纳可，寐可，二便调，舌淡红，脉细。

处方：黄芪 300 克，党参 200 克，白术 90 克，茯苓 150 克，陈皮 90 克，大腹皮 90 克，谷芽 120 克，麦芽 120 克，赤芍 120 克，白芍 120 克，生地 120 克，熟地 120 克，当归 200 克，川芎 90 克，益母草 200 克，泽兰 90 克，泽泻 90 克，制香附 90 克，川牛膝 90 克，丹参 120 克，肉桂 30 克，续断 120 克，杜仲 120 克，延胡 200 克，川楝子 90 克，桃仁 90 克，红花 90 克，蒲黄 180 克，吴茱萸 30 克，艾叶 30 克，制乳香 30 克，制没药 30 克，砂仁 30 克，制黄精 150 克，枸杞 150 克，桑椹 120 克，椿皮 120 克，莪术 90 克，藿香 90 克。

另：人参 100 克，阿胶 250 克，饴糖 250 克，冰糖 150 克，鹿角胶 200 克，龟板胶 150 克，红枣 100 克，桂圆肉 100 克，山楂精 2 袋。

按：本案重在温养冲任胞宫，理气活血化瘀。以温经汤加减，温经散寒，养血祛瘀，以调肝汤加减补益肝肾，产后经行头痛，加用延胡索、红花、桃仁、川芎、水蛭等，增行气活血之功，有鼻炎、慢性咽炎病史，恶寒畏风，故加用细辛、防风、辛夷花等祛风解表。服膏方后诸症缓解。

案例 2：李祥云医案

黄某，女，39 岁，2005 年 5 月 17 日初诊。

痛经 2 年，子宫内膜异位症史。平素神疲乏力，月经 20 天行经一次，经量中，无腰酸，头昏耳鸣，夜寐可，二便如常，苔薄脉细。拟益气补肾，调经止痛。

处方：党参 300 克，黄芪 300 克，淮山药 150 克，生熟地各 120 克，山萸肉 120 克，菟丝子 120 克，杜仲 150 克，狗脊 150 克，首乌 150 克，川断 120 克，锁阳 90 克，女贞子 120 克，旱莲草 120 克，珍珠母 300 克，石决明 300 克，夜交藤 150 克，当归 90 克，川芎 45 克，天麻 90 克，罗布麻叶 90 克，寄生 120 克，荷叶 120 克，钩藤 150 克，延胡 120 克，天花粉 120 克，白芷 90 克，蔓荆子 120 克，潼白蒺藜各 120 克，丹皮 120 克，丹参 120 克，赤芍 120 克，白芍 120 克，泽兰 90 克，泽泻 90 克，益母草 150 克，柴胡 90 克，蝉衣 90 克，磁石 300 克，煅瓦楞 300 克，姜半夏 90 克。

另：生晒山参一合，阿胶 250 克，饴糖 300 克，冰糖 150 克，蜂蜜 250 克，黑芝麻 250 克，桂圆肉 150 克，胡桃肉 150 克，红枣 150 克。

复诊：痛经服膏方后较前减轻，刻下神疲乏力，头昏，月经量少，3 周行经一次，无耳鸣失眠，苔薄质红脉细。

处方：守前方加合欢皮 300 克，远志 90 克。

按：子宫内膜异位症乃中医所指的离经之瘀血，本案患者为肾虚瘀阻，故用淮山药、菟丝子、山萸肉等健脾益肾；当归、熟地黄、二至丸养血生精益肝肾；佐石决明、珍珠母、天麻等平肝潜阳，并用当归、丹皮、丹参、泽兰、泽泻、益母草等活血化瘀药贯穿始终。

（付金荣）

第三节 带下病

带下是正常健康女性阴道内适量的无色、无臭、黏而不稠的液体，对阴道壁起着滋润、抗御外邪与抑制细菌的保护作用。带下一名首次见于《素问·骨空论》，而带下病则首见于《诸病源候论》，有广义和狭义之分。广义是指妇产科疾病，而狭义是指生理性带下和病理性带下。带下多为生理性，故古人有十女九带说，在排卵期、经前期增多，因而有周期性变化，当女性妊娠后亦会带下增加。病理性带下病是指带下量明显减少或增多，色、质、气味发生异常，或伴有全身或局部症状者，是常见的妇科多发病，常伴有局部瘙痒灼痛、月经不调、不孕症等。

各类阴道炎，包括老年性阴道炎、宫颈炎、盆腔炎、内分泌功能失调等疾病引起的阴道分泌物异常均属于带下病。门诊膏方所涉及的带下，包括上述各类疾病在慢性缓解期为主的，或者体虚引起的带下过多，疗效较好。

【病因病机】

《素问·骨空论》："任脉为病……女子带下瘕聚"。《圣氏女科辑要笺正·带下》归纳带下病因为总不外湿火、相火、阴虚不守三途而已。《傅青主女科》云："夫带下俱是湿症，而以带名者，因带脉不能约束而有此病，故以名之。"书中记载白、青、黄、黑、赤五带，认为带下病因复杂，但总不离湿，认为带下多责之脾肾之虚或湿热内侵阴器、子宫、累及任带，使带脉失约等所致，治疗湿盛火衰，肝郁气弱，脾精不守之带下宜补脾胃之气，稍佐疏肝之品，脾气健而湿气消。

综上，带下病因病机首推傅青主观点，认为本病的主要病机是湿邪伤及任带二脉，使任脉不固，带脉失约。湿邪是导致本病的主要原因，但有内外之别，亦和机体正气不足有关。或因平素饮食不节、劳逸失常、情志不畅等因素，导致脾虚失运，肾阴虚衰，气化失常，水湿内生内停，或肝郁侮脾，肝火挟脾湿下注。外湿多因久居湿地、经期淋雨涉水、不洁性交等，或产后体虚不敌湿邪，导致虚者更虚或虚实夹杂。湿邪黏滞，易与血相搏，湿瘀交阻，影响气机，互为因果，缠绵不愈。

【临证要点】

带下病主要以带下的量、色、质、气味的异常为辨证要点，全身症状、舌、脉、病史等的结合分析亦非常重要。

1. 阳虚（脾阳虚） 以带下量多、如涕如唾、色淡质稀、无臭者多，兼有四肢倦怠，或纳少便溏，或四肢浮肿，为脾阳不足所致。

2. 肾虚（肾气不固） 以带下量多、绵绵不断、质清稀如水者多，兼有腰酸如折，或畏寒肢冷，或小便清长，或夜尿多，为肾气不足所致。

3. 湿热 以带下量多、色黄或呈脓性、质黏稠而味臭者多，或带下色白呈豆腐渣样，兼有外阴瘙痒，或有口苦口腻、胸闷纳呆、小便短赤，为湿热下注或肝经湿热所致。

4. 瘀血 多为久病致瘀，可见带下或多或少，色白或色黄，外阴瘙痒或阴中干涩，兼有小腹疼痛拒按，肌肤甲错，舌质紫黯，或有瘀点，脉弦涩。

【膏方治疗】

脾虚带下、肾虚带下适合膏方治疗。脾虚带下主张治脾化湿，辅以清瘀，治脾宜运、宜升、宜燥，主要以淮山药、炒白术、荆芥炭、椿皮、赤芍等药为主；肾虚带下主张补肾扶正收涩，治肾宜补、宜固、宜涩，主要以菟丝子、狗脊、杜仲、续断等为主药。

1. 膏方基本方 白术，山药，人参，白芍，车前子，苍术，陈皮，荆芥，柴胡，甘草。

2. 临证加减

（1）肝经湿热带下，加柴胡、青陈皮、椿皮、黄柏、泽泻。

（2）脾虚带下，宜重用山药、炒白术，加黑芥穗、椿皮。

（3）脾肾两虚带下，宜加用菟丝子、续断、杜仲、茯苓、泽泻、椿皮。

【医案举例】

案例 1：

李某，女，29 岁，2015 年 11 月 27 日初诊。

慢性宫颈炎史 3 年余，患者带下量多，色黄伴瘙痒，反复发作。初潮 14 岁，月经基本规律，末次月经 11 月 12 日，5 天净，量中夹血块，痛经，腰酸。平素鼻炎反复发作，胃脘不适，怕冷，手足冰凉，易长冻疮。胃纳可，寐可，二便调，苔薄，脉细。诊断为带下病（宫颈炎），治宜益气养血，清热利湿。

处方：黄芪 300 克，党参 200 克，白术 90 克，茯苓 150 克，陈皮 90 克，紫菀 90 克，百部 90 克，麻黄 60 克，荆芥 90 克，象贝母 90 克，牡丹皮 90 克，泽泻 90 克，泽兰 90 克，皂角刺 200 克，当归 200 克，生地 150 克，熟地 150 克，鸡血藤 150 克，干姜 30 克，辛夷花 90 克，苍耳子 60 克，藿香 90 克，石见穿 300 克，鬼箭羽 200 克，莪术 90 克，蒲黄 200 克，石斛 90 克，蒲公英 300 克，甘松 90 克，煅瓦楞 300 克，椿皮 120 克，柴胡 60 克，陈皮 60 克，枳壳 90 克，赤芍 90 克，白芍 90 克。

另：人参 100 克，阿胶 250 克，饴糖 250 克，冰糖 100 克，红枣 150 克，桂圆肉 150 克，收膏。

按：本案带下病属黄带，有宫颈炎病史，由于湿热之邪侵袭胞宫，损伤任带，湿热之邪与血相搏结，则湿瘀交阻，导致疾病缠绵难愈，故用易黄汤、完带汤等加减，益气补血，清热燥湿，诸症渐除。

案例 2：

郑某，女，55 岁，2017 年 11 月 21 日初诊。

患者 3 年前无明显诱因出现带下量多，色黄，无异味，故到当地医院检查白带常规、人乳头瘤病毒及宫颈液基细胞学，检查示多项高危型人乳头瘤病毒感染和子宫颈上皮不典型增生 II 级，于当地行 LEEP 刀手术。术后随访人乳头瘤病毒持续阳性，曾用干扰素 3 月治疗未见转阴，欲求中医治疗。患者经断 6 年，刻下带下量中，色白，无异味，偶有烘热，无汗，精神不振，胃纳可，寐差难入睡，夜尿 2 次，大便可，苔薄，脉细。诊断为带下病（人乳头瘤病毒感染），宜补肾养血，佐以清瘀。

处方：茯苓 150 克，丹皮 120 克，丹参 120 克，枸杞 120 克，山萸肉 120 克，黄芪 300 克，川牛膝 90 克，桃仁 90 克，忍冬藤 300 克，炒白术 90 克，防风 90 克，桂枝 30 克，菖蒲 120 克，杜仲 120 克，续断 120 克，椿皮 120 克，莲子心 90 克，黄连 60 克，党参 250 克，地骨皮 90 克，生地 120 克，覆盆子 300 克，桑椹 120 克，莪术 90 克，石见穿 300 克。

另：人参 50 克，西洋参 50 克，阿胶 150 克，龟板胶 50 克，鳖甲胶 50 克，饴糖 200 克，山楂精 2 袋，红枣 100 克，桂圆肉 100 克，收膏。

按：人乳头瘤病毒属湿浊邪毒，湿邪黏滞，易与血相搏结，瘀久又易影响气机，导致水湿代谢异常，湿瘀交阻，互为因果，且素体正气不足，无法托邪外出，导致缠绵不愈。故治以补肾养血清瘀，肾气足则正气旺，血行则气机运化，湿瘀得解。

案例3：李祥云医案

季某，女，28岁，2006年10月30日初诊。

阴部疱疹数月余。患者结婚2年，0-0-1-0（人流），初潮14岁，经期7天，周期21天，末次月经2006年10月9日，量多，无乳胀，无腰酸，白带如常，阴部疱疹，解脲脲原体与沙眼衣原体阴性。平素纳差，易腹胀，自诉抵抗力、免疫力差。苔薄，脉细。诊断为带下病（阴部疱疹），拟健脾益气，清热调经。

处方：党参300克，黄芪300克，黄精120克，白术120克，白芍120克，炒扁豆120克，淮山药150克，茯苓120克，米仁120克，银花90克，连翘120克，山栀90克，生甘草60克，生地120克，熟地120克，红藤300克，败酱草300克，土茯苓150克，陈皮90克，大腹皮90克，鸡内金90克，谷芽150克，麦芽150克，紫花地丁300克，桂枝60克，地龙120克，山萸肉120克，首乌120克，仙灵脾150克，胡芦巴120克，岗稔根120克，火麻仁90克，生大黄60克，当归90克，柴胡60克，莲肉90克。

另：野山参粉一瓶，阿胶250克，饴糖250克，蜂蜜250克，冰糖150克，胡桃肉150克，桂圆肉150克，红枣120克，收膏。

复诊：药后较舒，月经量较前少，偶有腰酸，阴部仍有溃疡（白塞氏），苔薄白脉细。

处方：守前方加地骨皮120克，青蒿90克，淮小麦300克，另龟板胶100克。

按：本案以四君子汤、参苓白术散健脾益气，加红藤、败酱草、土茯苓、紫花地丁等清热解毒，加陈腹皮、鸡内金、谷麦芽行气消食。全方共奏健脾益气，清热解毒，从而达到止带散结的目的。

（付金荣）

第四节　产后病

产妇在新产后及产褥期内发生的与分娩或产褥有关的疾病，都称之为产后病。产妇从分娩结束到恢复至正常未孕时的状态需要6周左右，这期间子宫逐渐收缩，可伴随有小腹阵痛，阴道有余血浊液排出，分娩后12小时即可以哺乳。这些都属于正常现象，如果产后调摄不当，加之哺育小孩容易劳倦，而导致各种病症，常见的有产后血晕、产后痉症、产后发热、产后腹痛、产后恶露不绝、产后大便难、排尿异常、产后自汗盗汗、产后身痛、缺乳、乳汁自出等，与现代学说的产褥期感染、子宫复旧不全、胎盘残留、产后尿潴留、尿失禁等相似。在古代医籍中，对新产疾病颇为重视，论述了失血伤津的情况下产生的新产之病。由于分娩用力、出汗、产创和出血，故产后多气血虚损，又多瘀，因此产后有多虚多瘀的特点。

【病因病机】

产后病的发病机理，主要有四个方面：一是因失血过多而致亡血伤津，阴血骤虚，虚阳浮散，或血虚活动易致产后血晕、产后痉症、产后发热、产后大便难。二是元气受损。怀胎十月，孕期聚血养胎，本以气血相对不足，而分娩是一个持续时间较长的体力消耗过程，若产程过长，产时用力耗气，产伤虚损未复，四肢百骸空虚，或失血过多，气随血耗，而致气虚失摄，产后操劳过早，冲任不固可致产后小便不通、产后恶露不绝、产后乳汁自出、产后汗症、产后发热、产后血劳等。三是瘀血内阻，分娩创伤，脉络受损，血溢脉外，离经成瘀。产后百脉空虚，若起居不慎，或感受风寒湿热之邪，寒凝热灼成瘀，或情志不畅，肝郁气滞而致瘀血凝聚，或胞衣、胎盘残留，败血为病，可致产后腹痛、产后发热、产后恶露不绝、产后抑郁等。四是外感六淫或饮食房劳所伤。产后元气津血俱伤，腠理疏松，所谓产后百节空虚，此时易感受风寒之邪，生活稍有不慎或调摄失当，均可致气血不调，营卫失和，脏腑功能失常，冲任损伤而变生产后诸疾。产后亡血伤津，元气受损，瘀血内阻所形成的多虚多瘀的病机特点是产后病发生的基础。

【临证要点】

采集病史尤需注意三审：初审小腹有无疼痛，以辨有无恶露停滞，子宫复旧情况；二审大便通畅情况，以检验津液的盛衰；三审乳汁的通畅程度，以察胃气的强弱。因产后恶露多与瘀有关，瘀血遇热而行，每每以通为用，故多用温法。古人有产后宜温的记载，如《医宗金鉴》云："古之胎前无不足，产后无有余，此其常也，然胎前虽多余之症，亦当详察其亦有不足之时，产后虽多不足之病，亦当详审其每夹有余之症也。"应当细心体察，结合病情辨别虚实。

1. 虚性证候要素

产妇由于在孕期气血下注冲任养胎，全身气血相对不足，分娩时伤气耗血，分娩后恶露日下亦耗津血，故产后大多气血虚弱。

（1）气虚：多与产时耗气伤血，或新产后忧思劳累过度，表现有恶露过期不尽、汗多、乳汁自出，或小腹隐痛，或小便不通，或恶露色淡质稀，或倦怠乏力，或少气懒言，或语音低微，或面色少华，舌淡苔薄白，脉缓弱。

（2）血虚：多与产时产后失血过多有关，表现有低热不退、痉病、身痛、缺乳等，或心悸晕眩，或面色苍白，或关节酸楚，或肢体疼痛，舌淡，脉细。

2. 实性证候要素

分娩时受寒、损伤（如采用剖腹产、产钳术、会阴切开术等）或产后调理不慎造成瘀阻。

（1）血热：多与产时伤血，产后过食辛热温燥之品，感受热邪，肝郁化热有关，表现有恶露不尽、产后抑郁，或恶露量多色紫红质黏稠，或面色潮红，或口燥咽干，舌红，脉细数。

（2）血瘀：多与产时损伤，胞衣不下或下而不全有关，表现有寒热时作、恶露不下或过期不尽、恶露量时少或时多，或色紫黯有块，或小便点滴而下，或小腹疼痛拒按，或肢体麻木重着、屈伸不利，舌质紫黯或有瘀点，脉弦涩。

【膏方治疗】

产后病常用治法有补虚化瘀、清热解毒、益气固表、调理肝脾肾等。

1.膏方基本方 人参，白术，茯苓，生甘草，生地，当归，川芎，白芍，黄芪，肉桂，大枣，陈皮，熟地，山萸肉，枸杞子，杜仲，菟丝子，山药。

2.临证加减

（1）产后恶露不绝，加生蒲黄、仙鹤草、益母草；出血多者，适当加用大蓟、小蓟、茜草等。

（2）邪热内蕴、恶露不绝日久者，可酌加蒲公英、败酱草。

（3）产后汗出，加阳旦汤（桂枝汤），汗出极多时，加用苎麻根、瘪桃干、糯稻根。

（4）四肢关节酸楚，加用桑枝、羌活、鸡血藤；腰酸，加杜仲、桑寄生、狗脊。

（5）产后身痛，合用黄芪桂枝汤加羌活、独活、鸡血藤、桑寄生。

（6）产后缺乳，宜加木通、路路通、漏芦。

【医案举例】

案例1：人流后体虚

巩某，女，33岁，2013年11月15日初诊。

患者3月前行人流术，术后神疲乏力，畏寒，受寒后双下肢酸痛腰酸，易汗出。初潮13岁，经期7天，周期为28天，1-0-2-1。末次月经为10月20日，月经量中，色红夹小血块，经行腹痛。胃纳尚可，寐可，二便调，舌质红，苔薄，脉细。诊断为人流术后体虚，治宜益气养血。

处方：黄芪300克，党参300克，白术90克，茯苓150克，陈皮90克，大腹皮90克，当归150克，生地黄120克，熟地黄120克，赤芍120克，白芍120克，桃仁90克，红花90克，藿香90克，枳壳90克，防风90克，黄精150克，女贞子90克，枸杞120克，桑椹90克，仙灵脾120克，仙茅90克，川牛膝90克，桂枝30克，丹皮90克，丹参150克，延胡120克，川楝子90克，石见穿300克，糯稻根150克，石斛90克，谷芽150克，麦芽150克，制首乌150克，椿皮120克。

另：人参60克，阿胶200克，饴糖250克，冰糖150克，大枣100克，桂圆肉100克，黑芝麻100克，山楂精2袋，收膏。

按：本案人流后体虚属脾肾不足，冲任失调，治疗以归芍地黄汤、八珍汤等加减。方中以黄芪、党参、白术、四物等健脾益气，养血补血，补肾益精；桑椹、枸杞、川牛膝、仙灵脾、仙茅等补益肝肾，以壮腰膝；丹参、丹参、金铃子散等活血理气；糯稻根收敛止汗；谷麦芽、陈腹皮健脾理气，消食以助脾胃生化之源。全方共奏填补肾精，健脾益气止汗之力。

案例2：产后易感冒

梁某，女，28岁，2016年12月27日初诊。

患者产后体虚，易感冒发烧年。2016年5月顺产，目前已停止哺乳。产后自觉神疲乏力，容易感冒，稍有防护不周即觉鼻塞、打喷嚏，并有低热，偶感头晕，手足冰凉。停止哺乳后月经已下，月经量少淋漓，色红夹小血块，伴腰酸。有肾盂肾炎史，反复尿隐血。胃纳可，夜寐安，二便调，舌质红苔薄，脉细。宜益气补血，健脾补肾。

处方：黄芪300克，党参200克，白术90克，茯苓150克，陈皮90克，当归200克，生熟地各120克，赤白芍各120克，益母草300克，泽兰泻各90克，淮山药150克，牡丹皮90克，山萸肉120克，续断120克，仙灵脾120克，桑寄生120克，覆盆子90克，仙鹤草300克，大小蓟各120克，茜草炭90克，蒲黄180克，丹参200克，椿皮120克，香附90克，制黄精120克，枸杞120克，制首乌90克、败酱草150克，石见穿150克，防风90克，荆芥120克。

另：人参150克，阿胶250克，饴糖250克，龟板胶100克，鹿角胶150克，红枣100克，山楂精2袋，冰糖100克，收膏。

按：产后气血损伤，表卫不固，肾精亏损，体质虚弱则易感风寒。方用玉屏风散、参芪四物汤、四君子汤合制首乌、荆芥等补益气血，益气固表；用茯苓、淮山药、陈皮、香附等健脾行气；山萸肉、续断、仙灵脾、桑寄生、覆盆子、枸杞等益肝肾，补肝血；仙鹤草、大小蓟、茜草炭等固摄止血。全方共奏益气补血，健脾补肾，固摄止血之效。

案例3：产后缺乳

朱某，女，28岁，2017年12月27日初诊。

患者产后缺乳5月余。2017年6月27日剖腹产，产后乳汁少，人工喂养，自觉体虚，头晕，神疲乏力，汗出较多，伴腰酸，下肢酸软，口干欲饮，情绪抑郁。平素易腹胀，泛酸。胃纳尚可，夜寐安，二便调，舌质红苔薄，脉细。宜调理气血，健脾补肾。

处方：黄芪300克，党参250克，茯苓150克，当归90克，生熟地各150克，川芎90克，续断120克，杜仲120克，女贞子90克，桑寄生120克，香附90克，淮山药200克，枸杞120克，青陈皮各50克，郁金120克，柴胡50克，白芍120克，炙甘草30克，淮小麦300克，佛手90克，广木香90克，砂仁30克，煅瓦楞300克，蒲公英200克，玉竹90克，炮姜90克，枳壳90克，苍术90克，法半夏90克。

另：人参100克，阿胶200克，鹿角胶50克，龟板50克，饴糖200克，桂圆肉100克，红枣100克，山楂精2袋，冰糖100克，收膏。

按：产后缺乳常因气血虚弱导致乳汁生化不足，《三因论》云："乳脉不行，有血少气弱而不行者，虚当补之。"方用党参、黄芪、淮山药、茯苓健脾益气生乳汁；四物汤补血活血；续断、杜仲、桑寄生、女贞子、枸杞子益肾精，壮腰骨；用青陈皮、佛手、煅瓦楞、砂仁健脾行气制酸；木香、郁金、柴胡等行气开郁；白芍、炙甘草柔肝养血，配合小剂量柴胡，取妇人乳汁乃冲任气血所化，故下则为经，上则为乳之意，引冲任气血上行化为乳汁。全方共奏调理气血，健脾补肾之效。

案例4：产后身痛

梁某，女，28岁，2016年10月24日初诊。

患者产后身痛2月余。患者9月引产双胞胎，产后未转经。产后身痛，手指关节痛，神疲乏力，夜尿多，面部发痘，便秘，3日一行。产后患者自觉焦虑，常感恐惧。胃纳可，夜寐欠安，二便调，舌质红，苔薄，脉细。宜健脾养心，疏风通络。

处方：黄芪 300 克，党参 300 克，白术 90 克，茯苓 150 克，柴胡 50 克，郁金 120 克，远志 90 克，酸枣仁 90 克，柏子仁 90 克，丹参 200 克，当归 200 克，生熟地各 150 克，赤白芍各 120 克，川芎 90 克，川牛膝 90 克，益母草 300 克，香附 90 克，青陈皮各 50 克，桃仁、红花各 90 克，莪术 90 克，椿皮 150 克，覆盆子 90 克，益智仁 60 克，续断 120 克，杜仲 120 克，银花 150 克、野菊 90 克，海风藤 300 克，桂枝 60 克，鸡血藤 150 克，鹿角片 90 克，龟板 180 克，谷麦芽 150 克，鸡内金 90 克，防风 90 克，秦艽 90 克，枳壳 120 克。

另：人参 80 克，阿胶 250 克，饴糖 250 克，红枣 100 克，桂圆肉 150 克，山楂精 2 袋，冰糖 100 克，收膏。

按：产后身痛主要是产后营血亏虚，筋脉失养或风寒湿邪乘虚而入所致。方用当归补血汤加党参、丹参、生熟地、川芎、益母草等补气养血为基础，加杜仲、续断、鸡血藤补肾强筋骨；加桂枝、防风、秦艽、海风藤祛风除湿，宣痹通络；白术、茯苓、谷麦芽、鸡内金健脾消食；柴胡、郁金、香附行气开郁；远志、酸枣仁、柏子仁养心安神；覆盆子、益智仁补肾缩尿。方中补中有通治其本，共奏调补气血，养心安神，疏风通络之功效。

（付金荣）

第五节　不孕症

不孕症是指夫妻同居 1 年、有正常性生活、未避孕而从来未妊娠者，或曾有过妊娠而后未避孕连续 1 年不孕者，称为不孕症，前者为原发性不孕，后者为继发性不孕。不孕一词在中医古籍中始见于《周易·九五爻辞》中云："妇三岁不孕"，而作为病名首见于《素问·骨空论》云："督脉者……此生病……其女子不孕。"在历代古籍中，不孕的病名并不一致，如《素问》有不孕和无子之称，《脉经》称年少得此为无子，中年得此为绝产，《针灸甲乙经》中则有绝子之名，《诸病源候论》谓之断绪，《千金要方》又称全不产，《广嗣纪要》对女性不孕归纳为五不女，即螺、纹、鼓、角、脉。而历代医家对不孕症的论述，则散见于求嗣、种子、嗣育等篇章中。

不孕症病因分女方因素、男方因素及不明原因。女方因素包括输卵管炎症、输卵管畸形、盆腔炎症、盆腔粘连、子宫内膜异位症、结核性盆腔炎、子宫肌瘤、生殖器肿瘤、生殖道发育异常等器质性疾病；多囊卵巢综合征、高泌乳素血症、卵巢早衰、先天性性腺发育不良等内分泌失调导致排卵障碍，亦会导致不孕。男性方面因素主要包括精液异常、性功能异常及产生抗精子抗体等都会影响受精而导致不孕。男女双方排除以上疾病，不避孕 1 年仍未孕，可能双方均存在不孕因素，但目前检测手段无法确诊，约占不孕原因的 10% ～ 20%，被称为不明原因不孕。

【病因病机】

正常的月经是女子受孕的前提，与月经的产生及调节关系最密切的是肾、肝、脾、天癸、气血、冲任，以肾为主导，肾—天癸—冲任—胞宫生殖轴的平衡协调，是女子月事按时而下的基本条件。不孕症的主要病因病机是肾气不足，肝气郁结，痰湿内阻，瘀滞胞宫等，均能导致女子脏腑功能失调，冲任气血紊乱，胞宫不能摄精成孕。

【临证要点】

不孕症的诊断，以主症为依据，结合月经史、婚育史、既往病史及实验室检查，如激素水平、免疫检测、精液常规、阴道超声、输卵管造影及通液术、宫腔镜、腹腔镜检查等。不孕症膏方临床诊断方面，要重视以下几个方面：

1.精亏 肾藏精，主生殖。先天肾气不足，或反复流产，或高龄等可导致肾精亏虚，临床表现包括婚久不孕，月经失调或闭经，经量或多或少，色黯；兼有腰膝酸软，或精神疲倦，或性欲淡漠，或带下量多，或小便清长，舌淡苔薄，脉沉细，两尺尤甚。

2.肝郁（气滞） 肝主疏泄，女子以肝为天，或素性忧郁，或七情内伤，或久不受孕而继发肝气郁结可导致气机不畅，临床表现为婚久不孕，月经先后不定期，经量或多或少，或经前烦躁易怒，乳房胀痛，精神抑郁，善太息，舌黯红，脉弦细。

3.脾气虚（气虚） 脾为后天之本，或饮食所伤，或劳倦过度等可导致脾气亏虚，临床表现包括婚久不孕，月经过少或经期延长，色淡；兼有四肢倦怠，或形体肥胖，或面色㿠白，或带下量多，或纳少便溏，或四肢浮肿，舌淡胖，苔白或腻，脉细缓。

4.瘀阻胞宫（血瘀） 瘀血是病理产物，又是致病因素，或寒热虚实外伤，或经期、产后余血未净，房事不节致瘀，临床表现为婚久不孕，月经后期或月经正常，经行痛经，经量或多或少，色紫黯夹血块，或肛门坠胀，或性交痛，舌质紫黯或舌边有瘀点，苔薄白，脉弦或弦细涩。

【膏方治疗】

1.膏方基本方 当归，熟地，菟丝子，人参，茯苓，白术，酒芍药，杜仲，鹿角霜，川椒，川芎，生地，山药，山茱萸，枸杞子，炙甘草。

2.临证加减

（1）心脾两虚者，选用归脾汤、八珍汤；痰湿重，加半夏、白芥子、石菖蒲、苍术、天南星；带下量多者，加椿根皮、芡实。

（2）脾肾不足者，选用八珍汤、右归丸、附桂八味丸；痛经者，可用温经汤。

（3）肝郁血热者，用两地汤、清经散、丹栀逍遥散；肝郁明显者，可加郁金、柴胡；血热量多，可加丹皮、大蓟、小蓟、贯众、蒲黄等。

（4）肾气亏虚者，选用血肉有情之品，如紫河车、龟板胶、鹿角胶、鳖甲胶、阿胶等。

（5）输卵管不通者，加路路通、败酱草、三棱、莪术、穿山甲；子宫内膜异位症有癥瘕者，加用土鳖虫、皂角刺、海藻、夏枯草；内异症痛经者，加蒲黄、乳香、没药、蜈蚣。

【医案举例】

案例1：不孕症（慢性宫颈炎）

罗某，女，33岁，2015年12月31日初诊。

患者婚后2年，不避孕1年而未受孕，有宫颈炎、咽炎病史。月经经常逾期，末次月经2015年12月13日，色红，量中等，无血块，无痛经，腰酸明显，经前经后乳房胀痛，平素带下色白，有异味，初潮13岁，经期为8天，周期为40～50天，生育史0-0-0-0，面部易发痤疮，易上火，反复阴道炎，尿频尿急，无尿痛，怕冷，手脚冰冷，时流清涕带血丝，喉中有痰，咽痒，夜寐欠佳，多梦。舌淡红，苔薄白，脉细。妇检：宫颈中度糜烂，子宫前位正常大小，双附件无异常。宜化湿清瘀，调理气血。

处方：云茯苓150克，桂枝30克，赤芍120克，丹皮90克，桃仁90克，炒白术90克，党参200克，黄芪200克，郁金120克，柴胡50克，女贞子90克，荆芥炭90克，白芷90克，椿根皮120克，炒黄芩90克，败酱草150克，蒲公英300克，金钱草120克，川断120克，杜仲120克，仙灵脾120克，仙茅90克，鹿角片90克，龟板120克，川牛膝90克，苍术90克，藿香90克，佩兰90克，米仁120克，金银花90克，当归90克，生地120克，熟地120克，川芎90克，红花90克，陈皮90克，大腹皮90克，辛夷90克，细辛3克，谷芽120克，麦芽120克，砂仁30克，枸杞200克，桑椹120克，莪术90克。

另：人参80克，阿胶200克，饴糖100克，红枣100克，桂圆肉100克，黑芝麻100克，山楂精2袋，紫河车粉60克，收膏。

2016年9月21日，患者外院剖腹产一男婴7斤5两。

按：湿热之邪客于子门，子门闭塞，气不得通，影响精卵结合而致不孕；湿热与血相搏结，导致冲任瘀滞不通，故而月经后期；湿热流注下焦，任带二脉失约，故带下量多色白，腰酸，反复阴道炎，尿频尿急，湿热缠绵难愈；日久灼伤阴血，阴不敛阳，虚火上炎，故而面发痤疮，容易上火，鼻流清涕带血丝，夜寐多梦。方中党参、黄芪、四物汤健脾益气养血；蒲公英、椿根皮、败酱草、椿根皮清热利湿止带；红花、丹皮、桃仁、赤芍、川牛膝、莪术活血化瘀；女贞子、鹿角片、龟板、熟地、桑椹、枸杞补肾填精。全方应用具有健脾养血，补肾助孕，清热活血利湿通络，使子门通畅利于精卵结合，从而受孕。

案例2：不孕症（多囊卵巢综合征，输卵管阻塞）

章某，女，30岁，2013年12月6日初诊。

患者婚后5年，不避孕3年未成孕。既往过敏性鼻炎病史。今年年初外院诊断为多囊卵巢综合征，口服达英6月后，服用促排卵药物3月仍未见优势卵泡。月经经常逾期，量少，末次月经2013年11月17日，色红，量较前增多，无血块，无痛经。平素带下正常，初潮13岁，经期为4～5天，周期为30天，生育史0-0-1-0。2011年3月因胎停清宫，2009年在外院腹腔镜下行双卵巢畸胎瘤剥除术。2012年8月行子宫腔内声学造影术检查提示：右侧输卵管通而欠畅，左侧输卵管通而不畅，2012年12月行双侧输卵管通液术后两侧输卵管通畅。舌红，苔薄白，脉细弦。治宜健脾补肾，调理气血。

处方：黄芪300克，党参250克，白术90克，茯苓150克，陈皮90克，大腹皮90克，鸡内金90克，制黄精300克，三棱90克，莪术90克，桃仁90克，红花90克，石见穿240克，椿根皮120克，皂角刺150克，淮山药150克，枸杞120克，当归300克，生地200克，熟地200克，赤芍120克，白芍120克，川石斛90克，青皮50克，柴胡60克，益母草200克，制香附90克，黄连60克，荆芥90克，辛夷90克，苍耳子90克，女贞子90克，枳壳90克，白芥子200克，蒲公英150克，旱莲草90克，细辛30克。

另：人参100克，阿胶250克，饴糖250克，鳖甲胶100克，冰糖100克，鹿角胶250克，龟板胶50克，红枣100克，桂圆肉100克，山楂精2袋，收膏。

按：本案患者不孕病因复杂，既有原发疾病多囊卵巢综合征影响卵泡成熟，又有双卵巢畸胎瘤剥除术影响卵巢功能及排卵的继发因素。多囊卵巢综合征病因为肾虚冲任失调，痰瘀阻滞，络道欠畅。肾气不足，肾阳虚失于温煦，不能摄精成孕，肾虚血瘀，又手术操作导致气血运行不畅，卵巢失养，排卵障碍，故而不孕。故用八珍汤补气血，兼用龟板胶、鹿角胶、鳖甲胶等动物类药物补肾填精，调理气血。

案例3：不孕症（子宫内膜异位症，输卵管不通）

章某，女，30岁，2013年12月20日初诊。

患者求再孕3年，不避孕3年未成孕。月经周期正常，末次月经2013年12月2日，色红，量中，有血块，痛经（+）。平素带下正常，左侧小腹隐痛时作，腰酸，经前加重，每遇经期感冒，怕冷，夜寐欠佳。初潮13岁，经期为5～7天，周期为30天，生育史1-0-2-1，末次人流2008年，2013年7月23日外院行腹腔镜下双侧卵巢巧克力囊肿剥除术＋宫腔镜镜下通液术，提示：右侧输卵管通畅，左侧输卵管通而欠畅。舌红苔薄白，脉细弦。治宜育肾调冲。

处方：黄芪300克，党参200克，白术90克，茯苓150克，当归200克，赤芍120克，白芍120克，生地150克，熟地150克，皂角刺300克，石见穿300克，桂枝30克，丹皮90克，桃仁90克，地鳖虫120克，环留行90克，败酱草300克，水蛭90克，枳壳90克，延胡索120克，夜交藤300克，荆芥90克，防风90克，青皮60克，陈皮60克，鸡内金90克，谷芽150克，麦芽150克，巴戟天90克，仙灵脾120克，仙茅90克，藿香90克，女贞子90克，旱莲草90克，枸杞120克，制黄精150克。

另：人参100克，阿胶250克，饴糖250克，冰糖100克，鹿角胶200克，龟板胶150克，鳖甲胶100克，山楂精2袋，红枣100克，桂圆肉100克，收膏。

按：患者既往有卵巢巧克力囊肿病史，加之人流手术，损伤冲任气血，瘀血内停，肝肾阴血暗耗，络道欠畅，输卵管不通，出现腰酸，小腹隐痛，痛经。肾气不足，肾阳虚衰，故而怕冷、经前感冒等，故运用大量填补肾精的血肉有情之品以填精补肾助孕，又久病血瘀阻络，予八珍汤、桂枝茯苓丸加味活血化瘀散结，以通冲任气血。

（付金荣）

第六节　绝经前后诸症

妇女在绝经前后出现烘热面赤，进而汗出、精神倦怠、烦躁易怒、头晕目眩、耳鸣心悸、失眠健忘、腰酸背痛、手足心热或伴月经紊乱等症状，称为绝经前后诸症，这些症状常参差出现，发作次数与时间无规律性，病程长短不一，短者数月，长者可迁延数年。

此外，双侧卵巢切除或放射治疗后卵巢功能衰竭出现围绝经期综合征，亦可参照本病治疗。

【病因病机】

现代医学认为由于卵巢功能衰退性激素分泌降低，促性腺激素升高，导致患者以自主神经系统功能紊乱为主的症状。

一般认为，绝经前后诸症的病机以肾阴阳失调为本，火、痰、滞为标。肾阴阳失调可影响心、肝、脾多脏发生病理改变。故肾气衰退乃此病的根本原因，或兼心阴不足、心火内盛、肝阴不足、肝阳偏亢、脾阳不足、气血亏虚等。

对于本病的认识，不能仅停留在肾阴阳失调，要注意多种复杂机理同时存在，治疗燮理阴阳，佐以宁心清肝或健脾化痰等，使患者顺利度过更年期。

【临证要点】

本病主要病机是肾阴阳失调，在膏方临床诊断时需要抓住以下几个方面：

1. 阴虚　既可为肾阴不足亦可有心阴不足，表现为月经紊乱，月经提前量少或量多，或崩或漏，经色鲜红；兼有阵发性烘热，或耳鸣，或头晕目眩，或汗出，或五心烦热，或腰膝酸疼，或足跟疼痛，或口干便结，或尿少色黄，舌红少苔，脉细数。

2. 阳虚　即可为脾阳不足或肾阳不足，或两者皆有，表现为月经紊乱月经量多，或崩中漏下；兼有精神萎靡，或面色晦暗，或腰背冷痛，或小便清长，或夜尿频数，或面浮肢肿。舌淡，或胖嫩边有齿印，苔薄白，脉沉细弱。

3. 痰浊　为脾虚肝郁，表现为月经紊乱，月经量少或淋漓不尽，色淡质稀；兼有气短懒言，身疲肢倦，食少腹胀，胁肋胀满，苔薄白，脉弦无力。

【膏方治疗】

治疗时要注意兼顾调理脾胃，同时重视滋水涵木、泻火宁心，除药物治疗以外，亦需配合心理疏导，关心患者痛苦，倾听主诉，不厌其烦，耐心细微，态度和蔼，避免刺激对方，精神安慰。

1. 膏方基本方　黄芪，龙眼肉，人参，白术，当归，茯苓，远志，酸枣仁，木香，炙甘草，大枣，熟地，山茱萸，山药，泽泻，丹皮，知母，黄柏。

2. 临证加减

（1）脾虚有痰、食少纳呆者，加用半夏、煅瓦楞子、煅螺蛳壳、炒扁豆。

（2）阴虚火旺、五心烦热者，加栀子、金银花、知母、黄柏。

（3）精神异常、悲伤欲哭者，加甘草、小麦、大枣、生铁落；情绪激动较甚，加灵磁石、珍珠母、柏子仁。

（4）肾气衰退、月经过多、崩漏不止者，加煅龙骨、煅牡蛎、海螵蛸、生茜草、仙鹤草；月经量少，加赤芍、牡丹皮、丹参；出血严重，加鹿角、龟甲、阿胶。

【经典名方】

1. **归脾丸** 人参，白术，黄芪，当归，茯神，远志，酸枣仁，木香，龙眼肉，生姜，大枣，甘草。

2. **知柏地黄丸** 知母，黄柏，生地，山药，山茱萸，丹皮，泽泻，茯苓。

3. **天王补心丸** 柏子仁，酸枣仁，天冬，麦冬，生地，当归身，北沙参，玄参，太子参，桔梗，茯神，远志。

【医案举例】

案例1：更年期综合征（肝肾不足）

秦某，女，55岁，2013年11月15日初诊。

患者经断1年，既往月经规则，头晕，偏头痛，目糊，烘热汗出，腰酸，神疲乏力，胃纳可，二便调，夜寐尚可。舌红，苔薄，脉弦。治宜滋补肝肾，平肝潜阳。

处方：柴胡60克，白芍120克，白蒺藜120克，石决明200克，柏子仁90克，丹参200克，淮小麦300克，浮小麦300克，甘草30克，百合90克，生地黄120克，仙灵脾150克，仙茅90克，当归90克，知母90克，黄柏90克，女贞子90克，半枝莲90克，杭菊120克，夏枯草150克，黄芪200克，白术90克，茯苓150克，枸杞120克，淮山药150克，制黄精150克，陈皮90克，大腹皮90克，谷芽120克，麦芽120克，吴茱萸50克，黄连30克。

另：西洋参100克，阿胶200克，饴糖250克，冰糖150克，鹿角胶100克，龟板胶50克，红枣100克，桂圆肉100克，收膏。

按：本案患者已年过七七，肾气已逐渐亏虚，阴虚津少，肝肾不足，故头痛、目糊；虚热上浮，则面红升火，烘热；肾亏精少，则腰酸腿软，耳鸣，头晕。证属肝肾不足，遂拟滋阴平肝，调理阴阳而告病愈。

案例2：更年期综合征（阴虚内热）

吴某，女，51岁，2013年11月21日初诊。

患者经断3年，既往月经规则，燥热，心烦。患者近3年来经常口干，咽燥，大便干结，小便黄，夜寐易醒，舌红，苔薄，脉细。治宜养阴清热，补肾健脾。

处方：云茯苓150克，党参150克，黄芪200克，白术90克，青皮50克，陈皮50克，枳壳90克，女贞子90克，旱莲草90克，枸杞120克，柴胡60克，白芍120克，柏子仁90克，制黄精150克，生地120克，当归120克，丹参200克，碧桃干90克，糯稻根120克，杭菊120克，桑枝200克，桑椹子120克，谷芽120克，麦芽120克，苁蓉120克，川断120克，知母90克。

另：人参 50 克，西洋参 50 克，阿胶 200 克，饴糖 250 克，冰糖 150 克，鹿角胶 150 克，龟板胶 100 克，山楂精 2 袋，收膏。

复诊：去年服冬季膏方一料，现烘热烦躁缓解，刻下仍有口干烟燥，大便干结，胃纳可，夜寐调，二便调。

处方：茯苓 150 克，柏子仁 90 克，丹参 200 克，知母 90 克，黄柏 90 克，仙茅 90 克，仙灵脾 120 克，巴戟天 120 克，当归 90 克，生地 120 克，麦冬 120 克，女贞子 90 克，地骨皮 90 克，龟板 120 克，淮山药 200 克，枸杞 120 克，葛根 200 克，黄芪 250 克，菖蒲 120 克，制胆星 90 克，黄连 90 克，莲子心 90 克，青皮 50 克，陈皮 50 克，砂仁 30 克，续断 120 克。

另：西洋参 100 克，阿胶 100 克，鹿角胶 100 克，鳖甲胶 100 克，饴糖 200 克，龟板胶 50 克，山楂精 2 袋，红枣 100 克，冰糖 150 克。

按：肾气虚，肾精亏，冲任亏虚，阴精肾水亏虚，不能上济于心，心阴得不到肾阴之滋养，水不济火，而心火偏旺，出现夜寐易醒，五心烦热。遂拟滋阴清热，交通心肾，调理阴阳而告病愈。

案例 3：更年期综合征（心肾两亏）

黄某，女，55 岁，2017 年 12 月 06 日初诊。

患者经断半年余，既往月经规则，头痛，偶有心慌，胸闷，尿频，夜尿 1～2 次／日，大便调，夜寐不佳，入睡难，易惊醒，胃纳可。舌红，苔薄，脉小弦。有过敏性鼻炎病史。宜补肾滋阴，养心安神。

处方：云茯苓 150 克，丹参 200 克，远志 90 克，酸枣仁 90 克，天冬 120 克，麦冬 120 克，川芎 90 克，女贞子 90 克，生地 200 克，柴胡 50 克，白芷 90 克，地龙 120 克，益母草 200 克，地骨皮 120 克，龟板 90 克，覆盆子 200 克，黄柏 90 克，仙灵脾 120 克，仙茅 90 克，巴戟天 120 克，当归 90 克，黄芪 200 克，辛夷花 90 克，防风 90 克，炒黄芩 90 克，白芷 60 克，枸杞 200 克。

另：西洋参 100 克，阿胶 200 克，饴糖 200 克，冰糖 150 克，鳖甲胶 100 克，龟板胶 50 克，红枣 100 克，山楂精 2 袋，收膏。

按：肾气虚，肾精亏，冲任亏虚，阴阳失于平衡，阴精不足，不能充养于脑，故头痛。肾水不足，不能上济于心，心阴得不到肾阴之滋养，心阴亏虚，且水不济火，而心阳偏旺，出现夜寐易醒。遂拟补肾滋阴，养心安神，调理阴阳而告病愈。

案例 4：更年期综合征（蔡小荪医案）

王某，女，56 岁，2009 年 11 月 23 日初诊。

女子之血，上为乳汁，下为月水。过去多产乳众，加以抚育操劳，心力交瘁，在所难免。气血由是不足，脏腑乃致失养，心阴内亏，脾肾交虚。有头目眩晕，夜失安寐，心悸胸闷，腰腿酸软，疲惫少力，诸恙遂杂出矣，苔薄略淡，质嫩红尖赤，脉象细软，但有时稍数。

处方：党参 120 克，黄芪 120 克，当归 100 克，生地 100 克，熟地 100 克，制首乌 100 克，炒白术 100 克，川芎 50 克，白芍 100 克，丹参 100 克，茯苓 120 克，柏子仁 100 克，郁金 100 克，枸杞 120 克，杜仲 120 克，续断 120 克，狗脊 120 克，远志 50 克，五味子 60 克，怀牛膝 100 克，黄精 120 克，麦冬 120 克，苁蓉 100 克，玉竹 100 克，木香 30 克，青皮 50 克，陈皮 50 克，女贞子 100 克。

另：阿胶 400 克，黄明胶 100 克，龙眼肉 120 克，胡桃肉 120 克，莲子肉 120 克，红枣 120 克，黑芝麻 100 克，生姜一块，冰糖 400 克，饴糖 200 克。

按：值兹封藏之令，非滋补不为功。援拟益气养血，健脾固肾，心营得充，康复有期。还必须节劳怡养，以冀事半功倍。

（付金荣）

第十五章　外科疾病

第一节　概　述

采用膏方进补防治中医外科疾病具有悠久历史与良好疗效。1973 年出土的马王堆文物《五十二病方》中具有膏剂 30 余方，制作时加用膏糊剂而称为膏。春秋时期我国第一部医学巨著《黄帝内经》载有关于膏剂的制作和临床运用的论述，多数用来治疗疮疡、皮肤等外科疾病，如《灵枢·痈疽》篇说："发于腋下赤坚者，名曰米疽，治之以砭石……涂以豕膏，六日已，勿裹之。"说明外科是应用外用膏剂最早的专业。

一、外科膏方的适宜对象与禁忌对象

凡年老体弱、久病体虚、慢性病康复期、外科手术后体虚者,需要长期治疗的慢性疾病,如甲状腺、乳腺疾病、前列腺疾病、淋巴结肿大、周围血管病、骨髓炎、面部色斑、脱发;反复发作的疾病，如多发性疖肿、丹毒、痛风、皮肤病;外科疾病的恢复期,需要巩固治疗的患者,服用膏方都有很好的治疗、控制复发及强身的作用。外科急性感染性疾病,慢性疾病急性发作期或进展期，体质健壮者，一般不宜服用膏方。

二、外科膏方的临床应用原则

外科疾病多发生于机体体表局部，但与内在的脏腑功能失调密切相关，局部病变往往是脏腑内在病变在局部的反应。外科疾病的诊治，必须着眼于局部，立足于整体，求其本源，应注重从内而治，兼顾体表局部，尤其是慢性疾病、疑难复杂疾病，外科手术后患者，疾病反复复发的顽症，通过膏方及时调治，标本兼顾，局部与整体兼顾，外在表现与脏腑内在病变结合，才能取得良好疗效。

外科膏方，辨治时宜辨证为主，一般标本兼顾，以补益阴阳气血虚损为主，立足于补，攻补兼施，配伍祛邪攻实（风、湿、热、痰、瘀、毒等）药物，并兼顾辨病论治，选择针对性药物对病治疗。同时因人而宜，权衡体质偏差，有所不同。组方原则以平为期（标本邪正、寒热温凉、动静升降、阴阳气血脏腑），不宜太过（补益太过、攻邪过猛、滋腻太过、温热太过、寒凉太过等）；注重通补结合，注意补而不滞，不能只补不通；同时顾护脾胃，补益药多黏腻，难以运化，加健脾理气运化脾胃之品。

（阙华发）

第二节　慢性淋巴结炎

慢性淋巴结炎是由淋巴结所属引流区域的急、慢性炎症累及淋巴结所引起的非特异性炎症。其临床特点是发病前多数有明显的感染灶（乳蛾、口疳、龋齿或皮肤生痈疖疔疮等）、昆虫叮咬、皮肤黏膜破损或劳累史。发病部位以颔下、颏下、颈部、腋下、腹股沟等处淋巴结为主，尤以颈部多见。局部结块，肿胀疼痛，边界清，活动。属于中医学"臖核"范畴。

【病因病机】

本病多因先天禀赋不足，或劳倦内伤，正气不足，脏腑功能失调，导致脾失健运，湿痰内生，气郁痰浊随经络而行，致使瘀血痰浊气互结，积久聚而成形。加之局部疮疖，或因乳蛾、口疳、龋齿等感染毒邪，或皮肤黏膜破损染毒，邪毒循经留窜所致。

【临证要点】

对于慢性淋巴结炎患者进行膏方诊断应包括以下几个方面：

1. 虚性证候要素　气虚、阳虚。

（1）气虚：主要是脾气虚多见。症见神疲乏力，自汗或发则汗出，气短懒言，胃纳不馨等；兼肾气虚，则见腰膝酸软，尿频清长。舌质淡胖，苔薄白，边有齿痕，脉细。

（2）阳虚：症见畏寒肢冷，脉迟等；兼脾阳虚，则见便溏；兼见肾阳虚，则见腰膝酸软，夜尿频，舌质淡胖。

2. 实性证候要素　痰凝、血瘀。

（1）痰凝：症见胸闷，腹胀痞满，舌苔腻。

（2）血瘀：症见局部刺痛，舌质黯红，脉弦涩。

【膏方治疗】

1. 膏方基本方　生黄芪，党参，白术，茯苓，姜半夏，陈皮，天南星，薏苡仁，当归，赤芍药，白芍药，熟地黄，川芎，丹参，香附，象贝母，牡蛎，玄参，白芥子，夏枯草，甘草。

2. 临证加减

（1）局部疼痛，加青连翘、蒲公英；或加延胡索、乳香、没药。

（2）局部结块明显，加海藻、山慈菇、猫爪草；质地硬韧，加三棱、莪术、桃仁、僵蚕。

（3）阳虚，加熟附子、桂枝、肉桂、麻黄。

（4）神疲乏力，加黄精、山茱肉、仙鹤草。

【经典名方】

1. **六君子汤**　人参，白术，茯苓，姜半夏，陈皮，甘草。
2. **香贝养荣汤**　人参，白术，茯苓，陈皮，当归，白芍，熟地黄，川芎，贝母，香附，桔梗，甘草。
3. **消瘰丸**　玄参，牡蛎，象贝母。
4. **阳和汤**　熟地黄，肉桂，麻黄，鹿角胶，白芥子，姜炭，生甘草。

【医案举例】

赵某，女，36 岁，2016 年 10 月 16 日初诊。

颈部结块 3 年。

3 年前发现颈部结块，劳累后结块疼痛作胀，迭经治疗肿块未消。现神疲乏力，畏寒肢冷，咽干，口干多饮喜温饮，易发脾气，胃纳可，胃脘舒，大便偏溏，夜寐安，月经调，经来有血块，舌质淡黯，舌苔薄润，舌体胖大，边有齿痕，脉濡。证属气血两虚，脾虚痰阻。治拟益气养血，健脾化痰，活血消肿。

处方：生黄芪 300 克，潞党参 200 克，苍术 90 克，炒白术 120 克，云茯苓 120 克，姜半夏 150 克，薏苡仁 200 克，陈皮 60 克，山药 300 克，麦芽 90 克，香附 90 克，当归 90 克，赤芍 150 克，丹参 300 克，莪术 200 克，白芥子 150 克，瓜蒌皮 300 克，制南星 150 克，海藻 300 克，生牡蛎 300 克，象贝母 300 克，夏枯草 150 克，青连翘 120 克，石斛 300 克，玄参 300 克，熟地 300 克，黄精 200 克，仙灵脾 150 克，熟附子 150 克，桂枝 90 克，肉桂 30 克，补骨脂 300 克，艾叶 90 克，益母草 300 克，桔梗 90 克，合欢皮 150 克，防风 30 克，炙甘草 90 克。

另：阿胶 150 克，鳖甲胶 150 克，鹿角胶 250 克，生晒参 200 克，冰糖 150 克，饴糖 150 克。

复诊：2017 年 11 月 22 日，服用膏方后颈部结块大半消散，过劳后亦无胀痛，乏力畏寒肢冷明显减轻，续予前方加减，前方加猫爪草 150 克，僵蚕 90 克，仙鹤草 300 克。

按：本病总由体虚之人，正气不足，易于感受邪毒，加之正气不足，脾失健运，痰浊内生，痰瘀互结，结聚于局部，聚而成形。又因劳则耗气，故每因劳累后复发或加剧。其治疗以补益气血，益气健脾，化痰消肿为大法。《景岳全书》曰："痰之化无不在脾，痰之本无不在肾"，以八珍汤补益气血，六君子汤加黄芪益气健脾化痰，消瘰丸化痰散结，海藻、牡蛎咸寒软坚散结，莪术、丹参、赤芍药和营消肿。山药、熟地、黄精、仙灵脾等益肾填精，以令痰湿不生。痰瘀久易化热，加夏枯草、青连翘清热散结消肿。

（阙华发）

第三节　甲状腺结节

甲状腺结节是指甲状腺细胞在局部异常生长所引起的散在病变。其临床特点是颈部结块，可随吞咽动作而上下移动。甲状腺结节以良性居多，恶性病变比例很少，只占其中的 5% 左右。良性甲状腺结节属于中医学"肉瘿"的范畴。

【病因病机】

本病多因脏腑功能失调，肝郁脾虚，气滞、血瘀、痰凝等互结而成。

【临证要点】

对于甲状腺结节患者进行膏方诊断应包括以下几个方面：

1. 虚性证候要素　气虚、阴虚、阳虚。

（1）气虚：主要是脾气虚、肾气虚多见。症见神疲乏力，自汗或动则汗出，气短懒言，胃纳不馨；兼肾气虚，则见腰膝酸软，尿频清长。舌质淡胖，苔薄白，边有齿痕，脉细。

（2）阳虚：症见畏寒肢冷，脉迟；兼脾阳虚，则见便溏；见肾阳虚，则见腰膝酸软，夜尿频，舌质淡胖。

（3）阴虚：症见五心烦热，口干咽干，舌质红，苔少，脉细数。

2. 实性证候要素　气滞、血瘀、痰凝。

（1）气滞：症见颈前作胀，可有梗阻感，伴胸闷胁胀，情志抑郁，善太息，舌苔白腻，脉弦滑。

（2）血瘀：症见颈部刺痛，肿块质地坚韧，舌质黯红，脉弦涩。

（3）痰凝：症见胸闷，腹胀痞满，舌苔腻。

【膏方治疗】

1. 膏方基本方　生黄芪，党参，白术，茯苓，姜半夏，陈皮，天南星，薏苡仁，柴胡，香附，玄参，生牡蛎，象贝母，瓜蒌皮，白芥子，丹参，夏枯草，甘草。

2. 临证加减

（1）颈部结块质地坚硬，加三棱、莪术、桃仁。

（2）喉间梗阻感、情志抑郁、善太息，加厚朴、威灵仙、桔梗、合欢皮。

（3）阳虚，加熟附子、桂枝、麻黄。

（4）阴虚，加生地黄、玄参、麦冬、五味子。

（5）睡眠障碍，加酸枣仁、合欢皮、五味子。

【经典名方】

1. 六君子汤　人参，白术，茯苓，姜半夏，陈皮，甘草。

2. 桃红四物汤　桃仁，红花，当归，川芎，白芍，熟地。

3. 逍遥散　柴胡，白术，茯苓，当归，白芍，甘草。

4. 阳和汤 熟地黄，肉桂，麻黄，鹿角胶，白芥子，姜炭，生甘草。

5. 海藻玉壶汤 海藻，昆布，海带，半夏，陈皮，连翘，青皮，贝母，当归，川芎，独活，甘草。

6. 消瘰丸 玄参，牡蛎，象贝母。

【医案举例】

陈某，女，63 岁，2015 年 12 月 11 日初诊。

发现甲状腺结节 3 年。

7 年前患者因左甲状腺结节行手术治疗，3 年前复查双侧甲状腺出现结节。现颈部有梗阻感，咽中有痰，咽干咽痛，畏寒肢冷，胃纳可，胃脘舒，大便调，夜寐梦扰，腰酸，舌质淡黯，舌苔薄润，中有裂纹，边有齿痕，脉弦。证属肝郁脾虚，痰瘀互结。治拟益气健脾，疏肝化痰，活血散结。

处方：生黄芪 300 克，潞党参 200 克，苍术 90 克，炒白术 120 克，云茯苓 120 克，姜半夏 150 克，薏苡仁 200 克，陈皮 60 克，麦芽 90 克，厚朴 150 克，桔梗 90 克，威灵仙 150 克，石斛 300 克，柴胡 90 克，香附 90 克，当归 90 克，赤芍 150 克，丹参 300 克，桃仁 150 克，莪术 200 克，白芥子 150 克，瓜蒌皮 300 克，制南星 150 克，生牡蛎 300 克，生地 100 克，熟地 300 克，黄精 200 克，山萸肉 300 克，仙灵脾 150 克，熟附子 150 克，桂枝 90 克，肉桂 30 克，炙枇杷叶 120 克，杜仲 300 克，牛膝 300 克，石菖蒲 120 克，远志 90 克，珍珠母 300 克，防风 30 克，炙甘草 90 克。

另：阿胶 100 克，鳖甲胶 150 克，鹿角胶 250 克，生晒参 200 克，冰糖 100 克，饴糖 100 克。

复诊：2016 年 11 月 26 日，服用膏方后咽喉梗阻感消失，腰酸畏寒肢冷明显减轻，夜寐梦少，续予前方加减，前方加续断 300 克，益智仁 150 克。

按：本病多因脏腑功能失调，或因工作繁忙，情志失调，思虑过度，忧郁伤肝，思虑伤脾，肝气郁结，气机不畅，津液代谢失常而化生痰湿；脾虚，加之肝郁侮脾，脾失健运，不能运化水谷，水湿内生，湿聚成痰。气郁痰浊随经络而行，留注于结喉部位，气血为之壅滞，积久聚而成形，乃成肉瘿。肝郁脾虚，痰瘀互结为其核心病机。治疗当以益气健脾，疏肝化痰，活血散结。临证以六君子汤加生黄芪益气健脾化痰，逍遥散疏肝解郁，半夏厚朴汤行气散结，消瘰丸化痰消肿，丹参、桃仁、赤芍药、莪术等和营活血。此外，颈前结喉乃属任脉所主，亦属督脉之分支，任督之脉皆系于肝肾，且肝肾之经脉皆循喉咙。肾气虚损，精气不足，若肾阳虚，则水不生土，化生痰浊；肾阴虚，更可化生火热，灼津为痰。可用生地、熟地、黄精、山萸肉、仙灵脾等补益肝肾，以令痰湿不生。

（阙华发）

第四节 桥本氏甲状腺炎

桥本氏甲状腺炎是发生在甲状腺的一种自身免疫性疾病。又称桥本氏病、慢性淋巴细胞性甲状腺炎等。其临床特点是起病隐匿，甲状腺弥漫性肿大，质地韧硬，可伴有结节。初期可出现甲状腺功能亢进，后期大多发展成甲状腺功能减退。属于中医学"瘿病""瘿肿"的范畴。

【病因病机】

本病多因脏腑功能失调，肝郁脾虚，气滞、血瘀、痰凝等互结，留注于颈部而成。早期可郁久化热，耗气伤阴，出现阴虚内热或气阴两虚之证，后期出现脾肾阳虚之证。

【临证要点】

对于桥本氏甲状腺炎患者进行膏方诊断应包括以下几个方面：

1.虚性证候要素　气虚、阴虚、阳虚。

（1）气虚：主要是脾气虚、肾气虚多见。症见神疲乏力，自汗或动则汗出，气短懒言，胃纳不馨；兼肾气虚，则见腰膝酸软，尿频清长。舌质淡胖，苔薄白，边有齿痕，脉细。

（2）阳虚：症见畏寒肢冷，脉迟；兼脾阳虚，则见便溏；见肾阳虚，则见腰膝酸软，夜尿频，舌质淡胖。

（3）阴虚：症见口干，舌质红，苔少，脉细数。

2.实性证候要素　气滞、痰凝、血瘀。

（1）气滞：症见颈前作胀，可有梗阻感，伴胸闷胁胀，善太息，舌苔白腻，脉弦滑。

（2）血瘀：症见舌质黯红，脉弦涩。

（3）痰凝：症见胸闷，腹胀痞满，舌苔腻。

【膏方治疗】

1.膏方基本方　生黄芪，太子参，白术，茯苓，姜半夏，陈皮，天南星，薏苡仁，玄参，生牡蛎，象贝母，香附，丹参，蒲公英，连翘，仙灵脾，桂枝，白芍药，蝉衣，僵蚕，乌梅，防风，生甘草。

2.临证加减

（1）颈部肿大明显，加白芥子、瓜蒌皮、夏枯草。

（2）颈部结块质地坚硬，加三棱、莪术、露蜂房。

（3）阳虚，加熟附子、桂枝。

（4）阴虚，加生地黄、玄参、麦冬、石斛。

（5）睡眠障碍，加酸枣仁、合欢皮、五味子。

【经典名方】

1. **六君子汤**　人参，白术，茯苓，姜半夏，陈皮，甘草。
2. **桃红四物汤**　桃仁，红花，当归，川芎，白芍，熟地。
3. **半夏厚朴汤**　半夏，厚朴，茯苓，生姜，紫苏叶。
4. **阳和汤**　熟地黄，肉桂，麻黄，鹿角胶，白芥子，姜炭，生甘草。
5. **生脉散**　人参，麦冬，五味子。
6. **消瘰丸**　玄参，牡蛎，象贝母。

【医案举例】

黄某，女，47岁，乙酉年初冬日订制膏方。

案牍劳形，颈背板滞不舒，平时易疲乏，易患感冒，喉旁常有紧压感，两侧甲状腺轻度肿大，质地韧，慢性咽炎时发，有经前乳胀，胃纳尚可。实验室检查：T_3、T_4、FT_3、FT_4、TSH 均正常，甲状腺球蛋白抗体64%，甲状腺过氧化物酶抗体74.8%。B超、甲状腺细针穿刺提示：桥本氏甲状腺炎。舌尖红，苔薄腻，脉濡。此因劳则伤精，思虑伤神，正气虚损则外邪易侵，虚邪留恋，机体阴阳失调，证属正虚邪恋，湿痰凝结。予扶正消瘰为法治疗，并嘱惜养心力、忌辛辣饮食。

处方：软柴胡100克，广郁金100克，制香附100克，八月札100克，夏枯草100克，象贝母100克，海藻100克，莪术200克，赤芍药100克，广陈皮100克，姜半夏100克，黄芩100克，金银花100克，婆婆针100克，炙黄芪300克，潞党参200克，白术200克，茯苓200克，生熟地黄（各）200克，玄参150克，天门冬200克，黄精300克，山茱萸200克，丹参200克，白芍药100克，天麻200克，杜仲200克，当归300克，仙灵脾200克，肉苁蓉200克。1料。

另：核桃肉200克，红枣200克，莲肉100克，枸杞150克，阿胶500克，西洋参200克，生晒参200克，饴糖200克，锦纹冰糖250克，依法制膏。每日晨起或睡前沸水冲饮一匙。

原按：桥本氏甲状腺炎属中医学"瘿瘤"范畴，是一种自身免疫性疾病，常发生于中年女性。近年来，由于饮食、工作节奏加快等因素造成本病发病率逐渐增加。唐师认为桥本氏甲状腺炎内由情志不畅，忧思郁怒，或操劳过度，或饮食不当，偏嗜其味，导致脾土失运，气血不能输布，湿痰内生，与体内瘀血痰浊互结，兼感外袭风温之邪，积蕴颈部而成。肝郁脾虚为其本，痰瘀互结为其标。本患者长年从事文字工作，伏案日久，气血欠畅，故用柴胡、郁金、香附、八月扎以疏肝理气，肝气调达，升降有常，使人体气机调畅，肝气平则木不克土，脾土自安，水谷得以健运，而使气血生化机能正常，气血充盛，则邪气不能胜正矣；夏枯草辛以散结，象贝、海藻咸而软坚，莪术、赤芍药活血散瘀，陈皮、半夏健脾化痰湿，诸药相伍共奏坚者削之之功；黄芩、金银花、婆婆针清热解毒泻火，既清解外感风温之邪，又清解内生痰瘀导致之邪热；扶正以四君子汤加减健脾益气为主，同时注重滋阴固本，选用地黄、玄参、天门冬、黄精、山茱萸、枸杞、莲肉、丹参、白芍药坚五脏之阴，同时予天麻、杜仲治颈背不舒；当归、仙灵脾、肉苁蓉调冲任治经前乳胀。通过调治，患者血清甲状腺自身抗体检测恢复正常，精神充沛，感冒也很少发生。再予扶正固本一料巩固。

文献出处：簧纲，楼映，唐汉钧．唐汉钧教授运用膏方防治外科病的经验 [J]．中华中医药杂志，2007，22（10）：695-697.

（阙华发）

第五节　乳腺增生

乳腺增生病是乳腺组织的既非炎症也非肿瘤的良性增生性疾病。其临床特点是单侧或双侧乳房疼痛、乳房肿块及乳头溢液，乳房疼痛和肿块与月经周期及情志变化密切相关。属于中医学"乳癖"范畴。

【病因病机】

本病多因情志内伤，肝气郁结，或冲任失调，致使气滞、血瘀、痰凝而成。

【临证要点】

对于乳腺增生病患者进行膏方诊断应包括以下几个方面：

1.虚性证候要素　气虚、阳虚、阴虚。

（1）气虚：以脾气虚、肾气虚多见。症见神疲乏力，自汗或动则汗出，气短懒言，胃纳不馨；兼肾气虚，则见腰膝酸软，尿频清长。舌质淡胖，苔薄白，边有齿痕，脉细。

（2）阳虚：症见面色苍白，精神不振，畏寒肢冷，脉迟；肾阳虚，则见腰酸耳鸣，足跟痛，夜尿频，舌质淡胖。

（3）阴虚：症见口干，舌质红，苔少，脉细数。

2.实性证候要素　本病标实为气滞、痰浊、血瘀、火毒。

（1）气滞：症见乳房作胀，伴胸闷胁胀，善郁，失眠多梦，常因情绪变化症状加重，舌苔白腻，脉弦滑。

（2）血瘀：症见乳房部刺痛，痛经，舌质黯红，脉弦涩。

（3）痰浊：症见乳房部结块，伴胸闷，腹胀痞满，舌苔腻。

（4）火毒：症见急躁易怒，心烦口苦，大便秘结，舌质红或绛，舌苔剥，脉弦数。

【膏方治疗】

1.膏方基本方　生黄芪，太子参，白术，茯苓，姜半夏，陈皮，天南星，陈皮，香附，郁金，生牡蛎，象贝母，瓜蒌皮，丹参，仙灵脾，炙甘草。

2.临证加减

（1）乳房胀痛明显者，加柴胡、延胡索、川楝子、青皮；刺痛明显，加乳香、没药、失笑散。

（2）乳房结块明显者，加海藻、白芥子；质地硬韧，加三棱、莪术、桃仁。

（3）肝郁化热者，加夏枯草、山栀、丹皮。

（4）阳虚者，加熟附子、桂枝。

（5）阴虚者，加生地黄、玄参、麦冬。

（6）睡眠障碍者，加酸枣仁、合欢皮、五味子。

（7）大便秘结者，加火麻仁、瓜蒌子，或大黄、芦荟。

【经典名方】

1. **逍遥散**　柴胡，白术，茯苓，当归，白芍，生姜，薄荷，甘草。
2. **桃红四物汤**　桃仁，红花，当归，川芎，白芍，熟地。
3. **六君子汤**　人参，白术，茯苓，姜半夏，陈皮，甘草。
4. **二仙汤**　仙茅，仙灵脾，巴戟肉，当归，知母，黄柏。
5. **二陈汤**　半夏，陈皮，茯苓，甘草。

【医案举例】

赵某，女，38岁，甲申年初冬日订制膏方。

双乳经前胀痛已年余，工作烦劳，渐次加重，两乳外上象限可及片状肿块，质地坚韧，有触痛。B超：双乳乳腺增生。另萎缩性胃炎5年许，胃脘两胁胀气，便有时干或稀薄不调，舌红，苔薄，脉细。素体脾胃虚弱，工作压力大，日久情志为患，肝气郁滞。证属肝气犯胃，冲任不调。治拟健脾疏肝理气血，补肝益肾调冲任。

处方：炙黄芪300克，潞党参300克，白术200克，云茯苓200克，麦冬100克，白芍药100克，川厚朴50克，枳实50克，佛手片50克，大腹皮50克，紫苏梗50克，谷麦芽各50克，广郁金150克，制香附50克，川芎100克，紫丹参300克，赤芍药100克，仙灵脾150克，肉苁蓉150克，鹿角片100克，天门冬100克，全当归300克，首乌200克，生熟地黄（各）200克，滁菊花50克，黄芩50克。1料。

另：核桃肉150克，红枣150克，枸杞100克，阿胶400克，西洋参100克，生晒参200克，饴糖200克，锦纹冰糖250克，依法制膏。每日晨起或睡前沸水冲饮一匙。

原按：乳癖以乳房胀痛、乳房部多形性肿块为主症，疼痛与肿块多在月经前加重，经后减轻，情绪波动或劳累过度时明显。一般临床多从肝郁气滞、冲任失调辨治。唐师治疗本病往往从肝、脾、肾三脏入手，除选用疏肝理气、化痰散结、调摄冲任诸法外，还擅用益气健脾、疏肝活血法治疗本病。本患者工作过劳，不免气血暗耗而伤脏腑，又兼素有胃疾，脾气虚弱无疑；情志不畅则肝气不舒，郁滞为患而克脾土；乳房结块与疼痛随月经来去而消长，此为肝肾不足、冲任失调之症。处方以黄芪、党参、白术、茯苓健脾益气，麦冬、白芍药滋养脾阴；川厚朴、枳实、佛手片、大腹皮、紫苏梗、谷麦芽调中化痰湿；郁金、香附、川芎、丹参、赤芍药疏肝活血；仙灵脾、肉苁蓉、鹿角片、天门冬、全当归、首乌、生熟地黄补肝肾调冲任，其中鹿角片、天门冬散结消肿效果较佳，疾患日久，容易郁热，故酌加黄芩、菊花。经过治疗患者经前双乳胀痛症状明显缓解，多年胃疾也少有发生，再以煎剂予适当巩固，并嘱劳逸结合，张弛有度。

文献出处：簧纲，楼映，唐汉钧．唐汉钧教授运用膏方防治外科病的经验[J]．中华中医药杂志，2007，22（10）：695-697.

（阙华发）

第六节　慢性湿疹

湿疹是一种过敏性炎症性皮肤病。其临床特点是皮损对称性分布、多形损害，剧烈瘙痒，又湿润倾向，反复发作，易成慢性。根据临床特点可分为急性、亚急性、慢性三类。急性湿疮以丘疱疹为主，有渗出倾向；慢性湿疮以苔藓样变为主，易反复发作。属于中医学"湿疮"范畴。由于膏方的药物剂型及组方特点，急性及亚急性湿疹不适合服用膏方，慢性湿疹者适合膏方治疗。

【病因病机】

本病多由禀赋不耐，饮食失节，或过食发物，脾失健运，湿热内生，又兼外受风邪，内外两邪相搏，风湿热浸淫肌肤所致。急性者以湿热为主，亚急性者多与脾虚湿恋有关，慢性者则多病久耗伤气血，血虚风燥而成。

【临证要点】

对于慢性湿疹患者进行膏方诊断应包括以下几个方面：

1.虚性证候要素　气虚、血虚、阴虚。

（1）气虚：主要以脾气虚多见。症见神疲乏力，自汗或动则汗出，气短懒言，胃纳不馨，便溏。

（2）血虚：症见皮损色暗或色素沉着，或皮损粗糙肥厚，面色萎黄或苍白，唇色苍白，头晕目眩，舌质淡，脉细。

（3）阴虚：症见口干，舌质红，苔少，脉细数。

2.实性证候要素　湿邪、热邪、血瘀。

（1）湿邪：症见皮损丘疹，瘙痒，抓后糜烂渗出，可见鳞屑，舌质淡胖，舌苔白腻，脉弦滑。

（2）热邪：症见皮损色红灼热，丘疱疹密集，瘙痒剧烈，抓破滋水淋漓，浸淫成片，舌质红，舌苔黄，脉滑数。

（3）血瘀：症见皮损粗糙肥厚，瘙痒，舌质淡，舌苔白，脉细弦。

【膏方治疗】

1.膏方基本方　生黄芪，太子参，白术，茯苓，薏苡仁，陈皮，白扁豆，山药，当归，生地黄，熟地黄，丹参，白鲜皮，地肤子，苦参，防风，鸡血藤，夜交藤，炙甘草。

2.临证加减

（1）瘙痒甚，加乌梢蛇、干蟾皮、珍珠母。

（2）皮损色红，加黄芩、金银花。

（3）血瘀明显，加桃仁、红花、益母草。

（4）阴虚，加生地黄、玄参、女贞子、旱莲草。

（5）睡眠障碍，加酸枣仁、夜交藤、珍珠母。

【经典名方】

1.**参苓白术散**　人参，白术，茯苓，白扁豆，桔梗，莲子，砂仁，山药，薏苡仁，甘草。

2.**桃红四物汤**　桃仁，红花，当归，川芎，白芍，熟地。

3.**除湿胃苓汤**　苍术，厚朴，陈皮，猪苓，泽泻，茯苓，白术，滑石，防风，山栀子，木通，肉桂，甘草。

4.**当归饮子**　当归，生地黄，白芍药，川芎，何首乌，荆芥，防风，白蒺藜，黄芪，生甘草。

5.**四物消风饮**　生地，当归，赤芍，川芎，荆芥，防风，白鲜皮，蝉蜕，薄荷，独活，柴胡。

【医案举例】

徐某，女，41岁，2005年12月23日初诊。

全身反复发疹瘙痒10年余。患者病史10年余，反复发作。既往有肠炎病史，经常腹泻。纳食一般，夜寐尚安，小便畅。检查：全身片状红斑、丘疹、结痂，伴有少量脱屑，舌红，苔薄，脉濡细。证属肺虚风热内侵，脾虚湿邪内生，肝虚肌肤失养，肠虚湿注便溏，病损脏腑。治宜益肺健脾，养血润肤，厚肠胃，利湿浊，风热可除。

处方：生黄芪150克，党参、焦白术、茯苓各120克，山药150克，焦扁豆120克，炒米仁300克，北沙参120克，百合90克，熟地200克，当归、桑叶、菊花、荆芥、防风各90克，银花炭120克，黄芩炭90克，马齿苋300克，白鲜皮150克，地肤子、苦参、煨木香、炒枳壳、桔梗、姜半夏、陈皮各90克，谷麦芽各150克，鸡内金120克，徐长卿、乌梢蛇各150克，夜交藤300克，焦山楂120克，焦六曲150克，生甘草30克。

另：生晒参、西洋参、龟板胶、鳖甲胶各50克，饴糖、冰糖各150克，共制成膏。感冒发热、腹泻或胃不适，暂停服药，症缓续服。

复诊：2006年12月15日。去年服膏方后皮疹未发，近日胸部瘙痒，腰酸，眠差，时便溏，苔薄舌红，脉细。前方有效，不予更改，酌加制狗脊、桑寄生各120克，酸枣仁90克，败酱草150克，阿胶100克。

原按：湿疮是一种以皮损形态多样、总有瘙痒糜烂流滋为特点的急性、亚急性和慢性过敏性炎症性皮肤疾患。中医文献记载有浸淫疮、血风疮、粟疮等多种名称，相当于西医的湿疹。中医认为，其病因主要是由于禀性不耐，脾胃失司，内有胎火湿热，外受风湿热邪，营卫失和，气机受阻，湿热蕴结，浸淫肌肤所致；或由饮食失节，伤及脾胃，脾失健运，湿热内生，留恋于内不得疏泄，外泛肌肤而成。膏滋药物由于药物剂型及组方的特点，不适合于湿热毒邪正盛，疾病急性发作的时候，而治疗慢性湿疹，预防疾病复发是其发挥作用的战场。本方以参苓白术散健脾气，百合地黄养肺阴，二陈汤化痰湿，再加和胃气、助消化之药，以防祛风止痒药伤脾胃，止泻补肾随证加之，组方全面，效果明显。

文献出处：宋瑜，马绍尧，李咏梅．马绍尧教授应用膏方治疗皮肤病验案[J]．浙江中西医结合杂志，2009，19（10）：596-598．

（阙华发）

第七节　下肢动脉硬化闭塞症

下肢动脉硬化闭塞症是指由于动脉硬化造成的下肢供血动脉内膜增厚、粥样硬化斑块形成、管腔狭窄或闭塞，病变肢体血液供应不足，引起下肢间歇性跛行、皮温降低、疼痛，甚至发生溃疡或坏死等临床表现的慢性进展性疾病。属于中医学"脱疽"范畴。

【病因病机】

下肢动脉硬化闭塞症是一个慢性发展、进展时程漫长的疾病，病因包括情志、饮食、起居、外感六淫等，也与增龄有关。本病以虚实夹杂为其病机特点。发病从气虚开始，在内外因素的作用下产生寒邪、瘀血、热邪、痰浊、毒邪等病理因素，最终导致本病发病。

【临证要点】

对于下肢动脉硬化闭塞症患者进行膏方诊断应包括以下几个方面：

1.虚性证候要素　脏腑虚损，气血阴阳亏虚，以肾虚为主。

（1）气虚：主要是五脏虚损，正气不足所致，以脾气虚、肾气虚多见。症见神疲乏力，自汗或动则汗出，气短懒言，胃纳不馨。兼肾气虚，则见腰膝酸软，尿频清长。舌质淡胖，苔薄白，边有齿痕，脉细。

（2）阳虚：常与寒凝并存。症见面色苍白，精神不振，畏寒肢冷，脉迟；兼脾阳虚，则见便溏，见肾阳虚，则见腰部冷重，下肢冷痛，夜尿频，舌质淡胖。

（3）阴虚：症见口干，舌质红，苔少，脉细数。

2.实性证候要素　寒邪、痰浊、血瘀、热邪、毒邪，以痰浊为重。

（1）寒凝：症见患趾发凉，疼痛，喜暖怕冷，遇冷痛剧，肤色苍白，触之发凉，舌质淡，舌苔白或白腻，脉沉细。

（2）血瘀：症见患肢疼痛，夜间痛甚，舌质黯红，脉弦涩。

（3）痰浊：胸闷，恶心，胃纳不馨，腹胀痞满，舌苔腻。

（4）热毒：症见患肢干枯焦黑，溃破腐烂，口干发热，舌质红或绛，舌苔剥，脉弦数。

【膏方治疗】

1.膏方基本方　生黄芪，党参，苍术，白术，茯苓，姜半夏，薏苡仁，陈皮，当归，赤芍药，熟地黄，葛根，丹参，桃仁，红花，香附，海藻，牡蛎，蒲黄，仙灵脾，牛膝，甘草。

2. 临证加减

(1) 阳虚或兼寒者，加熟附子、桂枝、肉桂。

(2) 瘀血重、疼痛剧烈，加乳香、没药。

(3) 胸闷，加瓜蒌皮、桂枝、郁金。

(4) 头晕，加天麻、钩藤、葛根、川芎。

(5) 夜尿频，加金樱子、蚕茧壳。

(6) 便秘，加火麻仁、瓜蒌子。

(7) 睡眠障碍，加酸枣仁、夜交藤、珍珠母。

【经典名方】

1. 补阳还五汤 生黄芪，当归，赤芍药，川芎，桃仁，红花，地龙。

2. 六君子汤 人参，白术，茯苓，姜半夏，陈皮，甘草。

3. 桃红四物汤 桃仁，红花，当归，川芎，白芍，熟地。

4. 四逆汤 熟附子，干姜，甘草。

5. 肾气丸 熟地，山药，山萸肉，茯苓，泽泻，丹皮，熟附子，肉桂。

【医案举例】

郭某，男，84 岁，2014 年 11 月 7 日初诊。

双下肢发冷疼痛 15 年。15 年来双下肢发冷疼痛，入夜为甚，畏寒肢冷，腰酸腿软，间有胸闷胸痛，气短，口稍干，胃纳可，胃脘舒，夜寐安，大便调，2 日 1 行，夜尿 3 次。有高血压及脑梗史。现舌质淡红，舌苔薄黄，根腻，舌体胖，边有齿痕，脉弦。证属脾肾阳虚，痰瘀互结。治拟益气健脾，补肾填精，化痰活血，温阳通络。

处方：生黄芪 300 克，潞党参 200 克，苍术 90 克，炒白术 120 克，云茯苓 120 克，薏苡仁 200 克，陈皮 60 克，麦芽 90 克，当归 90 克，赤芍 150 克，川芎 150 克，生地 100 克，熟地 300 克，黄精 200 克，山萸肉 300 克，山药 150 克，麦冬 90 克，五味子 60 克，仙灵脾 150 克，熟附子 150 克，桂枝 90 克，肉桂 30 克，葛根 300 克，丹参 300 克，桃仁 150 克，红花 90 克，莪术 200 克，蒲黄 90 克，生牡蛎 300 克，瓜蒌皮 300 克，杜仲 300 克，牛膝 300 克，桑寄生 300 克，鸡血藤 150 克，蚕茧壳 90 克，金樱子 300 克，乌药 150 克，胡桃肉 300 克，火麻仁 300 克，防风 30 克，炙甘草 90 克。

另：阿胶 100 克，龟板胶 150 克，鹿角胶 250 克，蛤蚧 3 对，高丽参 35 克，冰糖 100 克，饴糖 100 克。

复诊：2015 年 12 月 18 日。服用膏方后双下肢发冷疼痛明显减轻，畏寒肢冷亦减，夜尿 1～2 次，大便调，日行 1 次。续予前方加减，加薤白 300 克，郁金 300 克。

按：下肢动脉硬化闭塞症多见于 45 岁以上中老年人，其发病率与严重程度常与年龄呈正相关。中医学认为，增龄、衰老又与脏腑虚损关系密切，尤以肾虚精气不足为主，因肾虚则五脏必虚，而五脏之虚又穷必极肾。在治疗上应以虚则补之，治病必求于本为基本原则，即注重从虚入手，以益肾健脾为治疗大法，不必拘泥于化痰、活血，并且益肾健脾能令痰湿不生，气血调和。正如《洞天奥旨》云："脱疽之生，止于四余之末，气血不能周到也，非虚而何"，《景岳全书》曰："痰之化无不在脾，痰之本无不在肾。"常用药物，如仙灵脾、肉苁蓉、熟地、黄精、山萸肉、补骨脂等益肾及党参、白术、茯苓等健脾。脾肾不足，水液代谢失常，痰浊内生，阻滞经络，气血运行不畅，日久则产生瘀血，停于体内，进一步阻滞经络，痰浊瘀血互结，胶结成块，着于脉道，如《丹溪心法》云："痰挟瘀血，遂成窠囊，导致气血不通"。临证当痰瘀同治，并根据痰与瘀轻重程度的不同，先后主次等论治。早期多见痰中挟瘀，中后期以血瘀为主。在感觉异常期及局部缺血期早期，以痰浊内盛、阻滞经络为主要病机，治疗当以化痰为主，兼以逐瘀，常用化痰药物如半夏、胆南星、海藻、昆布、牡蛎、瓜蒌、白芥子等，在局部缺血期中后期，出现气血不通等血瘀证候，当化痰与活血并重。《素问·调经论》曰："病在脉，调之血；病在血，调之络"，常用活血化瘀药物，如桃仁、红花、丹参、蒲黄、三棱、莪术、石见穿等，通络药物，如水蛭、地龙、鸡血藤、路路通。

（阙华发）

第八节　黄褐斑

黄褐斑为多见于中青年女性面部对称性的色素沉着性皮肤病，皮损常对称分布于颜面颧部及颊部而呈蝴蝶形。皮损为大小不一、边缘清楚的黄褐色或深褐色斑片，受紫外线照射后颜色加深。

【病因病机】

脾虚不能生化精微，气血两亏，肌肤失于荣养，以致湿热熏蒸而成；或由水亏不能制火，血弱不能华肉，虚热内蕴，郁结不散，阻于皮肤所致。

【临证要点】

对于黄褐斑患者进行膏方诊断应包括以下几个方面：

1. 虚性证候要素
（1）血虚：面色萎黄，头晕健忘，唇色淡，舌淡，苔薄，脉细无力。
（2）脾虚：面色苍暗，神疲乏力，纳食不馨，舌淡苔薄，脉濡。
（3）肾虚：面色黄暗，月经紊乱，腰酸耳鸣，舌红苔薄。

2. 实性证候要素
（1）肝郁：面部色斑暗黑色，面积较大，性情急躁，胸胁胀闷，舌边尖红，苔薄，脉弦细或弦数。
（2）血瘀：面部色斑颜色较深，女性月经多有血块，痛经，唇色紫黯，舌质黯，或见瘀点瘀斑，舌苔薄，脉弦涩。

（3）热蕴：心烦怕热，虚汗绵绵，舌红，苔薄黄，脉细数。

【膏方治疗】

1. 膏方基本方 白术，白芍，白芷，茯苓，生地，当归，赤芍，川芎，木香，枳壳，丹皮，升麻，葛根，甘草。

2. 临证加减

（1）肝郁者，加柴胡、香附、延胡索、白蒺藜。

（2）月经不调者，加女贞子、益母草。

（3）月经量少者，加当归、泽兰、益母草。

（4）肾虚者，加生熟地、泽泻、菟丝子、女贞子、墨旱莲、龟甲胶、鳖甲胶。

（5）形寒肢冷者，加巴戟天、肉苁蓉、杜仲、牛膝、黄精。

（6）阴血亏虚者，加紫河车、阿胶、鳖甲胶、龟甲胶。

（7）阴虚火旺者，加知母、黄柏。

（8）斑色深褐者，加桃仁、红花。

（9）色斑日久色深者，加丹参、白僵蚕。

（10）失眠多梦者，加柏子仁、酸枣仁、夜交藤、合欢皮、生龙骨、生牡蛎。

【经典名方】

1. 六味地黄丸 地黄，酒萸肉，牡丹皮，山药，茯苓，泽泻。

2. 逍遥散 柴胡，白术，当归，芍药，薄荷，茯苓，生姜，大枣，甘草。

3. 桃红四物汤 当归，熟地，川芎，白芍，桃仁，红花。

4. 二至丸 女贞子，墨旱莲。

5. 益脾散 陈皮，青皮，诃子肉，甘草，丁香，山药。

【医案举例】

王某，女，48岁，2013年11月18日初诊。

患者面部色斑2年余。2年来颧颊部色斑渐渐增多，经过多种方法治疗，疗效欠佳。近3个月来色斑加重，经量趋少，经色黯黑，经期欠调，胃纳尚可，大便质黏，隔日1次，夜寐多梦，时有腰酸不适，潮热盗汗。查体：两颧颊部色素沉着，呈蝶形分布，境界清楚，舌黯红苔剥，脉细。西医诊断：黄褐斑；中医诊断：黧黑斑。辨证：肝肾不足，冲任失调，肤失濡养。治法：滋阴清热，补益肝肾，调摄冲任。

处方：熟地黄150克，柏子仁150克，夜交藤300克，合欢皮90克，白菊花90克，白茯苓150克，广木香90克，骨碎补150克，佛手片90克，金樱子150克，芡实150克，肥知母90克，关黄柏120克，炒白芍150克，五味子60克，生甘草90克，金狗脊150克，制何首乌150克，怀山药150克，山茱萸150克，枸杞子150克，女贞子150克，墨旱莲150克，桑椹子150克，菟丝子150克，福泽泻120克，桃仁泥150克，全当归120克，北沙参150克，麦冬120克，川石斛90克，怀牛膝150克，川杜仲150克，白蒺藜120克，炒白术120克，白鲜皮90克，白僵蚕90克，金铃子90克，延胡索120克，益母草150克，白花蛇舌草 150 克，北柴胡 90 克，野葛根 120 克，黄芩 90 克，香橼皮 90 克。辅料：西洋参 100 克，高丽参精 70 克，阿胶 200 克，龟甲胶 50 克，鳖甲胶 50 克，冰糖 200 克，饴糖 100 克。黄酒为引，文火收膏。每日晨起空腹及夜间睡前服用。

医嘱：感冒、发热、腹泻、伤食、咳嗽等暂停服食，治愈后再服。禁忌：浓茶、绿豆、芥菜、生萝卜等。

复诊：2014 年 11 月 24 日。服膏方后面部黄褐斑已明显减退，续以前方加减。

按：黄褐斑为多见于中青年女性面部的对称性色素沉着性皮肤病，中医称为面尘或黧黑斑，俗称蝴蝶斑，亦称肝斑或妊娠斑。黄褐斑的发生主要与肝、脾、肾三脏有关，气血不能上承于面为其主要病机。遵循《灵枢》司外揣内，司内揣外之旨，认为凡病正如《丹溪心法》所言："有诸内者，必形诸外"。人体阴阳平衡，内脏功能正常，气血生化有序，肌肤滋养充沛，则可免受皮肤之灾。同时历来人们讲究冬令进补，认为冬季是一年四季中进补的大好时机，中医膏滋药是中医学中的一颗璀璨明珠，既可强身健体，治疗疾病，又可美丽容貌，白皙皮肤。实乃由里至外，以内养颜之意。

方中运用六味地黄丸、逍遥散、桃红四物汤、增液汤、二至丸等加减。《景岳全书》云："善补阳者，必于阴中求阳，以阳得阴助，则生化无穷。"方中菟丝子、枸杞子、桑椹子、五味子温肾益精，其中菟丝子阳中求阴补肾暖脾。患者年近七七，天癸将绝，肾气不足，冲任亏虚，经量趋少。阴虚精亏则腰府失养，乃见腰部酸楚、潮热盗汗，故以熟地黄、山茱萸、怀山药益肾补精、滋阴助阳；麦冬、生地黄、龟甲胶、鳖甲胶等滋肾填精、增水行舟；当归、白芍、熟地黄等柔肝养血；白术、西洋参、高丽参等益气生津；白蒺藜、白鲜皮、白僵蚕、白芍、白术、白花蛇舌草以白制黑；葛根一味其气轻浮，升发清阳，疏通肠胃，防止膏方黏腻；木香、佛手片、延胡索、香橼皮、金铃子等疏肝行气化瘀，白菊花疏风清热；白芷、白茯苓、白鲜皮解毒燥湿；白僵蚕、白芍、牡丹皮、丹参、桃仁凉血活血、祛瘀生新。

诸药合用，具有动静结合、升降有序、虚实兼顾、气血同治、补而不腻的特点，通过调补肝肾、益气健脾、养血和血之膏方辨治，使颜面气血通畅，脏腑功能正常，机体阴阳平衡，从而达到养颜消斑的目的。

文献出处：李淑，彭勇，马绍尧，等．李咏梅运用膏方调治黄褐斑经验[J].上海中医药杂志，2016，50（12）：24-26.

（宋　瑜）

第九节　脱　发

脱发性疾病包括斑秃、雄激素源性脱发（又称男性型脱发、脂溢性脱发）、化疗性脱发、老年性脱发及瘢痕性脱发等类型。其中以脂溢性脱发与斑秃最为常见。脂溢性脱发为头发油腻，前额及前顶部的毛发稀疏变细的渐进性脱发。斑秃皮损为非疤痕性、炎症性、局限性斑片状秃发。以上类型脱发均属"油风病"范畴。

【病因病机】

本病病因主要是因体虚及风邪侵袭。头发的生长与肾精、气血的旺盛密切相关，故本病的主要病机为肝肾不足，气血虚衰，还与血瘀、湿、热、风邪等侵袭人体有密切关系，内外因素相互作用，最终导致本病。

【临证要点】

脱发患者进行膏方诊断应包括以下几个方面：

1. **内燥** 本病主要是血热风燥引起，证见突然脱发成片，偶有头皮瘙痒，或伴头部烘热，心烦易怒，急躁不安，苔薄，脉弦。

2. **血瘀** 多与病程较长有关，往往兼有气滞，头发脱落前先有头痛或胸胁疼痛等症，伴夜多噩梦，烦热难眠，舌有瘀斑，脉沉细。

3. **血虚** 多在病后或产后，头发呈斑块状脱落，并呈渐进性加重，范围由小而大，毛发稀疏枯槁，触摸易脱；血虚气弱，亦往往兼有气虚，而伴唇白，心悸，气短懒言，倦怠乏力，舌淡，脉细弱。

4. **肾虚** 病程日久，平素头发焦黄或花白，发病时呈大片均匀脱落，甚或全身毛发脱落，伴头昏，耳鸣，目眩，腰膝酸软，舌淡，苔剥，脉细。

【膏方治疗】

1. **膏方基本方** 当归，白芍，川芎，生熟地，赤芍，黄芪，党参，白术，茯苓，白扁豆，淮山药，制何首乌，旱莲草，女贞子，桑椹。

2. **临证加减**

（1）兼气滞，加郁金、柴胡、陈皮。

（2）兼肝肾亏虚者，加山茱萸、杜仲、牡蛎。

（3）心烦易怒、两胁肋胀痛明显者，加青皮、栀子、郁金。

（4）口干、口苦明显者，加天花粉、玄参、葛根。

（5）大便秘结者，加生大黄（后下）。

（6）神疲乏力、胸闷气短明显者，加刺五加、红景天、黄精。

（7）失眠多梦、眩晕心悸者，加柏子仁、合欢花。

（8）食欲不振者，加炒山楂、炒麦芽、鸡内金。

【经典名方】

1. **神应养真丹** 当归，天麻，川芎，羌活，白芍，熟地黄。

2. **通窍活血汤** 赤芍，川芎，桃仁，大枣，红花，老葱，鲜姜，麝香。

3. **七宝美髯丹** 赤何首，白何首，赤茯苓，白茯苓，牛膝，当归，枸杞子，菟丝子，补骨脂。

4. 二至丸　女贞子，墨旱莲。

5. **人参养荣汤**　人参，白术，茯苓，甘草，陈皮，黄芪，当归，白芍，熟地黄，五味子，桂心，远志。

6. **八珍汤**　人参，白术，白茯苓，当归，川芎，白芍药，熟地黄，甘草。

【医案举例】

王某，男，21岁，2006年12月7日初诊。

头发片状脱落2月余。

患者2月前因考试紧张，常常熬夜而致多处头发片状脱落，伴周围毛色变白，皮损渐渐扩大。曾自服首乌片，外搽101生发水，均不奏效。自觉夜寐不安，多梦易醒，纳谷不馨。检查：头顶、枕后、颞部见多处钱币状秃发，局部头皮可见少量毳毛，周围发色夹杂有白发，眉毛略稀疏，苔薄，舌淡红，脉细。乃属肝失调达，气机失畅，脾胃失健，风邪外袭，上扰头部。治拟疏肝理气，健脾和胃，祛风活血，养血生发。

处方：柴胡90克，当归120克，白芍150克，川芎90克，生熟地各180克，赤芍120克，防风90克，黄芪150克，党参90克，白术120克，茯苓150克，白扁豆150克，淮山药300克，莲子肉150克，薏苡仁300克，制何首乌150克，旱莲草300克，女贞子120克，桑椹120克，夜交藤300克，合欢皮150克，陈皮90克，广木香90克，佛手90克，合欢皮150克，谷麦芽各150克，生甘草30克。

医嘱：注意劳逸结合，睡眠充足，避免过度紧张。

复诊：2007年11月22日就诊。上药服后1个月，毛发停止脱落，局部皮损处见白色毳毛新生，3个月后患者秃发区均已长出新发，周围白发渐黑，眉毛增多。刻下面色润泽，无不适之诉，纳增寐安，大便调畅。原方去防风、柴胡，续以理气和胃活血之治。

原按：斑秃，《医宗金鉴》名为油风。其实，油风之症，亦包括脂溢性脱发在内。《内经》说："血气盛则肾气强，肾气强则骨髓充满，血气虚则肾气弱，肾气弱则骨髓竭，故发白而脱落。"此由于血气虚、肝肾虚所致。在《医宗金鉴》说："油风由毛孔开张，邪风乘虚袭入，以致风盛燥血，不能荣养毛发而致。"中医治疗白发多从气血入手，治以益气养血，滋补肝肾，药方可用二至丸、归脾汤、六味地黄丸等加减。而该患者发病前有紧张和熬夜劳累病史，肝失调达，风邪上扰为其主要诱因，同时内有脾胃失健。故以女贞子、旱莲草、桑椹之类补益肝肾，地黄、芍药活血养血，同时兼加理气和胃，疏肝理气，宁心安神之品，如柴胡、夜交藤、合欢皮等，以达肝肾同补、气血兼顾之功，故能药到症痊。但值得注意的是，在治疗同时应注意加强锻炼身体，增强体质，避免过度劳累或精神紧张，注意饮食营养均衡。往往能达到较好的治疗效果。

文献出处：马绍尧，李咏梅，宋瑜.马绍尧治疗皮肤病临证经验医案集要[M].北京：科学出版社，2014.

（宋　瑜）

第十节　白癜风

白癜风是一种临床上常见的损美性疾病，其临床表现为泛发性或局限性色素脱失斑，好发于四肢、面颈部及躯干等处。

【病因病机】

白癜风的核心病机是气血失和，但气血失和的原因很多，《诸病源候论》认为是风邪搏于皮肤，根据《灵枢·五色》白为寒理论，寒邪也是常见的致病因素。此外，亦有医家认为白癜风血瘀于皮里，指出本病为血瘀所致。总之，本病既有外邪导致者，也有内伤引发者，更有内外合邪所生者。根据临床所见，风、寒、湿、热、瘀、虚、气滞、肝肾不足等都可以导致气血失和，引发本病。

【临证要点】

对于白癜风患者进行膏方诊断应包括以下几个方面：

1. 实性证候要素　多见于急性期，主要证候要素有：

（1）血热：相当于急性期。起病急，或有皮肤过敏史。白斑粉红，不断增多，并向周围正常皮肤移行扩大，境界模糊不清，多分布于额、面、鼻、口唇等部位，血热化燥常有局部皮肤常有轻微瘙痒。同时伴有情绪烦躁，口干、溲赤，舌质红，苔薄黄，脉细数。血热挟湿者则有口干或黏，舌红，苔白腻或黄腻，脉滑。

（2）风湿：白斑散在，大小不等，头面、上肢居多，或有轻痒，饮食、二便如常，舌淡红，苔白腻，脉滑。

（3）湿热：有白斑时痒，色粉红，不断扩展，口苦黏，舌红，苔黄腻，脉滑。

（4）寒郁：发病前常有受寒史或感冒病史，白斑色青白或纯白，边界清楚，好发于躯干、四肢伸侧，畏寒，舌淡红，苔白，脉紧。

2. 虚性证候要素

（1）气虚：兼肺卫不固者，多发于儿童，伴有面黄形瘦，纳差，易感冒，乏力，脉细弱。

（2）阳虚：兼卫阳不足则有畏寒肢冷，纳食不佳，大便时溏，舌淡，苔薄白或白腻，脉细弱。

（3）肝肾不足：相当于稳定期。有遗传倾向，无固定好发部位，可局限或泛发，白斑固定，境界清楚，脱色明显，白斑内毛发多变白，白斑边缘皮肤色暗，病程长。可有面色无华，头昏耳鸣，腰膝酸软，舌质胖有齿痕，苔薄，脉细弱。

【膏方治疗】

1. 膏方基本方　北沙参，炙黄芪，党参，白术，茯苓，枸杞子，女贞子，旱莲草，生地，熟地，当归，赤芍，白芍，山萸肉，仙茅，枸杞子，仙灵脾，川芎。

2.临证加减

（1）郁热者，加栀子。

（2）大便干结者，加生大黄。

（3）失眠者，加合欢皮。

（4）湿热者，加浮萍、栀子。

（5）兼肺卫不固，加玉屏风散。

（6）兼卫阳不足，加黄芪、桂枝、干姜、炒白术。

【经典名方】

1.**凉血地黄汤** 当归，川芎，白芍，生地，白术，升麻，甘草，黄连，人参，山栀，玄参。

2.**柴胡疏肝散** 陈皮，柴胡，川芎，香附，枳壳，芍药，甘草。

3.**通窍活血汤** 赤芍，川芎，桃仁，大枣，红花，老葱，鲜姜，麝香。

4.**二仙汤** 仙茅，仙灵脾，巴戟天，当归，黄柏，知母。

5.**四物汤** 熟地，当归，赤芍，川芎。

【医案举例】

李某，女，30 岁，2005 年 12 月 15 日初诊。

白癜风病史反复 10 年余。

曾经外院紫外光疗、自体植皮手术等治疗，疗效欠佳，平素体质娇弱，易感冒，每至冬日手足偏冷，肌肤瘙痒。日常工作紧张，婚后家务劳累，夜寐不安。检查：面部蚕豆大、腹部和下肢伸侧手掌大白斑五处。苔薄白，舌红，脉细数。该患者肺脾气不足，易感风湿之邪，脾气不健，气血易于亏损，紧张劳累，肝肾耗伤渐成。白癜风乃营血不养肌肤，风湿相搏所致。治宜益肺健脾，补肝肾，和胃气。

处方：北沙参 120 克，炙黄芪 120 克，炙百合 120 克，党参 120 克，焦白术 120 克，茯苓 120 克，枸杞子 120 克，女贞子 120 克，旱莲草 300 克，生熟地各 200 克，当归 90 克，川芎 90 克，有花蛇舌草 300 克，鹿含草 150 克，仙灵脾 150 克，白鲜皮 150 克，车前子 150 克，桔梗 90 克，夜交藤 300 克，姜半夏 90 克，陈皮 150 克，煨木香 90 克，枳壳 90 克，谷麦芽各 150 克，焦山楂 120 克，焦六曲 150 克，肥玉竹 90 克，鸡内金 120 克，生薏苡仁 300 克，元参 120 克，麦冬 90 克，生甘草 30 克。

另取：生晒参 50 克，西洋参 50 克，阿胶 100 克，龟板胶 50 克，鳖甲胶 50 克，饴糖 150 克，冰糖 150 克，文火共制成膏。

复诊：2006 年 12 月 7 日就诊。去年冬天首服膏方，病情有好转，颜面部白斑消失，手部皮疹固定未发展，感冒明显减少，续服原方。

原按：白癜风，中医文献称白癜，《医宗金鉴》称白驳风，由风邪相搏于皮肤，而令气血失和所致。《医林改错》则有血瘀于皮里之说。祛风湿，调气血，补肝肾，健脾胃。本病多属疑难之疾，一般治疗难以奏效。该患者属于稳定期患者。白斑固定，境界清楚，脱色明显，白斑内毛发多变白，白斑边缘皮肤色暗，病程长。除了传统辨证的肝肾不足外，更主要的是肺脾气不足，易感外邪，方在二仙汤合四物汤基础方药同时合以四君子汤、二陈汤，兼以祛风活血之物，达到初步稳定病情的疗效。而中医药治疗白癜风的疗效是持续而稳定的，需要相对较长的疗程。同时嘱托患者注意保持愉快的心情，树立战胜疾病的信心，坚持连续治疗，总能达到控制病情，防止复发乃至治愈疾病的目的。当然如皮损泛发，尤其在应激状态，皮疹发展迅速，必要时可结合小剂量皮质激素治疗。

文献出处：马绍尧，李咏梅，宋瑜.马绍尧治疗皮肤病临证经验医案集要[M].北京：科学出版社，2014.

（宋　瑜）

第十一节　慢性荨麻疹

荨麻疹是一种皮肤出现红色或苍白风团，时隐时现的瘙痒性、过敏性皮肤病。慢性荨麻疹属于中医"瘾疹"的范畴。

【病因病机】

本病总因禀赋不耐，人体对某些物质过敏所致。可因卫外不固，风寒、风热之邪客于肌表；或因肠胃湿热郁于肌肤；或因气血不足，虚风内生；或因情志内伤，冲任不调，肝肾不足，而致风邪搏结于肌肤而发病。

【临证要点】

慢性荨麻疹进行膏方临床诊断时，要分清标本。

1. 主要证候要素

（1）血虚：并且往往因血虚而生风燥，表现为风团反复发作，迁延月久，午后或夜间加剧，伴心烦易怒，口干，手足心热，舌红少津，脉沉细。

（2）风燥：与血虚相兼，表现为慢性发作，皮肤有继发皮损，瘙痒。

2. 兼夹证候要素

（1）风热：发作时风团鲜红，灼热剧痒，遇热则皮损加重，伴发热恶寒，咽喉肿痛，舌质红，苔薄白或薄黄，脉浮数。

（2）风寒：发作时风团色白，遇风寒加重，得暖则减，口不渴，舌质淡，苔白，脉浮紧。

【膏方治疗】

1. 膏方基本方　生黄芪，白术，白芍，北沙参，党参，茯苓，山药，焦扁豆，生薏苡仁，桔梗，姜半夏，陈皮，防风。

2.临证加减

（1）兼卫外不固，加桂枝、荆芥、苍耳子、辛夷花、细辛、白芷、五味子。

（2）阳虚甚者，加制附片。

（3）伴发哮喘者，加麻黄、白果、苏子、炙紫菀、炙冬花。

（4）兼湿热证，加白藓皮、薏苡仁、木通、黄柏、车前子。

（5）肾阳虚者，加淮山药、山茱萸、熟地、海螵蛸、巴戟天、肉苁蓉。

（6）腹痛较甚者，加芍药甘草汤。

【经典名方】

1.消风散 当归，生地，防风，蝉蜕，知母，苦参，胡麻，荆芥，苍术，牛蒡子，石膏，甘草，木通。

2.防风通圣散 防风，大黄，芒硝，荆芥，麻黄，栀子，芍药，连翘，甘草，桔梗，川芎，当归，石膏，滑石，薄荷，黄芩，白术。

3.桂枝汤 桂枝，芍药，甘草，大枣，生姜。

4.玉屏风散 防风，黄芪，白术。

5.当归饮子 当归，生地，白芍，川芎，何首乌，荆芥，防风，白蒺藜，黄芪，生甘草。

6.血府逐瘀汤 桃仁，红花，川芎，赤芍，红花，生地，当归，桔梗，柴胡，川牛膝，生甘草。

【医案举例】

刘某，男，23岁，2006年12月7日初诊。

全身反复泛发风团样皮疹伴瘙痒2年。曾服西替利嗪、开瑞坦等药物一年余无效，也曾口服中药汤药治疗，皮疹有所控制，但停药后再次复发。每年冬季更甚，夜痒难眠，头晕乏力，时有便溏。检查：白色风团，大小不一，苔薄舌淡红，脉浮数。该患者属肺气虚，腠理疏，风易侵袭；脾不健，内生湿，下注于肠。风湿搏于肌肤发为隐疹，寒湿注于大肠则为溏泄。治宜益气润肤，健脾和胃，祛风化湿。

处方：生黄芪150克，白术芍各150克，北沙参120克，款冬花90克，炙紫菀90克，桔梗90克，党参120克，焦白术120克，茯苓120克，山药200克，焦扁豆120克，生米仁300克，白鲜皮200克，浮萍草90克，豨莶草90克，紫草120克，茜草120克，旱莲草300克，乌梅90克，防风90克，车前草300克，马齿苋300克，败酱草150克，姜半夏90克，陈皮90克，谷麦芽各150克，焦山楂120克，焦六曲150克，煅瓦楞（先煎）200克，生甘草30克。

另取：生晒参50克，西洋参50克，阿胶100克，龟板胶50克，鳖甲胶50克，饴糖150克，冰糖150克，文火共制成膏。

复诊：2007年11月29日。患者服膏方后未再发疹，无不适，要求再服，苔薄舌淡红，脉细。再拟前法，守前方继服。

原按：瘾疹相当于西医之荨麻疹，因其时隐时现，抓之即起而得名。中医文献对其论述颇多，在病因方面，宋代《三因极一病证方论·瘾疹证治》已注意到了内因的作用，如"内则察其脏腑虚实，外则分寒暑风湿"。本病患者素体禀赋不耐，平素肺脾失健，风邪易于内侵，内不得疏泄，外不得透达，气血失和，邪壅腠理，而致发病。故首拟健脾益肺，祛风止痒之法加以治疗，方中党参、白术健脾益气；沙参、款冬花润肺止咳，苍耳草、浮萍草入肺达表皮，散风止痒；酌加清热凉血之紫草、茜草凉血清心，以断风热内炽之后路，更助祛邪止痒之功；白芍养血活血，取血行风自灭之意，亦有助止痒之力；防风气味俱薄，性浮达表，《本经》"主大风"冠于句首，乃治风必不可少之药；玉屏风散（黄芪、防风、白术）益气固表以资巩固。诸方合用，肌腠乃密，则邪侵无机，复发无由。慢性荨麻疹，病因复杂，辨证分型虽多，难以根治。本例患者服用膏方治愈，值得思索，用药繁杂，只要有效，也是一法。

文献出处：马绍尧，李咏梅，宋瑜．马绍尧治疗皮肤病临证经验医案集要 [M]．北京：科学出版社，2014．

（宋　瑜）

下篇　膏方中药学

第十六章　膏方常用中药

第一节　膏方中药学概述

膏方中药学是研究在临床中膏方处方时选药，临方制作膏方等全过程的一门学科，涉及中药药理学、中药毒理学、植物学、中药炮制学与制剂学等有关学科的一门综合性学科。

膏方作为中药传统剂型的一种，其组方结构与方剂基本相同，大多由多个基本方剂组成，药味数多在 30 ~ 50 味。与汤剂主攻荡涤邪气不同，膏方用药长于滋补，多以补益药为君，配以健脾和胃药、祛邪药加强治疗作用，为促进成膏、提升口感还需加入成膏药和矫味药。因此，本章按照上述分类原则，选取临床常用中药 152 种，通过对其用药部位、性味归经、功能主治、应用举例、常用方剂及使用等方面的介绍，为膏方中药的选择提供依据。

鉴于膏方的剂型特点，为确保成膏效果，在药物选择时应考虑其用药部位，根茎、果实类药物出膏率较高，全草、花类药物出膏率低，矿物类、贝壳类药可降低出膏率，动物类药因其特殊气味会影响膏方的口感。从药物所含成分角度来看，糖类成分对出膏率贡献最大，淀粉类成分次之，而挥发油类成分过多不利于成膏。本章各药的性味归经及功能主治既有历代本草经典的相关记载，也有现代药典内容，临床进行组方遣药时，可综合参考。在应用举例及常用方剂举例中，本章收录部分历代名家经典膏方及方剂，均标有出处并尊重原文。同时，膏方应用也应注重实际操作及临床经验的积累，每味中药的应用、使用方法和使用禁忌是膏方应用中不可或缺的一部分。

膏方服用多为小剂量久服，因此，在药物选择方面应尽量避免使用毒性药物，同时参考现代药理毒理研究成果，如中药的肝肾毒性等，避免因药物选择不当所造成的不良后果。

（李培红）

第二节 膏方补益药

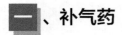一、补气药

人 参

始载于《本经》，为五加科植物人参 *Panax ginseng* C.A.Mey. 的干燥根和根茎。多于秋季采挖，洗净经晒干或烘干。栽培的俗称"园参"；播种在山林野生状态下自然生长的称"林下山参"。

【性味归经】

甘、微苦，微温。归脾、肺、心、肾经。

《本经》：味甘，微寒。

《本草经集注》：味甘，微寒、微温，无毒。

【功效主治】

大补元气，复脉固脱，补脾益肺，生津养血，安神益智。

《本经》：主补五脏、安精神、定魂魄、止惊悸、除邪气、明目、开心、益智，久服轻身延年。

【膏方举例】

1. 参术膏（《证治准绳·类方》卷一）　人参、白术各等分，上水煎稠，汤化服之。主治中风虚弱，诸药不应，或因用药失宜，耗伤元气，虚证蜂起，但用此药，补其中气，诸证自愈。

2. 人参煎（《圣济总录》卷五十八）　人参一两，葛根（锉）二两，上二味，捣罗为末，每发时，须得猪汤一升已来，入药末三钱匕，又入蜜二两，都一处于铫子内，慢火熬之，至三合已来，似稠黑饧，便取出，贮于新瓷器内。每夜饭后，取一匙头，含化咽津，重者不过三服。主治消渴疾。

3. 两仪膏（《景岳全书》卷五十一）　人参半斤或四两，大熟地一斤，上二味，用好甜水或长流水十五碗，浸一宿，以桑柴文武火煎取浓汁。若味有未尽，再用水数碗煎取汁，并熬稍浓，乃入瓷罐，重汤熬成膏，入真白蜜四两或半斤收之，每以白汤点服。若劳损咳嗽多痰，多贝母四两亦可。主治精气大亏，诸药不应，或以克伐太过，耗损真阴。

4. 枸杞煎（《圣济总录》卷一百八十七）　枸杞汁、地黄汁各三升，麦门冬汁半斤，杏仁（汤去皮尖，双仁研如膏）一升，人参（捣末）、白茯苓（去黑皮，捣末）各三两，以银锅慢火先熬前四味如稀饧，入人参、茯苓末拌匀，又煎，候如膏，以瓷合盛，每服半匙，

温酒和服之，日二。去万病，通神明，安五脏，延年驻颜。

5.**集灵膏**(《张氏医通》卷十六) 固本丸中二冬、二地各十两，人参六两，加枸杞六两，熬膏蜜收。如血虚便难，加归身；脾弱便溏，加白术；以糖霜代蜜收之。主治久嗽气血俱虚，不能送痰而出。

6.**琼玉膏**(《洪氏集验方》卷一引申铁瓮方) 新罗人参（春一千下，为末）二十四两，生地黄（九月采，捣）一秤十六斤，雪白茯苓（木春千下，为末）四十九两，白沙蜜十斤。右件，人参、茯苓为细末，蜜用生绢滤过，地黄取自然汁，捣时不得用铁器，取汁尽去滓用。药一处拌，和匀，入银石器或好瓷器内封用，如器物小，分两处盛。用净纸二三十重封闭，入汤内，以桑木柴火煮六日，如连夜火即三日夜。取出用蜡纸数重包瓶口，入井内，去火毒一伏时。取出再入旧汤内，煮一日，出水气。取出开封，取三匙，作三盏，祭天地百神，焚香设拜，至诚端心。每晨朝，以二匙温酒化服，不饮者，白汤化之。此膏填精补髓，肠化为筋，万神具足，五脏盈溢，髓实血满，发白变黑，返老还童，行如奔马，日进数食，或终日不食亦不饥，关通强记，日诵万言，神识高迈，夜无梦想。

【方剂举例】

1.**香砂六君子汤**(《古今名医方论》卷一) 木香，砂仁，陈皮，半夏，人参，茯苓，白术，甘草。益气和胃，行气化痰。

2.**举元煎**(《景岳全书》卷五十一) 人参，黄芪，炙甘草，升麻，白术。益气举陷。

3.**补脾人参散**(《太平圣惠方》卷五) 人参，石斛，黄芪，白术，桔梗，陈橘皮，附子，桂心，白茯苓，丁香，草豆蔻。补益脾气。

4.**十全大补汤**(《太平惠民和剂局方》卷五) 人参，肉桂，川芎，地黄，茯苓，白术，甘草，黄芪，川当归，白芍药。养气育神，醒脾止渴，顺正辟邪，温暖脾肾。

5.**生脉散**(《医学启源》卷下) 人参，麦冬，五味子。益气养阴，敛汗生脉。

6.**泰山磐石散**(《景岳全书》) 人参，黄芪，当归，黄芩，白术，川芎，芍药，熟地黄，砂仁，炙甘草，糯米。益气健脾，养血安胎。

【膏方应用】

1.**应用** 人参在膏方应用中补气配黄芪、白术；补血配当归、大枣；温阳配附子、干姜；补阴配地黄、天冬、麦冬。

2.**使用方法** 常用量为每日2～10克，单独另煎取汁，收膏前兑入，一并浓缩收膏；亦有研粉调入膏滋方中内服。

（王文青）

西洋参

始载于《本草从新》，为五加科植物西洋参 *Panax quinquefolium* L. 的干燥根。均系栽培品，秋季采挖，洗净，晒干或低温干燥。

【性味归经】

甘、微苦，凉。归心、肺、肾经。

《本草从新》：苦寒微甘，味浓气薄。

【功效主治】

补气养阴，清热生津。西洋参药性偏凉，较平和，偏于平补，更适合偏阴虚的体质。

《本草从新》：补肺降火。生津液。除烦倦。虚而有火者相宜。

【膏方举例】

代参膏（《随息居饮食谱》）　自剥好龙眼肉，盛竹筒式瓷碗内，每肉一两，入白洋糖一钱，素体多火者，再入西洋参片，如糖之数。碗口幂以丝绵一层，日日于饭锅上蒸之，蒸到百次。凡衰羸、老弱，别无痰火，便滑之病者，每以开水瀹服一匙，大补气血，力胜参芪。产妇临盆服之，尤妙。

【膏方应用】

1. **应用**　肺气阴两虚可配伍沙参、麦冬、玉竹、天花粉、紫菀、桑白皮等；心气阴两虚配伍生地、丹参、玄参、白茯苓、远志、桔梗、五味子等；脾胃气阴两虚配伍沙参、麦冬、玉竹、桑叶、天花粉、生扁豆、陈皮等。

2. **使用方法**　每日用量 2～10 克，单独另煎取汁，收膏前兑入，浓缩收膏。或研粉调入膏滋方中内服。

（王文青）

党　参

始载于《本草从新》，为桔梗科植物党参 *Codonopsis pilosula*（Franch.）Nannf.、素花党参 *Codonopsis pilosula*（Franch.）Nannf. var. *modesta*（Nannf.）L.T.Shen 或川党参 *Codonopsis tangshen* Oliv. 的干燥根。秋季采挖，洗净，晒干。

【性味归经】

甘，平。归脾、肺经。

《本草从新》：甘，平，无毒。

【功效主治】

健脾益肺，养血生津。

《本草从新》：补中，益气，和脾胃，除烦渴。

【膏方举例】

1. **党参膏（《清太医院配方》）**　党参 500 克，当归 240 克，熟地 240 克，升麻 60 克。用水煎透，炼蜜收膏。每服 9～15 克，用白开水冲服，或合丸药，或入煎剂，随症加入皆可。主治虚劳内伤，身热心烦，头痛恶寒，懒言恶食，脉洪大而虚；或阳虚自汗，多梦纷纭；或气虚不能摄血；或泄痢脾虚，久不能愈，一切清阳下陷，元气不足之证。

2. 扶元和中膏（《慈禧光绪医方选议》） 党参一两五钱，于术（炒）一两，茯苓（研）一两，砂仁（研）四钱，归身（土炒）一两，杜仲（炒）一两，香附（制）六钱，生黄芪一两，谷芽（炒）一两，鸡内金（焙）一两，半夏（姜炙）八钱，佩兰草六钱，生姜六钱，红枣（肉）二十枚。共以水熬透，去渣，再熬浓，兑冰糖二两为膏，每服三钱，白水冲服。治久病脾虚食少，胸闷干哕，倒饱嘈杂，食物不消。

3. 调肝和胃膏（《慈禧光绪医方选议》） 党参三钱，生杭芍四钱，金石斛四钱，桑叶四钱，竹茹三钱，焦三仙九钱，广木香（研）八分，枳壳（炒）二钱，橘红（老树）一钱五分，生甘草一钱，生于术二钱。共以水熬透，去渣，再熬浓汁，兑炼蜜收膏，每服五钱，白开水冲服。主治肝阴虚、脾胃不和之证。

4. 理脾养胃除湿膏（《慈禧光绪医方选议》） 党参二钱，于术（炒）二钱，茯苓三钱，莲肉三钱，薏米（炒）三钱，扁豆（炒）三钱，藿梗一钱五分，神曲（炒）二钱，麦芽（炒）三钱，陈皮一钱五分，广砂（研）一钱，甘草八分。共以水熬透，去渣，再熬浓汁，少加炼蜜，成膏。每服二钱，白开水冲服。主治脾胃虚弱，饮食不消。

【方剂举例】

1. 健脾养胃汤（《伤科补要》卷三） 人参，白术，黄芪，归身，白芍，陈皮，小茴，山药，云苓，泽泻。健脾养胃。

2. 其他 在很多情况下，用人参的处方经常用党参代替。

【膏方应用】

1. 应用 便溏用党参。补气可搭配黄芪、白术；补血可搭配当归、大枣；温阳搭配附子、干姜；补阴可搭配地黄、天冬、麦冬。

2. 使用方法 每日用量3～10克，直接入群药煎膏。

（王文青）

太子参

始载于《本草从新》，石竹科植物孩儿参 *Pseudostellaria heterophylla*（Miq.） Pax ex Pax et Hoffm. 的干燥块根。夏季茎叶大部分枯萎时采挖洗净，除去须根，置沸水中略烫后晒干或直接晒干。据《本草从新》《纲目拾遗》《饮片新参》等书，太子参原指五加科植物人参之小者。现在商品则普遍用石竹科植物孩儿参的块根，虽有滋补功用，但其力较薄。

【性味归经】

甘、微苦，平。归脾、肺经。

【功效主治】

益气健脾，生津润肺。太子参宜用于小儿及气虚不甚者。

《本草从新》：太子参（大补元气），虽甚细如参条，短紧结实，而有芦纹，其力不下大参。

【膏方应用】

1. 应用 脾气虚弱、胃阴不足所致食少倦怠，口干舌燥，与山药、石斛等同用；心气心阴两虚所致心悸不眠，虚热汗多，与五味子、酸枣仁等同用。

2. 使用方法 每日 5～20 克，直接入群药煎膏。

（王文青）

黄 芪

始载于《本经》，黄芪为豆科植物蒙古黄芪 *Astragalus membranaceus* (Fisch.) Bge. var.*mongholicus* (Bge.) Hsiao 或膜荚黄芪 *Astragalus membranaceus* (Fisch.) Bge. 的干燥根。春秋二季采挖，除去须根和根头，晒干。

【性味归经】

甘，微温。归肺、脾经。

《本经》：味甘，微温。

【功效主治】

补气升阳，固表止汗，利水消肿，生津养血，行滞通痹，托毒排脓，敛疮生肌。

《本经》：主痈疽，久败疮，排脓止痛，大风癞疾，五痔，鼠瘘，补虚，小儿百病。

【膏方举例】

1. 黄芪膏（《清太医院配方》） 黄芪 500 克，用水煎透，炼蜜收膏。或入煎剂，或用修合丸药，或单用白开水冲服俱可。主治一切气虚不足之证。

2. 补益煎方（《圣济总录》卷八十九） 生地黄四斤，生天门冬一斤，生藕一斤，生姜半斤，以上四味锉碎，用生绢袋绞取汁：石斛（去根）、鹿茸（酥炙，去毛）、菟丝子（酒浸一宿，捣成片子，焙干）、牛膝（酒浸一宿，焙干）、黄芪（锉）、柴胡（去苗）、地骨皮、人参、白茯苓（去黑皮）、桂（去粗皮）、木香、附子（炮裂，去皮脐）各一两，捣罗为末。先将前四味自然汁，于银石器内，熬耗一半，入好酒一斗，又熬去一半，入酥蜜各半斤同熬，次入上件药末于汁内，用柳枝不住手搅，直候匙上抄起为度，于新瓷器内盛，用蜡纸封口，每日空心温酒调下一匙。

3. 扶元和中膏 见"党参"。

【方剂举例】

1. 补中益气汤（《内外伤辨惑论》卷中） 黄芪，炙甘草，人参，升麻，柴胡，橘皮，当归身，白术。补中益气，升阳举陷。

2.**玉屏风散**（《医方类聚》） 防风，黄芪，白术。益气固表。

3.**举元煎** 见"人参"。

4.**升陷汤**（《医学衷中参西录》上册） 生黄芪，知母，柴胡，桔梗，升麻。益气升陷。

5.**补气运脾汤**（《证治准绳》） 人参，白术，橘红，茯苓，黄芪，砂仁，甘草，半夏曲，生姜，大枣。补气运脾。

6.**十全大补汤** 见"人参"。

7.**归脾汤**（《正体类要》） 白术，当归，白茯苓，黄芪，龙眼肉，远志，酸枣仁，木香，炙甘草，人参。益气补血，健脾养心。

8.**补阳还五汤**（《医林改错》卷下） 归尾，黄芪，川芎，桃仁，红花，赤芍，地龙。补气活血，祛瘀通络。

【膏方应用】

1.**应用** 气虚乏力配伍人参、白术；久泻脱肛、子宫脱垂配党参、升麻、柴胡等；表虚自汗配伍白术、防风；阴虚患者配伍养阴药如生地、熟地、玄参、麦冬、天冬、玉竹等。

2.**使用方法** 每日 5 ～ 20 克，与群药同煎制膏。

3.**其他** 生黄芪有降压作用，炙黄芪有升压作用，宜分情况使用。

（王文青）

灵 芝

始载于《本经》，为多孔菌科真菌赤芝 *Ganoderma lucidum*（Leyss.ex Fr.）Karst 或紫芝 *Ganoderma sinense* Zhao，Xu et Zhang 的干燥子实体。全年采收，除去杂质，剪除附有朽木、泥沙或培养质的下端菌柄，阴干或在 40℃～ 50℃烘干。

【性味归经】

甘，平。归心、肺、肝、肾经。

《本经》：赤芝：味苦，平。紫芝：味甘，温。

【功效主治】

补气安神，止咳平喘。

《本经》：赤芝主胸中结，益心气，补中，增智慧不忘，久食轻身不老，延年神仙。紫芝主耳聋，利关节，保神，益精气，坚筋骨，好颜色，久服轻身不老延年。

【方剂举例】

紫芝丸（《圣济总录》） 紫芝，山芋，天雄，柏子仁，枳实，巴戟天，白茯苓，人参，生干地黄，麦门冬，五味子，半夏，牡丹皮，附子，蓼实，远志，泽泻，瓜子仁。安神保精。

【膏方应用】

1. **应用**　气血不足、心神失养配伍人参、黄芪、白术、当归等；肺气不足、咳喘不已配伍黄芪、人参、桑白皮等。

2. **使用方法**　每日 2～10 克，单独另煎取汁，收膏前兑入浓缩收膏，或研粉收膏时加入收膏。

（王文青）

刺五加

始载于《全国中草药汇编》，为五加科植物刺五加 *Acanthopanax senticosus*（Rupr. et Maxim.）Harms 的干燥根和根茎或茎。春、秋二季采收，洗净，干燥。

【性味归经】

辛、微苦，温。归脾、肾、心经。

【功效主治】

益气健脾，补肾安神。

【膏方应用】

1. **应用**　治疗水肿、小便不利配伍茯苓皮、大腹皮等；治腰痛配伍杜仲等。

2. **使用方法**　每日 5～15 克入群药煎膏。

3. **其他**　据报道，曾有患风湿性心脏病者在使用刺五加后会出现心区疼痛、头痛、心悸和血压上升；极少数使用者会出现短暂的轻微腹泻。

（王文青）

红景天

始载于公元八世纪《四部医典》《月王药珍》等藏医药著作。为景天科植物大花红景天 *Rhodiola crenulata*（HK．f．et．Thoms）H.ohba 的干燥根和根茎。秋季花茎凋枯后采挖除去粗皮洗净晒干。

【性味归经】

甘、苦，平。归肺、心经。

【功效主治】

益气活血，通脉平喘。

【膏方应用】

1. **应用**　红景天为补气之品，用于膏滋方可改善膏滋色泽。

2. **使用方法**　每天 3～10 克，另煎取浓缩汁调入膏滋方，或研粉调入膏滋方中内服。

（王文青）

沙　棘

始载于《四部医典》，蒙古族、藏族习用药材。为胡颓子科植物沙棘 *Hippophae rhamnoides* L. 的干燥成熟果实。秋、冬二季果实成熟或冻硬时采收，除去杂质，干燥或蒸后干燥。

【性味归经】

酸、涩，温。归脾、胃、肺、心经。

【功效主治】

健脾消食，止咳祛痰，活血散瘀。

【膏方举例】

沙棘膏　取沙棘果实去杂质后，加水煎煮，滤取上层清液，残渣再以少量水煎煮，过滤，合并两次滤液，浓缩至膏状。清热止咳，活血化瘀，愈溃疡，用于气管炎、消化不良、胃溃疡及闭经等症。

【膏方应用】

1.应用　用于咳嗽痰多，可配伍甘草、栀子、广木香；用于食积停滞、消化不良可配伍山楂、麦芽；用于月经不调、痛经可配伍丹参、香附。

2.使用方法　须单独另煎取浓缩汁调入膏滋方或研粉调入膏滋方中内服。

冬虫夏草

始载于《本草从新》，为麦角菌科真菌冬虫夏草菌 *Cordyceps sinensis*（Berk.）Sacc. 寄生在蝙蝠蛾科昆虫幼虫上的子座和幼虫尸体的干燥复合体。夏初子座出土、孢子未发散时挖取，晒至六七成干，除去似纤维状的附着物及杂质，晒干或低温干燥。

【性味归经】

甘，平。归肺、肾经。

《本草从新》：甘，平。

【功效主治】

补肾益肺，止血化痰。

《本草从新》：保肺益肾，止血化痰，已劳嗽。

【方剂举例】

1.蛤蚧固金汤（《镐京直指》）　熟地，山药，冬虫夏草，茜草根，炙蛤蚧，茯苓，驴胶，北沙参，川贝母，白石英，女贞子。补肺益肾，止咳定喘。

2.骨髓丸（《古今名方》引《锦方汇集》）　牛骨髓，人参，熟地，龙骨，鹿角胶，冬虫夏草，制首乌，北沙参。养肝肾，益精血。

【膏方应用】

1. **应用** 冬虫夏草有补益肺肾之功，多用于慢性肾功能不全，免疫功能低下以及肿瘤患者，亦用于养生膏方，为贵细料。

2. **使用方法** 每剂膏方用量因病情、经济条件而选用，宜单煎取汁，收膏前兑入收膏，或研粉调入膏滋方中内服。

（王文青）

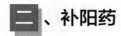 、补阳药

鹿 茸

始载于《本经》，为鹿科鹿属动物梅花鹿 *Cervus nippon* Temminck 或马鹿 *Cervus elaphus* Linnacus. 的雄鹿未骨化密生茸毛的幼角，前者习称花鹿茸，后者习称马鹿茸。夏、秋二季锯取鹿茸，经加工后，阴干或烘干。

【性味归经】

甘、咸，温。归肾、肝经。

《本经》：味甘，温。

【功效主治】

壮肾阳，益精血，强筋骨，调冲任，托疮毒。

《本经》：主漏下，恶血，寒热，惊痫，益气，强志，生齿，不老。

【膏方举例】

1. **鹿茸地黄煎**（《魏氏家藏方》卷四） 鹿茸（去毛，酥炙）一两，肉苁蓉（洗去砂土，切片）一两，熟干地黄（洗）一两，羊脊髓一两。右以鹿茸、地黄二味为细末，以苁蓉、羊脊髓入醇酒一大盏，石器内慢火煮，候酒干，研成膏，和前药末。每服一匙，温酒化下。益精养血，长肌肉，生津液，壮腰脚。

2. **天根月窟膏**（《温病条辨》卷五） 鹿茸一斤，乌骨鸡一对，鲍鱼二斤，鹿角胶一斤，鸡子黄十六枚，海参二斤，羊腰子十六枚，桑螵蛸一斤，乌贼骨一斤，茯苓二斤，牡蛎二斤，西洋参三斤，菟丝子一斤，龙骨二斤，莲子三斤，桂圆肉一斤，熟地四斤，沙苑、蒺藜各二斤，白芍二斤，芡实二斤，归身一斤，小茴香一斤，补骨脂二斤，枸杞子二斤，肉苁蓉二斤，山萸肉一斤，紫石英一斤，生杜仲一斤，牛膝一斤，草薢一斤，白蜜三斤。以上三十二味，熬如专翁膏法。

（主治）下焦阴阳两伤，八脉告损，急不能复，胃气尚健（胃弱者不可与，恐不能传化重浊之药也），无湿热证者；男子遗精滑泄，精寒无子，腰膝酸痛之属肾虚者（以

上数条，有湿热皆不可服也）；老年体瘦痹中，头晕耳鸣，左肢麻痹，缓纵不收，属下焦阴阳两虚者（以上诸证有单属下焦阴虚者，宜专翕膏，不宜此方）；妇人产后下亏，淋带癥瘕，胞宫虚寒无子，数数殒胎，或少年生育过多，年老腰膝尻胯酸痛者。

【方剂举例】

1.四味鹿茸丸（《张氏医通》卷十三）　鹿茸，五味子，当归身，熟地黄。主治肝肾督脉皆虚，咳嗽吐血，脉虚无力，上热下寒。

2.龙虎汤（《魏氏家藏方》卷四）　鹿茸，附子，黄芪，茯神，肉苁蓉，白术。调荣卫。

【膏方应用】

1.应用　本品常与人参、黄芪、当归同用治疗诸虚百损；亦可与乌贼骨、川断、龙骨等同用固冲任、止带下。

2.使用方法　每日0.1～0.5克，研极细粉收膏时加入。使用本品应从小剂量开始，不可骤用大量。

（陶丝雨）

仙 茅

始见于《雷公炮炙论》，正式记载于《海药本草》，为石蒜科植物仙茅 *Curculigo orchioides* Gaertn. 的干燥根茎。秋、冬二季采挖，除去根头和须根，洗净，干燥。

【性味归经】

辛，热；有毒。归肾、肝、脾经。

《海药本草》：味辛、平，无大毒，有小热，有小毒。

【功效主治】

补肾阳，强筋骨，祛寒湿。

《海药本草》：宣而复补，主丈夫七伤，明耳目，益筋力，填骨髓，益阳不倦。

【方剂举例】

1.仙茅散（《类编朱氏集验医方》卷一）　仙茅，陈皮，枳壳，厚朴，官桂，秦艽，当归，白茯苓，白芍，白芷，川芎，半夏，麻黄，没药，甘草，川乌，白姜，乳香，川独活，全蝎，麝香。治背膊、手足、头目、筋脉虚掣，一切风证，疼痛不可忍。

2.仙茅圆（《类编朱氏集验医方》卷八）　仙茅，茯苓，山药，菖蒲。大补益，壮元阳，久服延年益寿。

3.壮阳丸（《女科切要》卷三）　肉苁蓉，仙茅，蛇床子，山药，五味子，补骨脂，茯神，紫梢花，杜仲，韭菜子，雄鸡肝，鳖肝，海狗肾。主治阳痿，气馁不振，老年无子。

4.二仙汤（《中医方剂临床手册》）　仙茅，仙灵脾，当归，巴戟天，黄柏，知母。温肾阳，补肾精，泻肾火，调理冲任。

【膏方应用】

1. **应用**　温肾补阳常与淫羊藿相须为用。

2. **使用方法**　每日 3 ～ 10 克，直接入群药熬膏。

（陶丝雨）

淫羊藿

始载于《本经》，为小檗科植物淫羊藿 *Epimedium brevicornum* Maxim.、箭叶淫羊藿 *Epimedium sagittatum*（Sieb.et Zucc.）Maxim. 和柔毛淫羊藿 *Epimedium pubescens* Maxim. 或朝鲜淫羊藿 *Epimedium koreanum* Nakai. 的干燥叶。夏、秋季茎叶茂盛时采收，晒干或阴干。

【性味归经】

辛、甘，温。归肝、肾经。

《本经》：味辛，寒。

【功效主治】

补肾阳，强筋骨，祛风湿。

《本经》：主阳痿绝伤，茎中痛；利小便，益气力，强志。

【方剂举例】

炼真丸（《张氏医通》卷十五）　大腹子，茅山苍术，人参，茯苓，厚黄柏，鹿茸，大茴香，淫羊藿，泽泻，蛇床子，白莲须，沉香，五味子，金铃子（即川楝子），凤眼草（可用樗根皮代替）。主治高年体丰痰盛，饱饫肥甘，恣情房室，上盛下虚，髓脏中多著酒湿，精气不纯，不能生子。

【膏方应用】

1. **应用**　补肾助阳多配伍肉桂、附子、仙茅；祛风湿多配伍防风、独活、羌活、草薢；利水多配伍麻黄、牛膝、五加皮。

2. **使用方法**　每日 3 ～ 10 克，直接入群药熬膏。

3. **其他**　淫羊藿有引起肝损害的报道，肝功能异常者慎用。

（陶丝雨）

巴戟天

始载于《本经》，为茜草科植物巴戟天 *Morinda officinalis* How. 的干燥根。全年均可采挖，洗净，除去须根，晒至六七成干，轻轻捶扁，晒干。

【性味归经】

甘、辛,微温。归肾、肝经。

《本经》:味辛,微温。

【功效主治】

补肾阳,强筋骨,祛风湿。

《本经》:主大风邪气,阴痿不起。强筋骨,安五脏,补中,增志,益气。

【膏方举例】

大造固真膏(《冯氏锦囊秘录》卷十四) 补骨脂(盐,酒浸一宿,炒香)六两,胡桃仁(酒蒸,去皮,另研)三两,山药(炒黄)四两,山茱萸(去核,酒蒸,焙)三两,菟丝子(酒洗,晒干,炒燥,另磨细末,不出气)四两,小茴香(焙)一两五钱,肉苁蓉(酒洗,去鳞甲,焙)二两,巴戟天(酒洗,去心,焙)二两,鹿茸(去毛骨,酥炙)二两,五味子(蜜酒拌蒸,晒干,焙)一两五钱,人参(锉片,隔纸焙)二两,熟地(酒煮,去渣,熬膏四两)十二两,枸杞子(水煮,去渣,熬膏三两)六两,于白术(米泔水浸一宿,锉片,晒干,六两,人乳拌蒸,炒黄,水煮去渣,熬成膏,三两),紫河车(酒洗净,酒煨,去筋膜,熬成膏)一具,上前药各制度,共为细末,用后四膏和剂。如干加炼老蜜少许,杵千下为丸,如桐子大,每早晚食前各服三钱,白汤温酒任下。

【方剂举例】

1. **双补汤(《温病条辨》卷三)** 人参,山药,茯苓,莲子,芡实,补骨脂,苁蓉,萸肉,五味子,巴戟天,菟丝子,覆盆子。主治老年久痢,脾阳受伤,食滑便溏,肾阳亦衰。

2. **巴戟丸(《圣济总录》卷五十一)** 巴戟天,熟干地黄,五味子,牛膝,牡蛎,菟丝子,干姜,附子,桂,白术,肉苁蓉。主治肾脏虚冷中寒,脐腹急痛,小便频数,面色昏浊。

3. **归神汤(《辨证录卷之四·癫痫门》)** 人参,白术,巴戟天,茯神,紫河车,半夏,陈皮,甘草,丹砂,菖蒲,麦冬,柏子仁,白芥子。主治思虑过度,耗损心血,遂致失志之癫,或哭或笑,或裸体而走,或闭户自言,喃喃不已。

【膏方应用】

1. **应用** 《本草汇》:其性多热,同黄柏、知母则强阴,同苁蓉、锁阳则助阳。《得配本草》:助阳,杞子煎汁浸蒸;去风湿,好酒拌炒;摄精,金樱子拌炒;理肾气,菊花同煮。

2. **使用方法** 每日 3～10 克,直接入群药熬膏。

(陶丝雨)

杜 仲

始载于《本经》，为杜仲科植物杜仲 *Eucommia ulmoides* Oliv. 的干燥树皮。4～6月剥取，刮去粗皮，堆置发汗至内皮呈紫褐色，晒干。

【性味归经】

甘，温。归肝、肾经。

《本经》：味辛，平。

【功效主治】

补肝肾，强筋骨，安胎。

《本经》：主腰脊痛，补中益精气，坚筋骨，强志；除阴下痒湿，小便余沥。久服，轻身耐老。

【膏方举例】

1. 三才固本膏（《陈素庵妇科补解》卷三） 天冬六两，麦冬四两，熟地一两，当归八两，白术六两，人参一两，黄芩四两，杜仲四两。上熬成，人乳、牛、羊乳各一盏，白蜜八两和匀，再熬，滴水成珠。白汤送下。主治妊娠胎瘦不长。

2. 扶元和中膏（《慈禧光绪医方选议》） 见"党参"。

【方剂举例】

1. 杜仲丸（《医学入门》） 杜仲，龟板，黄柏，知母，枸杞子，五味子，当归，芍药，黄芪，故纸。主治肾虚腰痛，动止软弱，脉虚大，疼不已。

2. 大补元煎（《景岳全书》卷五十一） 人参，山药，熟地，杜仲，当归，山茱萸，枸杞，炙甘草。主治男妇气血大坏，精神失守危剧。

3. 杜仲丸（《圣济总录》卷五） 杜仲，牛膝，草薢，酸枣仁，当归，防风，丹参，赤芍药，桂肉苁蓉，石斛，附子，郁李仁。主治肾中风腰脚不遂，骨节酸疼，筋脉拘急，行履艰难，两胁牵痛。

【膏方应用】

1. **应用** 本品常与独活、桑寄生、细辛等同用治疗风湿腰痛；亦可与续断、菟丝子、阿胶等同用补肝肾、固冲任。

2. **使用方法** 每日3～10克，直接入群药熬膏。

（陶丝雨）

续 断

始载于《本经》，为川续断科植物川续断 *Dipsacus asperoides* C．Y．Cheng et T.M.Ai. 的干燥根。临床常用炮制品：酒续断、盐续断。秋季采挖，除去根头和须根，用微火烘至半干，堆置发汗至内部变绿色时，再烘干。

【性味归经】

苦、辛，微温。归肝、肾经。

《本经》：味苦，微温。

【功效主治】

补肝肾，强筋骨，续折伤，止崩漏。

《本经》：主伤寒，补不足，金疮痈，伤折跌，续筋骨，妇人难乳。久服益气力。

【膏方举例】

加减扶元和中膏(《慈禧光绪医方选义》) 党参一两五钱，于术（土炒）一两，茯苓（研）一两，砂仁四钱，归身（土炒）一两，续断（酒炒）一两，香附（炙）六钱，生芪一两，谷芽（炒）一两，鸡内金（焙）一两，半夏（炙）八钱，佩兰草四钱，生姜八钱，大熟地（炒）六钱，红枣肉二十枚。共以水熬透，去渣，再熬浓，兑冰糖为膏，每服三钱，白水冲服。该方补脾肾。主治久病脾虚，胸闷干哕，倒饱嘈杂，食少不消，并有肾虚者。

【方剂举例】

1.思仙续断圆（《太平惠民和剂局方》卷五） 木瓜，续断，萆薢，牛膝，薏苡仁，川乌，杜仲，防风。补五脏内伤，调中益精凉血，坚强筋骨，益智轻身耐老。

2.续断丸（《太平圣惠方》卷八十） 续断，桂心，熟干地黄，赤石脂，艾叶，白术，卷柏，当归，附子，阿胶，芎𬮿，干姜。主治产后恶露不绝，虚极少气，腹中痛，面无血色。

【膏方应用】

1.应用 补益肝肾多与杜仲同用；接骨疗伤多与骨碎补同用。

2.使用方法 每日 3 ～ 10 克，直接入群药熬膏。

（陶丝雨）

肉苁蓉

始载于《本经》，为列当科植物肉苁蓉 *Cistanche deserticola* Y.C.Ma 或管花肉苁蓉 *Cistanche tubulosa* (Schenk) Wight 的干燥带鳞叶的肉质茎。春季苗刚出土时或秋季冻土之前采挖，除去茎尖。切段，晒干。

【性味归经】

甘、咸，温。归肾、大肠经。

《本经》：味甘，微温。

【功效主治】

补肾阳，益精血，润肠通便。

《本经》：主五劳七伤补中，除茎中寒热痛，养五脏，强阴，益精气，多子，妇人癥瘕。久服，轻身。

【膏方举例】

太和膏（《御药院方》卷六） 当归（酒洗）三两，川芎二两，肉苁蓉、舶上茴香六两，川苦楝、破故纸、白茯苓、枸杞子、胡芦巴、远志（去心）、白术各三两，黄蜡一两半，葱白二十茎，胡桃五十个（各分作眼子）。上用鹿角三十斤，东流河水三十担，同灶铁锅二只，靠鹿顶截角，用赤石脂、盐泥于截动处涂固之，勿令透气，于甑内蒸一炊时，用马蔺刷就热汤刷去角上血刺、尘垢讫，可长三四寸，截断鹿角，外将前件药一十四味拌和停匀，先铺一层角于锅内，角上铺一层药，如此匀作三层铺之，将河水添在药锅内，其水于角上常令高三寸，用无烟木炭慢慢煎熬，常令小沸，勿令大滚。外一锅内，专将河水煎汤下，勿令大滚。如药锅内水稍下，却于热汤内取添，止令三寸，却取河水添在熟汤内，续续倒添，至二十四时住火，候冷将鹿角捞出，用生绢取汁，其药滓不用。外将药汁如前法再熬，更不用加水，如膏成，滴水中凝结不散，方始成膏。每服称三钱，暖酒化服，空心。主治诸虚不足，气血虚衰，精神减少，肢体瘦悴，行步艰难。久而服益精髓，壮元阳。

【方剂举例】

牛膝苁蓉丸（《圣济总录》卷一百八十六） 牛膝，肉苁蓉，补骨脂，胡芦巴，茴香子，枸杞子，楝实，巴戟天，白附子，附子，青盐，羌活，独活，蜀椒，白蒺藜，黄芪。主治本脏虚冷，补暖壮筋骨，去风明目。

【膏方应用】

1. **应用** 常配伍菟丝子、续断、杜仲补肾助阳，强筋骨。
2. **使用方法** 每日 3～10 克，直接入群药熬膏。

（陶丝雨）

补骨脂

始载于《雷公炮炙论》，为豆科植物补骨脂 *Psoralea corylifolia* L. 的干燥成熟果实。秋季果实成熟时采收果序，晒干，搓出果实，除去杂质。

【性味归经】

辛、苦，温。归肾、脾经。

《雷公炮炙论》：性本大燥，毒。

《药性论》：苦、辛。

【功效主治】

温肾助阳，纳气平喘，温脾止泻；外用消风祛斑。

《药性论》：主男子腰疼、膝冷、囊湿，逐诸冷痹顽，止小便利，腹中冷。

【方剂举例】

1. 五德丸（《景岳全书》卷之五十一） 补骨脂，吴茱萸，木香，干姜，北五味（肉豆蔻或乌药可代）。主治脾肾虚寒，飧泄鹜溏，或暴伤生冷，或受时气寒湿，或酒湿伤脾，腹痛作泄，或饮食失宜，呕恶痛泄，无火。

2. 补骨脂丸方（《圣济总录》卷一百八十五） 补骨脂，松脂，白茯苓，山芋，杏仁，胡桃肉，枣，鹿角胶，桂，牛膝，泽泻，菖蒲，薏苡仁，草薢，槟榔，独活，蒺藜子，蛇床子，生地黄。主治平补诸虚，益精壮阳。

3. 二至丸（《严氏济生方》腰痛门） 鹿角，麋角，补骨脂，附子，桂心，杜仲，鹿茸，青盐。主治老人或虚弱人，肾气虚损，腰痛不可屈伸。

【膏方应用】

1. 应用 补肾壮阳配菟丝子、胡桃肉、杜仲；温脾止泻配肉豆蔻、吴茱萸、五味子。

2. 使用方法 每日 2～6 克，直接入群药或酒浸后入煎剂熬膏。

3. 注意事项 有关于补骨脂导致肝肾功能损害的报道，肝肾功能异常者慎用。长期使用请定期监测肝功能。

（陶丝雨）

益智仁

始载于《南方草木状》，为姜科植物益智 *Alpinia oxyphylla* Miq. 的干燥成熟果实。夏、秋间果实由绿变红时采收，晒干或低温干燥。

【性味归经】

辛，温。归脾、肾经。

《南方草木状》：味辛。

《开宝本草》：味辛，温。无毒。

【功效主治】

暖肾固精缩尿，温脾止泻摄唾。

《开宝本草》：治遗精虚漏，小便余沥，益气安神，补不足，安三焦，调诸气。

【膏方举例】

金樱膏（《古今医统大全》卷四十六） 金樱子（经霜后，采红熟者，不拘若干，撞去刺，切开，去子捣碎煮之，滤渣净用，复将滓榨汁干用，熬成膏），枸杞子四两，人参二两，薏苡仁五两，山药二两，杜仲（姜汁炒）四两，芡实肉四两，山茱萸肉四两，益智仁一两，青盐三钱，桑螵蛸（新瓦焙燥）二两，上药咀，同熬二次，去渣，熬成膏，和金樱膏对半和匀，空心滚白汤下三四匙。主治虚劳遗精，白浊。

【方剂举例】

1. 升阳除湿汤（《脾胃论》卷下） 甘草，大麦芽，陈皮，猪苓，泽泻，益智仁，半夏，防风，神曲，升麻，柴胡，羌活，苍术。主治脾胃虚弱，不思饮食，肠鸣腹痛，泄泻无度，小便黄，四肢困弱。

2. 延龄丹（《御药院方》卷六） 牛膝，苁蓉，金铃子，补骨脂，川茴香，鹿茸，益智仁，檀香，晚蚕蛾，没药，丁香，青盐，穿山甲，沉香，香附子，姜黄，薯蓣，木香，巴戟，甘草，乳香，白术，青皮，苍术。补五脏，养真阳，和血脉，壮筋骨。主治脾肾不足，真气伤惫，肢节困倦，举动乏力，怠惰嗜卧，面无润泽，可思饮食，气不宣畅，少腹里急，脐下疞痛，奔豚、盲肠气攻冲脐腹，发歇无时。

【膏方应用】

1. 应用 温脾止泻多与砂仁、豆蔻同用；暖肾固精多与乌药、山药同用。

2. 使用方法 每日 3～9 克，直接入群药熬膏。

（陶丝雨）

菟丝子

始载于《本经》，为旋花科植物南方菟丝子 Cuscuta australis R.Br. 或菟丝子 Cuscuta chinensis Lam. 的干燥成熟种子。秋季果实成熟时采收植株，晒干，打下种子，除去杂质。

【性味归经】

辛、甘，平。归肝、肾、脾经。

《本经》：味辛，平。

【功效主治】

补益肝肾，固精缩尿，安胎，明目，止泻；外用消风祛斑。

《本经》：主续绝伤；补不足，益气力，肥健；汁去面䵟，久服明目，轻身延年。

【膏方举例】

1. 骨填煎（《备急千金要方》卷二十一） 茯苓、菟丝子、山茱萸、当归、牛膝、附子、五味子、巴戟天、麦门冬、石膏各三两，石韦、人参、桂心、苁蓉（《外台》作远志）各四两，大豆卷一升，天门冬五两，上十六味为末，次取生地黄、栝蒌根各十斤，捣绞取汁，于微火上煎之，减半，便作数份，纳药，并下白蜜二斤、牛髓半斤，微火煎之，令如糜，食如鸡子黄大，日三服。亦可饮服之。治虚劳消渴无不效。

2. 菟丝煎（《景岳全书》卷五十一） 人参二三钱，山药（炒）二钱，当归钱半，菟丝子（制炒）四五钱，枣仁（炒）、茯苓各钱半，炙甘草一钱或五分，远志（制）四分，鹿角霜为末，每服加入四五匙。上用水一盅半，煎成，加鹿角霜末调服，食前。主治心脾气弱，凡遇思虑劳倦即苦遗精者。

【方剂举例】

1.加减内固丸（《医学入门》卷七） 石斛，胡芦巴，巴戟，苁蓉，山茱萸，菟丝子，故纸，小茴，附子。主治命门火衰，肾寒阴痿，元阳虚惫，阴溺于下，阳浮于上，水火不能既济。

2.归肾丸（《景岳全书》卷五十一） 熟地，山药，山茱萸，茯苓，当归，枸杞，杜仲，菟丝子。主治肾水真阴不足，精衰血少，腰酸脚软，形容憔悴，遗泄阳衰证。

3.灵宿丹（《圣济总录》卷一百八十六） 菟丝子，覆盆子，槟榔，牛膝，肉苁蓉，天麻，熟干地黄，鹿茸，桂，巴戟天，附子，石斛，青橘皮，楮实，香子，白龙骨，杜仲，补骨脂，胡芦巴，石韦，枸杞子，远志，五味子，沉香，蛇床子，山茱萸，草薢，山芋。治脚腰，通九窍，利三焦，及治五劳七伤，诸风冷气，安和五脏，益血补虚。

【膏方应用】

1.应用 补肾益精多与枸杞子、覆盆子、车前子等同用。

2.使用方法 每日3～10克，直接入群药熬膏。

（陶丝雨）

沙苑子

始载于《图经本草》，为豆科植物扁茎黄芪 *Astragalus complanatus* R.Br. 的干燥成熟种子。秋末冬初果实成熟尚未开裂时采割植株，晒干，打下种子，除去杂质，晒干。

【性味归经】

甘，温。归肝、肾经。

《本草纲目》：甘，温，无毒。

《本草通玄》：善走肝肾二经。

【功效主治】

补肾助阳，固精缩尿，养肝明目。

《本草纲目》：补肾，治腰痛泄精，虚损劳乏。

【膏方应用】

1.应用 固精缩尿常配伍莲子、莲须、芡实等；养肝肾明目多与枸杞子、菟丝子、菊花等同用。

2.使用方法 5～10克直接入群药煎膏。

（陶丝雨）

锁 阳

始载于《本草衍义补遗》，为锁阳科植物锁阳 *Cynomorium songaricum* Rupr. 的干燥肉质茎。春季采挖，除去花序，切段，晒干。

【性味归经】

甘，温。归肝、肾、大肠经。

《本草纲目》：甘，温，无毒。

【功效主治】

补肾阳，益精血，润肠通便。

《本草衍义补遗》：补阴气，治虚而大便燥结用。

《本草纲目》：润燥养筋，治痿弱。

【方剂举例】

1. 济阴丸（《丹溪心法》卷三） 黄柏，龟板，陈皮，当归，知母，虎骨，锁阳，牛膝，山药，白芍，砂仁，杜仲，黄芪，熟地，枸杞，故纸，菟丝子。益阴补虚。

2. 五补汤（《医方类聚》卷十二） 莲子，枸杞子，山药，锁阳。主治心肝脾肺肾。

3. 固本锁精丹（《古今医鉴》卷八） 黄芪，人参，枸杞子，锁阳，五味子，石莲肉，山药，海蛤粉，黄柏。大补元气，涩精固阳。

【膏方应用】

1. **应用** 补肾助阳常与肉苁蓉、鹿茸、菟丝子等同用。

2. **使用方法** 每日 3～10 克，入群药煎膏。

（陶丝雨）

胡芦巴

始载于《嘉祐本草》，为豆科植物胡芦巴 *Trigonella foenum-graecum* L. 的干燥成熟种子。夏季果实成熟时采割植株，晒干，打下种子，除去杂质。

【性味归经】

苦，温。归肾经。

《饮膳正要》：味苦，温，无毒。

【功效主治】

温肾助阳，祛寒止痛。

《嘉祐本草》：主元脏虚冷气。

【方剂举例】

1.**九味安肾丸(《医学入门》卷七)** 破故纸,小茴香,胡芦巴,川楝肉,续断,桃仁,杏仁,山药,茯苓。主治肾虚腰痛,目眩耳聋,面黑羸瘦。

2.**胡芦巴丸(《杨氏家藏方》卷九)** 胡芦巴,破故纸,川楝子,茴香,川椒,青盐,山药,青橘皮,陈橘皮,附子。主治下焦阳惫,脐腹冷痛,小便白浊,肌肤消瘦,饮食减少,及膀胱疝气。

【膏方应用】

1.**应用** 温肾助阳、温经止痛常与吴茱萸、川楝子、巴戟天等同用。

2.**使用方法** 1～5克入群药煎膏。

(陶丝雨)

骨碎补

始载于《药性论》,为水龙骨科植物槲蕨 *Drynaria fortunei*(Kunze)J.Sm 的干燥根茎。全年均可采挖,除去泥沙,干燥,或再燎去茸毛(鳞片)。

【性味归经】

苦,温。归肝、肾经。

《开宝本草》:味苦,温。无毒。

【功效主治】

疗伤止痛,补肾强骨;外用消风祛斑。

《药性论》:主骨中毒气,风血疼痛,五劳六极,口手不收,上热下冷。

【膏方应用】

1.**应用** 补肾强筋健骨多与补骨脂、牛膝等同用;温肾暖脾止泻多与补骨脂、益智仁、吴茱萸等同用。

2.**使用方法** 每日3～5克,直接入群药煎膏。

(陶丝雨)

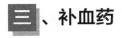、补血药

当 归

始载于《本经》,为伞形科植物当归 *Angelica sinensis*(Oliv.) Diels 的干燥根。一般培育3年才可采收。秋末挖取根部,除净茎叶、泥土,放在通风处阴干几天,按大小分别扎成小把,用微火熏干令透即得。本品带油性,易霉败、虫蛀,必须储存于干燥处。

逢梅雨季节，须用硫黄熏过或适当的烘透。

【性味归经】

甘、辛，温。入心、肝、脾经。

《本经》：味甘，温。

【功效主治】

当归，补血活血，调经止痛，润肠通便。酒当归，活血通经。

《本经》：主咳逆上气，温疟寒热洗洗在皮肤中，妇人漏下，绝子，诸恶疮疡金疮，煮饮之。

《别录》：温中止痛，除客血内塞，中风痉、汗不出，湿痹，中恶客气、虚冷，补五藏，生肌肉。

《日华子本草》：治一切风，一切血，补一切劳，破恶血，养新血及主癥癖。

《珍珠囊》：头破血。身行血，尾止血。（《汤液本草》引作"头止血，身和血，梢破血。"）

【膏方举例】

1. 当归膏（《古今医统大全》卷四十六）　当归（酒洗）一斤四两，芍药（微炒）八两，生地黄（酒洗）半斤，薏仁（糯米炒，去粉）一斤，茯苓六两，白术（泻者黄土微炒）十两，莲肉（去心）半斤，山药（炒）八两，陈皮四两，人参（服得者倍之）三两，甘草（炙半生）一两半，枸杞子四两。上咀，净称，用水二十斤，文武火熬成膏，加热蜜于内。冬用四两；春用五两；夏秋用六两。养血和中。

2. 琥珀茯苓膏（《古今医统大全》卷四十九）　人参一两，陈皮半两，当归（酒浸）二两，锉三味，熬稀膏一碗；白茯苓（为末）二两，琥珀（另为末）半两。上将人参膏加琥珀、茯苓末调匀，如稠甚，加蜜汁调之得所。每服二三匙，嚼咽下。不时及临睡服之，妙。治精神失守，渐成心风。

3. 元德膏（《串雅内外编》卷一截药内治门）　人参二两，当归二两，麦冬二两，五味子五钱，用水一斗，煎至二升，合熬成膏。每服三匙，白滚汤调服，尽一斤，闻雷自若。治闻雷即昏晕不省人事，此气怯也。

【方剂举例】

当归煎丸（《博济方》卷四经气杂证）　川当归，槟榔，赤芍药，牡丹皮，延胡索。治妇人久积血气时发，发刺痛，肌瘦力乏，月候不调。

【膏方应用】

1. 应用　当归气香浓厚，可增加膏滋色泽，常配伍补气药同用。
2. 使用方法　每日 3～10 克，入群药煎膏。

（孙　洋）

熟地黄

始见于《本草图经》，为玄参科植物地黄 *Rehmannia glutinosa* Libosch. 的块根，经加工蒸晒而成。取干地黄加黄酒30%，拌和，入蒸器中，蒸至内外黑润，取出晒干即成。或取干地黄置蒸器中蒸8小时后，焖一夜，次日翻过再蒸4～8小时，再焖一夜，取出，晒至八成干，切片后，再晒干。

【性味归经】

甘，微温。归肝、肾经。

【功效主治】

补血滋阴，益精填髓。用于血虚萎黄，心悸怔忡，月经不调，崩漏下血，肝肾阴虚，腰膝酸软，骨蒸潮热，盗汗遗精，内热消渴，眩晕，耳鸣，须发早白。

《珍珠囊》：大补血虚不足，通血脉，益气力。

《本草纲目》：填骨髓，长肌肉，生精血，补五脏、内伤不足，通血脉，利耳目，黑须发，男子五劳七伤，女子伤中胞漏，经候不调，胎产百病。

《本草从新》：滋肾水，封填骨髓，利血脉，补益真阴聪耳明目，黑发乌须。又能补脾阴，上久泻，治劳伤风痹，阴亏发热，干咳痰嗽，气短喘促，胃中空虚觉馁，痘证心虚无脓，病后胫股酸痛，产后脐腹急疼，感证阴亏，无汗便秘，诸种动血，一切肝肾阴亏，虚损百病，为壮水之主药。

【膏方举例】

1.两仪膏　见"人参"。

2.人参固本膏（《冯氏锦囊秘录》杂症大小合参卷十一）　人参（一两），天冬、麦冬、生地、熟地各四两以二冬二地熬成膏，以人参细末和匀，时时挑少许口中噙化。治肾虚肺热，喘嗽烦渴，咯血肺痿。

3.参术膏（《医宗金鉴·外科心法要诀》卷二溃疡主治类方）　人参（切片，用水五大碗，砂锅慢火熬至三碗，将渣再煎汁一碗，共用密绢滤净，复熬稠厚，瓷碗内收贮，听用）半斤，云片白术（六两），怀庆熟地（俱熬，同上法）六两。以上三膏，各熬完毕，各用瓷罐盛之，入水中待冷取起，密盖勿令泄气。如患者精神短少，懒于言动，短气自汗者，以人参膏三匙，白术膏二匙，地黄膏一匙，俱用无灰好酒一杯，炖热化服。如脾虚弱，饮食减少，或食不知味，或已食不化者，用白术膏三匙，人参膏二匙，地黄膏一匙，热酒化服。如腰膝酸软，腿脚无力，皮肤枯槁者，用地黄膏三匙，参术膏二匙化服。如气血脾胃相等，无偏胜者，三膏每各二匙，热酒化服。此膏用于清晨及临睡时，各进一次，自然强健精神，顿生气血，新肉易长，疮口易合，一切疮形危险，势大脓多者，服之自无变证也。夏天炎热，恐膏易变，令作二次熬用亦好。愈后常服，能须发变黑，返老还童。此膏治痈疽发背等证，大溃脓血之后，血气大虚，急宜用此补之。

4.燮理十全膏（《续名医类案》卷十一虚损）　人参、炙芪各三两，白术六两，熟地八两，当归、白芍、川芎各二两，炙草一两，熬膏，将成，入龟鹿胶四两，龟板胶三两收之窨内，去火气，每开水调服数钱。功效平补阴阳，调剂气血。

5.二母地黄膏（《卫生易简方》，原无方名，编者加） 北沙参、麦门冬、知母、川贝母、怀熟地、鳖甲、地骨皮各四两，或作丸，或作膏，每早服三钱，白汤下。治阴虚火炎，咳嗽无痰，骨蒸劳热，肌皮枯燥，口苦烦渴。

6.补脾膏（《止园医话》病症卷三，原无方名，编者加） 炙黄芪一两，台参一两，炒白芍一两，炒山药二两，土炒白术三两，大熟地八钱，枸杞子八钱，炙甘草五钱，加饴糖一两，炼膏，每服一小茶匙，一日三次。治小儿慢惊风，脾肾虚寒，面色苍白。

【方剂举例】

1.还少丹（《洪氏集验方》卷一） 干山药，牛膝，山茱萸，白茯苓，五味子，肉苁蓉，石菖蒲，巴戟，远志，杜仲，楮实，舶上茴香，枸杞子，熟干地黄。大补心肾脾胃，一切虚损，神志俱耗，筋力顿衰，腰脚沉重，肢体倦怠血气羸之，小便混浊。

2.地黄丸（六味地黄丸，《小儿药证直诀》） 熟地，山茱肉，干山药，牡丹皮，白茯苓，泽泻。滋阴补肾。

【膏方应用】

1.应用 该药出膏率较高，且品质甘润性微温，膏方多用其滋阴养血之功。

2.使用方法 每日5～15克，直接入群药煎膏。

（孙　洋）

白　芍

始载于《本经》，为毛茛科植物芍药 *Paeonia lactiflora* Pall. 的干燥根。白芍是芍药的一种，芍药始载于《本经》中品。陶弘景始分赤、白二种，《开宝本草》载：此有两种，赤者利小便下气，白者止痛散血，其花亦有红白二色。

【性味归经】

苦，酸，微寒。归肝、脾经。

《本经》：味苦，平。

《本草经疏》：手足太阴引经药，入肝、脾血分。

【功效主治】

养血调经，敛阴止汗，柔肝止痛，平抑肝阳。

《本经》：主邪气腹痛，除血痹，破坚积，治寒热疝瘕，止痛，利小便，益气。

【膏方举例】

清化痰热、肃肺和胃膏滋方（《费绳甫先生医案》治咳） 吉林参须二两，另煎北沙参八两，大生地六两，女贞子六两，广皮白二两，生白芍三两，生甘草一两，大玉竹六两，甜川贝六两，怀山药四两，瓜蒌皮六两，川石斛六两，云茯神四两，元参心二两，甜杏仁六两，冬瓜子八两，生谷芽八两，灯芯卅尺，上药煎三次取汁，冰糖一斤收膏。

【膏方应用】

1. 应用 白芍多用酒炒或土炒入膏方同煎，取其益阴养血，滋润肝脾之功。大剂量白芍有缓急止痛之功，可用于关节疼痛，但易滑肠。

2. 使用方法 每日 3 ～ 5 克，入群药煎膏。

（孙 洋）

何首乌

始载于《开宝本草》，为蓼科植物何首乌 *Polygonum multiflorum* Thunb. 的干燥块根。秋、冬二季叶枯萎时采挖，削去两端，洗净，个大的切成块，干燥。栽后 3 ～ 4 年春、秋采挖，洗净，切去两端，大者对半剖开，或切厚片，晒干、烘干或煮后晒干。制何首乌为何首乌的炮制加工品。取何首乌片或块，用黑豆汁拌匀，蒸至内外均呈棕褐色，或晒至半干，切片，干燥即得。

【性味归经】

苦、甘、涩，微温。归肝、心、肾经。

《开宝本草》：味苦涩，微温，无毒。

【功效主治】

补肝肾，益精血，乌须发，强筋骨，化浊降脂。

【膏方举例】

1. 固齿膏（《冯氏锦囊秘录》） 何首乌、生地、牛膝各等分，旱莲草取汁，上煎百沸，将成膏，入食盐在内，每日取用漱口。治齿根摇动。

2. 五煎膏（《古今医鉴》刘太府传） 旱莲汁、黑桑椹、何首乌、生地黄、白茯苓，上五味各自为咀片，煎汁，滤净渣，熬成膏，合一处和匀，置瓷器内封固，埋土七日。每服二三匙，一日三服。乌须发，固牙齿，壮筋骨。

【方剂举例】

1. 七宝美髯丹（《本草纲目》卷十八） 赤、白何首乌，赤、白茯苓，牛膝，当归，枸杞子，菟丝子，补骨脂。补肾，固精，乌发，壮骨，续嗣延年。主治肝肾不足，须发早白，齿牙动摇，梦遗滑精，崩漏带下，肾虚不育，腰膝酸软。

2. 何首乌丸（《赤水玄珠》） 何首乌、鳖血、辰砂。治久疟阴虚，热多寒少，以此补而截之。

【膏方应用】

1. 应用 首乌为补肝肾，乌发要药，夜交藤为治疗失眠常用药物，而且生首乌还可以治阴虚便秘，过去临床使用甚广。但近年来，发现个别特殊体质的患者使用首乌或夜交藤出现转氨酶升高，甚至药物性肝炎。因此，在膏方临床上使用必须详细询问既往用药史及有关药物过敏史。有药物性肝炎病史，转氨酶升高者，建议谨慎使用，且用制首乌为宜。如果曾有服用夜交藤或首乌转氨酶升高者，禁用。

2.**使用方法**　每日 5～10 克，入群药煎膏。

龙眼肉

始载于《本经》，为无患子科龙眼属植物龙眼 *Dimocarpus longan* Lour. 的假种皮。果实应在充分成熟后采收。晴天倒于晒席上，晒至半干后再用焙灶焙干，到 7～8 成干时剥取假种皮，继续晒干或烘干，干燥适度为宜。或将果实放开水中煮 10 分钟，捞出摊放，使水分散失，再火烤一昼夜，剥取假种皮，晒干。

【性味归经】

甘，温；归心、脾经。

《本经》：味甘，平。

《别录》：无毒。

《唐本草》：味甘酸。

《本草汇言》：味甘，气温。

【功效主治】

益心脾，补气血，安神。

《本经》：主五脏邪气，安志，厌食，久服强魂魄，聪明。

《滇南本草》：养血安神，长智敛汗，开胃益脾。

【膏方举例】

1.**清宁膏**（《冯氏锦囊秘录》）　麦门冬（去心）、生地黄（酒炒）各十两，广橘红二两，龙眼肉八两，桔梗、甘草各二两，煎成膏，加苡仁（淘净炒熟）八两，真苏州薄荷净叶（忌火）五钱，川贝母二两，（糯米拌炒，米热去米），俱为极细末，拌匀煎膏，时时挑置口中噙化。功效润肺不伤脾，补脾不碍肺，凡劳嗽吐血必不可缺，极有效验。

2.**清安膏**（《类证治裁》卷二）　麦冬、生地各十两，橘红三两，桔梗、甘草、贝母各二两，龙眼、苡仁各八两，薄荷五钱。熬膏，蜜收。主治劳瘵嗽血。

3.**膈噎膏**（《类证治裁》卷三）　人参、牛乳、蔗汁、梨汁、芦根汁、龙眼肉汁、姜汁、人乳，熬膏，蜜收。此缪仲淳秘方也。

4.**上党参膏**（《得配本草》）　用党参软甜者（切片）一斤，沙参（切片）半斤，桂圆肉四两，水煎浓汁，滴水成珠，用瓷器盛贮。每用一酒杯，空心滚水冲服，冲入煎药亦可。功效清肺金，补元气，开声音，助筋力。

【方剂举例】

1. 归脾汤（《济生方》）　白术，茯神，黄芪，龙眼肉，酸枣仁，人参，木香，甘草。主治思虑过度，劳伤心脾，健忘怔忡。

2. 代参膏（《随息居饮食谱》）　见"西洋参"。

【膏方应用】

1. 应用　本品甜爽不腻，含糖分较高，可直接煎汤、浸酒、熬膏。补气养血安神可用本品配黄芪、党参、当归、酸枣仁。

2. 使用方法　每日3～10克，入群药煎膏。或每料用100～300克，与群药同煎。

（孙　洋　邹　戬）

四、补阴药

黄　精

始载于《雷公炮制论》，为百合科植物滇黄精 *Polygonatum kingianum* Coll.et Hemsl.、黄精 *Polygonatum sibiricum* Red. 或多花黄精 *Polygonatum cyrtonema* Hua 的干燥根茎。按形状不同，习称大黄精、鸡头黄精、姜形黄精。

【性味归经】

甘，平。归脾、肺、肾经。

《本草经集注》：味甘，平。

【功效主治】

补气养阴，健脾，润肺，益肾。

《本草经集注》：主补中益气，除风湿，安五脏。久服轻身，延年，不饥。

《雷公炮炙药性解》：味甘，性平无毒，入脾肺二经。补中益气，除风湿，安五脏，驻颜色，久服延年。

【膏方举例】

1. 黄精膏（《备急千金要方》）　黄精一石，去须毛，洗令净洁，打碎蒸，令好熟，压得汁，复煎去游水，得一斗，纳干姜末三两，桂心末一两，微火煎，看色郁郁然欲黄，便去火待冷，盛不津器中，酒五合和，服二合，常未食前，日二服。旧皮脱，颜色变光，花色有异，鬓发更改。欲长服者，不须和酒，纳生大豆黄，绝谷食之，不饥渴，长生不老。

2. 黄精煎（《圣济总录》卷十八）　黄精（生者）十二斤，白蜜五斤，生地黄（肥者）五斤。上三味，先将黄精、生地黄洗净，细锉，以木石杵臼，捣熟复研烂，入水三斗，绞取汁，置银铜器中，和蜜搅匀，煎之成稠煎为度。主治大风癞病，面赤疹起，手足挛急，身发疮痍，指节已落者。

【方剂举例】

黄精芡实汤（《中医内科临床治疗学》）　黄精，芡实，山药，白芍，大枣，太子参，佩兰叶。补脾阴，主治中消。

【膏方应用】

1. 应用　黄精出膏量大，道家用作辟谷，九制黄精食之不饥。常配伍补益类中药，健脾配石斛、麦冬、山药，补肾选配枸杞，阴虚肺燥配沙参、川贝、知母。

2. 使用方法　每日用量 5～10 克，直接入群药煎膏。

（王　剑）

桑　椹

始载于《新修本草》，本品为桑科植物桑 *Morus alba* L. 的干燥果穗。4～6 月果实变红时采收，晒干，或略蒸后晒干。

【性味归经】

甘、酸，寒。归心、肝、肾经。

《新修本草》：入肝、肾经。

【功效主治】

滋阴补血，生津润燥。

《新修本草》：单食，主消渴。

《本草拾遗》：利五脏关节，通血气，捣末，蜜和为丸。

《本草衍义》：治热渴，生精神，及小肠热。

《滇南本草》：益肾脏而固精，久服黑发明目。

《纲目》：捣汁饮，解酒中毒，酿酒服，利水气，消肿。

《随息居饮食谱》：滋肝肾，充血液，祛风湿，健步履，息虚风，清虚火。

【膏方举例】

1. 黑桑椹膏（《北京市中药成方选集》）　将黑桑椹 160 两水煎 3 次，分次过滤去滓，滤液合并，用文火煎熬，浓缩至膏状，以不渗纸为度，每两膏汁兑炼蜜 1 两成膏，瓶装 2 两。主肾虚肝旺。

2. 复方桑椹膏（《浙江省药品标准》）　桑椹清膏 125 克，山海螺 250 克，炙甘草 31.25 克，炒冬术 93.75 克，炒白芍 62.5 克，熟地 62.5 克，麦门冬 62.5 克，制黄精 125 克，金樱子肉 93.75 克，夜交藤 62.5 克，女贞子 93.75 克，旱莲草 62.5 克，橘皮 46.875 克，红枣 31.25 克。除桑椹清膏外，橘皮等 13 味酌予切碎，用水煎 2～3 次，至煎出液基本味尽，煎出液分次过滤合并，浓缩成稠膏状，加入烊化的砂糖（17 两）液及桑椹清膏，充分搅拌，再浓缩成稠膏。本方主滋阴补血，调补肝肾。

【方剂举例】

1. 种子大补丸（《医学入门》） 人参，麦门冬，生地黄，熟地黄，杜仲，巴戟天，沙苑，白蒺藜，天门冬，枸杞子，黄柏，白茯神，白茯苓，白术，白芍药，牛膝，当归，黑桑椹，芡实，龙眼肉，鹿角胶。主治阳痿，遗精，久不生育。

2. 还少乳乌丸（《摄生众妙方》） 何首乌，枸杞子，牛膝，茯苓，黄精，甘桑椹，天门冬，麦门冬，生地黄，熟地黄。补精养血，益智安神，增液润燥。主治中老年人精血亏虚，津液不足。

【膏方应用】

1. **应用** 桑椹常在膏方应用作为补阴药使用，配伍制首乌、女贞子、墨旱莲、麦冬、天花粉、火麻仁、黑芝麻等可增强补阴养血之功。

2. **使用方法** 每日 3 ～ 15 克，直接入群药熬膏。

（王　剑）

南沙参

始载于《本经逢原》，本品为桔梗科植物轮叶沙参 *Adenophora tetraphylla*（Thunb.）Fisch. 或沙参 *Adenophora stricta* Miq. 的干燥根。

【性味归经】

甘，微寒。归肺、胃经。

《本经》：味苦，微寒。

【功效主治】

养阴清肺，益胃生津，化痰，益气。

《本经》：主血积惊气，除寒热，补中益肺气。

《别录》：疗胃痹心腹痛，结热邪气，头痛，皮间邪热，安五脏，补中。

《药性论》：能去皮肌浮风，疝气下坠，治常欲眠，养肝气，宣五脏风气。

《日华子本草》：补虚，止惊烦，益心肺，并（治）一切恶疮疥癣及身痒，排脓消肿毒。

【膏方举例】

1. **咳喘停膏（卫生部颁药品标准中药成方制剂第二十册）** 赭石，蛤壳，瓦楞子，紫苏子，知母，枇杷叶，桑白皮，百部，南沙参，桑叶，紫菀，白前，麻黄，苦杏仁。止咳理气、平喘。

2. **建兰叶膏（《中药成方配本》）** 鲜建兰叶4两，南沙参4两，北沙参4两，川贝4两，象贝2两，冬桑叶4两，鲜枇杷叶2斤8两，紫菀1两，款冬花2两，桔梗7钱5分，橘红2两，冬瓜子4两，玄参2两，蛤壳8两，鲜藕汁4两，鲜稻叶露2两，雅梨4两。

共煎 3 次，榨净去滓，将 3 次汁澄清过滤，加冰糖 2 斤 8 两，炼透，滤过收膏，约成膏 2 斤。清肺宁嗽。

【方剂举例】

沙参麦冬汤（《温病条辨》） 沙参，生甘草，桑叶，麦冬，生扁豆，花粉。治燥伤肺卫阴分，或热或咳者。

【膏方应用】

1.应用 南沙参有养肺阴、清肺热、润肺燥、化痰止咳之功，可与麦冬、桑叶、知母、川贝母等配伍使用。

2.使用方法 每日 3～10 克，直接入群药熬膏。

（王　剑）

北沙参

始载于《江淮杂记》、为伞形科植物珊瑚菜 *Glehnia littoralis* Fr.Schmidt ex Miq. 的干燥根。夏、秋二季采挖，除去须根，洗净，稍晾，置沸水中烫后，除去外皮，干燥。或洗净直接干燥。

【性味归经】

甘、微苦，微寒。归肺、胃经。

【功效主治】

养阴清肺，益胃生津。

【膏方举例】

1.益肺清化膏（《中国药典 2015 版》） 黄芪，党参，北沙参，麦冬，仙鹤草，拳参，败酱草，白花蛇舌草，川贝母，紫菀，桔梗，苦杏仁，甘草。益气养阴，清热解毒，化痰止咳。

2.建兰叶膏 见"南沙参"。

【方剂举例】

1.一贯煎（《柳州医话》） 生地，北沙参，麦冬，当归，枸杞子，川楝子。滋养肝肾，疏肝理气。

2.益胃汤（《温病条辨》卷二） 细生地，沙参，麦冬，玉竹，冰糖。滋养胃阴。

【膏方应用】

1.应用 北沙参有滋阴养胃之功，养阴生津配麦冬、玉竹、天花粉；益胃配麦冬、石斛。

2.使用方法 每日 3～10 克，直接入群药熬膏。

（王　剑）

麦 冬

始载于《本经》，为百合科植物麦冬 *Ophiopogon japonicus* (Thumb.) Ker-Gawl. 的须根上的小块根。夏季采挖，洗净，反复暴晒、堆置，至七八成干，除去须根，干燥。

【性味归经】

甘、微苦，微寒。归心、肺、胃经。

《本经》：味甘，平。

《别录》：微寒，无毒。

【功效主治】

养阴生津，润肺清心。

《本经》：主心腹结气，伤中伤饱，胃络脉绝，羸瘦短气。

《别录》：疗身重目黄，心下支满，虚劳客热，口干燥渴，止呕吐，愈痿蹶，强阴益精，消谷调中，保神，定肺气，安五脏，令人肥健。

《药性论》：治热毒，止烦渴，主大水面目肢节浮肿，下水。治肺痿吐脓，主泄精。

【膏方举例】

1. **麦门冬膏（《古今医鉴》卷九）**　麦门冬（去心）一斤，橘红（去白）四两，上药用水煮汁，熬成膏。入蜜二两，再熬成膏，入水中一夜去火毒。每服五匙，滚水化开，食后服，夜用春容散擦之。治面上肺风疮。

2. **清宁膏（《医级》卷八）**　天冬八两，麦冬、杏仁、半夏（制）、贝母各四两，桔梗、甘草、诃子、北沙参各四两，桑皮、牛蒡子各二两。水熬二次，去滓，再熬至250毫升，入葛粉四两、白蜜一斤搅匀，煮一日成膏。频服20～30毫升。主治肺受火刑，咳嗽，声音嘶哑。

3. **人参固本膏**　见"熟地黄"。

【方剂举例】

1. **麦门冬汤（《金匮要略》）**　麦门冬，半夏，人参，甘草，粳米，大枣。清养肺胃，降逆下气。

2. **生脉散**　见"人参"。

3. **清燥救肺汤（《医门法律》）**　桑叶，石膏，甘草，人参，胡麻仁，阿胶，麦门冬，杏仁，枇杷叶。清燥润肺、养阴益气。

4. **玉女煎（《景岳全书》卷五十一）**　生石膏，熟地，麦冬，知母，牛膝。清胃热，滋肾阴。

【膏方应用】

1. **应用**　用于肺阴不足配桑叶、杏仁、阿胶；用于胃阴不足配玉竹、沙参；用于热病津伤配玄参、生地黄。

2.使用方法 每日3～10克，直接入群药熬膏。

（王　剑）

百　合

始载于《本经》，为百合科植物卷丹 *Lilium lancifolium* Thunb、百合 *Lilium brownii* F.E.Brown var.*viridulum* Baker 或细叶百合 *Lilium pumilum* DC. 的干燥肉质鳞茎。秋季采挖，洗净，剥取鳞叶，置沸水中略烫，干燥。

【性味归经】

甘，寒。归心、肺经。

《本经》：味甘，平。

《别录》：无毒。

【功效主治】

养阴润肺，清心安神。

《本经》：主邪气腹胀、心痛。利大小便，补中益气。

《别录》：除浮肿胪胀，痞满，寒热，通身疼痛，及乳难。喉痹，止涕泪。

《药性论》：除心下急、满、痛，治脚气，热咳逆。

《医学入门》：治肺痿，肺痈。

【膏方举例】

1.加味清宁膏（《何氏虚劳心传》） 生地（酒拌略蒸）四两，麦冬四两，白花百合（晒干四两）八两，桑白皮（蜜炙）三两，款冬花二两，百部三两，玉竹四两，薄荷三两，贝母三两，山药（蒸熟）六两（以上三味，研细入膏），桔梗一两，枇杷叶（蜜炙）八两，橘红一两，米仁（炒）八两，茯苓二两，白芍（酒炒）三两，炙甘草一两，龙眼肉四两，大枣六两。上药煎成膏，加饴糖、白蜜各一斤，俱煎极熟收之，俟冷入薄荷、贝母、山药末拌匀。时时挑置口中噙化，或白汤调服亦可，临卧及睡觉噙之更佳。本方有补阴清肺益脾，降气消痰之功。

2.川贝雪梨膏（《中国药典 2015 版》） 梨浸膏，川贝母，麦冬，百合，款冬花。润肺止咳，生津利咽。

3.养阴清肺膏（《中国药典 2015 版》） 地黄，麦冬，玄参，川贝母，白芍，牡丹皮，薄荷，甘草。养阴润燥，清肺利咽。

【方剂举例】

百合固金汤（《慎斋遗书》） 熟地，生地，归身，白芍，甘草，桔梗，玄参，贝母，麦冬，百合。滋养肺肾，止咳化痰。主治肺肾阴亏，虚火上炎证。

【膏方应用】

1. **应用** 百合出膏率较高，养阴润肺配玄参、生地黄；清心安神配知母、生地黄。

2. **使用方法** 每日 3 ～ 10 克，直接入群药熬膏。

（王 剑）

天 冬

始载于《本经》，为百合科植物天冬 *Asparagus cochinchinensis* (Lour.) Merr. 的干燥块根。秋季采挖，洗净，除去茎基和须根，置沸水中煮或蒸至透心，趁热除去外皮，洗净，干燥。

【性味归经】

甘、苦，寒。归肺、肾经。

《本经》：味苦，平。

《别录》：甘，大寒，无毒。

【功效主治】

养阴润燥，清肺生津。

《本经》：主诸暴风湿偏痹，强骨髓，杀三虫。

《别录》：保定肺气，去寒热，养肌肤，益气力，利小便，冷而能补。

《药性论》：主肺气咳逆，喘息促急，除热，通肾气，疗肺痿生痈吐脓，治湿疥，止消渴，去热中风，宜久服。

《千金方》：治虚劳绝伤，老年衰损羸瘦，偏枯不随，风湿不仁，冷痹，心腹积聚，恶疮，痈疽肿癞。亦治阴痿、耳聋、目暗。

【膏方举例】

1. **枇杷叶膏（《全国中药成药处方集》天津方）** 鲜枇杷叶（去毛）五斤，川贝五两，莲子（去心）十两，麦冬十两，红枣十两，天冬五两，生地十两，玄参（去节）十两。熬汁去滓，将汁炼至滴毛头纸上，背面不阴为标准，收清膏，每清膏一斤兑蜜二斤，收膏装瓶。清热，化痰，止嗽。

2. **二冬膏（《中国药典》）** 天冬，麦冬。养阴润肺。

3. **补天膏（《玉案》）** 龙眼肉，紫河车，黍米金丹（一粒即小儿出世口内大血珠）。主治肾气不足，下元虚乏。

4. **卫生膏（《何氏虚劳心传》）** 人参，黄芪，生地，熟地，天冬，麦冬，牛膝，枸杞，桂圆肉，五味子，鹿角胶，龟甲胶，虎骨胶，霞天膏（黄牛肉去皮油，浸去血水，频频换水乃得，不腥气，煎浓汁，去肉熬膏），梨汁（自煎），上十四味各等分，五味子减半。此方益气血，生津液，补精髓，壮筋骨。主治虚劳等症，久服大效。（此方含虎骨胶，现今禁用虎骨，建议不用虎骨胶）

【方剂举例】

1.三才丸（《儒门事亲》卷十五） 人参，天门冬，熟干地黄。主治气阴两虚之咳嗽。

2.天门冬丸（《本事方》） 天门，甘草，杏仁，贝母，白茯苓，阿胶，蛤粉。治吐血、咯血。

3.天门冬丸（《素问病机保命集》） 天门冬十两，麦门冬（去心）八两，生地黄三斤（取汁为膏）。治妇人喘，手足烦热，骨蒸寝汗，口干引饮，面目浮肿。

【膏方应用】

1.应用 养阴清肺润燥配沙参，麦冬，川贝母；肾阴不足、阴虚火旺配熟地黄、知母、黄柏。

2.使用方法 每日3～10克，直接入群药熬膏。

（王 剑）

石 斛

始载于《本经》，为兰科植物金钗石斛 *Dendrobium nobile* Lindl.、鼓槌石斛 *Dendrobium chrysotoxum* Lindl. 或流苏石斛 *Dendrobium fimbriatum* Hook. 的栽培品及其同属植物近似种的新鲜或干燥茎。全年均可采收，鲜用者除去根和泥沙；干用者采收后，除去杂质，用开水略烫或烘软，再边搓边烘晒，至叶鞘搓净，干燥。

【性味归经】

甘，微寒。归胃、肾经。

《本经》：味甘，平。

《别录》：无毒。

【功效主治】

益胃生津，滋阴清热。

《本经》：主伤中，除痹，下气，补五脏虚劳羸瘦，强阴，久服厚肠胃。

《别录》：益精，补内绝不足，平胃气，长肌肉，逐皮肤邪热痱气，脚膝疼冷痹弱，定志除惊。

《药性论》：益气除热。主治男子腰脚软弱，健阳，逐皮肌风痹，骨中久冷，虚损，补肾积精，腰痛，养肾气，益力。

【膏方举例】

1.鲜石斛膏（《北京市中药成方选集》） 鲜石斛一百六十两，麦冬三十二两。上药酌于切碎，水煎三次，分次过滤去滓，滤液合并，用文火煎熬，浓缩至膏状，以不渗纸为度，每两膏汁兑炼蜜1两成膏。养阴润肺，生津止渴。

2. **金钗石斛膏**（《全国中药成药处方集》南京方）　金钗石斛二斤，金钗不易出汁，必须多煮，时间宜长，用清水煎煮 3 次成浓汁，去滓滤清，加白蜜三斤收膏。滋润清火，养胃平肝。

3. **调肝和胃膏**　见"党参"。

4. **栝楼煎**（《太平圣惠方》卷二十七）　栝楼根一（二）两，茯神一两，石斛（去根节）一两，肉苁蓉（酒浸一宿，刮去皱皮，炙令黄）二两，甘草（炙微赤，锉）半两，知母一两，黄连（去须）半两，当归半两，五味子半两，人参（去芦头）一两，丹参半两（以上并捣罗为末），地骨皮二两，葳蕤二两，胡麻一两，蜜五合，生地黄汁一升，牛髓一合，淡竹叶五十片，生麦门冬汁五合，生姜汁一合。右件药，以水三升，煮地骨皮、葳蕤、胡麻、淡竹叶四味，去滓，取汁一升，和地黄汁、麦门冬、牛髓、蜜、姜汁等，入前药末，搅令匀，又煎成膏，入于铜器中。每服不计时候，以粥饮调下半匙。主治虚劳渴，四体虚乏，羸瘦。

5. **石斛地黄煎**（《备急千金要方》）　石斛四两，生地黄汁八升，桃仁半升，桂心二两，甘草四两，大黄八两，紫菀四两，麦门冬二升，茯苓一斤，淳酒八升。上十味为末，于铜器中，炭火上熬，纳鹿角胶一斤，耗得一斗，次纳饴三斤，白蜜三升和调，更于铜器中，釜上煎微耗，以生竹搅，无令著，耗令相得，药成。先食，酒服如弹子一丸，日三；不知，稍加至二丸，一方用人参三两。治妇人虚羸短气、胸逆满闷，风气方。

【方剂举例】

1. **地黄饮子**（《圣济总录》）　熟地黄，巴戟天，山茱萸，石斛，肉苁蓉，附子，五味子，官桂，白茯苓，麦门冬，菖蒲，远志。滋肾阴，补肾阳，开窍化痰。

2. **石斛散**（《普济本事方》）　石斛，牛膝，柏子仁，五味子，远志，木香，杏仁，肉苁蓉，青橘皮，诃子，人参，熟地黄，白茯苓，柴胡，甘草，干姜，神曲，麦芽。治虚损，补精髓，壮筋骨，益心智，安魂魄，令人悦泽驻颜，轻身延年益寿，闭固天癸。

3. **石斛散**（《圣济总录》卷一百一十）　石斛，仙灵脾，苍术。主治雀目。眼目昼视精明，暮夜昏暗，视不见物。

4. **石斛夜光丸**（《原机启微》卷七）　天门冬，麦门冬，生地黄，熟地黄，新罗参，白茯苓，干山药，枸杞子，牛膝，金钗石斛，草决明，杏仁，甘菊，菟丝子，羚羊角，肉苁蓉，五味子，防风，甘草，沙苑蒺藜，黄连，枳壳，川芎，生乌犀，青葙子。滋肾平肝，清热明目。

【膏方应用】

1. **应用**　清热生津配生地黄、麦冬；胃阴不足配麦冬、竹茹、白芍；补肝肾配枸杞子、熟地黄、杜仲、牛膝。

2. **使用方法**　石斛每日 3～10 克。铁皮石斛及鲜石斛价格昂贵，用量酌定。铁皮石斛宜单煎，收膏兑入，石斛可直接入群药熬膏，鲜品捣汁入膏。

（王　剑）

玉　竹

始载于《吴普本草》为百合科植物玉竹 *Polygonatum odoratum*（Mill.）Druce 的干燥根茎。秋季采挖，除去须根，洗净，晒至柔软后，反复揉搓、晾晒至无硬心，晒干；或蒸透后，揉至半透明，晒干。

【性味归经】

甘，微寒。归肺、胃经。

《吴普本草》：神农：苦；桐君、雷公、扁鹊：甘，无毒；黄帝：辛。

【功效主治】

养阴润燥，生津止渴。

《本经》：主中风暴热，不能动摇，跌筋结肉，诸不足。久服去面黑𪒟，好颜色，润泽。

《别录》：主心腹结气虚热，湿毒腰痛，茎中寒，及目痛眦烂泪出。

《药性论》：主时疾寒热，内补不足，去虚劳客热，头痛不安。

《本草拾遗》：主聪明，调血气，令人强壮。

【膏方举例】

1. **润脾膏**（《备急千金要方》）　生地黄汁一升，生麦门冬四两，生天门冬切一升，葳蕤四两，细辛、甘草、芎䓖、白术各二两，黄芪、升麻各三两，猪膏三升。十一味㕮咀，诸药苦酒淹一宿，绵裹药，临煎下生地黄汁与猪膏，共煎取膏鸣，水气尽，去滓，取细细含之。治脾热唇焦枯无润。

2. **理脾和肝化湿膏**（《慈禧光绪医方选议》）　西洋参（研）二钱，茅术二钱，杭芍五钱，元参五钱，化橘红三钱，猪苓五钱，泽泻三钱，云苓五钱，旋覆花（包煎）三钱，枳壳（炒）三钱，川贝（研）三钱，蒌皮三钱，菟丝饼五钱，玉竹三钱，菊花三钱，桑皮三钱，莱菔子（研）三钱，竹茹三钱，鸡内金四钱，三仙饮各三钱。共以水煎透，去渣，再熬浓汁，兑蜜五两。每服三匙，白水送下。理脾化湿。

3. **栝楼煎**　见"石斛"。

【方剂举例】

1. **益胃汤**　见"北沙参"。

2. **升阳益胃汤**（《内外伤辨惑论》卷中）　黄芪，半夏，人参，炙甘草，独活，防风，白芍药，羌活，橘皮，茯苓，柴胡，泽泻，白术，黄连。益气升阳，清热除湿。主治脾胃虚弱，湿热滞留中焦证。

3. **玉竹麦门冬汤**（《温病条辨》卷二）　玉竹，麦冬，沙参，生甘草。治秋燥伤胃阴。

4. **甘露汤**（《圣济总录》卷一百零九）　葳蕤（焙）四两。上一味为粗末，每服二钱匕，水一盏，入薄荷二叶，生姜一片，蜜少许，同煎至七分，去滓食后临卧服。治眼见黑花，赤痛昏暗。

【膏方应用】

1.**应用** 该药出膏率较高，膏方多用其养阴润燥，生津止渴之功。用于阴虚肺燥可选配沙参、麦冬、川贝；益胃生津可选配麦冬、生地黄、花粉。

2.**使用方法** 每日3～10克，直接入群药煎膏。

（王　剑）

枸杞子

始载于《名医别录》，为茄科植物宁夏枸杞 *Lycium barbarum* L. 的干燥成熟果实。夏、秋二季果实呈红色时采收，热风烘干，除去果梗，或晾至皮皱后，晒干，除去果梗。

【性味归经】

甘，平。归肝、肾经。

《名医别录》：微寒，无毒。

《药性论》：味甘，平。

【功效主治】

滋补肝肾，益精明目。

陶弘景：补益精气，强盛阴道。

《药性论》：能补益精诸不足，易颜色，变白，明目，安神。

《食疗本草》：坚筋耐老，除风，补益筋骨，能益人，去虚劳。

王好古：主心病嗌干，心痛，渴而引饮，肾病消中。

《纲目》：滋肾，润肺，明目。

《本草述》：疗肝风血虚，眼赤痛痒昏翳。治中风眩晕，虚劳，诸见血证，咳嗽血，痿，厥，挛，消瘅，伤燥，遗精，赤白浊，脚气，鹤膝风。

【膏方举例】

1.**金髓煎**（《饮膳正要》） 枸杞（不以多少，采红熟者）用无灰酒浸之，冬六日，夏三日，于沙盆内研令烂细，然后以布袋绞取汁，与前浸酒一同慢火熬成膏，于净瓷器内封贮。重汤煮之，每服一匙头，入酥油少许，温酒调下。本方主延年益寿，填精补髓。

2.**山东阿胶膏**（《中国药典2015版》） 阿胶，党参，白术，黄芪，枸杞子，白芍，甘草。补益气血，润燥。用于气血两虚所致的虚劳咳嗽、吐血、妇女崩漏、胎动不安。

3.**龟鹿二仙膏** 见"龟甲"。

【方剂举例】

1.**右归丸**（《景岳全书》卷五十一） 大怀熟，山药，山茱萸，枸杞，鹿角胶，菟丝子，杜仲，当归，肉桂，制附子。温补肾阳，填精益髓。主治元阳不足，或先天禀衰，或劳伤过度，以致命门火衰，不能生土，而为脾胃虚寒，饮食少进，或呕恶膨胀，或翻胃噎膈，或怯寒畏冷，或脐腹多痛，或大便不实，泄痢频作，或小水自遗，虚淋寒疝，或寒侵溪谷而肢节痹痛，或寒在下焦而水邪浮肿。

2.七宝美髯丹　见"何首乌"。

【膏方应用】

1.应用　枸杞子在膏方应用中最常配伍补益类中药，补肾可选配熟地黄、菟丝子、沙苑子；益精明目可选配菊花、地黄；治消渴可配麦冬、天花粉。

2.使用方法　每日 3～15 克，直接入群药煎膏。

（王　剑）

黑芝麻

始载于《本经》，为脂麻科（胡麻科）脂麻属植物脂麻 *Sesamum indicum* L. 的干燥成熟种子。秋季果实成熟时采割植株，晒干，打下种子，除去杂质，再晒干。

【性味归经】

甘，平。归肝、肾、大肠经。

《本经》：气味甘，平，无毒。

【功效主治】

补肝肾，益精血，润肠燥。

《本经》：主伤中虚羸，补五内，益气力，长肌肉，填脑髓，久服轻身不老。

《本草崇原》：主治伤中虚羸者，补中土也。补五内，益气力，所以治伤中也。长肌肉，填髓脑，所以治虚羸也。

《本草备要》：补肝肾，润五脏，滑肠；明耳目，乌须发，利大小肠，逐风湿气。

《晶珠本草》：芝麻性温、缓、凉、重，化味辛。生发，增生体力，涩尿，舒心，提升胃温，黑、白芝麻均祛风。

《本草经疏》：胡麻（即芝麻）益脾胃、补肝肾之佳谷也。

《本草求真》：胡麻补血、暖脾、耐饥。

《五符经》：胡麻为五谷之长，服之不老。

《得配本草》：补精髓，润五脏，通经络，滑肌肤，治尿血，祛头风，敷诸毒不合，并阴痒生疮。

【膏方举例】

滋营养液膏（《三家医案合刻》卷三）　女贞子，广皮，干桑叶，熟地，旱莲草，白芍，黑芝麻，枸杞子，鲜菊花，归身，黑大豆，玉竹，南烛叶，白茯神，沙苑蒺藜，炙甘草，上前十四味各四两，后二味各二两，天泉水。桑枝火熬成膏，收入真阿胶三两，炼净白蜜三两，瓷缸贮好，每日卯时挑服五六钱，开水送下。此方为林下服食之大药，肝气不和之妙品。……服之不特调元却老，且以见天地之生生有如是也。

【方剂举例】

1. 胡麻散（《扁鹊心书》）　紫背浮萍，黑芝麻，薄荷，牛蒡子，甘草。治疠风浑身顽麻，或如针刺遍身疼痛，手足瘫痪。

2. 神术丸（《顾松园医镜》卷十二·书集痰饮）　茅术，黑芝麻，枣肉。此治湿消饮之神剂，并治湿痹及脾湿肿胀极效。

3. 扶桑丸（《目经大成》卷之三）　嫩桑叶，黑芝麻。昔有胡僧货此丸于市，歌曰：扶桑高入云，海东日出气氤氲，沧海变田几亿载，此树遗根今独存，结子如丹忽如漆，绿叶英英翠可扪，真人采窃天地气，留与红霞共吐吞，濯磨入鼎即灵药，芝术区区未可群，餐松已有人仙去，我今朝夕从此君。时人居为奇货，有若吉光片羽，争先得之为快者。遂传其方，服之皆谓却病驻景云。余考桑叶甘寒，凉血除风，芝麻甘平，养精润燥。夫风燥去，则筋骨自强，精血营而容颜宜泽。用却燥金目病，诚良剂也。

4. 人参复脉汤（《目经大成》卷之三）　人参，麦冬，阿胶，黑芝麻，肉桂，地黄，甘草，姜，枣，和煎。治气血虚衰，真元不能继续。

【膏方应用】

1. **应用**　黑芝麻配伍桑叶，补肝肾益精血；配伍当归、肉苁蓉、柏子仁养血润肠。

2. **使用方法**　膏方每日用量 3～10 克，打碎与群药同煎，亦可打细加入收膏。

（孙　洋　邹　戬）

女贞子

始载于《本经》，为木犀科植物女贞 *Ligustrum lucidum* Ait. 的干燥成熟果实。冬季果实成熟时采摘，除去枝叶晒干，或将果实略熏后，晒干；或置热水中烫过后晒干。

【性味归经】

甘、苦、凉；入肝、肾经。

《本经》：味苦，平。

【功效主治】

滋补肝肾，明目乌发。

《本经》：主补中，安五脏，养精神，除百疾。久服肥健。

《本草蒙筌》：黑发黑须，强筋强力，多服补血去风。

《纲目》：强阴，健腰膝，明目。

《本草正》：养阴气，平阴火，解烦热骨蒸，止虚汗，消渴，及淋浊，崩漏，便血，尿血，阴疮，痔漏疼痛。亦清肝火，可以明目止泪。

《本草再新》：养阴益肾，补气舒肝。治腰腿疼，通经和血。

【方剂举例】

1.**女贞汤**(《医醇剩义》)　女贞子，生地，龟板，当归，茯苓，石斛，花粉，草薢，牛膝，车前子，大淡菜。治肾受燥热，淋浊溺痛，腰脚无力，久为下消。

2.**二至丸**(《冯氏锦囊秘录》杂症大小合参卷十一)　冬青子(即女贞实，冬至日采，不拘多少，阴干，蜜酒拌蒸，过一夜，粗袋擦去皮，晒干，为末，瓦瓶收贮，或先熬旱莲膏旋配用)，旱莲草(夏至日采，不拘多少，捣汁熬膏，和前药为丸)一方加桑椹干为丸。或桑椹熬膏和入。临卧酒服。补腰膝，壮精骨，强肾阴，乌髭发。

3.**滋阴地黄丸**(《目经大成》卷三)　大地黄，当归，枸杞，麦冬，人参，苁蓉，天门冬，五味，白芍，女贞。治瞳子散动，视物不清。

4.**松实丸方**(《圣济总录》卷第九十一虚劳脱营)　松实，白茯苓，麦门冬，柏子仁，甘草，山干地黄，女贞实，络石，杜仲。久服强筋骨，长肌肉，令人肥盛，光泽颜色，除解百病，安精神，少梦寐，强气血，倍力留年，益气长神。

【膏方应用】

1.**应用**　女贞子配伍墨旱莲相须为用，补益肝肾，用于肝肾阴虚之头晕目眩、腰膝酸软、须发早白。

2.**使用方法**　本品蒸熟晒干用，每日3～15克，直接入群药煎膏。

（孙　洋）

墨旱莲

始载于《唐本草》，为菊科植物鳢肠 *Eclipta prostrata* L. 的干燥地上部分。花开时采割，晒干。

【性味归经】

甘、酸，寒；归肝、肾经。

《唐本草》：味甘酸，平，无毒。

【功效主治】

滋补肝肾，凉血止血。

《生草药性备要》：治跌打伤，理酒顶，化痰，止痒，消水。

《分类草药性》：止血，补肾，退火，消肿。治淋、崩。

【膏方举例】

1.**旱莲膏(马翰林传)乌须黑发神方**(《古今医鉴》)　旱莲草十六斤，在六月下半月、七月上半月采十六斤，不许水洗，扭干取汁，对日晒过五日，不住手搅一午时，方加真生姜汁一斤，蜜一斤，和汁同前晒，搅至数日，似稀糖成膏，瓷碗收藏。每日空心，用无灰好酒一盏，药一匙服，午后又一服，至二十一日，将白须发拔去，即长出黑须发。

2. **五煎膏**　见"何首乌"。

3. **固齿膏**　见"何首乌"。

【方剂举例】

1. **二至丸（《医方集解》）**　冬青子（即女贞实），蜜，酒，旱莲草。功效补腰膝，壮筋骨，强肾阴，乌髭发。

2. **仙露饮（《丹台玉案》诸血门）**　生地，蒲黄，黄连，升麻，小蓟，旱莲草，川芎。治小便出血。

3. **旱莲丸（王史目传）（《古今医鉴》）**　旱莲汁（晒）半斤，生姜（取汁晒半斤）三斤，生地黄（酒泡去汁，晒半斤）二斤，细辛一两，破故纸（面炒）一斤，杜仲（炒）半斤，五加皮（酒浸）半斤，赤茯苓（乳汁浸）半斤，枸杞子四两，川芎四两，没石子二两，上为末，核桃仁（去皮）半斤，枣肉同和为丸，如梧桐子大。功效乌须黑发，服一月，已白者退，再生者黑，其效如神。

【膏方应用】

1. **应用**　本品配伍女贞子名为二至丸，能补肝肾滋阴血；配伍桑椹，增强其滋阴补肝肾之效。

2. **使用方法**　每日3～10克，本品容易煎出取膏，黄酒蒸制使用，能缓和其寒凉之性。

（孙　洋）

龟　甲

始载于《本经》，为龟科动物乌龟 *Chinemys reevesii*（Gray）的背甲及腹甲。全年均可捕捉，以秋、冬二季为多，捕捉后杀死，剥取背甲及腹甲，除去残肉，称为"血板"。或用沸水烫死，剥取背甲及腹甲，除去残肉，晒干者，称为"烫板"。

【性味归经】

咸、甘，微寒；归肝、肾经。

《本经》：味咸，平。

【功效主治】

滋阴潜阳，益肾强骨，固经止崩。

《本经》：主漏下赤白，破癥瘕，痎疟，五痔，阴蚀，湿痹，四肢重弱，小儿囟不合。

《日用本草》：治腰膝酸软，不能久立。

朱震亨：补阴，主阴血不足，去瘀血，止血痢，续筋骨，治劳倦，四肢无力。

《医林篡要》：治骨蒸劳热，吐血，衄血，肠风痔血，阴虚血热。

【膏方举例】

1. **龟鹿二仙胶（《中华名医方剂大全》）**　鹿角（用新鲜麋鹿杀取角，解的不用，马鹿角不用，去角脑梢骨 6.6 厘米，绝断劈开，净用）5 千克，龟板（去弦，洗净，捶碎）2.5 千克，人参 450 克，枸杞子 900 克。

鹿角、龟板二味，袋盛，放长流水内浸三日，用铅坛一只（如无铅坛，底下放铅一大片亦可），将角并板放入坛内，用水浸高 10～15 厘米，黄蜡 90 克封口，放大锅内，桑柴火煮七昼夜。煮时坛内一日添热水一次，勿令沸起。锅内一昼夜添水五次，候角酥取出，洗滤净去滓（其滓即鹿角霜，龟板霜），将清汁另放。人参、枸杞子，用铜锅加水 9 升，熬至药面无水，以新布绞取清汁。将渣置石臼中木槌捣细，用水 3.5 升，又熬如前，又滤又捣又熬，如此三次，以滓无味为度，将前龟、鹿汁并参、杞汁和入锅内，文火熬至滴水成珠不散，乃成胶也。候至初十日起，日晒夜露至十七日，七日夜满，采日精月华之气。如本月阴雨缺几日，下月补晒如数。放阴凉处风干。每服初起 4.5 克，十日加 1.5 克，加至 9 克止，空腹时用酒化下。填补精血，益气壮阳。主治男、妇真元虚损，久不孕育，精极，梦泄遗精，瘦削少气，目视不明。

2. 叶天士药膏方（《医学从众录》卷四） 鲜鳖甲，龟板，猪脊髓，羊骨髓，生地，天冬，阿胶，淡菜，黄柏熬膏，早服七钱，午服四钱。治阴络空隙，内风掀然鼓动而为厥。

【方剂举例】

1. 大补阴丸（《丹溪心法》） 龟板，黄柏，知母，熟地黄。降阴火，补肾水。

2. 补肾丸（《丹溪心法》） 黄柏，龟板，干姜，牛膝，陈皮。治痿厥，筋骨软，气血俱虚甚者。

【膏方应用】

1. 应用 龟甲配伍鹿茸熬胶，交通任督二经脉，是叶天干上补奇经常用药物。有高尿酸血症者用量不宜过大，并注意膏方服用者的宗教信仰。

2. 使用方法 龟甲可以熬制龟甲胶，目前有市售成品药，龟甲胶收膏时加入，一般每料每天用量建议 2～10 克。

（孙 洋）

鳖 甲

始载于《本经》，为鳖科动物鳖 *Trionyx sinensis* Wiegmann 的背甲。全年均可捕捉，以秋、冬二季为多，捕捉后杀死，置沸水中烫至背甲上的硬皮能剥落时，取出，剥取背甲，除去残肉，晒干。

【性味归经】

咸，平；入肝、脾经。

《本经》：味咸，平。

【功效主治】

养血滋阴，重镇潜阳，退热除蒸，软坚散结。

《本经》：主心腹癥瘕坚积，寒热，去痞，息肉，阴蚀，痔（核），恶肉。

《别录》：疗温疟，血瘕，腰痛，小儿胁下坚。

《本草衍义补遗》：补阴补气。

【膏方举例】

1. **鳖甲补虚膏（《本草汇言》，原无方名，编者加）**　鳖甲（滚汤泡洗，去油垢净）一斤，北沙参四两，怀熟地、麦门冬天门冬各六两，白茯苓三两，陈广皮一两。水五十碗，煎十碗，渣再煎，滤出清汁，微火熬膏，炼蜜四两收。每早晚各服数匙，白汤调下。治骨蒸夜热劳瘦，骨节烦热，或咳嗽有血者。

2. **大黄煎方（《太平圣惠方》卷七十一）**　川大黄（锉碎，微炒）三两，鳖甲（涂醋，炙令黄，去裙襕）二两，牛膝（去苗）一两，干漆（捣碎，炒令烟出）一两。右件药，捣罗为末，用米醋一升，煎为膏。每服食前，用热酒调下一钱。主治妇人积年血气癥块结痛。

3. **养阴除热膏（出自《止园医话》病症卷三，原无方名，编者加）**　干地黄二两，知母一两，丹皮一两，生鳖甲一两，生牡蛎二两，青蒿五钱，寸冬一两，白芍一两，加蜜炼膏。每服一小茶匙，一日三次，开水化服。治温热病，温热郁久，津液大耗。

【方剂举例】

1. **鳖甲汤（《千金方》）**　鳖甲，当归，黄连，干姜，黄柏。治产后早起中风冷、泄痢及带下。

2. **二甲复脉汤（《温病条辨》卷三）**　炙甘草，干地黄，生白芍，阿胶，麦冬，麻仁，生牡蛎，生鳖甲。育阴潜阳。主治热邪深入下焦，脉沉数，舌干齿黑，手指但觉蠕动，急防痉厥。

3. **平肝消瘕汤（《辨证录》卷之七）**　白芍，当归，白术，柴胡，鳖甲，神曲，山楂，枳壳，半夏。治肝气甚郁，结成气块，在左胁之下，左腹之上，动则痛，静则宁，岁月既久，日渐壮大，面色黄槁，吞酸吐痰，时无休歇。

【膏方应用】

1. **应用**　鳖甲与龟甲相须为用，滋阴潜阳的功效增强；鳖甲配伍地黄滋阴清热。

2. **使用方法**　本品较少用饮片入膏，多用鳖甲胶，每 2～10 克，收膏时加入。

（孙　洋）

第三节　健脾和胃药

白　术

始载于《本经》，原名术。为菊科多年生草本植物白术 *Atractylodes macrocephala*

Koidz.的干燥根茎。冬季下部叶枯黄、上部叶变脆时采挖，除去泥沙，烘干或晒干，再除去须根。

【性味归经】

苦、甘，温。归脾、胃经。

《本经》：味苦，温。

《汤液本草》：味厚气薄，阴中阳也。入手太阳、少阴经，足阳明、太阴、少阴、厥阴四经。

【功效主治】

健脾益气，燥湿利水，止汗，安胎。

《本经》：主治风寒湿痹，死肌，痉，疸，止汗，除热，消食。作煎饵。久服轻身，延年，不饥。

【膏方举例】

1. 白术膏（《摄生众妙方》卷二） 上好术片（全无一些苍色者）。切开，入瓷锅，水浮于药一手背，文武火煎干一半，倾至一瓶盛之。又将渣煎，又如前并之于瓶，凡煎三次，验术渣嚼无味乃止，去滓，却将三次所煎之汁去渣，仍入瓷锅内文武火慢慢熬成膏。健脾祛湿，温中，益气固表，止久泄痢，善补脾胃，进饮食，生肌肉，除湿化痰。

2. 回天大补膏（《陈素庵妇科补解》卷一） 人参六两，白术四两，白茯苓三两，当归四两，白芍四两，川芎二两，生熟地各一斤，二冬各五两，知母三两，八制香附八两，红花一两，山药二两，自制龟胶四两，清阿胶四两，鳖胶四两，元参二两，丹皮三两，柴胡三两，人乳二碗，牛乳半斤，羊乳半斤，梨汁一碗，柿霜三两。主治虚损痨瘵之血枯。

【方剂举例】

1. 四君子汤（《太平惠民和剂局方》卷三） 人参，白术，茯苓，甘草。温和脾胃，进益饮食，辟寒邪瘴气。

2. 参苓白术散（《太平惠民和剂局方》卷三） 莲子肉，薏苡仁，缩砂仁，桔梗，白扁豆，白茯苓，人参，甘草，白术，山药。养气育神，醒脾悦色，顺正辟邪。

3. 归脾汤 见"龙眼肉"。

4. 白术八宝丹（《古今医鉴》卷四） 白术，人参，白茯神，远志，陈皮，白芍药，神曲，麦芽。主治一切虚损之证。

5. 补脾白术散（《太平圣惠方》卷五） 白术，五味子，白芍药，甘草，桂枝，诃黎勒，附子，高良姜，熟干地黄。主治脾气下焦冷，胸中满闷，不思饮食，胁下痛。

【膏方应用】

1. 应用 临床常配伍人参、党参、黄芪等补益类中药，以增强健脾补气之功；配伍枳实兼顾行气，配伍干姜兼顾温中散寒，配伍黄芪、升麻、柴胡等升阳举陷；配伍桂枝、茯苓、泽泻等通阳化气利水；配伍防己、苡仁等化湿除痹等。

2. **使用方法** 该药出膏率较高。每日 2～8 克，直接入群药煎膏。

（田佳鑫）

山 药

始载于《本经》，原名薯蓣。为薯蓣科多年生蔓生草本植物薯蓣 *Dioscorea opposita* Thunb. 的干燥根茎。冬季茎叶枯萎后采挖。

【性味归经】

甘，平。归脾、肺、肾经。

《本经》：味甘，温。

《药品化义》：生者性凉，熟则化凉为温。

【功效主治】

补脾养胃，生津益肺，补肾涩精。

《本经》：主治伤中，补虚羸，除寒热邪气，补中，益气力，长肌肉。久服耳目聪明，轻身，不饥，延年。

【膏方举例】

九仙薯蓣煎（《太平圣惠方》卷九十五） 薯蓣一斤，杏仁（汤浸去皮尖双仁）一升，生牛乳三升。烂研杏仁，入牛乳，绞取汁，以杏仁尽为度，后取薯蓣相和，都入新瓷瓶盛之，密封瓶口。安于釜中，以重汤煮一伏时，乃成。主治腰脚疼痛，及腹内一切冷病。服之令人肥白，颜色悦泽，身体轻健，骨髓坚牢，行及奔马。久服可为地仙矣。

【方剂举例】

1. **山芋丸（《圣济总录》）** 山芋，酸枣仁，柏子仁，茯神，山茱萸。主治胆虚冷，精神不守，寝卧不宁，头目昏眩，恐畏不能独处。

2. **完带汤（《傅青主女科》）** 白术，山药，人参，白芍，车前子，苍术，甘草，陈皮，黑芥穗，柴胡。补脾疏肝，化湿止带，主治脾虚肝郁，湿浊带下。

3. **薯蓣纳气汤（《医学衷中参西录》上册）** 山药，大熟地，萸肉，柿霜饼，生杭芍，牛蒡子，苏子，甘草，生龙骨。滋肾补肝，养阴定喘。

4. **玉液汤（《医学衷中参西录》卷二）** 生山药，生黄芪，知母，生鸡内金，葛根，五味子，天花粉。益气养阴，生津止渴，主治消渴。

5. **缩泉丸（《魏氏家藏方》卷六）** 山药，益智仁，乌药。温肾祛寒，缩尿止遗。

【膏方应用】

1. **应用** 山药有两大作用，分别是补脾与固涩，治脾虚配伍人参、白术、茯苓；治肺虚咳喘配伍党参、麦冬、百合、熟地、山萸肉；治遗精遗尿配芡实、莲子。该药出膏率较高，补阴宜生用，健脾止泻宜炒黄用。

2. 使用方法 每日 2～10 克，直接入群药煎膏。

（田佳鑫）

白扁豆

始载于《名医别录》，为豆科一年生缠绕草本植物扁豆 *Dolichos lablab* L. 的干燥成熟种子。秋、冬二季采收成熟果实，晒干，取出种子，再晒干。

【性味归经】

甘，微温，归脾、胃经。

《名医别录》：味甘，微温。

《食疗本草》：微寒。

《本草品汇精要》：气之厚者，阳也。

《药品化义》：属阳，味甘，性温，能升能降，性气与味俱清和，入脾、胃、肺三经。

【功效主治】

健脾化湿，和中消暑。

《名医别录》：主和中，下气。

【方剂举例】

参苓白术散 见"白术"。

【膏方应用】

1. 应用 白扁豆用于脾胃虚弱而内生湿邪，所致的泄泻、水肿及妇女带下，多作为佐使之品，如助茯苓、白术、山药等补脾止泻；配麦冬、石斛等养胃益阴。入膏方宜炒用。

2. 使用方法 每日 3～10 克，直接入群药煎膏。

（田佳鑫）

大枣

始载于《本经》，为鼠李科落叶灌木或小乔木枣 *Ziziphus jujuba* Mill. 的干燥成熟果实，秋季果实成熟时采收，晒干。大枣因加工的不同，而有红枣、黑枣之分。入药一般以红枣为主。别名：木蜜、干枣、美枣、良枣、红枣、干赤枣、胶枣、南枣、白蒲枣、半官枣、刺枣。

【性味归经】

甘、温，归脾、胃、心经。

《本经》：味甘，平。

《食疗本草》：温。

《本草品汇精要》：气之厚者，阳也。香。

《千金·食治》：味甘辛，热，无毒。

【功效主治】

补中益气，养血安神。用于脾虚食少，乏力便溏，妇人脏躁。大枣为温中健脾，补血之品，亦为辟谷者所用。

《本经》：主心腹邪气，安中养脾，助十二经。平胃气，通九窍，补少气，少津液，身中不足，大惊，四肢重，和百药。久服轻身长年。

《名医别录》：补中益气，强力，除烦闷，疗心下悬，肠澼澼。

《日华子本草》：润心肺，止嗽。补五脏，治虚劳损，除肠胃癖气。

【营养成分】

红枣中含大枣皂苷Ⅰ、Ⅱ、Ⅲ、酸枣仁皂苷B、光千金藤碱；含有较多的蛋白质、氨基酸、糖类（葡萄糖、果糖、蔗糖）、有机酸、维生素A、维生素B_2、维生素C、维生素P等，以及微量元素钙、磷、钾、铁、镁、铝和大量的环磷酸腺苷（环磷腺苷、环磷鸟苷）等。

药理研究发现，红枣所含有的环磷酸腺苷，是人体细胞能量代谢的必需成分，能够增强肌力、消除疲劳、扩张血管、增加心肌收缩力、改善心肌营养，对防治心血管系统疾病有良好的作用。红枣含有三萜类化合物，有较强的抗癌、抗过敏作用。

【膏方举例】

1.饧煎（《千金要方》卷十七） 作饧任多少，取干枣一升，去核熟捣，水五升和使相得，绞去滓，澄去上清，取浊者纳饧中搅火上煎，勿令坚，令连服如鸡子大，渐渐服之，日三夜二。主治肺气不足，咽喉苦干。

2.枣煎（《养老奉亲书》食治老人喘嗽诸方第十） 青州枣（大者，去核）三十枚、土苏三两、饧二合，上相和，微火温令消，即下枣搅相和，以微火煎，令苏饧泣尽即止。每食上即嚼一二枚，渐渐咽汁为佳。忌卤、咸、热、炙肉。治老人上气，气急，胸膈逆满，食饮不下。

【方剂举例】

1.益脾饼（《医学衷中参西录》） 白术，干姜，鸡内金，熟枣肉。主治脾胃湿寒，饮食减少，长作泄泻，完谷不化。

2.甘麦大枣汤（《金匮要略》） 甘草，小麦，大枣。主治妇人脏躁，喜悲伤欲哭，象如神灵所作，数欠伸。

【膏方应用】

1.应用 大枣因加工的不同，而有红枣、黑枣之分。入药一般以红枣为主。在膏方中多取生姜和中调胃，大枣补脾益气，合用调补脾胃、增加食欲，且二药与补虚药同用，可促进药力吸收，提高滋补效能。

2. 使用方法 每日 3 ～ 10 克，或每料膏方用量 100 ～ 300 克，破开入群药煎膏。

（田佳鑫 邹 戬）

甘 草

始载于《本经》，为豆科多年生草本植物甘草 *Glycyrrhiza uralensis* Fisch、胀果甘草 *Glycyrrhiza inflata* Bat. 或光果甘草 *Glycyrrhiza glabra* L. 的干燥根和根茎。春、秋二季采挖，除去须根，晒干。

【性味归经】

甘，平。归心、肺、脾、胃经。

《本经》：味甘，平。

《医学启源》：气味甘，生大凉，火炙之则温。

【功效主治】

补脾益气，清热解毒，祛痰止咳，缓急止痛，调和诸药。

《本经》：主五脏六腑寒热邪气，坚筋骨，长肌肉，倍力，金疮肿，解毒。久服轻身延年。

【膏方举例】

甘草煎（《圣济总录》卷一百一十七）：甘草（炙为末）半两，猪膏四两，白蜜二两，黄连（去须为末）一两，上四味，先煎脂令沸，去滓下蜜，并药等，慢火熬成煎，每服一匙头，含咽津，以瘥为度。主治口疮。

【方剂举例】

1. 炙甘草汤（《伤寒论》） 炙甘草，生姜，桂枝，人参，生地黄，阿胶，麦门冬，麻仁，大枣。滋阴养血，益气温阳，复脉止悸，主治阴血不足，阳气虚弱证，虚劳肺痿。

2. 甘麦大枣汤 见"大枣"。

【膏方应用】

1. 应用 主要作用有两个：一是解毒；二是和中。解毒则生用，和中宜蜜炙，大剂量长时间使用可能造成高血压，水钠潴留。

2. 使用方法 每日 1 ～ 5 克，直接入群药煎膏。

（田佳鑫）

陈 皮

始载于《本经》，为芸香科小乔木橘 *Citrus reticulata* Blanco 及其栽培变种的干燥成熟果皮。10 月以后采摘成熟果实，剥取果皮，阴干或晒干。

【性味归经】

苦、辛，温。归肺、脾经。

《本经》：味辛、温。

《本草品汇精要》：性温散，气厚于味。

【功效主治】

理气健脾，燥湿化痰。

《本经》：主胸中瘕热、逆气，利水谷。久服去臭，下气，通神。

【方剂举例】

1. 橘皮竹茹汤（《金匮要略》） 橘皮，竹茹，生姜，甘草，人参，大枣。降逆止呃，益气清热。

2. 橘皮枳术丸（《内外伤辨惑论》卷下） 橘皮，枳实，白术。主治老幼元气虚弱，饮食不消，或脏腑不调，心下痞闷。

3. 二陈汤（《太平惠民和剂局方》卷四） 半夏，橘红，白茯苓，甘草。燥湿化痰，理气和中。

4. 橘皮枳实生姜汤（《金匮要略》） 橘皮，枳实，生姜。主治胸痹，胸中气塞，心下硬满，呕吐哕逆。

【膏方应用】

1. 应用 陈皮善理脾胃气滞，又能燥湿，但因气厚，含挥发油较多，大量使用会影响成品膏质量，故膏方应用时应注意适量。

2. 使用方法 每日 1 ～ 3 克，入群药煎膏。

（田佳鑫）

青 皮

始载于《图经本草》，为芸香科小乔木橘 *Citrus reticulata* Blanco 及其栽培变种的干燥幼果或干燥未成熟果皮。7 ～ 8 月采摘未成熟果实，剥取果皮，阴干或晒干。

【性味归经】

苦、辛，温。归肝、胆、胃经。

《图经本草》：味苦。

《本草品汇精要》：性温散，气厚于味。

【功效主治】

疏肝破气，消食化滞。

《图经本草》：主气滞，下食，破积结及膈气。

【膏方举例】

保婴五疳膏（《寿世保元》卷八） 青皮（麸炒）二钱，橘红五钱，白术（去芦蜜水炒）一两半，白茯苓七钱半，麦门冬（去心）一两，使君子肉（锉炒）七钱五分，山楂肉五钱，麦芽（炒）五钱，金樱子、金樱子肉（略炒）五钱，芡实仁二钱半，莲心肉（隔纸炒）五钱，甘草一钱半。上为末，和匀，重七两，每次用药末一两，炼蜜四两，调和成膏，每日中、晌、晚间各服一二茶匙，温水漱口。身热咳嗽，加地骨皮、百部。肚腹饱胀、大便为稀水、腹鸣作声，或因虫出不知，加槟榔二钱、木香一钱。禀受气弱，加人参二钱半。消疳化积，磨癖清热，伐肝补脾，进食杀虫。润肌肤，养元气，真王道也。

【方剂举例】

天台乌药散（《医学发明》卷三） 天台乌药，木香，茴香，青皮，良姜，槟榔，川楝子，巴豆。行气疏肝，散寒止痛。主治寒凝气滞所致的小肠疝气。

【膏方应用】

1. **应用** 善行气健脾和胃，亦能疏肝，气厚味薄，用量不宜过大。
2. **使用方法** 1～3克，直接入群药煎膏。

（田佳鑫）

枳　壳

始载于《雷公炮炙论》，为芸香科植物酸橙 *Citrus aurantium* L. 及其栽培品未成熟果实。7月果皮尚绿时采收，自中部横切为两半，晒干或低温干燥。

【性味归经】

苦、辛、酸，微寒。归脾、胃经。

《雷公炮炙论》：辛、苦、腥。

《开宝本草》：味苦、酸，微寒，无毒。

【功效主治】

理气宽中，行滞消胀。

《药性论》：治遍身风疹，肌中如麻豆恶痒，主肠风痔疾，心腹结气，两胁胀虚，关膈拥塞。

【方剂举例】

柴胡疏肝散（《景岳全书》卷五十六） 陈皮，柴胡，川芎，香附，枳壳，芍药，炙甘草。疏肝解郁，行气止痛。

【膏方应用】

1. **应用** 枳壳苦降下行，善宽胸利膈，行气消痞，为治气滞胸闷要药。对气滞便秘，大剂量有通便作用。

2.**使用方法** 每日3～10克，直接入群药煎膏。

（田佳鑫）

香　橼

始载于《图经本草》，为芸香科柑橘属植物枸橼 *Citrus medica* L. 或香园 *Citrus wilsonii* Tanaka 的干燥成熟果实。秋季果实成熟时采收，趁鲜切片，晒干或低温干燥。香园亦可整个对剖两半后，晒干或低温干燥。

【性味归经】

辛、苦、酸，温。归肝、脾、肺经。

《本草拾遗》：味辛、酸，性温。

【功效主治】

疏肝理气，宽中，化痰。

《本草拾遗》：去气，除心头痰水。

【膏方应用】

1.**应用** 本品可治肝郁，亦理脾胃之气。气味芬芳，入膏可改善气味。

2.**使用方法** 每日3～10克，直接入群经煎膏。

（田佳鑫）

佛　手

始载于《滇南本草》，为芸香科植物佛手 *Citrus medica* L.var.sarcodactylis Swingle 的干燥果实。秋季尚未变黄或变黄时采收，纵切成薄片，晒干或低温干燥。

【性味归经】

苦、辛、酸，温。归肝、脾、胃、肺经。

《滇南本草》：味甘、微辛，性温。入肝、胃二经。

【功效主治】

疏肝理气，和胃止痛，燥湿化痰。

《滇南本草》：补肝暖胃，止呕吐，消胃家寒痰，治胃气疼，止面寒疼，和中行气。

【膏方应用】

1.**应用** 为治肝郁及肝胃不和之要药，气味好，宜入膏。

2.**使用方法** 3～10克，直接入群药煎膏。

（田佳鑫）

砂 仁

始载于《本草蒙筌》，为姜科植物阳春砂 *Amomum villosum* Lour.、绿壳砂 *Amomum villosum* Lour.var.*xanthioides* T.L.Wu et Senjen 或海南砂 *Amomum longiligulare* T.L. Wu 的干燥成熟果实。夏、秋二季果实成熟时采收，晒干或低温干燥。

【性味归经】

辛，温。归脾、胃、肾经。

《本草纲目》：辛，温，涩，无毒。

【功效主治】

化湿开胃，温脾止泻，理气安胎。

《本草纲目》：补肺醒脾，养胃益肾，理元气，通滞气，散寒饮胀痞，噎膈呕吐，止女子崩中，除咽喉口齿浮热，化铜铁骨鲠。

【方剂举例】

1. 香砂六君子汤　见"人参"。
2. 香砂枳术丸（《景岳全书·卷五十四》）　木香，砂仁，枳实，白术。破滞气，消宿食，开胃进食。

【膏方应用】

1. 应用　本药气味芳香，入气厚味薄，为健脾行气之佳品。因含挥发油，大量使用会影响成品膏质量，故膏方应用时应注意适量。
2. 使用方法　每日 1～3 克，直接入群药煎膏。

（田佳鑫）

木 香

始载于《本经》，为菊科植物木香 *Aucklandia lappa* Decne. 的干燥根。秋、冬二季采挖，除去泥沙和须根，切断，大的再纵剖成瓣，干燥后撞去粗皮。

【性味归经】

辛、苦，温。归脾、胃、大肠、三焦、胆经。

《本经》：味辛。

【功效主治】

行气止痛，健脾消食。

《本经》：主邪气，辟毒疫瘟鬼，强志，主淋露。久服不梦寤魇寐。

【膏方举例】

木香煎（《太平圣惠方》卷七） 木香一两，干蝎（微炒）半两，桂心一两，青橘皮（汤浸，去白瓤，焙）一两，阿魏（面裹煨，面熟为度）半两，附子（炮裂，去皮脐）一两，桃仁（汤浸，去皮尖双仁，麸炒微黄）一两。上药捣细为散，用童子小便二大盏，煎药成膏，收于不津器中。每服，不计时候，以热生姜酒调下一茶匙。主治肾脏积冷，气攻心腹疼痛，发歇不定。

【方剂举例】

1.实脾散（《重订严氏济生方》） 厚朴，白术，木瓜，木香，草果仁，大腹子，附子，白茯苓，干姜，炙甘草。温阳健脾，行气利水。

2.健脾丸（《证治准绳》） 白术，木香，黄连，甘草，白茯苓，人参，神曲，陈皮，砂仁，麦芽，山楂，山药，肉豆蔻。健脾和胃，消食止泻。

3.归脾汤 见"龙眼肉"。

【膏方应用】

1.应用 常在膏方中应用，气厚味薄，用量不宜过大。

2.使用方法 每日1～3克，直接入群药煎膏。

（田佳鑫）

香 附

始载于《名医别录》，为莎草科植物莎草 *Cyperus rotundus* L. 干燥根茎。秋季采挖，燎去毛须，置沸水中略煮或蒸透后晒干，或燎后直接晒干。

【性味归经】

辛、微苦、微甘，平。归肝、脾、三焦经。

《名医别录》：味甘，微寒，无毒。

【功效主治】

疏肝解郁，理气宽中，调经止痛。

《名医别录》：主除胸中热，充皮毛，久服利人，益气，长须眉。

【方剂举例】

1.良附丸（《良方集腋》卷上） 高良姜，香附子。疏肝理气，温胃祛寒。

2.越鞠丸（《丹溪心法》） 苍术，香附，抚芎，神曲，栀子。解诸郁。

3.柴胡疏肝散 见"枳壳"。

【膏方应用】

1.应用 可理肝胃之气，善治女性月经病。

2. 使用方法　每日1～5克，直接入群药煎膏。

（田佳鑫）

山　楂

始载于《本草经集注》，为蔷薇科植物山里红 *Crataegus pinnatifida* Bge.var.major N.E.Br. 或山楂 *Crataegus pinnatifida* Bge. 的干燥成熟果实。秋季果实成熟时采收，切片，干燥。

【性味归经】

酸、甘，微温。归脾、胃、肝经。

《本草汇言》：味酸、甘、微苦，气温，无毒。沉也，降也。

【功效主治】

消食健胃，行气散瘀，化浊降脂。

《履巉岩本草》：能消食。

《日用本草》：化食积，行结气，健胃宽膈，消血痞气块。

《滇南本草》：消肉积滞，下气；治吞酸，积块。

【营养成分】

山楂干含多种维生素、山楂酸、酒石酸、柠檬酸、苹果酸等，还含有黄酮类、内酯、糖类、蛋白质、脂肪，以及钙、磷、铁等矿物质。山楂含多种有机酸。能增强胃液酸度，提高胃蛋白酶活性，促进蛋白质的消化。山楂中含脂肪酶，能促进脂肪的消化。山楂含有维生素C等成分，口服可增进食欲。山楂黄酮可显著降低实验性高血脂动物的血清总胆固醇，降低动脉粥样硬化发生的危险性，起到预防动脉粥样硬化发生发展的作用。

【膏方举例】

养阴调中化饮膏（《慈禧光绪医方选议》）　西洋参（研）三钱，朱茯神六钱，柏子仁（去油）四钱，川贝母（研）三钱，次生地三钱，当归身四钱，陈皮三钱，制香附三钱，炒神曲四钱，炒枳壳二钱，焦山楂四钱，姜黄连（研）一钱五分。共以水煎透，去渣，再熬浓汁，兑炼蜜收膏。每服三钱。养阴健脾祛痰，主治火盛津枯，干咳，食滞，纳呆，口渴思饮等肺胃积热，脾不健运之证。

【方剂举例】

健脾丸　见"木香"。

【膏方应用】

1. 应用　生用消导，炒用活血。味酸能开胃，但若有胃酸过多，生山楂用量不宜过大。大量应用时会影响成品膏的口感，故膏方应用时应注意适量。

2. 使用方法　每日3～7克，或每料膏方100～300克，直接入群药煎膏。

3.注意 生山楂消导力强，用量不宜过大，以免引起胃炎、烧心、反酸等症。炒山楂有活血之功，对冠心病、高脂血症等亦有益。

（田佳鑫 邹 戭）

麦 芽

始载于《药性论》，为禾本科植物大麦 *Hordeum vulgare* L. 的成熟果实经发芽干燥的炮制加工品。将麦粒用水浸泡后，保持适宜温、湿度，待幼芽长至约 5mm 时，晒干或低温干燥。

【性味归经】

甘，平。归脾、胃经。

《药性论》：味甘，无毒。

【功效主治】

行气消食，健脾开胃，回乳消胀。

《药性论》：消化宿食，破冷气，去心腹胀满。

【膏方举例】

1.调中畅脾膏（《慈禧光绪医方选议》） 连翘三钱，银花五钱，茯苓六钱，于术五钱，广皮四钱，厚朴四钱，东楂六钱，鸡内金六钱，木香二钱，法夏四钱，槟榔三钱，神曲五钱，麦芽五钱，黑丑三钱，白蔻二钱，瓜蒌二钱，甘草三钱，甘菊三钱，青皮五钱，莱菔子四钱。用香油三斤，将药炸枯，滤去渣，入黄丹二斤，老嫩合宜收膏。调中健胃畅脾，化积理气行水，主治饮食少思、嘈杂呕逆、肚腹胀满、气逆不舒等消化不良表现。

2.理脾养胃除湿膏 见"党参"。

【方剂举例】

健脾丸 见"木香"。

【膏方应用】

1.应用 善消米面薯芋类积滞不化，配山楂、神曲、鸡内金同用；配白术、陈皮治脾虚食少，食后饱胀。

2.使用方法 每日 3～10 克，直接入群药煎膏。

（田佳鑫）

神 曲

始载于《药性论》，为辣蓼、青蒿、杏仁等药胶乳面粉或麸皮混合后，经发酵制成的曲剂。

【性味归经】

甘、辛，温。归脾、胃经。

《本草纲目》：甘、辛，温。无毒。

【功效主治】

消食化积，健脾和胃。现代认为有降血脂作用。

《药性论》：化水谷宿食，癥结积滞，健脾暖胃。

【膏方举例】

清嗽止渴抑火化饮膏（《慈禧光绪医方选议》）　苏梗子三钱，前胡三钱，橘红二钱，天花粉三钱，霜桑叶三钱，甘菊三钱，麦冬三钱，赤茯苓三钱，炒谷芽三钱，神曲（炒）三钱，竹茹（炒）二钱，生甘草一钱。共以水煎透，去渣，再熬浓汁，兑炼蜜为膏。每服二匙，白开水送服。清嗽止渴，抑火化饮。

【膏方应用】

1. **应用**　常配山楂、麦芽、木香等同用，治疗食滞脘腹胀满，食少纳呆，肠鸣腹泻者。

2. **使用方法**　每日 3～10 克，直接入群药煎膏。

（田佳鑫）

鸡内金

始载于《本经》，为雉科动物家鸡 *Gallus gallus domesticus* Brisson 的干燥沙囊内壁。杀鸡后，取出鸡肫，立即剥下内壁，洗净，干燥。

【性味归经】

甘，平。归脾、胃、小肠、膀胱经。

《本草纲目》：甘，平。

【功效主治】

健脾消食，涩精止遗，通淋化石。

《本经》：主泄利。

【膏方举例】

1. **扶元和中膏**　见"党参"。

2. **调中畅脾膏**　见"麦芽"。

【方剂举例】

理冲汤（《医学衷中参西录》上册）　生黄芪，党参，于术，生山药，天花粉，知母，三棱，莪术，生鸡内金。益气行血，调经祛瘀。

【膏方应用】

1. **应用**　治小儿脾虚疳积与白术、山药、使君子同用；治遗尿与菟丝子、桑螵蛸配伍。

2. **使用方法**　每日 1 ～ 5 克，直接入群药煎膏。

（田佳鑫）

谷　芽

始载于《名医别录》，为禾本科植物粟 *Setaria italica*（L.）Beauv. 的成熟果实经发芽干燥的炮制加工品。将粟谷用水浸泡后，保持适宜的温、湿度，待须根长至约 6 mm 时，晒干或低温干燥。

【性味归经】

甘，温。归脾、胃经。

《名医别录》：味苦，无毒。

【功效主治】

消食和中，健脾开胃。

《名医别录》：主寒中，下气，除热。

【膏方举例】

1. **理脾和胃除湿膏**（《慈禧光绪医方选议》）　党参一钱五分，生于术一钱五分，茯苓三钱，薏米（生）三钱，莲肉三钱，炒谷芽二钱，陈皮一钱，香附（炙）一钱，当归（土炒）二钱，枸杞子二钱，白芍（炒）一钱五分，生地（次）二钱。共以水煎透，去渣，再熬浓汁，少兑炼蜜，为膏。每服二钱，白开水冲服。主治脾虚湿盛。

2. **扶元和中膏**　见"党参"。

【方剂举例】

1. **谷芽枳实小柴胡汤**（《古今医统大全集要》）　谷芽，枳实，厚朴，山栀，大黄，柴胡，黄芩，陈皮，半夏，人参，炙甘草。主治谷疸，食已即肌，头痛，心中郁怫不安，饥饱所致蒸变而黄。

2. **培土养阴汤**（《不居集》）　制首乌，丹参，扁豆，谷芽，白芍，车前子，莲肉，猪腰。益肾健脾。

【膏方应用】

1. **应用**　若治脾虚食少，可配伍炙甘草、砂仁、白术；治疗饮食停滞，胸闷胀痛，常与山楂、陈皮、红曲同用。

2. **使用方法**　每日 3 ～ 10 克，直接入群药煎膏。

（田佳鑫）

第四节　祛邪药

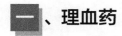一、理血药

川　芎

始载于《本经》，为伞形科植物川芎 *Ligusticum chuanxiong* Hort. 干燥根茎。夏季当茎上的节盘显著突出，并略带紫色时采挖，除去泥沙，晒后烘干，再去须根。

【性味归经】

辛，温。归肝、胆、心包经。

《本经》：味辛，温。

【功效主治】

活血行气，祛风止痛。

《本经》：主中风入脑，头痛，寒痹，筋挛，缓急，金创，妇人血闭，无子。

【膏方举例】

1. 元始膏（《诚书》卷六）　川芎、当归、红花、白芍、连翘、丹皮各五分，甘草三分，荆芥、防风各四分，僵蚕一钱。上水煎三十余沸，滤净，加贝母末，炼蜜收膏下。主治生下囟门不合。

2. 太和膏　见"肉苁蓉"。

【方剂举例】

1. 川芎茶调散（《太平惠民和剂局方》卷二）　薄荷叶，川芎，荆芥，香附子，防风，白芷，羌活，甘草。主治丈夫，妇人诸风上攻，头目昏重，偏正头疼，鼻塞声重，伤风壮热，肢体烦疼，肌肉蠕动，膈热痰盛，妇人血气攻注，太阳穴疼，但是感风气，悉皆治之。

2. 芎䓖汤（方出《千金》卷四，名见《局方》卷九）　当归，川芎。主治失血过多所致的眩晕、头痛及难产；妇人产乳去血多、伤胎去血多、崩中去血多、金疮去血多、拔牙齿去血多未止；心中悬虚，心闷眩冒，头重目暗，耳聋满，举头便闷欲倒；产前证，胎不动，如重物下坠，腹冷如冰。

【膏方应用】

1. **应用**　治疗月经不调，月经先期或错后配伍益母草、当归；治疗血虚头痛配伍当归、白芍。

2. **使用方法** 每日 2 ～ 8 克，直接入群药煎膏。

（赵　宁）

丹 参

始载于《本经》，为唇形科植物丹参 *Salvia miltiorrhiza* Bge. 的干燥根和根茎。春、秋二季采挖，除去泥沙，干燥。

【性味归经】

苦，微寒。归心、肝经。

《本经》：味苦，微寒。

【功效主治】

活血祛瘀，通经止痛，清心除烦，凉血消痈。

《本经》：主心腹邪气，肠鸣幽幽如走水，寒热积聚；破癥除瘕，止烦满，益气。

【膏方举例】

1. **宁志膏**（《陈素庵妇科补解》卷五） 琥珀一两、炼成收用，茯神三两，枣仁（炒）三两，丹皮三两，熟地五两，归身三两，川芎一两，白芍二两，半夏一两，麦冬一两，竹叶百片，丹参六两，郁金七钱，右姜三片，辰砂一钱，金饰二钱，煎汤化一盏服。补心血，安心神，定心气，兼消瘀祛痰清火。主治产后心血虚，败血、痰火、瘀血冲心，心神恍惚怖畏，乍见鬼神。

2. **参香八珍膏**（《重庆堂随笔》卷上） 丹参（去头尾，酒洗蒸熟）、四制香附各四两，熟地、炙黄、白芍（酒炒）、蒸熟白术、白归身（酒炒）、茯苓各三两，上八味，熬膏。每三钱，开水调服。一瓢先生云：此女科调理方之首选也。气味和平，功能相称，同行脏腑，灌注血脉，虚人可以久服。

【方剂举例】

1. **止痛四物汤**（《鲁府禁方》卷三） 当归，川芎，白芍，熟地黄，秦艽，丹参，羌活，骨碎补，木瓜，良姜，均姜，五加皮，玄胡索。主治血虚弱，浑身四肢疼痛。

2. **加味益气养血救脱汤**（《刘惠民医案》） 酸枣仁，制何首乌，玉竹，熟附子，生菟丝子，炙黄芪，炒白术，归身，丹参，柏子仁，砂仁，益智仁，覆盆子，鸡血藤，竹茹，红花。益气养血，温肾助归。

3. **天王补心丹**（《校注妇人良方》） 生地，人参，丹参，玄参，白茯苓，远志，桔梗，五味子，当归，天冬，麦冬，柏子仁，酸枣仁。补心安神，滋阴清热，主治阴亏内热、心神不宁证。

【膏方应用】

1. **应用** 善治心腹诸痛，是一味出膏较好的活血药。

2. 使用方法 每日 3 ～ 20 克，直接入群药煎膏。

（赵　宁）

红　花

始载于《新修本草》，为菊科植物红花 *Carthamus tinctorius* L. 的干燥花。夏季花由黄变红时采摘，阴干或晒干。

【性味归经】

辛，温。归心、肝经。

《开宝本草》：味辛，温，无毒。

【功效主治】

活血通经，散瘀止痛。

《新修本草》：治口噤不语，血结，产后诸疾。

【方剂举例】

1. 双合汤（《回春》卷四） 当归，川芎，白芍，生地黄，陈皮，姜半夏，茯苓，桃仁，红花，白芥子，甘草。主治气虚受风湿，遍身麻痹不仁。

2. 加味四物汤（《玉机微义》卷三十一引《元戎》） 当归，川芎，熟地，白芍，桃仁，红花。主治瘀血所致腰痛麻木，月经不调，吐衄屎黑，血肿，下利脓血；血滞经闭，或吐衄屎黑，喜忘，瘀痛及下利脓血；麻木，纯属死血者；妇人内有瘀血，月经血多有块，色紫稠黏；血肿。

【膏方应用】

1. 应用 与桃仁、当归、川芎等相须而用，用于血滞经闭、痛经、产后瘀滞腹痛等症。兼有利水作用，适用于水肿有瘀者。

2. 使用方法 每日 3 ～ 10 克，直接入群药煎膏。

（赵　宁）

桃　仁

始载于《本经》，为蔷薇科植物桃 *Prunus persia* (L.) Batsch 或山桃 *Prunus davidiana* (Carr.) Franch. 的干燥成熟种子。果实成熟后采收，除去果肉和核壳，取出种子，晒干。

【性味归经】

苦，甘，平。归心、肝、大肠经。

《本经》：味苦，平。

【功效主治】

活血祛瘀，润肠通便，止咳平喘。

《本经》：主瘀血、血闭癥瘕；邪气，杀小虫。

【膏方举例】

牛髓膏（《医方类聚》卷一百五十四引《寿域神方》）　人参、牛髓、桃仁、杏仁、山药各二两，蜂蜜八两，核桃肉（去皮，另研）三两。上为细末，用文武火，铁锅内先将牛髓溶化，次入蜜，去滓，滤净，后下前项末药，用竹片为匙，不住手搅，以黄色为度，候冷，瓷器盛之，每服二钱，空心，细嚼盐汤下，或滚汤亦可。主治一切虚损，咳嗽，五劳七伤。体弱之人，皆可服之，妙。

【方剂举例】

血府逐瘀汤（《医林改错》卷上）　当归，生地，桃仁，红花，枳壳，赤芍，柴胡，甘草，桔梗，川芎，牛膝。活血祛瘀，行气止痛。

【膏方应用】

1.**应用**　本药油性大，入膏剂影响出膏量，故用量不宜过大。

2.**使用方法**　每日3～5克，直接入群药煎膏。

（赵　宁）

郁　金

始载于《药性论》，为姜科植物温郁金 *Curcuma wenyujin* Y.H.Chen et C.Ling、姜黄 *Curcuma longa* L、广西莪术 *Curcuma kwangsiensis* S.G.Lee et C.F.Liang 或蓬莪术 *Curcuma phaeocaulis* Val. 的干燥块根。前两者分别习称"温郁金"和"黄丝郁金"，其余按性状不同习称"桂郁金"或"绿丝郁金"。冬季茎叶枯萎后采挖，除去泥沙和细根，蒸或煮至透心，干燥。

【性味归经】

辛，苦，寒。归肝、心、肺经。

《新修本草》：味辛、苦，寒，无毒。

【功效主治】

活血止痛，行气解郁，清心凉血，利胆退黄。

《本草纲目》：治血气心腹痛，产后败血冲心欲死，失心癫狂。

【方剂举例】

1.**后辛汤（《医醇剩义》卷四）**　柴胡，陈皮，栀子皮，枳壳，郁金，当归，茯苓，合欢花，蒺藜，佛手。主治胆胀，胁下痛胀，口中苦，善太息。

2. **抑木和中汤（《医醇剩义》卷一）**　蒺藜，郁金，青皮，广皮，茅术，厚朴，当归，茯苓，白术，木香，砂仁，佛手，白檀香。主治肝气太强，脾胃受制，中脘不舒，饮食减少，脉左关甚弦，右部略沉细。

【膏方应用】

1. **应用**　郁金味辛能行能散，既能活血，又能行气，配伍柴胡、白芍、香附等，治疗肝郁气滞之胸胁刺痛；配伍瓜蒌、薤白、丹参等，治疗心血瘀阻之胸痹心痛；配伍生地、丹皮、栀子等，治疗气火上逆之吐血、倒经；配伍生地、小蓟等，治疗热结下焦。

2. **使用方法**　每日2～10克，直接入群药煎膏。

（赵　宁）

鸡血藤

始载于《本草纲目拾遗》，为豆科植物密花豆 *Spatholobus suberectus* Dunn 的干燥藤茎。秋、冬二季采收，除去枝叶，切片，晒干。

【性味归经】

苦、甘，温。归肝、肾经。

《本草再新》：入心、脾二经。

【功效主治】

活血补血，调经止痛，舒筋活络。

《本草纲目拾遗》：其藤最活血，暖腰膝，已风瘫。

【膏方应用】

1. **应用**　配伍当归、川芎、香附等，治血瘀之月经不调、痛经、闭经；配伍祛风湿药，如独活、威灵仙、桑寄生，治风湿痹痛，肢体麻木；配伍益气活血通络药，如黄芪、丹参、地龙，治疗中风手足麻木，肢体瘫痪；配益气补血药之黄芪、当归等，治血虚不养筋之肢体麻木及血虚萎黄。

2. **使用方法**　每日5～15克，直接入群药煎膏。

（赵　宁）

大血藤

始载于《图经本草》，为木通科植物大血藤 *Sargentodoxa cuneata* (Oliv.) Rehd. et wils. 的干燥藤茎。秋、冬二季采收，除去侧枝，截段，干燥。

【性味归经】

苦，平。归大肠、肝经。

【功效主治】

清热解毒，活血，祛风止痛。

《图经本草》：攻血，治血块。

【膏方应用】

1.**应用** 治疗肠痈腹痛配伍桃仁、大黄等；治疗经闭、痛经与当归、香附、益母草等同用；治疗风湿痹痛、腰腿疼痛、关节不利与独活、牛膝、防风等药同用。

2.**使用方法** 每日 3～10 克，直接入群药煎膏。

（赵　宁）

怀牛膝

始载于《本经》，为苋科植物牛膝 *Achyranthes bidentata* Bl. 的干燥根。冬季茎叶枯萎时采挖，除去须根和泥沙，捆成小把，晒至干皱后，将顶端切齐，晒干。

【性味归经】

苦，甘、酸，平。归肝、肾经。

《本经》：味苦、酸，平。

【功效主治】

逐瘀通经，补肝肾，强筋骨，利尿通淋，引血下行。

《本经》：主寒湿痿痹，四肢拘挛，膝痛不可屈；逐血气；伤热火烂；堕胎。

【膏方举例】

止咯膏（《一见知医》卷三） 生地，牛膝。煎膏。入青黛，杏仁，青荷叶末调服。主治肾虚有火，咯血，唾血，不嗽即咯出血疙瘩，或血屑，或血丝。

【方剂举例】

1.**天一汤（《辨证录》卷六）** 地骨皮，玄参，芡实，山药，牛膝，丹皮，熟地，肉桂。主治燥证。

2.**加减牛膝汤（《古今医鉴》卷十二）** 桂心，瓜蒌，牛膝，瞿麦，川芎，归梢，枳壳，甘草，童便，麦蘗。主治妊娠羸瘦或挟病，气血枯竭，既不能养胎，必不能安者，可用此下之。

3.**牛膝木瓜汤（《三因极一病证方论》卷五）** 牛膝，木瓜，芍药，杜仲，枸杞子，黄松节，菟丝子，天麻，甘草。主治肝虚遇岁气；燥湿更胜，胁连小腹拘急疼痛，耳聋，目赤，咳逆，肩背连尻，阴，股，膝，髀，腨，胻皆痛，悉主之。

【膏方应用】

1.**应用** 配伍杜仲治疗肝肾不足所致的腰腿疼痛，两足无力；配伍钩藤治肝阳上亢、头晕目眩、头胀头痛、半身麻木等症；配伍生地治肾虚阴亏、虚热上炎所致的口渴饮冷而渴不解，小便频多之消渴病。

2. 使用方法　每日 3 ～ 10 克，直接入群药煎膏。

（赵　宁）

三　棱

始载于《本草拾遗》，为黑三棱科植物黑三棱 *Sparganium stoloniferum* Buch.-Ham. 的干燥块茎。冬季至次年春采挖，洗净，削去外皮，晒干。

【性味归经】

辛、苦，平。归肝、脾经。

《开宝本草》：味苦，平，无毒。

【功效主治】

破血行气，消积止痛。

《开宝本草》：主老癖癥瘕结块。

【膏方应用】

本品有活血和消食积的作用，入膏用量为 2 ～ 5 克，入群药煎膏。

（赵　宁）

莪　术

始载于《药性论》，为姜科植物蓬莪术 *Curcuma phaeocaulis* Val.、广西莪术 *Curcuma kwangsiensis* S.G.Lee et C.F.Liang 或温郁金 *Curcuma wenyujin* Y.H.Chen et C.Ling 的干燥根茎。后者习称"温莪术"。冬季茎叶枯萎后采挖，洗净，蒸或煮至透心，晒干或低温干燥后除去须根和杂质。

【性味归经】

辛、苦，温。归肝、脾经。

《开宝本草》：味苦、辛，温。无毒。

【功效主治】

行气破血，消积止痛。

《药性论》：治女子血气心痛，破痃癖冷气，以酒粗摩服。

【膏方应用】

1. 应用　配伍丹参、三棱、鳖甲、柴胡，治疗胁下痞块；配伍丹参、川芎，治疗胸痹心痛；配伍当归、红花、牡丹皮，治疗血瘀闭经、痛经。

2.使用方法　每日3～5克，直接入群药煎膏。

（赵　宁）

三　七

始载于《本草纲目》，为五加科植物三七 *Panax notoginseng*（Burk.）F.H.Chen 的干燥根和根茎。秋季花开前采挖，洗净，分开主根、支根及根茎，干燥。支根习称"筋条"，根茎习称"剪口"。

【性味归经】

甘、微苦，温。归肝、胃经。

《本草纲目》：甘、微苦，温。无毒。阳明、厥阴血分之药。

【功效主治】

散瘀止血，消肿定痛。

《本草纲目》：止血，散血，定痛。金刃箭伤，跌扑杖疮，血出不止者，嚼烂涂之，或为末掺之，其血即止。亦主吐血，衄血，下血，血痢，崩中，经水不止，产后恶血不下，血运，血痛，赤目，痈肿，虎咬，蛇伤诸病。

【方剂举例】

月华丸（《医学心悟》）　南沙参，麦冬，天冬，生地，熟地，阿胶，山药，茯苓，桑叶，菊花，獭肝，百部，三七，川贝母。滋阴降火，消痰祛瘀，止咳定喘，保肺平肝，消风热，杀尸虫，此阴虚发咳之圣药也。

【膏方应用】

1.应用　治疗胸痹心痛，见气虚不足者；各种出血性疾病；虚劳咳血经久不愈者，可配伍人参。有化腐生肌的作用，可用于胃炎、消化性溃疡。

2.使用方法　每日1～5克，直接入群药煎膏。或打粉收膏入药，剂量宜减半。

（赵　宁）

白　及

始载于《本经》，为兰科植物白及 *Bletilla striata*（Thunb.）Reichb.f. 的干燥块茎。夏、秋二季采挖，除去须根，洗净，置沸水中煮或蒸至无白心，晒至半干，除去外皮，晒干。

【性味归经】

苦、甘、涩，微寒。归肺、肝、胃经。

《本经》：味苦，平。

【功效主治】

收敛止血，消肿生肌。

《本经》：主痈肿，恶疮，败疽，伤阴，死肌，胃中邪气，贼风鬼击，痱缓不收。

【方剂举例】

白及汤（《古今医彻》卷二） 白及，茜草，生地，丹皮，牛膝，广皮，归尾。主治内伤吐血。

【膏方应用】

1. **应用** 有制酸止痛与止血作用，慢性胃炎或消化性溃疡常用。
2. **使用方法** 每日 1～3 克，直接入群药煎膏。

（赵 宁）

地 榆

始载于《本经》，为蔷薇科地榆属植物地榆 *Sanguisorba officinalis* L. 或长叶地榆 *Sanguisorba officinalis* L.var.longifolia（Bert.）Yü et Li.的干燥根，后者习称"绵地榆"。春季将发芽时或秋季植株枯萎后采挖。

【性味归经】

苦、酸、涩，微寒。归肝、大肠经。

《本经》：味苦，性微寒。

《本草经集注》：味苦、甘、酸，微寒，无毒。

【功效主治】

凉血止血，解毒敛疮。

《本经》：主妇人乳痛，七伤，带下病；止痛，除恶肉，止汗；疗金疮。

【膏方举例】

地榆膏（《赤水玄珠》卷二十） 地榆一斤，用水三升，煎至一半，去渣，再煎如稠饧，空心服三合，日二次。治赤白带下骨立者。

【方剂举例】

1. **加减补中益气汤（《保命歌括》卷二十二）** 白术，白芍，黄芪，人参，当归，醋炒粟壳，炙甘草，木香，白豆蔻，升麻，陈皮，地榆，缩砂，泽泻。主治下痢已久，不能起床，不食，瘦弱之甚者。

2. **白芷汤（《圣济总录》卷一百五十二）** 白芷，鹿茸，诃黎勒，厚朴，牡丹皮，地榆，黄芪，肉豆蔻，白术，黄连，附子，代赭，桂，黄芩，龙骨。主治妇人血海虚冷，经行太过。

【膏方应用】

1.**应用** 用于血证患者，该药出膏率适中，膏方多用其止血之功。

2.**使用方法** 每日3～5克，直接入群药煎膏或浸润后捣绞汁入方。

（赵　宁）

炮 姜

始载于《珍珠囊》，姜科姜属多年生草本植物姜 *Zingiber officinale* Rosc. 的根茎炮制加工品。

【性味归经】

辛，热。归脾、胃、肾经。

《珍珠囊》：味苦。

《得配本草》：辛、苦，热。入足太阴经血分。

【功效主治】

温经止血，温中止痛。

《得配本草》：炮姜守而不走，燥脾胃之寒湿，除脐腹之寒痞，暖心气，温肝经，能去恶生新，使阳生阴长，故吐衄下血有阴无阳者宜之。

【方剂举例】

1.**生化汤（《傅青主女科》）** 当归，川芎，桃仁，黑姜，炙甘草。化瘀生新，温经止痛。

2.**加味虎潜丸（《张氏医通》卷十六）** 黄柏，龟甲，熟地，白芍，锁阳，虎胫骨，当归身，炮姜，人参，黄芪，山药，枸杞子，牛膝，五味子。滋阴降火，补气强骨。

【膏方应用】

1.**应用** 炮姜主治脾胃虚寒，脾不统血之出血及腹泻。

2.**使用方法** 每日1～5克，直接入群药煎膏。

（赵　宁）

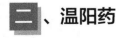 **温阳药**

附子

始载于《本经》，为毛茛科植物乌头 *Aconitum carmichaeli* Debx. 的子根的加工品。

6月下旬至8月上旬采挖，除去母根、须根及泥沙，习称泥附子。

【性味归经】

辛、甘，大热，有毒。归心、肾、脾经。

《本经》：味辛，温。

【功效主治】

回阳救逆，补火助阳，散寒止痛。

《本经》：主风寒咳逆邪气，温中，金疮，破癥坚积聚，血瘕，寒湿，痿躄，拘挛，膝痛，不能行步。

【膏方举例】

1. **酸枣仁煎**（《圣济总录》卷七） 酸枣仁（生用）三两，败龟（醋炙）一两，海桐皮（锉）二两，仙灵脾（去粗茎）、赤石脂、草薢各一两，羌活（去芦头）二两，蒺藜子（炒去角）、石斛（去根）、牛膝（去苗，酒浸切焙）、巴戟天（去心）、附子（炮裂去皮脐）、木香、杜仲（去粗皮炙锉）、熟干地黄（干）各一两，白蜜（次入）四两，牛酥（次入）一两半，桑枝一握长五寸（锉），将十六味，捣罗为末，后用清酒一斗，先煎桑枝令色黄，滤去桑枝，却下药末，更煎取沸，次下白蜜牛酥，煎如稀膏，用瓷合盛，每服半匙许，温酒调下，空心、日午、夜卧服。

2. **填骨煎** 与《千金要方》骨填煎相似，见"菟丝子"。

3. **桑枝煎**（《奇效良方》） 先用桑枝（锉）三升、黑豆一升、附子（生用，锉）五两，茄子根（锉）一升，上四味，用水三斗，煮至一斗，滤去滓，再熬取五升。后用石斛（去根，锉）、天雄（炮裂，去皮脐）、天麻、牛膝、川芎、桂心各二两，为末，入前汁中。每日用热酒调下一茶匙，晚食前再服尤妙。治风，脚膝软弱。

【方剂举例】

1. **加味肾气丸**（《重订严氏济生方》） 附子，白茯苓，山茱萸，泽泻，山药，车前子，牡丹皮，官桂，川牛膝，熟地黄。补肾温阳，利水退肿。

2. **参附汤**（《重订严氏济生方》） 人参，附子，生姜，大枣。回阳益气固脱。

3. **附子理中汤**（《三因极一病证方论》） 附子，人参，干姜，甘草，白术。补虚回阳，温中散寒。

4. **甘草附子汤**（《伤寒论》） 甘草，附子，白术，桂枝。

5. **右归丸** 见"枸杞子"。

6. **温脾汤**（《备急千金要方》卷十五） 大黄，干姜，附子，人参，甘草。攻下冷积。

【膏方应用】

1. **应用** 治疗脾肾阳虚、寒湿内停、小便不利配伍白术、茯苓等；治疗肾阳不足、命门火衰、腰膝酸软、阳痿尿频配伍肉桂等。

2. **使用方法** 每日1～6克，用量超过100克者，需先煎1小时，再与群药同煎制成膏方。

（王文青）

肉　桂

始载于《本经》，为樟科植物肉桂 *Cinnamomum cassia* Presl 的干燥树皮。多于秋季剥取，阴干。

【性味归经】

辛、甘，大热。归肾、脾、心、肝经。

《本经》：味辛，温。

【功效主治】

补火助阳，引火归元，散寒止痛，温经通脉。

《本经》：主上气咳逆，结气喉痹，吐吸，利关节，补中益气。久服通神，轻身不老。

【膏方举例】

桑枝煎　见"附子"。

【方剂举例】

1. **桂枝加龙骨牡蛎汤（《伤寒论》卷上）**　桂枝，芍药，甘草，生姜，大枣，龙骨，牡蛎。平补阴阳，潜镇固摄。

2. **右归丸**　见"枸杞子"。

3. **加味肾气丸**　见"附子"。

4. **交泰丸（《韩氏医通》）**　黄连，肉桂。交通心肾。

5. **当归四逆汤（《伤寒论》）**　当归，桂枝（肉桂），芍药，细辛，甘草，通草，大枣。

【膏方应用】

1. **应用**　与附子配伍，补火助阳；与干姜、高良姜配伍，散寒止痛；与黄连配伍，寒热并用，水火既济；与当归、芍药、木香、槟榔等配伍，调气和营，行气活血。

2. **使用方法**　每日 1～3 克，直接入群药煎膏。

（王文青）

干　姜

始载于《本经》，姜科植物姜 *Zingiber officinale* Rosc. 的干燥根茎，冬季采挖，除去须根和泥沙，晒干或低温干燥，趁鲜切片晒干或低温干燥者称为"干姜片"。

【性味归经】

辛、热。归脾、胃、肾、心、肺经。

《本经》：味辛，温。

《本草经集注》：味辛，温、大热，无毒。

【功效主治】

温中散寒，回阳通脉，温肺化饮。

《本经》：主胸满咳逆上气，温中止血，出汗，逐风，湿痹，肠澼，下利。生者尤良，久服去臭气，通神明。

【方剂举例】

1. 二姜丸（《太平惠民和剂局方》卷三） 干姜，良姜。养脾温胃，去冷消痰，宽胸下气，进美饮食。主治心脾疼痛，一切冷物所伤。

2. 干姜黄芩黄连人参汤（《伤寒论》） 干姜，黄芩，黄连，人参。

3. 理中汤（《伤寒论》） 人参，干姜，炙甘草，白术。温中祛寒，补气健脾。

4. 小青龙汤（《伤寒论》） 半夏，干姜，细辛，麻黄，桂枝，芍药，甘草，五味子。解表散寒，温肺蠲饮。

5. 温脾汤 见"附子"。

【膏方应用】

1. **应用** 与党参、白术配伍治疗脾胃虚寒；与附子配伍回阳救逆；与黄连配伍治中焦脾胃升降逆乱所致之痞；与细辛、五味子配伍温散肺饮、止咳平喘。

2. **使用方法** 每日 1 ～ 5 克，直接入群药煎膏。

（王文青）

吴茱萸

始载于《本经》，为芸香科植物吴茱萸 *Evodia rutaecarpa* (Juss.) Benth.、石虎 *Evodia rutaecarpa* (Juss.) Benth.var.*officinalis* (Dode) Huang 或疏毛吴茱萸 *Evodia rutaecarpa* (Juss.) Benth.var.*bodinieri* (Dode) Huang 的干燥近成熟果实。8 ～ 11 月果实尚未开裂时，剪下果枝，晒干或低温干燥除去枝、叶、果梗等杂质。

【性味归经】

辛、苦，热；有小毒。归肝、脾、胃、肾经。

《本经》：味辛，温。

《本草经集注》：味辛，温、大热，有小毒。

【功效主治】

散寒止痛，降逆止呕，助阳止泻。

《本经》：主温中，下气止痛，咳逆，寒热，除湿，血痹，逐风邪，开腠理。

【方剂举例】

1. 温经汤（《金匮要略》） 吴茱萸，当归，川芎，芍药，人参，桂枝，阿胶，生姜，牡丹，甘草，半夏，麦冬。温经散寒，祛瘀养血。

2. 吴茱萸汤（《伤寒论》） 吴茱萸，人参，生姜，大枣。温中补虚，降逆止呕。

3. 左金丸（《丹溪心法》） 黄连，吴茱萸。清泄肝火，行湿，开痞结。

4. 四神丸（《内科摘要》） 肉豆蔻，补骨脂，五味子，吴茱萸，生姜，红枣。治脾肾虚弱，大便不实，饮食不思。

【膏方应用】

1. **应用** 性燥热，用量不宜过大，黄连相须而用。

2. **使用方法** 每日 1～4 克，直接入群药煎膏。

（王文青）

丁　香

始载于《雷公炮炙论》，为桃金娘科植物丁香 *Eugenia caryophyllata* Thunb. 的干燥花蕾。当花蕾由绿色转红时采摘，晒干。

【性味归经】

辛，温。归脾、胃、肺、肾经。

《开宝本草》：辛，温。无毒。

【功效主治】

温中降逆，补肾助阳。

《开宝本草》：温脾胃，止霍乱壅胀、风毒诸肿、齿疳匿。

【方剂举例】

1. **丁香柿蒂汤**（《症因脉治》） 丁香，柿蒂，人参，生姜。温中降逆，益气和胃。

2. **丁香茱萸汤**（《兰室秘藏》） 黄柏，炙甘草，丁香，柴胡，橘皮，升麻，吴茱萸，苍术，人参，当归身，草豆蔻仁，黄芪。治胃虚寒所致呕吐哕。

【膏方应用】

1. **应用** 气厚味薄，入膏用量不宜过大。

2. **使用方法** 每日 1～3 克，直接入群药煎膏。

（王文青）

小茴香

始载于《新修本草》，伞形科植物茴香 *Foeniculum vulgare* Mill. 的干燥成熟果实。

秋季果实初熟时采割植株，晒干，打下果实，除去杂质。

【性味归经】

辛，温。归肝、肾、脾、胃经。

《新修本草》：味辛，平。无毒。

【功效主治】

散寒止痛，理气和胃。

《新修本草》：主诸瘘，霍乱及蛇伤。

【方剂举例】

天台乌药散（《圣济总录》）：天台乌药，木香，茴香，青皮，良姜，槟榔，川楝子，巴豆。行气疏肝，散寒止痛。

【膏方应用】

1.**应用** 善温中下焦寒，伍当归、川芎、肉桂治疗肝经受寒之少腹冷痛；配高良姜、香附、乌药治疗胃寒气滞之脘腹胀痛；与白术、陈皮、生姜配伍，治疗脾胃虚寒的脘腹胀痛，呕吐食少。

2.**使用方法** 每日1～4克，直接入群药煎膏。

（王文青）

高良姜

始载于《名医别录》，姜科植物高良姜 *Alpinia officinarum* Hance 的干燥根茎。夏末秋初采挖，除去须根和残留的鳞片，洗净，切段，晒干。

【性味归经】

辛、热。归脾、胃经。

《名医别录》：大温。

【功效主治】

温胃止呕，散寒止痛。

《名医别录》：主暴冷，胃中冷逆，霍乱腹痛。

【方剂举例】

1.**高良姜汤（《备急千金要方》）** 高良姜，厚朴，当归，桂心。温里散寒，下气行滞。

2.**二姜丸** 见"干姜"。

【膏方应用】

1. **应用**　气厚味薄，走窜，善止心腹痛，可用于胃痛及心痛。

2. **使用方法**　每日 1～4 克，直接入群药煎膏。

（王文青）

三、理气药

乌 药

始载于《本草拾遗》，为樟树科植乌药 *Lindera aggregata*（Sims）Kosterm. 的干燥块根。全年均可采挖，除去细根，洗净，趁鲜切片，晒干，或直接晒干。

【性味归经】

辛，温。归肺、脾、肾、膀胱经。

《开宝本草》：味辛，温，无毒。

【功效主治】

行气止痛，温肾散寒。

《本草拾遗》：主中恶心腹痛，蛊毒，疰忤，鬼气，宿食不消，天行疫瘴，膀胱肾间冷气攻冲背膂，妇人血气，小儿腹中诸虫。

《本草纲目》：（治）中气，脚气，疝气，气厥头痛，肿胀喘急，止小便频数及白浊。

【方剂举例】

1. **鹿角霜丸**（《古今医鉴》）　黄芪，人参，白术，白茯苓，当归，川芎，肉桂，熟地黄，茴香（炒），牛膝，木瓜，白芍药，川乌，羌活，独活，肉苁蓉，槟榔，防风，乌药，破故纸，木香，续断，甘草，苍术，附子，杜仲，虎胫骨，鹿角霜。温阳补虚，祛风通络。

2. **乌药散**（《太平圣惠方》卷七十一）　乌药，蓬莪术，桂心，当归，桃仁，青橘皮，木香。开滞消积。

3. **缩泉丸**（《魏氏家藏方》卷四）　乌药，益智，川椒，吴茱萸。主治丈夫小便频。

4. **萆薢分清饮**（《丹溪心法》）　益智，乌药，川萆薢，石菖蒲。治真元不足，下焦虚寒，小便白浊，频数无度，漩白如油，光彩不定，漩脚澄下，凝如膏糊。

5. **天台乌药散**　见"小茴香"。

【膏方应用】

1. **应用**　行气散寒止痛配薤白、瓜蒌皮、延胡索、香附、木香、青皮等；温肾散寒，缩尿止遗常配益智仁、山药等。

2.使用方法 每日1～3克，直接入群药煎膏。

（张　颖）

梅　花

始载于《本草纲目》，为蔷薇科植物梅 *Prunus mume*(Sieb.)Sieb.et Zucc. 的干燥花蕾。初春花未开放时采摘，及时低温干燥。

【性味归经】

微酸，平。归肝、胃、肺经。

《本草纲目》：微酸、涩，无毒。

【功效主治】

疏肝和中，化痰散结。善理脾胃之气及肝气。

《本草纲目拾遗》：安神定魂，解先天痘毒、凡中一切毒。

【膏方应用】

使用方法 每日1～3克，直接入群药煎膏。

（张　颖）

柴　胡

始载于《本经》，为伞形科植物柴胡 *Bupleurum chinense* DC. 或狭叶柴胡 *Bupleurum scorzonerifolium* Willd. 的干燥根。按性状不同，分别习称"北柴胡"和"南柴胡"。春、秋二季采挖，除去茎叶和泥沙，干燥。

【性味归经】

辛、苦，微寒。归肝、胆、肺经。

《本经》：柴胡，味苦，平。

【功效主治】

疏散退热，疏肝解郁，升举阳气。

《本经》：主心腹、去肠胃中结气，饮食积聚；寒热邪气，推陈致新。久服，轻身明目益精。

《本草纲目》：治阳气下陷，平肝、胆、三焦、包络相火，及头痛眩晕，目昏赤痛涨翳，耳聋鸣，诸疟，及肥气寒热，妇人热入血室，经水不调，小儿痘疹余热，五疳羸热。

【方剂举例】

1.补中益气汤 见"黄芪"。

2.升阳益胃汤 见"玉竹"。

3.**调中益气汤（《脾胃论》）** 人参，黄芪，甘草，橘皮，升麻，柴胡，苍术，木香。益气升阳，健脾燥湿。

4.**升陷汤** 见"黄芪"。

5.**完带汤** 见"山药"。

6.**滋肾生肝饮（《校注妇人良方》）** 熟地黄，山药，山茱萸，泽泻，茯苓，牡丹皮，五味子，柴胡，白术，当归，甘草。滋补肝肾，疏肝解郁。

7.**逍遥散（《太平惠民和剂局方》卷九）** 甘草，当归，茯苓，白芍药，白术，柴胡。疏肝解郁，健脾和营。

【膏方应用】

1.**应用** 疏肝解郁配陈皮、芍药、甘草；升举清阳治脱垂配黄芪、人参、白术、升麻。

2.**使用方法** 每日 3 ～ 10 克，直接入群药煎膏。

（张　颖）

紫苏梗

始载于《名医别录》，为唇形科植物紫苏 *Perilla frutescens* （L.）Britt. 的干燥茎。秋季果实成熟后采割，除去杂质，晒干，或趁鲜切片，晒干。

【性味归经】

辛，温。归肺、脾经。

【功效主治】

理气宽中，止痛，安胎。

《本草崇原》：主宽中行气，消饮食，化痰涎。治噎膈反胃，止心腹痛。

【方剂举例】

苏橘汤（《圣济总录》卷二十五） 紫苏茎，陈橘皮，赤茯苓，大腹皮，旋覆花，半夏。主治伤寒胸中痞满，心腹气滞，不思饮食。

【膏方应用】

1.**应用** 理气宽中消痞满，常配陈皮、大腹皮、半夏等同用。

2.**使用方法** 3 ～ 10 克，直接入群药煎膏。

（张　颖）

槟　榔

始载于《名医别录》，为棕榈科植物槟榔 *Areca catechu* L. 的干燥成熟种子。春末至秋初采收成熟果实，用水煮后，干燥，除去果皮，取出种子，干燥。

【性味归经】

苦、辛，温。归胃、大肠经。

《名医别录》：味辛、温，无毒。

【功效主治】

杀虫，消积，行气，利水，截疟。

《名医别录》：主消谷逐水，除痰癖，杀三虫、伏尸，疗寸白。

《本草纲目》：治泄痢后重、心腹诸痛，大小便气秘，痰气喘急。疗诸疟，御瘴疠。

【方剂举例】

1. **鹿角霜丸**　见"乌药"。

2. **大腽肭脐丸**（《圣济总录》卷一百八十六）　腽肭脐，硇砂，精羊肉，羊髓，沉香，神曲，阳起石，人参，补骨脂，钟乳粉，巴戟天，川芎，肉豆蔻，紫苏子，枳壳，木香，荜澄茄，胡芦巴，天麻，青橘皮，丁香，茴香，桂，槟榔，沙苑蒺藜，大腹子，山药，肉苁蓉，白豆蔻，大附子，青盐。主治本脏虚损，痼冷诸疾。

【膏方应用】

1. **应用**　治疗食积气滞、腹胀便秘等，常配木香、青皮、大黄等同用。

2. **使用方法**　每日2～5克，直接入群药煎膏。

（张　颖）

四、平肝息风药

白蒺藜

始载于《本经》，为蒺藜科植物蒺藜 *Tribulus terrestris* L. 的干燥成熟果实。秋季果实成熟时采割植株，晒干，打下果实，除去杂质。

【性味归经】

辛、苦，微温；有小毒。

归肝经。《本经》：味苦，温。

【功效主治】

平肝解郁，活血祛风，明目，止痒。

《本经》：主恶血，破癥结积聚，喉痹，乳难。久服，长肌肉，明目，轻身。

【膏方举例】

酸枣仁煎 见"附子"。

【膏方应用】

1. **应用** 与钩藤、珍珠母、菊花配伍，治疗肝阳上亢，头晕目眩；与柴胡、香附、青皮配伍，治疗肝郁气滞，胸胁胀痛；与防风、荆芥、地肤子配伍，治疗风疹瘙痒；与当归、何首乌、防风配伍，治疗血虚风盛，瘙痒难忍。

2. **使用方法** 每日 3～10 克，直接入群药煎膏。

（王文青）

天 麻

始载于《本经》，为兰科植物天麻 *Gastrodia elata* Bl. 的干燥块茎。立冬后至次年清明前采挖，立即洗净，蒸透，敞开低温干燥。

【性味归经】

甘，平。归肝经。

《本经》：味辛，温。

【功效主治】

息风止痉，平抑肝阳，祛风通络。

《本经》：主杀鬼精物，蛊毒恶气。久服，益气力，长阴，肥健，轻身，增年。

【膏方举例】

1. **清热养肝和络膏**（《慈禧光绪医方选议》） 川郁金（研）三钱，蜜桑叶四钱，生于术三钱，细生地三钱，生杭芍四钱，酒当归三钱，羚羊二钱五分，明天麻二钱，川秦艽二钱，炒僵蚕三钱，橘红（老树）二钱，川贝母（研）三钱，炒枳壳二钱，炒建曲三钱，生甘草一钱。共以水煎透，去渣再熬浓汁，炼蜜为膏，每服三钱，白开水冲服。养肝清热息风。

2. **桑枝煎** 见"附子"。

【方剂举例】

1. **半夏白术天麻汤**（《医学心悟》） 半夏，天麻，茯苓，橘红，白术，甘草。化痰息风，健脾祛湿。

2. **巴戟散**（《太平圣惠方》卷二十七） 巴戟，柏子仁，石龙芮，天麻，牛膝，牡蛎，菟丝子，天雄，肉苁蓉，草薢，防风，当归，羌活，桑螵蛸，肉桂。主治风劳，气血不足，脏腑虚伤，肢节烦疼，腰膝无力，形体羸瘦，面色萎黄，小便数多，卧即盗汗。

【膏方应用】

1. **应用**　本品善治疗眩晕，出膏量好。

2. **使用方法**　2～10克，直接入群药煎膏。

（王文青）

钩　藤

始载于《名医别录》，为茜草科植物钩藤 *Uncaria rhynchophylla* (Miq.) Jacks.、大叶钩藤 *Uncaria macrophylla* Wall.、毛钩藤 *Uncaria hirsute* Havil.、华钩藤 *Uncaria sinensis* (oliv.) Havil. 或无柄果钩藤 *Uncaria sessilifructus* Roxb. 的干燥带钩茎枝。秋、冬二季采收，去叶，切段，晒干。

【性味归经】

甘，凉。归肝、心包经。

《名医别录》：微寒，无毒。

【功效主治】

息风定惊，清热平肝。

《名医别录》：主小儿寒热，十二惊痫。

【方剂举例】

1. **羚角钩藤汤（《通俗伤寒论》）**　羚角片，钩藤，桑叶，川贝，生地，滁菊，茯神木，生白芍，生甘草，鲜淡竹茹。凉肝息风，增液舒筋。

2. **钩藤膏（《症因脉治》）**　钩藤，当归，川芎，生地，白芍药。主治内伤筋挛之症：皮肤干揭，遍身燥痒，手足难于举动，渐至肌肉黑瘦，筋脉挛缩，此肝经血少筋挛之症也。

【膏方应用】

1. **应用**　与天麻、全蝎配伍，治疗惊风抽搐；与菊花、夏枯草配伍，治疗肝阳上亢、头晕目眩；与羚羊角配伍，治疗温病高热。

2. **使用方法**　钩藤久煎，降压有效成分减少，可单煎，收膏时兑入收膏。

（王文青）

菊　花

始载于《本经》，为菊科植物菊 *Chrysanthemum morifolium* Ramat. 的干燥头状花序。9～11月花盛开时分批采收，阴干或焙干，或熏、蒸后晒干。药材按产地和加工方法不同，分为亳菊、滁菊、贡菊、杭菊、怀菊。

【性味归经】

甘、苦、微寒。归肺、肝经。

《本经》：味苦，性平。

《本草经集注》：味苦、甘，平，无毒。

【功效主治】

散风清热，平肝明目，清热解毒。

《本经》：主诸风，头眩，肿痛，目欲脱，泪出；皮肤死肌，恶风湿痹。久服利血气，轻身耐老，延年。

【膏方举例】

1. 菊花延龄膏（《慈禧光绪医方选议》）　鲜菊花瓣，用水熬透，去渣再熬浓汁，少兑炼蜜收膏，每服三四钱，白开水冲服。疏风、清热、明目。

2. 明目延龄膏（《慈禧光绪医方选议》）　霜桑叶一两，菊花一两，共以水熬透，去渣，再熬浓汁，少兑炼蜜收膏，每服三钱，白开水冲服。有疏风、清热、明目功效。

【方剂举例】

1. 万寿地芝丸（《御药院方》）　生地黄，天门冬，菊花，枳壳。和颜色，利血气，调百节，黑发坚齿，逐风散气，愈百疾。主治目不能远视，或亦妨近视，头发早白。

2. 杞菊地黄丸（《麻疹全书》）　熟地黄，山药，山萸肉，丹皮，泽泻，茯苓，枸杞子，菊花。滋肾养肝明目。主治肝肾阴虚证。

【膏方应用】

1. 应用　主要有补肝肾明目，平肝潜阳的作用。但花类药物，影响出膏，用量不宜过大。

2. 使用方法　每日1～4克，直接入群药煎膏。

（王文青）

黑　豆

始载于《本经》，为豆科植物大豆 *Glycine max*（L.）Merr. 的干燥成熟种子。秋季采收成熟果实，晒干，打下种子，除去杂质。

【性味归经】

甘，平。归脾、肾经。

《本经》：平。

【功效主治】

益精明目，养血祛风，利水，解毒。

《本经》：涂痈肿，煮汁饮，杀鬼毒，止痛。

【膏方举例】

桑枝煎　见"附子"。

【膏方应用】

1. **应用**　与天花粉配伍，治疗肾虚消渴；与甘草、灯心草、淡竹叶配伍治疗小儿胎热。
2. **使用方法**　每天3～5克，直接入群药煎膏。
3. **其他**　黑豆可解附子毒。肾功能不全，控制蛋白摄入者慎用。

（王文青）

茺蔚子

始载于《本经》，为唇形科植物益母草 *Leonurus japonicus* Houtt. 的干燥成熟果实。秋季果实成熟时采割地上部分，晒干，打下果实，除去杂质。

【性味归经】

辛、苦，微寒。归心包、肝经。

《本经》：味辛，微温。

【功效主治】

活血调经，清肝明目。

《本经》：主明目，益精；除水气。久服轻身，茎，主瘾疹痒，可作浴汤。

【膏方应用】

使用方法　每天1～5克，直接入群药煎膏。

（王文青）

五、化湿药

苍　术

始载于《本经》，为菊科植物茅苍术 *Atractylodes lancea* (Thunb.) DC. 或北苍术 *Atractylodes chinensis* (DC.) Koidz. 的干燥根茎。春、秋二季采挖，除去泥沙，撞去须根。

【性味与归经】

辛、苦，温。归脾、胃、肝经。

《本经》：味苦，温。

《本草纲目》：甘而辛烈，性温而燥，阴中阳也，可升可降，入足太阴、阳明，手太阴、阳明、太阳之经。

【功效主治】

燥湿健脾，祛风散寒，明目。

《本经》：主风寒湿痹，死肌痉疸。作煎饵久服，轻身延年不饥。

《珍珠囊》：能健胃安脾，诸湿肿非此不能除。

李杲：除湿发汗，健胃安脾，治痿要药。

朱震亨：散风益气，总解诸郁。

《本草纲目》：治湿痰留饮，或挟瘀血成窠囊，及脾湿下流，浊沥带下，滑泻肠风。

【膏方举例】

1. 苍术膏（《摄生众妙方》卷二）　苍术十斤（米泔浸一宿，削去皮，碓春如泥，大锅内文武火煮水二桶，约有十余碗，取出冷定，绢滤去渣，入瓷罐内，加众药），人参、生地黄、熟地黄、黄柏、远志各四两，杜仲（炒）、川芎、核桃肉、川椒、破故纸各四两，碎青盐二两，碎朱砂一两，当归四两，旱莲草（取汁）二碗，蜂蜜二斤，姜汁四两。上药并入前苍术膏瓷罐内封固，大锅水煮，香二炷为度，取出埋地七日，每日空心酒一盏或白汤服下。主男子精冷绝阳，妇人胎冷不孕。

2. 加味苍术膏《医学入门》　苍术十斤（捣如泥，入大锅内，用水二桶，以文武火煮至十余碗，取出绢滤，入瓷罐内），以人参、生地、熟地、黄柏、远志、杜仲、川芎、胡桃肉、川椒、故纸、当归、姜汁各四两，青盐二两，朱砂一两，旱莲草汁二碗，白蜜二斤。各药为末，共入膏内封固，大锅水煮，官香二炷为度，取出埋土中七日，每空心酒、汤任下。通达诸身关节，流注遍体毛窍，养精养气养神，久服精满气盈，暖丹田，减相火，男子精冷绝阳，妇人胞冷不孕，发白转黑，齿落更生。

【方剂举例】

1. 平胃散（《简要济众方》）　苍术，厚朴，陈橘皮，炙甘草。燥湿运脾，行气和胃。

2. 二妙散（《丹溪心法》）　黄柏，苍术米。治筋骨疼痛因湿热者。

3. 越鞠丸（《丹溪心法》）　苍术，香附，抚芎，神曲，栀子。解诸郁。

4. 调中益气汤　见"柴胡"。

5. 完带汤　见"山药"。

6. 平胃散（《太平惠民和剂局方》）　苍术，厚朴，陈皮，甘草。燥湿运脾，行气和胃。

7. 白虎加苍术汤（《伤暑全书》卷下）　石膏，知母，苍术，羌活，甘草。主治中暑无汗，脉虚弱，腹满身重，口燥面垢，谵语发狂。

8. 四妙散（《活人方》卷六）　川黄柏，茅山苍术，向东桑皮，陈胆星。主治湿痰，风痹，筋骨拘挛，气虚体肥，经络酸麻疼痛。

【膏方应用】

1. **应用** 湿滞中焦配厚朴、陈皮。
2. **使用方法** 每日 2 ~ 5 克，直接入群药熬膏。

（张 颖 王 剑）

白豆蔻

始载于《名医别录》，为姜科植物白豆蔻 *Amomum kravanh* Pierre ex Gagnep. 或爪哇白豆蔻 *Amomum compactum* Soland ex Maton 的干燥成熟果实。

【性味归经】

辛，温。归肺、脾、胃经。

《开宝本草》：味辛，大温，无毒。

《医学启源》：气热，味大辛。

【功效主治】

化湿行气，温中止呕，开胃消食。

《开宝本草》：主积冷气，止吐逆，反胃，消谷下气。

《本草图经》：主胃冷。

杨士瀛：治脾虚疟疾，呕吐，寒热，能消能磨，流行三焦。

王好古：补肺气，益脾胃，理元气，收脱气。

《本草纲目》：治噎膈，除疟疾，寒热，解酒毒。

【膏方举例】

1. **调中畅脾膏** 见"麦芽"。
2. **法制人参膏（《寿世保元》）** 人参（清河大而坚者）四两，白檀香末两钱，白豆蔻末一钱半，片脑（研）三分。补元气，生津液，轻身延年。
3. **集香煎（《幼幼新书》）** 藿香叶一分，厚朴（姜制，炙）一分，丁香一分，沉香一分，木香一分，白茯苓半两，白豆蔻半两，白术（炮）半两。上为细末，入麝香一钱，拌匀，以水一升，蜜半斤，大枣三十枚，生姜二十片，于银、石器中慢火熬膏，去姜、枣不用，通风阴干。主治小儿脾胃虚，不欲食，羸瘦。

【方剂举例】

1. **三仁汤（《温病条辨》卷一）** 杏仁，滑石，白通草，白蔻仁，竹叶，厚朴，生薏苡仁，半夏。清热利湿，宣畅湿浊。
2. **甘露消毒丹（《医效秘传》）** 飞滑石，黄芩，茵陈，石菖蒲，川贝母，木通，藿香，连翘，白蔻仁，薄荷，射干。利湿化浊，清热解毒。
3. **藿朴夏苓汤（《医原》卷下）** 杜藿香，川厚朴，姜半夏，赤茯苓，光杏仁，生苡仁，白蔻末，猪苓，淡香豉，建泽泻。理气化湿，疏表和中。

4.**黄芩滑石汤**（《温病条辨》卷二）　黄芩，滑石，茯苓皮，大腹皮，白蔻仁，通草，猪苓。清热利湿。

5.**白豆蔻汤**（《圣济总录》卷七十四）　白豆蔻，诃黎勒，陈橘皮，干姜，厚朴。主治肠胃受湿，濡泻无度，腹痛，饮食不化。

6.**白豆蔻丸**（《圣惠》卷五）　白豆蔻，诃黎勒，黄芪，沉香，附子，白术，人参，肉桂，木香，枳实，厚朴。主治脾气不足，体重胸满，腹胁虚胀，食少无力，水谷不消，或时自利。

7.**大腽肭脐丸**　见"槟榔"。

【膏方应用】

1.**应用**　温中健脾常配伍厚朴、陈皮。

2.**使用方法**　每日1～5克，直接入群药熬膏。

（张　颖　王　剑）

石菖蒲

始载于《本经》，为天南星科植物石菖蒲 *Acorus tatarinowii* Schott 的干燥根茎。秋、冬二季采挖，除去须根和泥沙，晒干。

【性味归经】

辛、苦，温。归心、胃经。

《本经》：辛，温。

《药性论》：味苦辛，无毒。

【功效主治】

开窍豁痰，醒神益智，化湿开胃。

《本经》：主风寒湿痹，咳逆上气，开心孔，补五脏，通九窍，明耳目，出音声。

《别录》：主耳聋，痈疮，温肠胃，止小便利，四肢湿痹，不得屈伸，小儿温疟，身积热不解，可作浴汤。聪耳目，益心智。

《药性论》：治风湿顽痹，耳鸣，头风，泪下，杀诸虫，治恶疮疥瘙。

《滇南本草》：治九种胃气，止疼痛。

《本草备要》：补肝益心，去湿逐风，除痰消积，开胃宽中。疗噤口毒痢，风痹惊痫。

【膏方举例】

1.**含化菖蒲煎**（《太平圣惠方》卷六）　菖蒲（末）一两，桂心二两，生姜（绞取汁）半两，白蜜十二两。上药，先以水一大盏，煎菖蒲、桂心取五分，次入姜汁，并蜜，炼成膏。不计时候，取一茶匙含化咽津。主治肺脏伤风冷，声嘶。

2.**大蒜煎**（《备急千金要方》）　蒜（去皮切，水四斗，煮取一斗去滓）六斤四两，酥（纳蒜汁中）一升，牛乳二升，荜茇、胡椒、干姜各三两，石蜜、阿魏、戎盐各二两，石上菖蒲、木香各一两，干蒲桃四两。上药为末，合纳蒜汁中，以铜器微火煎取一斗，空腹酒下一两，五日以上稍加至三两，二十日觉四体安和，更加至六两。此治一切冷气甚良。

【方剂举例】

1. **地黄饮子**　见"石斛"。

2. **萆薢分清散**（《杨氏家藏方》）　益智，川草薢，石菖蒲，乌药。温肾利湿，分清化浊。

3. **涤痰汤**（《奇效良方》卷一）　南星，半夏，枳实，茯苓，橘红，石菖蒲，人参，竹茹，甘草。豁痰开窍。

4. **定痫丸**（《医学心悟》）　天麻，川贝母，半夏，茯苓，茯神，胆南星，石菖蒲，全蝎，僵蚕，琥珀，灯草，陈皮，远志，丹参，麦冬，辰砂。涤痰息风，开窍安神。

5. **耳聋左慈丸**（《重订广温热论》）　熟地黄，山茱萸，山药，泽泻，茯苓，牡丹皮，石菖蒲，磁石，五味子。补肾通窍。

6. **滋阴地黄丸**（《增补万病回春》）　熟地黄，山药，山茱萸，酒当归，煨白芍，川芎，牡丹皮，泽泻，茯苓，远志，石菖蒲，酒知母，酒黄柏。滋养肝肾，补益阴血。

7. **孔圣枕中丹**（《备急千金要方》）　龟甲，龙骨，远志，石菖蒲。潜阳益肾，宁神益智。主治眩晕心悸，失眠多梦，读书善忘。

8. **涤痰汤**（《奇效良方》卷一）　南星，半夏，枳实，茯苓，橘红，石菖蒲，人参，竹茹，甘草。豁痰清热，利气补虚。

9. **安神定志丸**（《医学心语》）　茯苓，茯神，远志，人参，石菖蒲，龙齿。安神定志，益气镇惊。

10. **萆薢分清饮**　见"乌药"。

【膏方应用】

使用方法：每日 2～5 克，直接入群药熬膏。

（张　颖　王　剑）

厚　朴

始载于《本经》，为木兰科植物厚朴 *Magnolia officinalis* Rehd.et Wils. 或凹叶厚朴 *Magnolia officinalis* Rehd.et Wils.var.*biloba* Rehd.et Wils. 的干燥干皮、根皮及枝皮。4～6 月剥取，根皮和枝皮直接阴干；干皮置沸水中微煮后，堆置阴湿处，发汗至内表面变紫褐色或棕褐色时，蒸软，取出，卷成筒状，干燥。

【性味归经】

苦、辛，温。归脾、胃、肺、大肠经。

《本经》：味苦，温。

《别录》：大温，无毒。

《药性论》：味苦辛，太热。

【功效主治】

燥湿消痰，下气除满。

《本经》：主中风伤寒，头痛，寒热惊悸，气血痹，死肌，去三虫。

《别录》：温中益气，消痰下气。疗霍乱及腹痛胀满，胃中冷逆及胸中呕不止，泄痢淋露，除惊，去留热心烦满，厚肠胃。

《药性论》：疗积年冷气，腹内雷鸣，虚吼，宿食不消，除痰饮，去结水，破宿血，消化水谷，止痛。大温胃气，呕吐酸水。主心腹满，病人虚而尿白。

《日华子本草》：健脾。主反胃，霍乱转筋，冷热气，泻膀胱，泄五藏一切气，妇人产前产后腹藏不安。调关节，杀腹藏虫，明耳目。

【膏方举例】

1. 调中畅脾膏　见"麦芽"。

2. 集香煎　见"白豆蔻"。

【方剂举例】

1. 厚朴温中汤（《内外伤辨惑论》卷中）　厚朴，橘皮，炙甘草，草豆蔻仁，茯苓，木香，干姜。行气除满，温中燥湿。

2. 半夏厚朴汤（《金匮要略》）　半夏，厚朴，茯苓，生姜，苏叶。行气散结，降逆化痰。

3. 枳实薤白桂枝汤（《金匮要略》）　枳实，厚朴，薤白，桂枝，瓜蒌。通阳散结，祛痰下气。

4. 实脾散　见"木香"。

5. 苏子降气汤（《备急千金要方》）　紫苏子，前胡，厚朴，甘草，当归，半夏，橘皮，大枣，生姜，肉桂。降气平喘，祛痰止咳。

6. 平胃散　见"苍术"。

【膏方应用】

1. **应用**　治肠胃积滞、嗳气呃逆常配伍枳实、枳壳、焦槟榔等。

2. **使用方法**　每日2～5克，直接入群药熬膏。

（张　颖　王　剑）

六、祛风湿药

桑寄生

始载于《本经》，为桑寄生科植物桑寄生 *Taxillus chinensis*（DC.）Danser 的干燥带叶茎枝。冬季至次春采割，除去粗茎，切段，干燥，或蒸后干燥。

【性味归经】

苦、甘，平。归肝、肾经。

《本经》：苦，平。

《别录》：甘，无毒。

【功效主治】

祛风湿，补肝肾，强筋骨，安胎元。

《本经》：主腰痛，小儿背强，痈肿，安胎，充肌肤，坚发、齿，长须眉。

《别录》：主金疮，去痹，女子崩中，内伤不足，产后余疾，下乳汁。

《药性论》：能令胎牢固，主怀妊漏血不止。

《日华子本草》：助筋骨，益血脉。

《本草蒙筌》：散疮疡，追风湿，却背强腰痛。

《本草再新》：补气温中，治阴虚，壮阳道，利骨节，通经水，补血和血，安胎定痛。

【膏方举例】

地黄煎（《太平圣惠方》卷二十六） 生地黄汁三升，防风（去芦头）二两，黄芪（锉）二两，鹿角胶（捣碎，炒令黄燥）二两，当归二两，丹参二两，桑寄生二两，狗脊二两，牛膝二两，羊髓一升。上药，捣细为散，先煎地黄汁，减一升，内前药末入汁中，次入髓，搅令匀，慢火煎如饧，收瓷合中。每于食前以温酒调下半匙。主治骨极。

【方剂举例】

1. **独活寄生汤（《备急千金要方》）** 独活，桑寄生，杜仲，牛膝，细辛，秦艽，茯苓，桂心，防风，芎䓖，人参，甘草，当归，芍药，干地黄。祛风湿，止痹痛，益肝肾，补气血。

2. **伏龙肝汤（《圣济总录》卷一五四）** 伏龙肝，桑寄生，续断，芎䓖，龙骨，当归，阿胶，干姜（炮），甘草（炙）。主治妊娠胎动不安，腹内疼痛，下血不止。

3. **人参汤（《普济方》卷二百四引〈护命〉）** 桑寄生，川芎，木香，沉香，甘草，乌药，人参，枳壳。主治喜怒膈气，心前噎塞，空呕。

4. **竹茹寄生汤（《圣济总录》卷一五四）** 竹茹，桑寄生，阿胶（炙燥），艾叶，芍药，白术。主治妊娠漏胎，心腹痛，或时下血。

【膏方应用】

1.应用　用治风湿痹痛，常与独活、秦艽、当归、杜仲同用；用于补肝肾，可与续断、菟丝子同用。

2.使用方法　每日 3 ～ 10 克，直接入群药熬膏。

（苑秋菊　王　剑）

狗　脊

始载于《本经》，为蚌壳蕨科植物金毛狗脊 *Cibotium barometz*（L.）J.Sm. 的干燥根茎。秋、冬二季采挖，除去泥沙，干燥；或去硬根、叶柄及金黄色绒毛，切厚片，干燥，为"生狗脊片"；蒸后晒至六、七成干，切厚片，干燥，为"熟狗脊片"。

【性味归经】

苦、甘，温。归肝、肾经。

《本经》：味苦，平。

《名医别录》：甘，微温，无毒。

【功效主治】

祛风湿，补肝肾，强腰膝。

《本经》：主腰背强，机关缓急，周痹寒湿，膝痛。颇利老人。

《别录》：疗失溺不节，男子脚弱腰痛，风邪淋露，少气目𥈤，坚脊，利俯仰，女子伤中，关节重。

《药性论》：治男子女人毒风软脚，邪气湿痹，肾气虚弱，补益男子，纹筋骨。

【膏方举例】

地黄煎　见"桑寄生"。

【方剂举例】

1.白蔹丸（《重订严氏济生方》）　鹿茸，白蔹，金毛狗脊。温阳祛寒。

2.狗脊酒（《普济方》卷一五五）　狗脊，丹参，黄芪，萆薢，牛膝，芎䓖，独活，附子。主治腰痛强直，不能舒展。

3.轻骨丹（《圣济总录》卷九）　狗脊，木鳖子，五灵脂，草乌头。主治脾胃虚弱，气血亏耗，风邪内攻，半身不遂，少气汗出。

【膏方应用】

1.应用　用治风湿痹痛，与川断、桑寄生、杜仲同用；用于补肝肾，与五加皮、熟地黄同用。

2.使用方法　每天 3 ～ 10 克，直接入群药熬膏。

（苑秋菊　王　剑）

五加皮

始载于《本经》，为五加科植物细柱五加 *Acanthopanax gracilistylus* W.W.Smith 的干燥根皮。夏、秋二季采挖根部，洗净，剥取根皮，晒干。

【性味归经】

辛、苦，温。归肝、肾经。

《本经》：味辛，温。

《别录》：苦，微寒，无毒。

【功效主治】

祛风除湿，补益肝肾，强筋壮骨，利水消肿。

《本经》：主心腹疝气，腹痛，益气疗躄，小儿不能行，疽疮阴蚀。

《别录》：疗男子阴痿，囊下湿，小便余沥，女人阴痒及腰脊痛，两脚疼痹风弱，五缓虚羸，补中益精，坚筋骨，强志意。

《药性论》：能破逐恶风血，四肢不遂，贼风伤人，软脚，臀腰，主多年瘀血在皮肌，治痹湿内不足，主虚羸，小儿三岁不能行。

《本草纲目》：治风湿痿痹，壮筋骨。

【膏方举例】

花桑枝煎（《太平圣惠方》卷二十五） 花桑枝（锉）一斤，海桐皮半斤，仙灵脾半斤，五加皮半斤，牛蒡根半斤。以上五味，细锉，以水三斗，煮至一斗，滤去滓，却入锅中，慢火熬至五升。附子（去皮脐）、牛膝（去苗）、天麻、羌活、桂心、草薢（锉）、羚羊角屑、虎胫骨（涂酥炙令黄）、酸枣仁、当归、木香、乳香、槟榔各一两。上药，捣为末，于前煎中，别入好酒二升，白蜜五合，同入银锅中，熬至三升，然后下诸药末，以柳木篦搅令匀，看稀稠得所，即以瓷器盛。每服空心及晚食前，以温酒调下一茶匙。主治一切风。

【方剂举例】

1. **五加皮丸（《瑞竹堂经验方》）** 五加皮，远志。治男子妇人脚气，筋皮肤肿湿疼痛，进饮食，行有力，不忘事。

2. **五加皮散（《太平圣惠方》卷二十一）** 五加皮，防风，白术，附子，草薢，芎䓖，桂心，赤芍药，枳壳，荆芥，羚羊角屑，丹参，麻黄，羌活，甘草。主治半身不遂，肌体烦痛，肢节无力。

3. **牛膝海桐煎丸（《博济方》卷一）** 牛膝，海桐皮，附子，赤箭，川乌头，川苦楝，五加皮，虎脑骨，大黄，桃仁，赤芍药，肉桂，当归，麻黄，地龙，川芎，木香，独活，没药，乳香，防风，骨碎补，麒麟竭，舶上茴香，沉香，干蝎，天南星，硇砂，麝香。大壮筋骨，补元气。

4. **油煎散（《圣济总录》卷一五十）** 乌头，五加皮，芍药，牡丹皮，芎䓖，海桐皮，桂，干姜（炮）。主治妇人血风劳气，攻身体骨节疼痛，早晚寒热，腰脚沉重，手足麻木，呕逆恶心，不思饮食，头旋目晕，日渐瘦瘁。

5. 五补鹿茸煎（《鸡峰普济方》卷七） 鹿茸，天门冬，熟干地黄，苁蓉，巴戟，五加皮，五味子，天雄，人参，防风，牛膝，远志，石斛，狗脊，薯蓣，萆薢，石南菜，蛇床子，白术，菟丝子，覆盆子，石龙芮，杜仲，茯苓。主治肾气虚损，五劳七伤，腰脚酸痛，肢节苦痛，目暗（㬵），心中喜怒，恍惚不定，夜卧多梦，觉则口干，食不知味，心神不乐，多有恚怒，心腹胀满，尿有余沥。

6. 乌鸡煎丸（《普济方》卷三二二） 乌鸡，五加皮。主治虚劳。

【膏方应用】

1. 应用 用治风湿痹痛，常与木瓜同用；用于补肝肾，可与龟板、杜仲、牛膝、菟丝子同用。

2. 使用方法 每日 2～10 克，直接入群药熬膏。

（苑秋菊　王　剑）

七、利水渗湿药

茯 苓

始载于《本经》，为多孔菌科真菌茯苓 *Poria cocos* (Schw.) Wolf 的干燥菌核。多于 7～9 月采挖，挖出后除去泥沙，堆置发汗后，摊开晾至表面干燥，再发汗，反复数次至现皱纹、内部水分大部分散失后，阴干，称为"茯苓个"；或将鲜茯苓按不同部位切制，阴干，分别称为"茯苓块"和"茯苓片"。

【性味归经】

甘、淡，平。归心、肺、脾、肾经。

《本经》：味甘，平。

【功效主治】

利水渗湿，健脾，宁心。

《本经》：主胸胁逆气，忧恚惊邪恐悸，心下结痛，寒热烦满，咳逆，口焦舌干，利小便。

《别录》：止消渴，好睡，大腹，淋沥，膈中痰水，水肿淋结。开胸腑，调脏气，伐肾邪，长阴，益气力，保神守中。

《药性论》：开胃，止呕逆，善安心神。主肺痿痰壅。治小儿惊痫，心腹胀满，妇人热淋。

《医学启源》：除湿，利腰脐间血，和中益气为主。治溺黄或赤而不利。

【膏方举例】

1. 大补二天膏（《陈素庵妇科补解》卷一） 熟地，丹皮，山茱萸，黄芪，白术，枣仁，云苓，泽泻，山药，远志肉，当归，白芍，茯神，龙眼肉。滋补阴血，补脾和胃。主室女天癸已至，复止不来。

2. 健脾阳和膏（《慈禧光绪医方选议》） 党参二两，于术（炒）一两，茯苓（研）二两，枇杷叶（制去毛）二两，枳壳（炒）一两五钱，桔梗（苦）一两，木香（研）一两，草豆蔻（研）一两二钱，三仙（炒黄）四两，辛夷一两，陈皮一两五钱，紫苏叶一两五钱，羌活一两五钱。共以水熬透，去渣，再熬浓，加炼蜜为膏，每用四钱，白水冲服。温运脾阳。

3. 枸杞子煎（《外台秘要》） 枸杞子三升，杏仁（去皮尖，研）一升，生地黄（研取汁）三升，人参十分，茯苓十分，天门冬（捣汁，干者为末亦得）半斤，白蜜五升，牛髓一具（无亦得），酥五升。上九味，各别依法料理，先煎汁等如稀饧，内诸药煎，候如神膏，入水不散即成。一服两匙，酒和服之。主安五脏，好颜色，延年长生。

4. 加味八仙膏（《仙拈集》卷三） 人参一两，山药六两，茯苓六两，芡实六两，莲肉六两，糯米三升，粳米七升，冰糖一斤，白蜜一斤。将人参等五味各为细末，又将糯、粳米亦为粉，与药末和匀，将白糖和蜜汤中炖化，随将粉药乘热和匀，摊铺笼内，切成条糕，蒸熟，火上烘干，瓷器密贮。每日清早用白滚汤泡用数条，或干用亦可。脾胃虚弱，精神短少，饮食无味，食不作饥，及平常无病。久病若脾虚食少呕泻者，尤妙。

5. 仙方凝灵膏（《千金翼方》卷第十三） 茯苓三十六斤，松脂二十四斤，松仁十二斤，柏子仁十二斤，上四味，炼之捣筛，以白蜜两石四斗纳铜器中，微火煎之，一日一夜，次第下药，搅令相得，微微火之，七日七夕止。可取丸如小枣，服七丸，日三；若欲绝谷，顿服取饱，即不饥，身轻目明，老者还少，十二年仙矣。

【方剂举例】

1. 健脾丸　见"木香"。

2. 茯苓丸（治痰茯苓丸）（《医宗必读》） 茯苓，枳壳，半夏，朴硝。燥湿行气，软坚化痰。

3. 夏白术天麻汤（《医学心悟》） 半夏，天麻，茯苓，橘红，白术，甘草。化痰息风，健脾祛湿。

4. 桂枝茯苓丸（《金匮要略》） 桂枝，茯苓，丹皮，桃仁，芍药。

5. 清气化痰丸（《医方考》） 陈皮，杏仁，枳实，黄芩，瓜蒌仁，茯苓，胆南星，半夏。清热化痰，理气止咳。

6. 苓甘五味姜辛汤（《金匮要略》） 茯苓，甘草，干姜，细辛，五味子。温肺化饮。

7. 逍遥散　见"柴胡"。

8. 参苏饮（《太平惠民和剂局方》卷二） 人参，紫苏叶，干葛，半夏，前胡，茯苓，枳壳，桔梗，木香，陈皮，甘草。益气解表，理气化痰。

9. 七宝美髯丹（《医方集解》） 何首乌，白茯苓，牛膝，当归，枸杞，菟丝子，破故纸，黑芝麻。主治气血不足，羸弱，周痹，肾虚无子，消渴，淋沥，遗精崩带，痈疮痔肿等证。

10. 苓桂术甘汤（《金匮要略》） 茯苓，桂枝，白术，甘草。温阳化饮，健脾利湿。

11. 五苓散（《伤寒论》卷第三） 猪苓，泽泻，茯苓，桂枝，白术。

【膏方应用】

1. **应用** 利水渗湿与猪苓、泽泻、白术同用；脾虚诸证与人参、白术、甘草、山药、薏苡仁同用。

2. **使用方法** 每日 2 ～ 8 克，直接入群药熬膏。

（陶丝雨 王 剑）

泽 泻

始载于《本经》，为泽泻科植物泽泻 *Alisma orientalis*（Sam.）Juzep. 的干燥块茎。冬季茎叶开始枯萎时采挖，洗净，干燥，除去须根和粗皮。

【性味归经】

甘、淡，寒。归肾、膀胱经。

《本经》：味甘，寒。

《别录》：咸，无毒。

《药性论》：味苦。

【功效主治】

利水渗湿，泄热，化浊降脂。

《本经》：主风寒湿痹，乳难，消水，养五脏，益气力，肥健。

《别录》：补虚损五劳，除五脏痞满，起阴气，止泄精、消渴、淋沥，逐膀胱、三焦停水。

《药性论》：主肾虚精自出，治五淋，利膀胱热，直通水道。

《日华子本草》：治五劳七伤，主头旋、耳虚鸣，筋骨挛缩，通小肠，止遗沥、尿血。

《医学启源》：治小便淋沥，去阴间汗。

《主治秘诀》：去旧水，养新水，利小便，消水肿，渗泄止渴。

【膏方举例】

1. **参术膏（《摄生秘剖》卷四）** 白术（土炒）八两，人参（去芦）、薏苡仁（炒）各四两，莲肉（去心、皮）、黄芪（蜜炙）各三两，白茯苓（去皮）二两，神曲（炒）二两，泽泻、甘草（炙）各三钱。用水二十升，煎至十升，去滓，熬成膏。每次 1 匙，用开水送下，日 3 次。主脾胃亏损，或胀或泻。

2. **白术膏（《卫生总微》卷十）** 白术半两，白茯苓一分，人参（去芦）一分，滑石一分，泽泻半两。上为末，炼蜜和膏。主治小儿暑月中热，或伤暑伏热，头目昏痛，霍乱吐泻，腹满气痞，烦躁作渴，小便不利；并治小儿脾胃不和，腹胀气痞，不美乳食。

3. **大补二天膏** 见"茯苓"。

4. **葶苈煎（《圣济总录》卷一七四）** 葶苈（纸上炒）三分，防己一两半，泽漆叶、郁李仁（去皮尖，炒）各一两一分，赤茯苓（去黑皮）、泽泻、杏仁（汤浸，去皮尖，双仁，炒，研如膏）各三两，柴胡（去苗）二两。上八味，除杏仁外，粗捣筛，用水一升，煎至二升半，去滓，入杏仁膏及白蜜一斤，慢火煎如稀饧。二岁儿每服半钱匕，用温水调下，渐加之，更随儿大小加减。治小儿水气肿满，服药不退者。

【方剂举例】

1. 五苓散　见"茯苓"。

2. 猪苓汤（《伤寒论》）　猪苓，茯苓，泽泻，阿胶，滑石。利水，养阴，清热。

3. 六味地黄丸（《小儿药证直诀》）　熟地黄，山萸肉，干山药，泽泻，牡丹皮，茯苓。滋补肝肾。

4. 济川煎（《景岳全书》卷五十一）　当归，牛膝，肉苁蓉，泽泻，升麻，枳壳。温肾益精，润肠通便。

5. 升阳益胃汤　见"玉竹"。

6. 健脾养胃汤　见"党参"。

7. 资生健脾丸（《先醒斋医学广笔记》）　人参，白术，茯苓，白扁豆，山药，莲子肉，薏苡仁，砂仁，桔梗，甘草，藿香，橘红，黄连，泽泻，芡实，白豆蔻，山楂，麦芽。调理脾胃，益气安胎。

8. 肾气丸（《金匮要略》）　地黄，薯蓣，山茱萸，泽泻，茯苓，牡丹皮，桂枝，附子。补肾助阳。

【膏方应用】

1. 应用　本品有降血脂的作用。下焦湿热配茯苓、猪苓、薏苡仁；水湿痰饮与白术配伍。

2. 使用方法　每日2～5克，直接入群药熬膏。

3. 注意事项　临床报道泽泻存在一定的肝肾毒性，肝肾功能异常者慎用。

（陶丝雨　王　剑）

薏苡仁

始载于《本经》，为禾本科植物薏苡 *Coix lacryma-jobi* L.var.*ma-yuen* (Roman.) Stapf 的干燥成熟种仁。秋季果实成熟时采割植株，晒干，打下果实，再晒干，除去外壳、黄褐色种皮和杂质，收集种仁。

【性味归经】

甘、淡，凉。归脾、胃、肺经。

《本经》：味甘，微寒。

《别录》：无毒。

【功效主治】

利水渗湿，健脾止泻，除痹，排脓，解毒散结。

《本经》：主筋急拘挛，不可屈伸，风湿痹，下气。

《别录》：除筋骨邪气不仁，利肠胃，消水肿，令人能食。

《本草纲目》：健脾益胃，补肺清热，祛风胜湿。炊饭食，治冷气；煎饮，利小便热淋。

【膏方举例】

1.**灵乌二仁膏**(《医方新解》) 灵芝一斤，首乌一斤，核桃仁半斤，苡仁半斤。首乌、灵芝、苡仁反复浓煎，加蜜收膏。将核桃肉研碎末兑入。滋养肝肾，补益精血，调和脾肺。

2.**加味清宁膏** 见"百合"。

3.**金樱膏** 见"益智仁"。

4.**润肺和肝膏**(《慈禧光绪医方选议》) 党参五钱，生薏米一两，麦冬八钱，橘红（老树）四钱，桑叶八钱，枇杷叶（炙包煎）八钱，杭芍（生）六钱，石斛（金）八钱，甘草三钱，炒枳壳四钱。共以水煎透，去渣再熬浓汁，少兑蜜炼为膏，每服三钱，白开水送下。主治肝肺气道欠调，时作咳嗽。

5.**参术膏** 见"泽泻"。

【方剂举例】

1.**参苓白术散** 见"白术"。

2.**资生健脾丸** 见"泽泻"。

【膏方应用】

1.**应用** 脾虚湿盛，配茯苓、白术、黄芪。

2.**使用方法** 每天3～10克，直接入群药熬膏。

（陶丝雨 王 剑）

八、化痰止咳平喘药

半 夏

始载于《本经》，为天南星科植物半夏 *Pinellia ternata* (Thunb.) Breit. 的干燥块茎。夏、秋二季采挖，洗净，除去外皮和须根，晒干。有法半夏、姜半夏、清半夏之不同品种。

【性味归经】

辛，温。归脾、胃、肺经。

《本经》：辛，平。

《别录》：生微寒，熟温，有毒。

《药性论》：有大毒。

【功效主治】

姜半夏温中化痰，降逆止呕；法半夏燥湿化痰；清半夏燥湿化痰。

《本经》：主伤寒寒热，心下坚，下气，喉咽肿痛，头眩胸胀，咳逆，肠鸣，止汗。

《别录》：消心腹胸膈痰热满结，咳嗽上气，心下急痛坚痞，时气呕逆；消痈肿，堕胎，疗萎黄，悦泽面目。生令人吐，熟令人下。

《医学启源》：治寒痰及形寒饮冷伤肺而咳，大和胃气，除胃寒，进饮食。治太阳痰厥头痛，非此不能除。

【膏方举例】

1. 定喘膏（《赤水玄珠》）　麻油一两，蜜二两，生姜自然汁半两，紫菀酌量，麻黄酌量，杏仁酌量，桔梗酌量，细辛酌量，半夏酌量，人参酌量。慢火熬成黑漆，临睡服2～3匙。主治哮喘。

2. 清宁膏　见"麦冬"。

【方剂举例】

1. 温胆汤（《三因极一病证方论》）　半夏，竹茹，枳实，陈皮，炙甘草，茯苓。理气化痰，和胃利胆。

2. 半夏白术天麻汤　见"天麻"。

3. 旋覆代赭汤（《伤寒论》）　旋覆花，人参，生姜，代赭石，炙甘草，半夏，大枣。降逆化痰，益气和胃。

4. 苏子降气汤（《太平惠民和剂局方》卷三）　紫苏子，半夏，川当归，甘草，前胡，厚朴，肉桂。降气平喘，祛痰止咳。

5. 定喘汤（《摄生众妙方》）　白果，麻黄，苏子，甘草，款冬花，杏仁，桑白皮，黄芩，法半夏。宣降肺气，清热化痰。

6. 温经汤　见"吴茱萸"。

7. 半夏化痰丸（《普济方》卷一六四引《卫生家宝》）　半夏，赤茯苓，铅白霜，生姜汁。主痰实。

8. 麦门冬汤　见"麦冬"。

9. 六安煎（《景岳全书》卷五十一）　陈皮，半夏，茯苓，甘草，杏仁，白芥子，生姜。主治风寒咳嗽，非风初感，痰滞气逆等证。

【膏方应用】

1. **应用**　痰湿盛配天麻、白术、陈皮；胃气上逆呕吐与生姜、麦冬配伍；心下痞伍黄连、黄芩、厚朴、茯苓。

2. **使用方法**　每日2～5克，直接入群药熬膏。

3. **注意事项**　生品不内服。

（苑秋菊　王　剑）

川贝母

始载于《本经》，本品为百合科植物川贝母 *Fritillaria cirrhosa* D.Don、暗紫贝母 *Fritillaria unibracteata* Hsiao et K.C.Hsia、甘肃贝母 *Fritillaria przewalskii* Maxim.、梭砂贝母 *Fritillaria delavayi* Franch.、太白贝母 *Fritillaria taipaiensis* P.Y.Li 或瓦布贝母 *Fritillaria unibracteata* Hsiaoet K.C.Hsia var.*wabuensis* (S.Y.Tang et S.C.Yue) Z.D.Liu, S.Wang et S.C.Chen 的干燥鳞茎。按性状不同分别习称"松贝""青贝""炉贝"和"栽培品"。夏、秋二季或积雪融化后采挖，除去须根、粗皮及泥沙，晒干或低温干燥。

【性味归经】

苦、甘，微寒。归肺、心经。

《本经》：味辛，平。

《别录》：苦，微寒，无毒。

【功效主治】

清热润肺，化痰止咳，散结消痈。

《本经》：主伤寒烦热，淋沥邪气，疝瘕，喉痹，乳难，金疮风痉。

《别录》：疗腹中结实，心下满，洗洗恶风寒，目眩，项直，咳嗽上气，止烦热渴，出汗，安五脏，利骨髓。

《药性论》：治虚热，主难产，作末服之；兼治胞衣不出，取七枚末，酒下；末，点眼去肤翳；主胸胁逆气，疗时疾黄疸，与连翘同主项下瘤瘿疾。

《日华子本草》：消痰，润心肺。末，和砂糖为丸含，止嗽；烧灰油敷人畜恶疮。

【膏方举例】

1. 润肺化痰膏（《冯氏锦囊秘录·杂症》卷十二） 大白梨（汁）一斤，白茯苓（乳制晒干，研极细末）四两，麦冬（熬汁）四两，川蜜一斤，川贝母（去心研末）二两，核桃肉（去皮净，捣烂）四两。先将梨汁熬熟，次将蜜炼熟，入前药在内，再熬成膏。如痰有血，入童便四两在内，每早空心，白汤调半茶钟服。主治小儿哮喘。

2. 八味清毒膏（《诚书》卷十五） 牛黄三分，贝母二一钱，天花粉一钱，龙脑一分，白茯苓、甘草各五分，牛蒡子（炒）二钱，僵蚕三钱。上为末，蜜调膏噙化，金银花汤净口。主治三焦热毒，惊悸痰喘。

3. 贝母煎（《太平圣惠方》卷四十六） 贝母（煨微黄）一两，紫菀（去苗土）一两，五味子半两，百部半两，杏仁（汤浸，去皮尖双仁，麸炒微黄）一两，甘草（炙微赤，锉）半两，桑根白皮（锉）一两，白前半两。上锉细。以水五大盏，煎至一大盏半，去滓；入生地黄汁五合，生麦门冬汁三合，白蜜三合，酥二两，于银锅内，以慢火煎成膏，收于不津器中。每服一茶匙，含化咽津，不拘时候。主治卒咳嗽，胸膈不利，痰涎喘急。

4. 清宁膏 见"麦冬"。

【方剂举例】

1. **百合固金汤**　见"百合"。

2. **定痫丸**　见"石菖蒲"。

3. **清膈煎**（《景岳全书》卷五十一）　陈皮，贝母，胆星，海石，白芥子，木通。主治痰因火动，气壅喘满，内热烦渴等证。

4. **贝母丸**（《圣济总录》卷二十四）　贝母，甘草（炙），旋覆花，杏仁，天门冬。主治伤寒心肺有热，咳嗽上气，喉中作声，痰涕口干。

5. **四顺汤**（《圣济总录》卷五十）　贝母，桔梗，紫菀，甘草（炙）。主治肺痈吐脓，五心烦热，壅闷咳嗽。

【膏方应用】

1. **应用**　川贝用于虚劳咳嗽、肺热燥咳，选配沙参、麦冬、知母；用于痈肿，与玄参、蒲公英配伍。

2. **使用方法**　每日 1～2 克打粉入药收膏，或入直接入群药熬膏。

（苑秋菊　王　剑）

浙贝母

始载于《轩岐救正论》，为百合科植物浙贝母 *Fritillaria thunbergii* Miq. 的干燥鳞茎。初夏植株枯萎时采挖，洗净。大小分开，大者除去芯芽，习称"大贝"；小者不去芯芽，习称"珠贝"。分别撞擦，除去外皮，拌以煅过的贝壳粉，吸去擦出的浆汁，干燥；或取鳞茎，大小分开，洗净，除去芯芽，趁鲜切成厚片，洗净，干燥，习称"浙贝片"。

【性味归经】

苦，寒。归肺、心经。

《本草正》：味大苦，性寒。入手太阴、少阳，足阳明、厥阴。

【功效主治】

清热化痰止咳，解毒散结消痈。

《本草正》：治肺痈、肺痿、咳喘、吐血、衄血，最降痰气，善开郁结，止疼痛，消胀满，清肝火，明耳目，除时气烦热，黄疸，淋闭，便血，溺血；解热毒，杀诸虫及疗喉痹，瘰疬，乳痈，发背，一切痈疡肿毒，湿热恶疮，痔漏，金疮出血，火疮疼痛。

【膏方举例】

1. **清宁膏**　见"麦冬"。

2. **贝母煎**（《外台秘要》卷九引《延年秘录》）　贝母三两，紫菀、五味子、百部根、杏仁（去皮、尖、两仁者，研）、甘草（炙）各二两，上六味，切。以水五升，煮取二升，去滓，和地黄汁三升，生麦门冬汁一升，白蜜五合，好酥二合，生姜汁一合。又先取地黄、麦门冬汁及汤汁，和煎减半，内酥、姜汁，搅不得停手，又减半，内蜜，煎如稠糖，煎成。取如枣大含咽之，日三，夜再服。化痰润肺止咳。主暴热咳嗽。

3.久嗽神膏（《不居集》上集卷十五） 萝卜（捣汁）一斤，生姜五钱，大贝母二两。三味熬膏，入蜜二两，饴糖半斤，熬成膏。不时服。主治久嗽。

【方剂举例】

1.桑杏汤（《温病条辨》卷一） 桑枝，杏仁，沙参，象贝，香豉，栀皮，梨皮。清宣燥热，润肺止咳。

2.清金降火汤（《古今医鉴》） 陈皮，半夏，茯苓，桔梗，枳壳，贝母，前胡，杏仁，黄芩，石膏，瓜蒌仁，炙甘草。清金降火，化痰止嗽。

3.缓肝利肺化痰丸（《慈禧光绪医方选议》） 次生地，生杭芍，麦冬，金石斛，川郁金，苦桔梗，橘红，款冬花，浙贝母，炒知母，生桑皮，生甘草，云茯苓，牡丹皮，丹参，建泽泻。主治咳嗽。

【膏方应用】

1.应用 浙贝用于风热、燥热、痰热咳嗽，配桑叶、前胡、瓜蒌、知母；用于瘰疬痈疡，与玄参、牡蛎、连翘、芦根、鱼腥草配伍。

2.使用方法 每日1～5克，直接入群药熬膏。

（苑秋菊 王 剑）

瓜 蒌

始载于《本经》，本品为葫芦科植物栝楼 *Trichosanthes kirilowii* Maxim. 或双边栝楼 *Trichosanthes rosthornii* Harms 的干燥成熟果实。秋季果实成熟时，连果梗剪下，置风处阴干。

【性味归经】

甘、微苦，寒。归肺、胃、大肠经。

《注解伤寒论》：苦，寒。

《本草分经》：甘苦寒，润肺清上焦之火。

《滇南本草》：性微寒。入肺经。

【功效主治】

清热涤痰，宽胸散结，润燥滑肠。

《名医别录》主胸痹，悦泽人面。

《本草分经》：使热痰下降，又能荡涤胸中郁热垢腻，理嗽治痢，止渴止血滑肠。近多用仁名蒌仁，虽取油润，嫌浊腻尔。

《滇南本草》化痰。治寒嗽，伤寒，结胸，解渴，止烦。

【膏方举例】

1. 瓜蒌膏（《鲁府禁方》） 青嫩瓜蒌。洗净，切片捣烂，用布绞取汁二碗，入砂锅内，慢火熬至一碗，加真竹沥一小盏，白蜜一碗，再熬数沸，瓷罐收贮。主治上焦痰火。

2. 地黄煎（《圣济总录》卷四十九） 生地黄汁二升半，生栝楼汁二升半，牛脂三升，蜜半升，黄连（去须）一斤（为细末）。上合煎，取五升，不津器收贮。除热。主膈消。

3. 人参煎（《圣济总录》卷六十五） 人参（末）一两，栝楼（取肉捣研），酥、蜜各二两，上四味调匀，盏子盛，于饭上蒸九度。每服一匙，温水化下，日三。主治积年咳嗽。

4. 杏仁煎（《圣济总录》卷四十九） 杏仁（去皮尖，双仁炒黄研）、阿胶（炙燥）各半两，栝楼（锉）二两，人参一两，贝母（去心，焙）、丹砂各一分。上六味，捣研为末，入瓷器中，同白饧三两熬成煎，每服皂子大，食后夜卧时含化。主治肺痿久嗽。

5. 栝蒌煎（《太平圣惠方》卷八十三） 栝蒌（一颗熟去仁以童子小便一升相和研绞取汁），酥一两，甘草一分生为末，蜜三两，上药，以银锅子中，慢火煎如稀饧。每服，以清粥饮调下半钱，日四五服，量儿大小。主治小儿咳嗽不止，心神烦闷。

6. 栝楼煎 见"石斛"。

【方剂举例】

1. 枳实薤白桂枝汤 见"厚朴"。

2. 小陷胸汤（《伤寒论》） 黄连，半夏，瓜蒌。清热化痰，宽胸散结。

3. 贝母瓜蒌散（《医学心悟》） 贝母，瓜蒌，橘红，胆南星，黄芩，黄连，甘草，黑山栀。润肺清热，理气化痰。

4. 人参汤（《圣济总录》卷一百四十六） 人参，芍药，栝楼实，枳实，茯神，生地黄，炙甘草。主治饮酒太过，内热烦躁，言语错谬。房劳。

5. 栝楼汤（《圣济总录》卷六十六） 栝楼，马兜铃，防己，葛根，贝母，甘草，杏仁，阿胶。主治咳嗽咯血，喘满肺痿。

【膏方应用】

1. **应用** 瓜蒌用作清热化痰选配浙贝母、知母、黄芩、枳实、胆南星；胸痹结胸与薤白、郁金、香附、黄连、半夏配伍；痈肿与败酱草、活血藤、当归、蒲公英同用。

2. **使用方法** 每日 3～10 克，直接入群药熬膏。

（苑秋菊　王　剑）

桔　梗

始载于《本经》，为桔梗科植物桔梗 *Platycodon grandiflorum*（Jacq.）A.DC. 的干燥根。春、秋二季采挖，洗净，除去须根，趁鲜剥去外皮或不去外皮，干燥。

【性味归经】

苦、辛，平。归肺经。

《本经》：苦，辛，平。

《别录》：苦，有小毒。

《药性论》：苦，平，无毒。

【功能主治】

宣肺，利咽，祛痰，排脓。

《本经》：主胸胁痛如刀刺，腹满，肠鸣幽幽，惊恐悸气。

《别录》：利五脏肠胃，补血气，除寒热、风痹，温中消谷，疗喉咽痛。

《药性论》：治下痢，破血，去积气，消积聚，痰涎，主肺热气促嗽逆，除腹中冷痛，主中恶及小儿惊痫。

《日华子本草》：下一切气，止霍乱转筋，心腹胀痛，补五劳，养气，除邪辟温，补虚消痰，破癥瘕，养血排脓，补内漏及喉痹。

【膏方举例】

1. **清宁膏**　见"麦冬"。

2. **清宁膏**　见"龙眼肉"。

3. **玄参救苦膏（**《梅氏验方新编·卷一》**）**　大玄参五两，甜桔梗三两，净梅片八分，枇杷肉（如无此，以浙贝母一两五钱代之）五两，生甘草一钱。上为末，或煎膏，或为丸均可。大人重者五钱，轻者四钱，小儿减半。主治一切咽喉急症之体气虚弱者。

4. **健脾阳和膏**　见"茯苓"。

【方剂举例】

1. **化痰桔梗丸（**《元和纪用经》**）**　桔梗，半夏，茯苓，干姜。主化痰。

2. **人参桔梗汤（**《伤寒微旨》**）**　人参，桔梗，麻黄，石膏，甘草（炙），荆芥穗。主治伤寒阴气已盛，关前寸脉力小，关后脉力大，恶风，不自汗，得之芒种以后，立秋以前者。

【膏方应用】

1. **应用**　桔梗在膏方应用中最常配伍化痰类中药，用作宣肺祛痰，可选配紫苏、杏仁、桑叶、菊花、杏仁、枳壳；用于咽喉肿痛，可与甘草、牛蒡子、射干、板蓝根配伍。

2. **使用方法**　每天2～5克，直接入群药熬膏。

（苑秋菊　王　剑）

白芥子

始载于《别录》，本品为十字花科植物白芥 *Sinapis alba* L. 或芥 *Brassica juncea* (L.) Czern.et Coss. 的干燥成熟种子。前者习称"白芥子"，后者习称"黄芥子"。夏末秋初果实成熟时采割植株，晒干，打下种子，除去杂质。

【性味与归经】

辛，温。归肺经。

《唐本草》性味辛，温。

《开宝本草》：味辛，温，无毒。

【功效主治】

温肺豁痰利气，散结通络止痛。

《别录》：主除肾邪气，利九窍，明耳目，安中，久服温中。又白芥子，主射工及疰气发无恒处。

《本草纲目》：温中散寒，豁痰利窍。治胃寒吐食，肺寒咳嗽，风冷气痛，口噤唇紧，消散痈肿、瘀血。

【方剂举例】

1. 三子养亲汤（《韩氏医通》卷下）　紫苏子，白芥子，萝卜子。主治高年咳嗽，气逆痰痞。

2. 六安煎　见"半夏"。

3. 化老汤（《辨证录》卷四）　人参，白术，生地，款冬花，白芥子，白芍，地骨皮，柴胡，甘草，麦冬。主治老痰之病。

4. 白芥子丸（《太平圣惠方》卷三）　白芥子，防风，安息香，沉香，补骨脂，槟榔。主治肝风筋脉拘挛，骨髓疼痛。

【膏方应用】

1. 应用　白芥子在膏方应制用，不用生品，最常配伍化痰类中药，用作温肺化痰，可选配紫苏子、莱菔子。消化道溃疡、出血者忌用。

2. 使用方法　每天1～3克，直接群药熬膏。

（苑秋菊　王　剑）

桑白皮

始载于《本经》，本品为桑科植物桑 *Morus alba* L. 的干燥根皮。秋末叶落时至次春发芽前采挖根部，刮去黄棕色粗皮，纵向剖开，剥取根皮，晒干。

【性味归经】

甘，寒。归肺经。

《本经》：甘，寒。

《别录》：无毒。

《药性论》：平。

【功效主治】

泻肺平喘，利水消肿。

《本经》：主伤中，五劳六极羸瘦，崩中，脉绝，补虚益气。

《别录》：去肺中水气，唾血，热渴，水肿，腹满胪胀，利水道，去寸白，可以缝金疮。

《药性论》：治肺气喘满，水气浮肿，主伤绝，利水道，消水气，虚劳客热，头痛，内补不足。

《滇南本草》：止肺热咳嗽。

《本草纲目》：泻肺，降气，散血。

【膏方举例】：

1. 杏仁煎（《三因极一病证方论》）　杏仁三两（去皮尖，研），桑白皮、生姜（取汁）、蜜砂糖各一两半，木通、贝母各一两三钱，紫菀茸、五味子各一两。将桑白皮、木通、贝母、紫菀、五味子为锉散，以水三升，慢火熬取一升，裂去滓，入杏仁、糖蜜、姜汁慢火熬成膏，旋含化。治暴咳，失声不语。

2. 射干煎（《备急千金要方》）　生射干、款冬花各二两，紫菀、细辛、桑白皮、附子、甘草各二分，饴糖五两，生姜汁一升（一云干姜五两），白蜜一升，竹沥一升。以射干先纳白蜜并竹沥中，煎五六沸，去之，㕮咀六物，以水一升，合浸一宿，煎之七上七下，去滓，乃合饴、姜汁煎如铺，服如酸枣一丸，日三，剧者夜二。不知加之，以知为度。治咳嗽上气。

3. 贝母煎　见"川贝母"。

4. 桑白皮煎（《幼幼新书》卷十六）　桑根皮（东引者）五合，白狗肺一具，甘草、茯苓、芍药、升麻、贝母各十二分，杏仁（炒）十分，李根白皮四分，淡竹青皮八分，款冬花、麦门冬各六分，蜜、地黄汁各一升，黄芩十一分，上以水一斗，煮取三升，去滓，下杏膏、地黄汁、蜜，微火煎，不住手搅，至二升三合，绵滤。二三岁儿，每服一合，温服，日、夜各三次。主治小儿咳嗽，经久不愈，一嗽气绝；伤肺见血。

【方剂举例】

1. 泻白散（《小儿药证直诀》）　地骨皮，桑白皮，炙甘草，粳米。清泻肺热，止咳平喘。

2. 九仙散（《卫生宝鉴》）　人参，款冬花，桑白皮，桔梗，五味子，阿胶，乌梅，贝母，罂粟壳。敛肺止咳，益气养阴。

3. 定喘汤（《摄生众妙方》）　见"半夏"。

4. **五皮散（《华氏中藏经》卷下）** 生姜皮，桑白皮，陈橘皮，大腹皮，茯苓皮。健脾理气，利水消肿。

5. **华盖汤（《圣济总录》卷六十五）** 桑根白皮，神曲（炒），桔梗，人参，百合，甘草（炙），杏仁。主治上喘咳嗽，兼治膈热。

6. **八仙汤（《圣济总录》卷六十五）** 马兜铃，桑根白皮，桔梗，麻黄，白茯苓，柴胡。主治久患气嗽，发即奔喘，坐卧不安，喉中气欲绝。

7. **百合散（《太平圣惠方》卷七十四）** 百合，桑根白皮，栝楼根，炒葶苈，炙甘草。主治妊娠心胸气壅，喘促咳嗽。

【膏方应用】

1. **应用** 桑白皮在膏方中常配伍止咳平喘类中药，用作肺热咳喘，可选配地骨皮、杏仁、麻黄、五味子、熟地黄；用于水肿，可与茯苓皮、大腹皮配伍。

2. **使用方法** 每日3～5克，直接入群药熬膏。

（苑秋菊　王　剑）

百　部

始载于《本草经集注》，本品为百部科植物直立百部 *Stemona sessilifolia*（Miq.）Miq.、蔓生百部 *Stemona japonica*（Bl.）Miq. 或对叶百部 *stemona tuberosa* Lour. 的干燥块根。春、秋二季采挖，除去须根，洗净，置沸水中略烫或蒸至无白心，取出，晒干。

【性味与归经】

甘、苦，微温。归肺经。

《本草经集注》微温，有小毒。

【功效主治】

润肺下气止咳，杀虫灭虱。蜜百部润肺止咳。

《本草经集注》：主治咳嗽上气。山野处处有，根数十相连，似天门冬而苦强，亦有小毒。火炙酒渍饮之。治咳嗽，亦主去虫。煮作汤，洗牛犬虫即去。

《药性论》：治肺家热，上气，咳嗽，主润益肺。

《滇南本草》：润肺，治肺热咳嗽；消痰定喘，止虚痨咳嗽，杀虫。

【膏方举例】

1. **贝母煎** 见"浙贝母"。

2. **百部煎（《圣济总录》卷六十五）** 生百部汁、生地黄汁、生姜汁、生百合汁（如无以藕汁代）、蜜各一盏，枣（去皮核）四两，上六味，同熬成煎。每服一匙。温麦门冬熟水半盏化开，空心日午临卧各一服。主治咳嗽久不已。

3. **百部根方（《普济方》卷一五八引《鲍氏方》）** 百部藤根二两，捣自然汁，和蜜等分，沸煎成膏子。每日三服，粥饮调下。主治暴嗽。

【方剂举例】

1. **止嗽散**（《医学心悟》）　桔梗，荆芥，紫菀，百部，白前，甘草，陈皮。宣利肺气，疏风止咳。

2. **百部丸**（《小儿药证直诀》）　百部，麻黄，杏仁，松子仁肉。治肺寒壅嗽，微有痰。

3. **百部散**（《太平圣惠方》）　百部，赤茯苓，百合，桑根白皮，木通，甘草。主治肺气暴热咳嗽，气满喘急。

4. **冬地百部饮**（《中医妇科治疗学》）　干地黄，天麦冬，广百部，生枇杷叶，浙贝，女贞子，旱莲草，苇根。养阴润肺。

5. **百部散**（《太平圣惠方》卷第四十六）　百部，细辛，贝母，甘草，紫菀，生姜。主治咳嗽，昼夜不得睡卧。胸中不利。

【膏方应用】

1. **应用**　百部在膏方中常配伍止咳平喘类中药，功专润肺止咳，可选配紫菀、杏仁、麦冬、川贝、沙参、荆芥、白前等。

2. **使用方法**　每日 2 ～ 5 克，直接入群药熬膏。

（苑秋菊　王　剑）

紫　菀

始载于《本经》，本品为菊科植物紫菀 *Aster tataricus* L.f. 的干燥根和根茎。春、秋二季采挖，除去有节的根茎（习称母根）和泥沙，编成辫状晒干，或直接晒干。

【性味归经】

辛、苦，温。归肺经。

《本经》：味苦，温。

【功效主治】

润肺下气，消痰止咳。

《本经》：主咳逆上气，胸中寒热结气，去蛊毒、痿蹙，安五藏。

《别录》：疗咳唾脓血，止喘悸，五劳体虚，补不足，小儿惊痫。

【膏方举例】

1. **杏仁煎**（《备急千金要方》）　杏仁、蜜、砂糖、姜汁各一升，桑根白皮五两，通草、贝母各四两，紫菀、五味子各三两。上九味，咬咀，以水九升，煮取三升，去滓，纳杏仁脂、姜汁、蜜、糖和搅，微火煎取四升。初服三合，日再夜一，稍稍加之。治忽暴嗽失声，语不出。

2. **定喘膏**　见"半夏"。

3. **宁嗽膏**（《简明医彀》卷四）　天冬、麦冬各一两，粟壳（去瓤，取衣）、陈皮各七钱，五味子、萝卜子、贝母各五钱，冬花、百合、百部、天花粉、枳壳、兜铃、紫菀各三钱。主嗽久，诸邪服药已清，唯是嗽不止可服，邪未清切忌。

4. 射干煎　见"桑白皮"。

5. 八味生姜煎（《备急千金要方》）　生姜七两、干姜四两、桂心二两、甘草、款冬花、紫菀各三两，杏仁、蜜各一升。上合诸药为末，微火上煎取如饴餔。量其大小多少与儿含咽之，百日小儿如枣核许，日四五服。治少小嗽方。

6. 安嗽膏（《济阳纲目》卷六十五）　天冬（去心）八两，杏仁（去皮）、贝母（去心）、百部、百合各四两，款冬花蕊五两，紫菀三两，雪白术八两。上俱为粗末，长流水煎三次，取汁三次，去粗，入饴糖八两，蜜十六两再熬；又入阿胶四两、白茯苓四两为末，水飞过晒干，二味入前汁内和匀，如糊成膏每服三五匙。主治阴虚咳嗽，火动发热，咯血吐血。

7. 紫菀杏仁煎（《圣济总录》卷六十五）　紫菀（去苗土）一两半，杏仁（去皮尖双仁，别细研）半升，生姜汁三合，地黄汁五合，酥二两，蜜一升，大枣肉半升，贝母（去心）三两，白茯苓（去黑皮）一两，五味子（炒）一两，人参一两，甘草（炙锉）1两，桔梗（锉炒）一两，地骨皮一两。上为末，调和诸自然汁，并酥、蜜、杏仁等，同于铜银器中以文武火煎，频搅令匀，煎百十沸，成煎后再于甑上煎三遍。每服一匙，食后服，头便仰卧少时，渐渐咽药，一日二次。主治肺脏气积，喉中呷嗽不止，皆因肺脏虚损，致劳气相侵，或胃中冷膈上热者。

【方剂举例】

1. 止嗽散　见"百部"。

2. 冷哮丸（《张氏医通》卷十三）　麻黄，川乌，细辛，蜀椒，白矾，牙皂，半夏曲，陈胆星，杏仁，甘草，紫菀茸，款冬花。散寒涤痰。

3. 紫菀汤（《圣济总录》卷九十三）　紫菀，桑根白皮，桔梗，续断，赤小豆，甘草，五味子，生干地黄，青竹茹。主治虚劳骨蒸咳嗽。

4. 五味子汤（《普济方》）　五味子，紫菀，桔梗，续断，竹茹，桑白皮，人参，知母，熟地黄，甘草。主治病人伤中唾血，胁下痛，身热不解者。

5. 紫菀散（《太平圣惠方》）　紫菀，款冬花。捣粗罗为散，每服三钱，以水一中盏，入生姜半分。煎至六分，去滓，温服。主治久嗽不止。

【膏方应用】

1. 应用　紫菀在膏方应用中最常配伍止咳平喘类中药，功专润肺化痰止咳，无论新久寒热咳嗽，可选配荆芥、杏仁、桔梗、川贝等。

2. 使用方法　每日2～5克，直接入群药熬膏；膏方多用其润肺化痰止咳之功。

（苑秋菊　王　剑）

九、泻下药

大 黄

始载于《本经》，本品为蓼科植物掌叶大黄 *Rheum palmatum* L.、唐古特大黄 *Rheum tanguticum* Maxim.ex Balf. 或药用大黄 *Rheum officinale* Baill. 的干燥根和根茎。秋末茎叶枯萎或次春发芽前采挖，除去细根，刮去外皮，切瓣或段，绳穿成串干燥或直接干燥。

【性味归经】

苦，寒。归脾、胃、大肠、肝、心包经。

《本经》：味苦，寒。

《别录》：大寒，无毒。

【功效主治】

泻下功积，清热泻火，凉血解毒，逐瘀通经，利湿退黄。

生大黄：泻下攻积，清热泻火，凉血解毒，逐瘀通经，利湿退黄。

酒大黄：善清上焦血分热毒，用于火毒疮疡。

大黄炭：凉血化瘀止血，用于血热有瘀出血证。

《本经》：下瘀血，血闭，寒热，破癥瘕积聚，留饮宿食，荡涤肠胃，推陈致新，通利水谷，调中化食，安和五脏。

《别录》：平胃，下气，除痰实，肠间结热，心腹胀满，女子寒血闭胀，小腹痛，诸老血留结。

【膏方举例】

石斛地黄煎（《备急千金要方》）　见"石斛"。

【方剂举例】

1. **枳实导滞丸**（《内外伤辨惑论》）　大黄，枳实，麸炒神曲，茯苓，黄芩，黄连，白术，泽泻。消导化积，清热利湿。

2. **木香槟榔丸**（《儒门事亲》）　木香，槟榔，青皮，陈皮，枳壳，黄连，黄柏，大黄，香附子，炒牵牛。行气导滞，攻积泄热。

3. **黄龙汤**（《伤寒六书》）　大黄，芒硝，枳实，厚朴，甘草，人参，当归。泻热通便，益气养血。

4. **温脾汤**　见"附子"。

5. **大黄附子汤**（《金匮要略》）　大黄，附子，细辛。温里散寒，通便止痛，主治寒积食证。

6. **麻子仁丸**（《伤寒论》）　麻子仁，芍药，枳实，大黄，厚朴，杏仁。润肠泻热，行气通便。

【膏方应用】

1. **应用**　大黄在膏方多用酒大黄，常配伍行气类中药，去积滞可配青皮、木香；用于清热泻火常配黄连、黄芩；用于瘀血证常与红花、当归、桃仁同用。临床有关于大黄导致肝肾功能损伤的报道，肝肾功能异常者慎用。

2. **使用方法**　每日2～5克，直接入群药熬膏。

（穆芳园　王　剑）

火麻仁

始载于《神农本草经》，本品为桑科植物大麻 *Cannabis sativa* L. 的干燥成熟果实。秋季果实成熟时采收，除去杂质，晒干。

【性味归经】

甘，平。归脾、胃、大肠经。

《本经》：味甘，平。

【功能主治】

润肠通便。用于血虚津亏，肠燥便秘。

《本经》：补中益气，肥健不老。

《别录》：主中风汗出，逐水，利小便，破积血，复血脉，乳妇产后余疾。

《唐本草》：主五劳。

《日华子本草》：补虚劳，长肌肉，下乳，止消渴，催生。治横逆产。

【膏方举例】

地黄煎（《妇人良方》卷十八）　生地黄汁一升，生姜汁一升，藕汁半升，大麻仁三两（去壳，为末）。上和停，以银器内慢火熬成膏。主治产后诸疾。

【方剂举例】

1. **炙甘草汤**　见"甘草"。

2. **消风散（《外科正宗》卷四）**　当归，生地，防风，蝉蜕，知母，苦参，胡麻，荆芥，苍术，牛蒡子，石膏，甘草，木通。养血祛风，清热燥湿。

3. **大定风珠（《温病条辨》卷三）**　生白芍，阿胶，生龟板，干地黄，麻仁，五味子，生牡蛎，麦冬，炙甘草，生鸡子黄，生鳖甲。滋阴养液，柔肝息风。

4. **麻子仁丸**　见"大黄"。

5. **麦冬麻仁汤（《温病条辨》）**　麦冬，火麻仁，白芍，何首乌，乌梅，知母。滋养胃阴。

【膏方应用】

1. **应用**　火麻仁在膏方应用中最常配伍行气及补益类中药,用于肠燥便秘,可与大黄、厚朴、地黄、杏仁、白芍相配。

2. **使用方法**　每天 3 ～ 10 克,直接入群药熬膏。

(穆芳园　王　剑)

郁李仁

始载于《本经》,本品为蔷薇科植物欧李 *Prunus humilis* Bge.、郁李 *Prunus japonica* Thunb. 或长柄扁桃 *Prunus pedunculata* Maxim. 的干燥成熟种子。前二种习称"小李仁",后一种习称"大李仁"。夏、秋二季采收成熟果实,除去果肉和核壳,取出种子,干燥。

【性味归经】

辛、苦、甘,平。归脾、大肠、小肠经。

《本经》:味酸,平。

【功效主治】

润肠通便,下气利水。

《本经》:主大腹水肿,面目、四肢浮肿,利小便水道。

《日华子本草》:通泄五脏,膀胱急痛,宣腰胯冷脓,消宿食,下气。

【膏方举例】

1. **郁李仁煎(《圣济总录·卷六十六》)**　郁李仁(去皮尖双仁一两)。上一味,用水一升,研如杏酪,去滓煮令无辛气,次下酥一枣许,同煮熟放温,顿服之。主治积年上气咳嗽,不得卧。

2. **泻肺大黄煎(《太平圣惠方·卷六》)**　川大黄(锉碎微炒)二两,生地黄汁三合,杏仁(汤浸去皮尖双仁生研)一两,枳壳(麸炒微黄去瓤)一两,牛蒡根汁(二合),郁李仁(汤浸去皮尖微炒)二两。上药,捣细罗为散。用蜜四两。酥二两。入前二味汁。同于银锅子内入诸药末。搅令匀。慢火煎令成膏。收于瓷盒内。每服。不计时候。以清粥饮调下一茶匙。主治肺脏气实,心胸烦壅,咳嗽喘促,大肠气滞。

3. **葶苈煎**　见"泽泻"。

【方剂举例】

1. **五仁丸(《世医得效方》卷六)**　桃仁,杏仁,松子仁,柏子仁,郁李仁,陈橘皮。主治年老脾虚,大肠闭滞,传导艰难者。

2. **郁李仁散(《圣济总录》卷十七)**　郁李仁(去皮尖,炒)、陈橘皮(去白,酒一盏煮干)、京三棱(炮锉)各一两。上三味,捣罗为散。每服三钱匕,空心煎熟水调下。治风热气秘。

3.郁李仁饮（《圣济总录》卷一百六十五） 郁李仁（去双仁皮尖，研如膏）、朴硝（研）各一两，当归（切、焙）、生干地黄（焙）各二两。上四味，将二味粗捣筛，与别研者二味和匀。每服三钱匕，水一盏，煎至七分，去滓温服，未通更服。治产后肠胃燥热，大便秘涩。

4.郁李仁汤（《圣济总录》卷八十） 郁李仁（汤浸去皮尖，炒）、桑根白皮（炙，锉），赤小豆（炒）各三两，陈橘皮（汤浸去白，炒）二两，紫苏一两半，茅根（切）四两。上六味，粗捣筛。每服五钱匕，水三盏，煎至一盏，去滓温服。治水肿胸满气急。

【膏方应用】

1.应用 常配伍行气及补益类中药，用于肠燥便秘，可与柏子仁、桃仁、杏仁相配。用于水肿胀满，可与桑白皮、赤小豆同用。

2.使用方法 每天 3 ～ 5 克，直接入群药熬膏。

（穆芳园 王 剑）

十、清热药

知 母

始载于《本经》，为百合科植物知母 *Anemarrhena asphodeloides* Bge. 的干燥根茎。春、秋二季采挖，除去须根和泥沙，晒干，习称"毛知母"；或除去外皮，晒干，习称"光知母（知母肉）"。

【性味归经】

苦、甘、寒。归肺、胃、肾经。

《本经》：味苦，寒。

【功效主治】

清热泻火，滋阴润燥。

《本经》：主消渴热中，除邪气，肢体浮肿，下水，补不足，益气。

《药性论》：主治心烦躁闷，骨热劳往来，生产后蓐劳，肾气劳，憎寒虚损，患人虚而口干，加而用之。

《日华子本草》：通小肠，消痰止嗽，润心肺，补虚乏，安心止惊悸。

【膏方举例】

1.回天大补膏 见"白术"。

2.坎离膏 见"核桃仁"。

3.天池膏（《验方新编》卷四） 天花粉、黄连、真台党、知母、白术、五味各三两，麦冬六两，生地汁、藕汁各二两，人乳、牛乳各一碗，生姜汁二碗，先将天花粉七味切开，用淘米水十六碗、桑柴火慢熬出汁尽五六碗，沥清，入生地等汁，慢慢煎熬，加白蜜一斤，煎去沫，熬如膏，收入瓷罐，用水浸三日，去火毒。每用二三匙，白滚水送下，甚效，三消通治。

4. 家秘天地煎（《症因脉治》卷三痹证论） 天门冬、怀地黄、知母、黄柏，四味同煎三次，去渣冲玄武胶，收膏服。治肾痹之真阴不足者。

【方剂举例】

1. 升陷汤 见"黄芪"。

2. 当归地黄汤（《太平惠民和剂局方》） 当归，熟地，生地，酒白芍，白术，茯苓，黄芪，黄柏，知母，陈皮，人参，甘草，大枣，浮小麦。补益气血，固表止汗。

3. 知柏地黄丸（《医宗金鉴》） 熟地，山萸肉，山药，泽泻，牡丹皮，白茯苓，知母，黄柏。滋阴降火。

4. 玉液汤 见"山药"。

5. 大补阴丸 见"龟甲"。

【膏方应用】

1. 应用 知母配伍黄柏滋阴泻相火；知母配伍贝母，清肺化痰止咳。

2. 使用方法 每日3～8克，入群药煎膏。

（陶丝雨 孙 洋）

栀 子

始载于《本经》，为茜草科植物栀子 *Gardenia jasminoides* Ellis 的干燥成熟果实。9～11月果实成熟呈红黄色时采收，除去果梗和杂质，蒸至上气或置沸水中略烫，取出，干燥。

【性味归经】

苦，寒。归心、肺、三焦经。

《本经》：味苦，寒。

《别录》：大寒，无毒。

【功效主治】

泻火除烦，清热利湿，凉血解毒。

《本经》：主五内邪气，胃中热气，面赤，酒疱齇鼻，白癞，赤癞，疮疡。

【膏方举例】

泻热栀子煎（《外台秘要·卷十六》） 栀子二十一枚，甘竹茹（熬）一两，香豉（熬棉裹）六合，大青、橘皮（去脉）各二两，赤蜜三合。上六味细切，以水六升，煮取一升七合去滓，下蜜，更微火上煎两三沸，分再服。主治胆腑实热，精神不守。

【方剂举例】

1. 茵陈蒿汤（《伤寒论》）　茵陈，栀子，大黄。清热，利湿，退黄。
2. 栀子柏皮汤（《伤寒论》）　栀子，甘草，黄柏。清热利湿。
3. 栀子豉汤（《伤寒论》）　栀子，香豉。治伤寒发汗，吐、下后，虚烦不得眠，心中懊憹。
4. 桑杏汤　见"浙贝母"。

【膏方应用】

1. 应用　栀子配伍淡豆豉解郁除烦，栀子苦寒，易伤胃。
2. 使用方法　每2～4克，入群药煎膏。

（陶丝雨　孙　洋）

金银花

始载于《新修本草》，为忍冬科植物忍冬 *Lonicera japonica* Thunb. 干燥花蕾或带初开的花。夏初花开放前采收，干燥。

【性味归经】

甘，寒。入肺、心、胃经。

《滇南本草》：性寒，味苦。

《本草正》：味甘，气平，其性微寒。

【功效主治】

清热解毒，疏散风热。

《本草纲目》：一切风湿气，及诸肿毒、痈疽疥癣、杨梅诸恶疮。散热解毒。

《本草备要》：养血止渴。治疥癣。

《重庆堂随笔》：清络中风火湿热，解瘟疫秽恶浊邪，息肝胆浮越风阳，治痉厥癫痫诸症。

【方剂举例】

1. 清肠饮（《辨证录》）　金银花，当归，地榆，麦冬，元参，生甘草，苡仁，黄芩。活血解毒，滋阴泻火。
2. 清营汤（《温病条辨》）　犀角，生地，元参，竹叶心，麦冬，丹参，黄连，银花，连翘。清营解毒，透热养阴。

【膏方应用】

1. 应用　金银花可用于糖尿病患者，配生黄芪，黄连。
2. 使用方法　每日1～3克，入群药煎膏。

（陶丝雨　孙　洋）

连翘

始载于《本经》，为木犀科植物连翘 *Forsythia suspensa* (Thunb.) Vahl 的干燥果实。秋季果实初熟尚带绿色时采收，除去杂质，蒸熟，晒干，习称"青翘"；果实熟透时采收，晒干，除去杂质，习称"老翘"。

【性味归经】

苦，微寒。归肺、心、小肠经。

《本经》：味苦，平。

【功效主治】

清热解毒，消肿散结，疏散风热。

《本经》：主寒热、鼠瘘、瘰疬、痈肿、恶疮、瘿瘤、结热、蛊毒。

【方剂举例】

清营汤　见"金银花"。

【膏方应用】

1. **应用**　连翘为疮家圣药，亦可解内生之毒。
2. **使用方法**　每日 2～5 克，直接入群药煎膏。

（陶丝雨　孙　洋）

地　黄

始载于《本经》，为玄参科多年生草本植物地黄 *Rehmannia glutinosa* Libosch. 干燥块根。冬季或初冬采挖，较细小的为细生地，大者为大生地。

【性味归经】

生地黄：甘，寒。归心、肝、肾经。

鲜地黄：甘，苦，寒。归心、肝、肾经。

《本经》：干地黄味甘，寒。

《本草经集注》：干地黄，味甘、苦，寒，无毒，生地黄，大寒。

【功效主治】

鲜地黄：清热生津，凉血，止血。生地黄：清热凉血，养阴生津。

《本经》：主折跌绝筋，伤中；逐血痹，填骨髓，长肌肉；作汤除寒热积聚，除痹。久服轻身不老。

【膏方举例】

1. **琼玉膏**　见"人参"。

2.地黄煎（《圣济总录》卷五十八） 生地黄（细切）三斤，生姜（细切）半斤，生麦门冬（去心）二斤，上于石臼内捣烂，生布绞取自然汁，用银石器盛，慢火熬，稀稠得所，以瓷盒贮。每服一匙，用温汤化下，不拘时候。主治消渴，口干舌燥。

3.地黄麦门冬煎（《外台秘要》卷十引《延年秘录》） 生地黄汁三升，生麦门冬三升，生姜汁一合，酥二合，白蜜二合，先煎地黄，麦门冬，姜汁等，三分可减一分，纳酥，蜜，煎如稀饧，纳贝母末八分，紫菀末四分，搅令调。主治肺热咳嗽。

【方剂举例】

1.肾气丸 见"泽泻"。

2.养阴清肺汤（《重楼玉钥》卷上） 大生地，麦冬，甘草，元参，贝母，丹皮，薄荷，炒白芍。养阴清肺。主治白喉。喉间起白如腐，不易拔去，咽喉肿痛，初起发热，或不发热，鼻干唇燥，或咳或不咳，呼吸有声，喘促气逆，甚至鼻翼煽动，脉数。

3.益胃汤 见"北沙参"。

4.一贯煎 见"北沙参"。

5.增液汤（《温病条辨》卷二） 细生地，元参，麦冬。增液润燥，主治阳明温病，无上焦证，数日不大便，其阴素虚，不可用承气汤者。

6.天王补心丹 见"丹参"。

【膏方应用】

1.应用 生地黄及鲜生地是古代膏方常用药，该药出膏率较高，且品质润性寒，膏方多用其养阴生津之功。养血可选配当归、白芍、熟地黄；养阴生津可选配麦冬、天冬。

2.使用方法 每日 3～10 克，直接入群药熬膏，或浸润后捣绞汁入方。

（陶丝雨 孙 洋）

玄 参

始载于《本经》，为玄参科植物玄参 *Scrophularia ningpoensis* Hemsl. 的干燥根。秋季茎叶枯萎时采挖，除去根茎、幼芽、须根及泥沙，晒或烘至半干，堆放 3～6 天，反复数次至干燥。

【性味归经】

甘，苦，咸，微寒。归肺、胃、肾经。

《本经》：味苦，微寒。

【功效主治】

清热凉血，滋阴降火，解毒散结。

《本经》：主腹中寒热积聚，女人产乳余疾，补肾气，令人目明。

《别录》：主暴中风，伤寒身热，支满狂邪，忽忽不知人，温疟洒洒，血瘕下寒血，除胸中气，下水，止烦渴，散颈下核、痈肿、心腹痛，坚癥，定五藏。

《医学启源》：治心懊憹烦而不得眠，心神颠倒欲绝，血滞小便不利。

《本草纲目》：滋阴降火，解斑毒，利咽喉，通小便血滞。

【膏方举例】

玄参救苦膏　见"桔梗"。

【方剂举例】

1. **清营汤**　见"金银花"。
2. **增液汤**（《温病条辨》卷二）　玄参，麦冬，细生地。增液润燥，主治津亏肠燥证。
3. **百合固金汤**　见"百合"。
4. **养阴清肺汤**　见"地黄"。
5. **天王补心丹**　见"丹参"。

【膏方应用】

1. **应用**　本品性凉，多汁液，易于煎出，玄参配伍生地，凉血养阴；配伍知母，滋阴降火。配伍牛蒡子，解毒散结消痈。
2. **使用方法**　每日2～10克，直接入群药煎膏。

（陶丝雨　孙　洋）

牡丹皮

始载于《本经》，为毛茛科植物牡丹 *Paeonia suffruticosa* Andr. 的干燥根皮。秋季采挖根部，除去细根和泥沙，剥取根皮，晒干或刮去粗皮，除去木心，晒干。

【性味归经】

苦，辛，微寒。归心、肝、肾经。

《本经》：味辛，寒。

【功效主治】

清热凉血，活血化瘀。

《本经》：主寒热，中风瘛疭、痉、惊痫邪气，除癥坚瘀血留舍肠胃，安五脏，疗痈疮。

《本草纲目》：和血，生血，凉血。治血中伏火，除烦热。

【膏方举例】

1. **调元百补膏**（《寿世保元》卷四）　当归身（酒洗）四两，怀生地黄二斤，怀熟地黄四两，甘枸杞子一斤，白芍（米粉炒）一斤，人参四两，辽五味子一两，麦门冬（去心）五两，地骨皮四两，白术（去芦）四两，白茯苓（去皮）十二两，莲肉四两，怀山药五两，贝母（去心）三两，甘草三两，琥珀一钱三分，薏苡仁（用米粉炒）八两。上药锉细，和足水五升，微火煎之，如干，再加水五升，如此四次，滤去滓，取汁，文武火熬之，待减去三分，每斤加炼净熟蜜四两，春五两，夏六两，共熬成膏。每服三匙，白汤调下。养血和中，宁嗽化痰，退热定喘，除泻止渴。

2.**五汁膏**（《类证治裁》卷二） 天冬，麦冬，生地，薄荷，贝母，丹皮，阿胶，茯苓，犀角，羚羊角，人乳汁，梨汁，藕汁，蔗汁，萝卜汁，蜜熬。治虚损劳瘵之咳血。

3.**大补二天膏** 见"茯苓"。

4.**宁志膏** 见"丹参"。

5.**扶元益阴膏**（《慈禧光绪医方选议》） 党参一两，于白术（炒）一两，茯苓（研）一两，白芍（酒炒，八钱），归身（土炒）一两，地骨皮一两，丹皮（去心）六钱，砂仁（研）四钱，银柴三钱，苏薄荷二钱，鹿角胶（溶化）五钱，香附（制研）六钱。共以水熬透，去渣，再熬浓，加鹿角胶溶化，兑炼蜜为膏，每服三钱，白水冲服。主治脾肾虚损。

【方剂举例】

1.**壮筋养血汤**（《伤科补要》） 当归，白芍，川芎，生地，红花，牡丹皮，牛膝，川续断，杜仲。补血活血，强壮筋骨。

2.**滋水清肝饮**（《医宗己任编》） 熟地，当归，白芍，枣仁，山萸肉，茯苓，山药，柴胡，山栀，丹皮，泽泻。滋阴养血，清热疏肝。

3.**青蒿鳖甲汤**（《温病条辨》） 青蒿，鳖甲，细生地，知母，丹皮。养阴透热。

4.**肾气丸** 见"泽泻"。

5.**十补丸**（《济生方》） 附子，五味子，山茱萸，山药，牡丹皮，鹿茸，熟地，肉桂，白茯苓，泽泻。温补肾阳。

【膏方应用】

1.**应用** 牡丹皮有凉血及安神之功，配生地，能清血分热，治疗血热妄行所致的吐血、衄血；配伍知母、鳖甲、青蒿能退虚热；配伍桃仁、赤芍、桂枝能活血行瘀。

2.**使用方法** 每日 2～10 克，直接入群药煎膏。

（陶丝雨 孙 洋）

赤 芍

始载于《本经》，为毛茛科植物芍药 *Paeonia lactiflora* Pall. 或川赤芍 *Paeonia veitchii* Lynch 的干燥根。春、秋二季采挖，除去根茎、须根及泥沙，晒干。

【性味归经】

苦，微寒。归肝经。

《本经》：味苦。

【功效主治】

清热凉血，散瘀止痛。

《本经》：主邪气腹痛，除血痹，破坚积，寒热疝瘕，止痛，利小便，益气。

【膏方举例】

养阴膏（《鸡峰普济方·卷十一》） 生地黄一两半，当归一两，赤芍药一两，牛膝一两，乌药半两，牡丹皮一钱，茯苓一钱，红花一钱。主治室女气血相传，经脉不行，体黄面肿，多胀减食。

【方剂举例】

1. 赤芍药散（《太平圣惠方》） 赤芍，诃黎勒，当归，肉豆蔻，人参，郁李仁，桂心，陈橘皮，槟榔。主治伤寒脾胃气滞，心腹胀满，痛不欲饮食。

2. 少腹逐瘀汤（《医林改错》） 小茴香，干姜，延胡索，没药，当归，川芎，官桂，赤芍，蒲黄，五灵脂。活血祛瘀，温经止痛。

【膏方应用】

1. **应用** 赤芍配伍牡丹皮能凉血化瘀；配伍当归能祛瘀行滞止痛。
2. **使用方法** 每日 2～8 克，入群药煎膏。

（陶丝雨 孙 洋）

地骨皮

始载于《本经》，为茄科植物枸杞 *Lycium chinense* Mill. 或宁夏枸杞 *Lycium barbarum* L. 的干燥根皮。春初或秋后采挖根部，洗净，剥取根皮，晒干。

【性味归经】

甘，寒。归肺、肝、肾经。

《本经》：味苦，寒。

《别录》：大寒，无毒。

《本草纲目》：味甘淡，寒。

【功效主治】

凉血除蒸，清肺降火。

《本经》：主五内邪气，热中，消渴，周痹。

《别录》：主风湿，下胸胁气，客热头痛，补内伤大劳嘘吸，坚筋，强阴，利大小肠，耐寒暑。

【膏方举例】

1. 秘传当归膏（《仁斋直指方·卷九》） 当归（酒洗一斤）六两，生地黄（酒洗）一斤，熟地黄（酒洗）三两，薏苡仁（米粉同炒）八两，白芍药（粉炒）一斤，白茯苓十二两，白术一斤，莲子（去心）四两，山药五两。上各锉细，和足，以水十斤，防火煎之，如再加水十斤，如此四次，如法滤去滓，取汁，渐加至三分后，以文武火煎之，如法为度，每斤加炼熟净蜜四两，春五两，夏六两，共熬成膏。主治五劳七伤，诸虚劳极，脾胃虚弱。

2. **益寿养真膏《东医宝鉴·内景篇卷之一》）**　生地黄八斤，人参三十二两，白茯苓二十四两，白蜜五斤，天门冬八两，麦门冬八两，地骨皮八两。上和匀入瓷缸内，以油纸五重，厚布一重，紧封缸口，置铜锅内，水中悬胎，令缸口出水，上以桑柴火煮三昼夜，如锅内水减，则用暖水添之，日满取出，再用蜡纸紧封缸口，纳井中浸一昼夜取出，再入旧汤内煮一昼夜，以出水气乃取出，先用少许，祭天地神祇，然后每取一二匙，温酒调服，不饮酒，白汤下，日进二三服。主治诸虚劳损，瘫痪，五脏不足，精神不振等。

3. **扶元益阴膏**　见"牡丹皮"。

4. **千金生地黄煎（《重订广温热论》卷二）**　生玉竹三钱，天花粉二钱，地骨皮三钱，茯神三钱，生石膏四钱，白知母三钱，鲜生地汁、麦冬汁各二瓢，鲜竹沥一瓢，生姜汁四滴，净白蜜半钱。上药用水两碗，将前六味煎成一碗，去渣，加地、冬等四汁及白蜜，再煎数沸，冬月煎膏尤妙。此方生液凉血，清火撤热兼擅其长。善治积热烦渴、日晡转剧、喘咳面赤、能食便秘等症。若加西洋参钱半，乃治虚热之良剂。

【方剂举例】

1. **秦艽鳖甲散（《卫生宝鉴》）**　地骨皮，柴胡，鳖甲，秦艽，知母，当归，青蒿，乌梅。滋阴养血，清热除蒸，主治风劳病。

2. **长生酒（《惠直堂经验方》）**　枸杞子，茯神，生地，熟地，山茱萸，牛膝，远志，五加皮，石菖蒲，地骨皮，白酒。补肝肾，益精血，强筋骨，安神志，主治肝肾不足，腰膝乏力，心悸健忘，须发早白。

3. **地仙散（《本事方》）**　地骨皮，防风，甘草，生姜，竹叶。治骨蒸肌热，解一切虚烦躁，生津液。

4. **枸杞汤（《千金方》）**　枸杞根白皮，麦门冬，小麦二升。治虚劳，口中苦渴，骨节烦热或寒。

5. **泻白散（《小儿药证直诀》）**　见"桑白皮"。

【膏方应用】

1. **应用**　地骨皮配伍知母、鳖甲能清虚热；配伍桑白皮能清泻肺热；配伍白茅根、侧柏叶能凉血止血，治疗血热妄行。

2. **使用方法**　每日3～5克，直接入煎剂同煎。

3. **使用禁忌**　脾胃虚寒者忌服。

（陶丝雨　孙　洋）

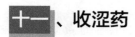 **收涩药**

五味子

始载于《本经》，为木兰科植物五味子 *Schisandra chinensis* (Turcz.) Baill. 的干燥

成熟果实。习称"北五味子"。秋季果实成熟时采摘，晒干或蒸后晒干，除去果柄和杂质。

【性味归经】

酸、甘、温。归肺、心、肾经。

《本经》：味酸，温。

《唐本草》：皮肉甘酸，核中辛苦，都有咸味。

【功效主治】

收敛固涩，益气生津，补肾宁心。

《本经》：主益气，咳逆上气，劳伤羸瘦，补不足，强阴，益男子精。

《别录》：养五脏，除热，生阴中肌。

《本草蒙筌》：风寒咳嗽，南五味为奇，虚损劳伤，北五味最妙。

【膏方举例】

1.五味子膏（《本草衍义·卷八》）　五味子（方红熟时采）。蒸烂，研滤汁，去子，熬成稀膏，量酸甘，入蜜，再上火，待蜜熟，俟冷，器中贮。作汤服。主治肺虚寒。

2.五味子煎（《全生指迷方·卷四》）　五味子五两，桂（取心）一两，川乌头（炮，去皮脐）一两。上为末，水五升，煎至一升，绞取汁，用好蜜二两，再熬成膏。每服弹子大，食前温酒化下。主治肝咳，咳则两胁痛，甚则不可转侧，转侧两胁下满，恶寒，脉弦紧。

3.天池膏（《仙拈集》卷二）　天花粉、黄连各半斤，人参、知母、白术、五味子各三两，麦冬六两（去心），生地汁、藕汁各60毫升，人乳、牛乳各250毫升，生姜汁500毫升。先将天花粉七味切片，用米泔水3.7升，入砂锅内浸半日，用桑柴慢火熬取汁约1.5升，滤清，入生地等汁，慢熬如饧，加白蜜一斤，煎去沫，熬如膏，收入瓷罐内，用水浸三日，去火毒。每用2～3匙，白滚汤送下。主治三消。

4.调元百补膏　见"牡丹皮"。

【方剂举例】

1.五味子丸（《太平圣惠方》）　五味子，茯苓，车前子，巴戟天，肉苁蓉，菟丝子。补虚损，益肾气。

2.四神丸　见"吴茱萸"。

3.生脉散　见"人参"。

4.养心汤（《证治准绳》）　党参，黄芪，当归，茯神，茯苓，肉桂，柏子仁，枣仁，远志，川芎，五味子，半夏，炙甘草。补血益气，养血安神。

5.人参养荣汤（《太平惠民和剂局方》）　白芍，当归，陈皮，黄芪，桂心，人参，白术，甘草，熟地，五味子，茯苓，远志，生姜，大枣。益气补血，养心安神。

6.十补丸　见"牡丹皮"。

【膏方应用】

使用方法　每日1～5克，直接入群药煎膏。

（穆芳园　孙　洋）

乌　梅

始载于《本经》，为蔷薇科植物梅 *Prunus mume* (Sieb.) Sieb. et Zucc. 的干燥近成熟果实。夏季果实近成熟时采收，低温烘干后闷至色变黑。

【性味归经】

酸，涩，平。归肝、脾、肺、大肠经。

《本经》：味酸，平。

《别录》：无毒。

《日华子本草》：暖，无毒。

【功效主治】

敛肺，涩肠，生津，安蛔。

《本经》：主下气，除热烦满，安心，肢体痛，偏枯不仁，死肌，去青黑痣，恶疾。

【膏方举例】

1. 乌梅膏（《杂病源流犀烛·卷一》）　乌梅，只一味，煎膏，每含化。主治久咳经年，百药不效，余无他症，与劳嗽异者。

2. 醍醐膏（《奇效良方》卷三十三）　上用乌梅一斤，捶碎，甜水四大碗，煎至一碗，滤去滓，白沙蜜五斤，砂仁末半两，入沙石器内，慢火熬赤色，成膏为度，取下放冷，加白檀末三钱，麝香一字，搅匀，以瓷石器盛，密封口，夏月冷水调，冬月沸汤调服。

3. 湿乌梅荔枝汤（《是斋百一选方》卷之二十第三十一门）　乌梅（三十个，大而有肉者，先以汤浸三、五次，去酸水，取肉烂碾，与糖同熬），桂末（半两，入汤内），球糖（一斤，临时添减，与梅同熬得所即止），生姜（半斤，取汁，加减多少用），上件熬成膏，看可便住火，用汤或水调点止渴，甚妙，密封瓶器。

4. 元霜膏（《验方新编》卷三）　真乌梅汁、梨汁、萝卜汁、柿霜、白砂糖、白蜜各四两，姜汁一两，赤苓末八分，款冬花（乳汁浸，晒干）、紫菀末各二两。共入砂锅熬成膏为丸，每服三钱，卧时含口中，缓缓咽下。治虚劳咳嗽，吐血下血，烧热困倦，其效如神。

【方剂举例】

1. 乌梅丸（《伤寒论》）　乌梅，附子，细辛，干姜，黄连，当归，蜀椒，桂枝，人参，黄柏。安蛔止痛，主治蛔厥证。

2. 乌梅丸（《太平圣惠方》卷十三）　乌梅，黄连，当归，诃黎勒皮，阿胶，干姜。

主治伤寒，下痢腹痛。

【膏方应用】

1. 应用 乌梅配伍肉豆蔻、诃子能治久泻不止；配伍天花粉、麦冬、葛根治虚热烦渴。

2. 使用方法 每日 2 ～ 5 克，直接入群药煎膏。

（穆芳园 孙 洋）

莲 子

始载于《本经》，为睡莲科植物 *Nelumbo nucifera* Gaertn. 的干燥成熟种子。秋季果实成熟时采割莲房，取出果实，除去果皮，干燥。

【性味归经】

甘，涩，平。归脾、肾、心经。

《本经》：味甘，平。

《本草蒙筌》：味甘涩，气平寒，无毒。

【功效主治】

补脾止泻，止带，益肾涩精，养心安神。

《本经》：主补中，养神，益气力。久服轻身耐老，不饥延年。

《本草拾遗》：令发黑，不老。

《日华子本草》：益气，止渴，助心，止痢。治腰痛，泄精。

《本草纲目》：交心肾，厚肠胃，固精气，强筋骨，补虚损，利耳目，除寒湿，止脾泄久痢，赤白浊，女人带下崩中诸血病。

【膏方举例】

1. 补真膏（《万病回春》卷二） 人参（去芦）四两，山药（蒸熟，去皮）一斤，芡实（水浸三日，去壳皮，蒸熟）一斤，莲肉（水浸去心皮）一斤，红枣（蒸熟去皮核）一斤，杏仁（水泡去皮尖，蒸熟）一斤，核桃肉（水浸去皮壳）一斤，真沉香（三钱，另研为末，以上俱捣烂），蜂蜜（六斤，用锡盆分作三分，入盆内滚水炼蜜如硬白糖为度，只有三斤干净），真酥油一斤，和蜜蒸化，将前八味和成一处，磨极细末，入酥油、蜜内搅匀如膏，入新瓷罐内，以盛一斤为度，用纸封固，勿令透风。每日清晨用白滚水调服数匙，临卧时又一服，忌铁器。大补真元，其功不能尽述。

2. 当归膏（《医学入门》外集卷六） 当归十一两，生地、白术各八两，熟地、甘草、贝母各一两半，薏苡仁四两，芍药半斤，二味用米粉炒，茯苓六两，莲肉、人参、地骨皮各二两，山药、麦门冬各二两半，枸杞子十两，天门冬一两，五味子五钱，琥珀六分，用水五升，微火煎之，再加水五升，如此者四次，滤去渣，文武火煎，每斤加熟蜜四两（春五两，夏六两），共熬成膏，吐血加牡丹皮一两，骨蒸加青蒿汁、童便各一碗，痨痰加钟乳粉五钱，每服二茶匙，空心白汤调下。治五劳七伤，诸虚百损，脾胃虚弱，养血和中，滋荣筋骨，养阴抑阳，久服多获奇效。

3. **理脾养胃除湿膏** 见"党参"。

【方剂举例】

1. **金锁固精丸**（《医方集解》） 沙苑蒺藜，芡实，莲子，龙骨，牡蛎。补肾涩精，主治肾虚精关不固，遗精滑泄。

2. **参苓白术散** 见"白术"。

3. **清心莲子饮**（《太平惠民和剂局方》卷五） 黄芩，麦门冬，地骨皮，车前子，甘草，石莲肉，白茯苓，黄芪，人参。清心养神，秘精补虚，滋润肠胃，调顺血气。

4. **莲肉糕**（《医学入门》） 莲肉、粳米各炒四两，茯苓二两。共为末，砂糖调膏，每五六匙，白滚汤下。治病后胃弱，不能饮食。

【膏方应用】

1. **应用** 配伍茯苓、山药、白术等能补脾止泻；配伍莲须、沙苑子、龙牡能补肾固精；配伍麦冬、茯神能交通心肾，养心安神。

2. **使用方法** 每日 2～10 克，本品富含淀粉，直接打碎入膏煎，或蒸熟捣膏用，或同群药煎膏。

3. **使用禁忌** 中满痞胀及大便燥结者，忌服。

（穆芳园　孙　洋）

浮小麦

始载于《本草蒙筌》，为禾本科植物小麦 *Triticum aestivum* L. 的干燥轻浮瘪瘦果实。麦收后选取轻浮瘪瘦的麦粒，簸净杂质，干燥。

【性味归经】

甘，凉。归心经。

《本草蒙筌》：甘、咸、寒。无毒。

【功效主治】

益气，除热，止汗。用于骨蒸劳热，自汗盗汗。

《本草蒙筌》：敛虚汗。

《本草纲目》：益气除热，止自汗、盗汗，骨蒸虚热，妇人劳热。

【膏方举例】

1. **治郁证膏方**《叶天士医案精华》 生地，天冬，阿胶，茯神，川斛，牡蛎，小麦，人中白，熬膏。

2. **平血压、祛风养血膏方**（《陆渊雷医案》） 炒潞党 60 克，生芪 15 克，生熟地各 150 克，杭菊 60 克，生白术 60 克，浮小麦 15 克，怀膝 240 克，柴胡 30 克，枣仁 90

克（研），当归 90 克，蕲蛇 60 克，制香附 45 克，远志 60 克，川芎 45 克，防风 45 克，枳实 60 克，煅牡蛎 240 克，白芍 90 克，独活 30 克，薤白 60 克，竹沥半夏 120 克，良姜 45 克，紫菀 60 克（炙），款冬 60 克（炙），杏仁 90 克，炙苏子 60 克，焦山栀 90 克。上药选道地，煎成去滓。入冰糖 240 克，真阿胶 120 克，文火收膏，将起锅时，加砂仁末 30 克，上好肉桂末 15 克，搅匀，瓷罐贮。每早开水冲服一匙，感冒则暂停。有养肝肾，息内风，舒肝郁，健脾胃，化痰湿，止咳嗽，敛盗汗的功效。

【方剂举例】

1. **牡蛎散（《太平惠民和剂局方》）** 黄芪，麻黄，浮小麦，牡蛎。敛阴止汗，益气固表。

2. **独圣散（《卫生宝鉴》）** 浮小麦，不以多少，文武火炒令焦，为末。每服二钱，米饮汤调下，频服为佳。一法取陈小麦用干枣煎服。治疗盗汗及虚汗不止。

【膏方应用】

1. **应用** 本品平和无毒，为药食两用之品。

2. **使用方法** 每日 5 ～ 15 克，直接入煎或炒焦研末服。

（穆芳园 孙 洋）

糯稻根

始载于《本草再新》，为禾本科糯属植物糯稻 *Oryza sativa* L.var.*glutinosa* Matsum. 的根及根茎。夏、秋两季，糯稻收割后，挖取根茎及须根，除去残茎，晒干。

【性味归经】

甘，平。归心、肝经。

《中药大辞典》：味甘，性平。归肺、肾经。

《本草再新》：味甘、辛，性平，无毒。入肝、肺、肾经。

【功效主治】

养阴除热，止汗。

《本草再新》：补气化痰，滋阴壮胃，除风湿，治阴寒，安胎和血，疗冻疮、金疮。

【膏方应用】

1. **应用** 治自汗，可配伍黄芪、党参、白术、浮小麦；治阴虚盗汗，可配伍生地黄、地骨皮、麻黄根；能退虚热，益胃津，用于病后阴虚口渴，虚热不退及骨蒸潮热，可配伍沙参、麦冬、地骨皮。

2. **使用方法** 本品体轻松泡，用量不宜过大。

（穆芳园 孙 洋）

诃 子

始载于《药性论》，为使君子科植物诃子 *Terminalia chebula* Retz. 或绒毛诃子 *Terminalia chebula* Retz.var.*tomentella* Kurt. 的干燥成熟果实。秋、冬二季果实成熟时采收，除去杂质，晒干。

【性味归经】

苦，酸，涩，平。归肺、大肠经。

《药性论》：味苦，甘。

【功效主治】

涩肠止泻，敛肺止咳，降火利咽。

《药性论》：能通利津液，主破胸膈结气，止水道，黑髭发。

【方剂举例】

1. 诃子皮散（《兰室秘藏》） 诃子，罂粟壳，陈皮，干姜。温中祛寒，涩肠固脱。
2. 诃子汤（《宣明论方》） 诃子，桔梗，甘草。宣肺止咳，利咽开音。

【膏方应用】

1. **应用** 诃子配伍配伍干姜、陈皮、罂粟壳等治疗虚寒久泻或脱肛；配伍桔梗、甘草治失音不能言语。
2. **使用方法** 涩肠止泻宜煨用，每日 1～3 克，入群药煎膏。

（穆芳园 孙 洋）

肉豆蔻

始载于《药性论》，为肉豆蔻科植物肉豆蔻 *Myristica fragrans* Houtt 的干燥种仁。冬春两季果实成熟时采收，除去皮壳后，干燥，煨制去油用。

【性味归经】

辛，温。归脾、胃、大肠经。

《药性论》：味苦，辛。

《海药本草》：味辛，温，无毒。

【功效主治】

温中行气，涩肠止泻。

《药性论》：主小儿吐逆，不下乳，腹痛；治宿食不消，痰饮。

《海药本草》：主心腹虫痛，脾胃虚冷气并，冷热虚泄，赤白痢。凡痢以白粥饮服佳；霍乱气并，以生姜汤服良。

《日华子本草》：调中，下气，止泄痢，开胃，消食。皮外络，下气，解酒毒，治霍乱。

【膏方举例】

助胃膏（《太平惠民和剂局方》卷十）　白豆蔻仁、肉豆蔻（煨）、丁香、人参、木香各一两；白茯苓（去皮）、官桂（去粗皮）、白术、藿香（叶）、缩砂仁、甘草（炙），各二两，橘红（去白）、山药各四两。右为细末，炼蜜和成膏。每服如鸡头实大一圆，量儿大小加减，米饮化下，不拘时候。主治小儿胃气虚弱，乳食不进，腹胁胀满，肠鸣泄泻，或时夜啼，胎寒腹痛。

【方剂举例】

1.真人养脏汤（《太平惠民和剂局方》）　人参，当归，白术，肉豆蔻，肉桂，甘草，白芍，木香，诃子，罂粟壳。涩肠固脱，温补脾肾，主治脾肾虚寒，久泻久痢证。

2.四神丸（《内科摘要》）　见"吴茱萸"。

【膏方应用】

1.应用　本品富含油脂易致滑肠，煨用可增强温中止泻作用，多煨用或制霜入煎。配伍补骨脂、吴茱萸、五味子同用，治疗脾肾阳虚，五更泄泻；配伍木香、姜半夏治胃寒食少呕吐及气滞胸脘作痛。

2.使用方法　每日1～5克，入群药煎膏。

（穆芳园　孙　洋）

山茱萸

始载于《本经》，为山茱萸科植物山茱萸 *Cornus officinalis* Sieb.et Zucc. 的干燥成熟果肉。秋末冬初果皮变红时采收果实，用文火烘或置沸水中略烫后，及时除去果核，干燥。

【性味归经】

酸，涩，微温。归肝、肾经。

《本经》：味酸，平。

【功效主治】

补益肝肾，收涩固脱。

《本经》：主心下邪气，寒热，温中，逐寒湿痹，去三虫，久服轻身。

《别录》：肠胃风邪，寒热疝瘕，头风，风气去来，鼻塞，目黄，耳聋，面疱，温中，下气，出汗，强阴，益精，安五脏，通九窍，止小便利，明目，强力。

【膏方举例】

大补二天膏　见"茯苓"。

【方剂举例】

1.六味地黄丸　见"泽泻"。

2. **肾气丸** 见"泽泻"。

3. **固冲汤**（《医学衷中参西录》） 白术，黄芪，龙骨，牡蛎，山萸肉，杭芍，海螵蛸，茜草，棕边炭，五倍子。益气健脾，固冲摄血。

4. **十补丸** 见"牡丹皮"。

5. **右归丸** 见"枸杞子"。

6. **来复汤**（《医学衷中参西录》） 萸肉，生龙骨，生牡蛎，生杭芍，野台参，甘草。治寒温外感诸证，大病瘥后不能自复，寒热往来，虚汗淋漓；或但热不寒，汗出而热解，须臾又热又汗，目睛上窜。势危欲脱，或喘逆，或怔忡，或气虚不足以息。

【膏方应用】

1. **应用** 配伍熟地、山药治疗肝肾阴虚，头晕目眩、腰膝酸软；配伍桑螵蛸、覆盆子、益智仁、沙苑子治疗小便不禁。

2. **使用方法** 每日2～8克，直接入群药煎膏。

（穆芳园 孙 洋）

覆盆子

始载于《名医别录》，为蔷薇科植物华东覆盆子 *Rubus chingii* Hu 的干燥果实。夏初果实由绿变绿黄时采收，除去梗、叶，置沸水中略烫或略蒸，取出，干燥。

【性味归经】

甘，酸，温。归肝、肾、膀胱经。

《别录》：味甘，平。无毒。

【功效主治】

益肾固精缩尿，养肝明目。

《别录》：主益气，轻身，令发不白。

《药性论》：主男子肾精虚竭，女子食之有子。主阴痿。

《日华子本草》：安五脏，益颜色，养精气，长发，强志。疗中风身热及惊。

《开宝本草》：补虚续绝，强阴建阳，悦泽肌肤，安和脏腑，温中益力，疗劳损风虚，补肝明目。

【方剂举例】

1. **五子衍宗丸**（《丹溪心法》） 枸杞子，菟丝子，覆盆子，五味子，车前子。添精益髓，补肾固精。

2. **覆盆子散**（《太平圣惠方》卷三十） 覆盆子，五味子，黄芪，石斛，肉苁蓉，车前子，鹿角胶，熟干地黄，钟乳粉，天门冬，紫石英，菟丝子。主治虚劳精气乏，四肢羸弱。

3. **补益覆盆子丸**（《太平圣惠方》卷三十） 覆盆子，菟丝子，龙骨，肉苁蓉，附子，巴戟，人参，蛇床子，熟干地黄，柏子仁，鹿茸。主治虚劳，失精，腰膝疼痛。

4. **柏子仁丸（《御药院方》卷六）**　山茱萸四两，柏子仁半两，远志去心半两，覆盆子一两，山药（另取末）一两，上为细末，用山药，白面同酒煮糊为丸，如梧桐子大。每服三十丸，温酒下，空腹食前，日进二服。补益元气，充实肌肤。

【膏方应用】

使用方法　每日 2～5 克，入群药煎膏。

（穆芳园　孙　洋）

金樱子

始载于《雷公炮炙论》，为蔷薇科植物金樱子 *Rosa laevigata* Michx. 的干燥成熟果实。10～11 月果实成熟变红时采收，干燥，除去毛刺。

【性味归经】

酸，甘，涩，平。归肾、膀胱、大肠经。

《开宝本草》：味酸涩，平温，无毒。

《本草正》：味涩，性平，生者酸涩，熟者甘涩。

【功效主治】

固精缩尿，固崩止带，涩肠止泻。

《别录》：止遗泄。

《蜀本草》：治脾泄下痢，止小便利，涩精气。

《滇南本草》：治日久下痢，血崩带下，涩精遗泻。

【膏方举例】

1. **金樱子煎（《证类本草·卷十二》）**　金樱子。经霜后，以竹夹子摘取，于大木臼中，转杵却刺，勿损之，擘为两片，去其子。以水淘洗过，烂捣入大锅，以水煎，不得绝火。煎约水耗半，取出澄滤过，仍重煎似稀饧。每服取一匙，用暖酒一盏调服。主治脾泄下痢，以及肝肾两亏引起的精神衰弱、小便不禁、梦遗滑精。

2. **金樱子煎膏（青岛方）（《全国中药成药处方集》）**　金樱子（去毛刺）十斤，煎膏，滴纸不散，加沙苑蒺藜膏一斤，再加蜜成膏。本方具有补益功效，主治遗精滑泄。

3. **保婴五疳膏**　见“青皮”。

【方剂举例】

1. **秘元煎（《景岳全书》）**　远志，山药，芡实，枣仁，金樱子，白术，茯苓，炙甘草，人参，五味子。益气养心，健脾固涩。

2. **水陆二仙丹（《洪氏集验方》）**　金樱子，芡实。

【膏方应用】

1.应用 配伍芡实，可治疗遗精、尿频、白浊、白带过多等证；配伍党参治久虚泄泻下痢。

2.使用方法 本品可单品熬膏，或配伍入膏方同煎，使用前须挖去皮毛。入群方煎膏每日用量1～5克。

（穆芳园 孙 洋）

芡 实

始载于《本经》，为睡莲科植物芡 *Euryale ferox* Salisb. 的干燥成熟种仁。秋末冬初时采收成熟果实，除去果皮，取出种子，洗净，再除去硬壳，晒干。

【性味归经】

甘，涩，平。归脾、肾经。

《本经》：味甘，平。

【功效主治】

益肾固精，补脾止泻，除湿止带。

《本经》：主湿痹腰脊膝痛，补中除暴疾，益精气，强志，令耳目聪明，久服轻身不饥，耐老神仙。

《日华子本草》：开胃助气。

《纲目》：止渴益肾。治小便不禁，遗精，白浊，带下。

【膏方举例】

1.健脾膏（重庆方）（《全国中药成药处方集》） 土粉沙参八两，冬瓜仁十六两，芡实十二两，橘皮四两，莲米四两，榧子肉四两，云茯苓四两，山楂四两，雷丸二两，百合四两，山药八两，苡仁四两，建神曲一两，麦芽一两，谷芽一两，鸡内金一两。上为细末，每净药粉三斤，另加糯米粉十五斤，白糖二十三斤，开水少许打成块。每服3～4片，小孩1～2片。健脾开胃，进食生肌，调气养血，润颜壮神。

2.补真膏 见"莲子"。

【方剂举例】

1.水陆二仙丹（《洪氏集验方》） 见"金樱子"。

2.易黄汤（《傅青主女科》） 山药，芡实，黄柏，车前子，白果。补脾益肾，清热祛湿。

3.资生健脾丸 见"泽泻"。

4.全鹿丸（《景岳全书》） 鹿肉，巴戟天，菟丝子，肉苁蓉，补骨脂，熟地，杜仲，续断，小茴香，楮实，沉香，锁阳，当归，川芎，黄芪，白术，人参，牛膝，生地，川椒，芡实，芍药，胡芦巴，青盐。补肾阳，培元气。

5. **玉锁丹（《杨氏家藏方》）**　鸡头肉末，莲花蕊末，龙骨，乌梅肉。治梦遗漏精。

6. **金锁固精丸**　见"莲子"。

【膏方应用】

1. **应用**　配伍党参、白术、山药、莲子治疗脾虚久泻或久痢；配伍莲子、沙苑子、龙牡治疗遗精、滑精。

2. **使用方法**　每日 3～10 克，本品直接入膏方同煎或配伍使用。

（穆芳园　孙　洋）

十二、安神药

酸枣仁

始载于《本经》，为鼠李科植物酸枣 *Ziziphus jujuba* Mill.var.*spinosa*（Bunge）Hu ex H.F.Chou 的干燥成熟种子。秋末冬初采收成熟果实，除去果肉和核壳，收集种子，晒干。

【性味归经】

甘、酸，平。归肝、胆、心经。

《本经》：味酸，平。

【功效主治】

养心补肝，宁心安神，敛汗，生津。

《本经》：主心腹寒热邪结气聚；四肢酸痛湿痹。久服，安五脏，轻身延年。

《别录》：主烦心不得眠，脐上下痛，血转，久泄，虚汗烦渴，补中，益肝气，坚筋骨，助阴气，令人肥健。

《本草拾遗》：睡多生使，不得睡炒熟。

【方剂举例】

1. **养心汤**　见"五味子"。

2. **天王补心丹**　见"丹参"。

3. **十四友丸（《太平惠民和剂局方》）**　熟地黄，白茯苓，白茯神，人参，酸枣仁，柏子仁，紫石英，肉桂，阿胶，当归，黄芪，远志，龙齿等。益气养血，补心益肾。

4. **酸枣仁汤（《金匮要略》）**　酸枣仁，川芎，知母，茯苓，甘草。清热除烦，养血安神。

5. **珍珠母丸（《普济本事方》）**　珍珠母，当归，熟地，人参，酸枣仁，柏子仁，犀角，茯神，沉香，龙齿。滋阴养血，镇心安神。

6. **酸枣仁汤**（《圣济总录》卷三十二） 酸枣仁，人参，石膏，赤茯苓，桂，知母，甘草。主治发汗后，不得眠睡，或虚劳烦扰，气奔胸中不得眠。

7. **宁志膏**（《太平惠民和剂局方》卷五） 酸枣仁，人参，辰砂，乳香。主治心脏亏虚，神志不守，恐怖惊惕，常多恍惚，易于健忘，睡卧不宁，梦涉危险，一切心疾。

【膏方应用】

使用方法 本品不易出膏，打碎入群药煎，每日 3 ～ 15 克。

（张 颖）

柏子仁

始载于《本经》，为柏科植物侧柏 *Platycladus orientalis*（L.）Franco 的干燥成熟种仁。秋、冬二季采收成熟种子，晒干，除去种皮，收集种仁。

【性味归经】

甘，平。归心、肾、大肠经。

《本经》：味甘，平。

【功效主治】

养心安神，润肠通便，止汗。

《本经》：主惊悸，安五脏，益气，除湿痹。久服，令人悦泽美色，耳目聪明，不饥不老，轻身延年。

《别录》：疗恍惚，虚损吸吸，历节，腰中重痛，益血止汗。

《药性论》：能治腰肾中冷，膀胱中冷脓宿水，兴阳道，去头风，主小儿惊痫。

【膏方举例】

1. **益寿膏**（《吾补百岁应有余》） 党参，丹参，当归，赤芍，白芍，酸枣仁，柏子仁，熟地黄，枣皮，制何首乌，制黄精，巴戟天，杜仲，山药，砂仁，黄连，广木香，续断，黄芪，白茅根，蜂蜜，龟鹿胶，三七粉，鱼鳅。补气血，滋肾阴，养心神，健脾胃。

2. **神仙茯苓膏**（《太平圣惠方》卷第九十四） 白茯苓二十斤（蒸曝七遍），松脂十斤（炼成者），松子五斤（取仁），柏子仁五斤。上药，捣罗为末。用炼了蜜二十斤和，拌匀，内铜器中，汤上微火煎之，一日一夕。搅令得所，每服，以温酒调下鸡子黄大，日三服，忌食米醋。若欲绝食，顿服令饱，即得绝之。久服轻身明目，不老复壮，发白更黑，齿落更生。

3. **仙方凝灵膏** 见"茯苓"。

【方剂举例】

1. **养心汤** 见"五味子"。

2. **天王补心丹** 见"丹参"。

3. 十四友丸（《太平惠民和剂局方》）　见"酸枣仁"。

4. 延龄丸（《杨氏家藏方》）　肉桂，补骨脂，肉苁蓉，巴戟天，覆盆子，菟丝子，楮实，天雄，地黄，枸杞子，牛膝，山药，胡桃仁，黑芝麻，酸枣仁，柏子仁，茯苓，人参，菊花，五味子。温肾壮阳，填精补髓。

5. 延寿丹（《丹溪心法》）　天冬，远志，山药，巴戟天，牛膝，杜仲，肉苁蓉，菟丝子，赤石脂，车前子，石菖蒲，柏子仁，泽泻，川椒，生地黄，熟地黄，枸杞子，茯苓，覆盆子，当归，人参，五味子，地骨皮。益气阴，养心肺，补肝肾。

6. 彭祖延年柏子仁丸（《千金翼方》）　柏子仁，蛇床子，菟丝子，覆盆子，石斛，巴戟天，杜仲（炙），天冬，远志，天雄，续断，桂心，石菖蒲，泽泻，薯蓣，人参，干地黄，山茱萸，五味子，钟乳（炼），肉苁蓉。补肾气，强心志。

7. 柏子仁丸（《普济本事方》卷六）　柏子仁（研），半夏曲，牡蛎（甘锅子内火煅，用醋淬7次，焙），人参（去芦），麻黄根（慢火炙，拭去汗），白术，五味子（拣），净麸（慢火炒）。戢阳气，止盗汗，进饮食，退经络热。

【膏方应用】

1. 应用　配伍酸枣仁，可治心不养血引起的虚烦不得眠、惊悸怔忡等；配伍其他质润多油的种子类药可润肠通便。

2. 使用方法　本品质润多油，入膏煎宜炒去油用。每日 3 ~ 6 克。

（张　颖）

远　志

始载于《本经》，为远志科植物远志 *Polygala tenuifolia* Willd. 或卵叶远志 *Polygala sibirica* L. 的干燥根。春、秋二季采挖，除去须根和泥沙，晒干。

【性味归经】

苦、辛，温。归心、肾、肺经。

《本经》：远志，味苦，温。

【功效主治】

安神益智，交通心肾，祛痰，消肿。

《本经》：主咳逆伤中，补不足，除邪气，利九窍，益智慧，耳目聪明，不忘，强志倍力。久服轻身、不老。

《别录》：定心气，止惊悸，益精，去心下膈气、皮肤中热、面目黄。

《滇南本草》：养心血，镇惊，宁心，散痰涎。疗五痫角弓反张，惊搐，口吐痰涎，手足战摇，不省人事，缩小便，治赤白浊，膏淋，滑精不禁。

【方剂举例】

1. 天王补心丹　见"丹参"。

2. 十四友丸　见"酸枣仁"。

3. 滋阴大补丸（《类证治裁》）　熟地黄，山药，山茱萸，茯苓，牛膝，杜仲，五味子，巴戟天，小茴香，肉苁蓉，远志，石菖蒲，枸杞子，大枣。滋养心肾，并补阴阳。

4. 孔圣枕中丹　见"石菖蒲"。

5. 远志丸（《三因极一病证方论》）　远志，山药，熟地黄，天门冬，龙齿，麦门冬，五味子，车前子，白茯苓，茯神，地骨皮，桂心。主治心肾气不足，惊悸健忘，梦寐不安，遗精，面色无华，足胫酸疼。

6. 安神定志丸　见"石菖蒲"。

7. 定志小丸（《备急千金要方》）　菖蒲，远志，茯苓，人参。治心气不定，五脏不足，甚者忧愁悲伤不乐，忽忽喜忘，朝瘥暮剧，暮瘥朝发，狂眩方。

【膏方应用】

1. 应用　配伍菖蒲、郁金，祛痰开窍，用于痰阻心窍之神昏痰盛及精神失常；配茯苓、酸枣仁，交通心肾，用于心肾不交之失眠。

2. 使用方法　每日 3 ～ 6 克，入群药煎膏。

（张　颖）

茯　神

始载于《本经》，为多空菌科真菌茯苓 *Poria cocos*（Schw）Wolf. 的干燥菌核中间带有松根的部分。

【性味归经】

甘、淡、平。归心、脾经。

《本经》：味甘，平。

《药品化义》：味甘淡，性微温。

【功效主治】

宁心，安神，利水。

《别录》：疗风眩、风虚、五劳、口干，止惊悸、多恚怒、善忘，开心益智，安魂魄，养精神。

《药性论》：主惊痫，安神定志，补劳乏；主心下急痛坚满，小肠不利。

《本草再新》：治心虚气短，健脾利温。

【方剂举例】

1. 归脾汤　见"龙眼肉"。

2. 养心汤　见"五味子"。

3. 十四友丸　见"酸枣仁"。

4. 长生酒　见"地骨皮"。

5. **安神定志丸**　见"石菖蒲"。

6. **三神散（《医统》）**　茯神，远志，石菖蒲。养心定志。主治健忘不记事。

7. **远志丸**　见"远志"。

8. **珍珠母丸**　见"酸枣仁"。

9. **茯神丸（《古今录验》引陈明进方，见《外台》卷十五）**　菖蒲，远志，茯苓，人参。主治心气不定，五脏不足。

【膏方应用】

1. **应用**　茯神配伍首乌藤，增强养心安神作用；配伍远志能安神定志。

2. **使用方法**　每日2～6克，去木心后打碎入膏煎。

（张　颖）

十三、其他

葛　根

始载于《本经》，为豆科植物野葛 *Pueraria lobata*（Willd.）Ohwi 的干燥根。习称"野葛"。秋、冬二季采挖，趁鲜切成厚片或小块，干燥。

【性味归经】

甘，辛，凉。归脾、胃、肺经。

《本经》：味甘，平。

【功效主治】

解肌退热，生津止渴，透疹，升阳止泻，通经活络，解酒毒。

《本经》：主消渴，身大热，呕吐，诸痹，起阴气，解诸毒。

《别录》：疗伤寒中风头痛，解肌，发表，出汗，开腠理。疗金疮，止痛，胁风痛。生根汁，疗消渴，伤寒壮热。

《本草拾遗》：生者破血，合疮，堕胎，解酒毒，身热赤，酒黄，小便赤涩。

【方剂举例】

1. **七味白术散（《小儿药证直诀》）**　人参，白术，茯苓，藿香，木香，甘草，葛根。健脾止泻，主治脾胃久虚，呕吐泄泻。

2. **举元煎**　见"人参"。

3. **益气聪明汤（《东垣试效方》）**　人参，黄芪，升麻，葛根，蔓荆子，甘草，黄柏。补气升阳，聪耳明目，主治耳鸣失聪或视物不清，多年目暗。

4. **葛根煎（《太平圣惠方》卷三十八）**　生葛根汁一合，生地黄汁一升，生麦门冬汁一升，白蜜一升，枣膏五合，生姜汁二合。右件药，都以慢火煎之，候如稀饧，以瓷盒盛。不计时候，服一茶匙，以差为度。主治乳石发动，热毒上攻，口干心躁，烦渴头痛。

5. 羚翘解毒膏（《全国中药成药处方集》） 银花二两，连翘（去心）二两，葛根二两，大青叶二两，花粉二两，元参（去芦）一两六钱，薄荷叶一两六钱，生栀子一两，赤芍八钱，马勃六钱，浙贝母六钱，桑叶六钱，枳壳（麸炒）六钱，黄芩六钱，炒僵蚕六钱，知母六钱，黄柏六钱，生石膏四两。上药熬汁，去滓过滤，将汁炼至滴毛头纸上背面不阴为标准，收清膏，每清膏八两兑蜜一斤收膏，每膏一斤八两兑羚羊粉一分，冰片八分，搅匀装瓶。散风清热，解表退烧。

【方剂举例】

1. 葛根黄芩黄连汤（《伤寒论》） 葛根，炙甘草，黄芩，黄连。解表清里。

2. 当归拈痛汤（《医学启源》） 羌活，防风，升麻，葛根，白术，苍术，当归身，人参，甘草，苦参，黄芩，知母，茵陈，猪苓，泽泻。利湿清热，疏风止痛。

3. 参苏饮 见"茯苓"。

【膏方应用】

1. 应用 膏方取其生津止渴，升阳止泻之功。在膏方应用中最常配补益类中药，用于热病口渴，可与芦根、花粉、知母、麦冬、党参、黄芪相配；用于脾虚泄泻可配甘草、人参、茯苓。

2. 使用方法 每日 3～15 克，直接入群药熬膏。

（穆芳园）

白　芷

始载于《本经》，为伞形科植物白芷 *Angelica dahurica* (Fisch.ex Hoffm.) Benth. et Hook.f. 或杭白芷 *Angelica dahurica* (Fisch.ex Hoffm.) Benth.et Hook.f.var. *formosana* (Boiss.) Shan et Yuan 的干燥根。春、秋间叶黄时采挖，除去须根和泥沙，晒干或低温干燥。

【性味归经】

辛，温。归胃、大肠、肺经。

《本经》：辛，温。

《滇南本草》：性温，味辛微甘。

《药物图考》：有小毒，臭香，味辛。

【功效主治】

解表散寒，祛风止痛，宣通鼻窍，燥湿止带，消肿排脓。

《本经》：主女人漏下赤白，血闭阴肿，寒热，风头侵目泪出，长肌肤，润泽，可作面脂。

《别录》：疗风邪久渴（久渴或疑作"久泻"），呕吐，两胁满，风痛头眩，目痒。

《药性论》：治心腹血刺痛，除风邪，主女人血崩及呕逆，明目、止泪出，疗妇人沥血、腰腹痛；能蚀脓。

《滇南本草》：祛皮肤游走之风，止胃冷腹痛寒痛，周身寒湿疼痛。

【方剂举例】

1. **九味羌活汤**（《此事难知》）　羌活，防风，苍术，细辛，川芎，白芷，生地黄，黄芩，甘草。发汗祛湿，兼清里热。

2. **川芎茶调散**　见"川芎"。

3. **托里消毒散**（《外科正宗》）　人参，川芎，白芍，黄芪，当归，白术，茯苓，银花，白芷，甘草，皂刺，桔梗。补益气血，托里解毒。

4. **大秦艽汤**（《素问病机气宜保命集》）　秦艽，甘草，川芎，当归，白芍药，细辛，川羌活，防风，黄芩，石膏，吴白芷，白术，生地黄，熟地黄，白茯苓，川独活。主治中风……手足不能运动，舌强不能言语。

【膏方应用】

1. **应用**　白芷在膏方应用中最常配伍祛风除湿类中药，祛风可选配防风、天麻；燥湿可选配羌活。

2. **使用方法**　每日 2～5 克，直接入群药熬膏。

（穆芳园）

第五节　成膏剂与矫味剂

一、糖类

饴　糖

始载于《名医别录》，为用高粱、米、大麦、小麦、粟、玉米等含淀粉质的粮食为原料，经发酵糖化制成的食品。又称麦芽糖、糖稀、胶饴。

【性味归经】

甘，温。归脾、胃、肺经。

《名医别录》：味甘，微温。

《本草纲目》：甘，大温，无毒。

【功效主治】

缓中，补虚，生津，润燥。主治劳倦伤脾，里急腹痛，肺燥咳嗽，吐血，口渴，咽痛，

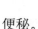

便秘。

《名医别录》：主补虚乏，止渴，去血。

《千金方》：补虚冷，益气力，止肠鸣、咽痛，除唾血，却咳嗽。

《食疗本草》：补虚止渴，健脾胃气，去留血，补中。主吐血，健脾。凝强者为良。主打损瘀血，熬食焦，和酒服之，能下恶血。

【方剂举例】

1. 大建中汤（《金匮要略》卷上）　蜀椒，干姜，人参，胶饴。温中补虚，降逆止痛。

2. 小建中汤（《伤寒论》）　桂枝，甘草，大枣，芍药，生姜，胶饴。温中补虚，和里缓急。

【膏方应用】

收膏时加入清膏中，小火熬煮成膏。每料膏用量不宜超过500克。糖尿病原则上不用。

（张　颖）

蜂　蜜

始载于《本经》，为蜜蜂科昆虫中华蜜蜂 *Apis cerana* Fabricius 或意大利蜂 *Apis mellifera* Linnaeus 所酿的蜜。春至秋季采收，滤过。

【性味归经】

甘，平。归肺、脾、大肠经。

《本经》：味甘，平。

【功效主治】

补中，润燥，止痛，解毒；外用生肌敛疮。用于脘腹虚痛，肺燥干咳，肠燥便秘，解乌头类药毒；外治疮疡不敛，水火烫伤。

《本经》：主心腹邪气，诸惊痫痉，安五脏诸不足，益气补中，止痛解毒，除众病，和百药；久服强志轻身，不饥不老。

《别录》：主养脾气，除心烦，食饮不下，止肠，肌中疼痛，口疮，明耳目，久延年神仙。

【膏方举例】

羊蜜膏(《饮膳正要》)　熟羊脂五两，熟羊髓五两，白沙蜜五两(炼净)，生姜汁一合，生地黄汁五合。上五味，先以羊脂煎令沸，次下羊髓又令沸，次下蜜、地黄、生姜汁，不住手搅，微火熬数沸成膏。每日空心温酒调一匙头。或做羹汤，或做粥食之亦可。治虚劳，腰痛，咳嗽，肺痿，骨蒸。

【膏方应用】

蜂蜜具有良好改进膏滋口感，遮掩药味的作用，宜用熟蜜，收膏时加入清膏中，小火熬煮成膏。

（张　颖）

麦芽糖

【性味归经】

甘，温。归脾、胃、肺、肝经。

【功效主治】

补脾益气，润肺止咳，缓急止痛，开胃除烦，通便。

【膏方应用】

膏方常用成膏佐料，适用于兼有脾胃虚弱、气短乏力、纳食减少者。

糖尿病患者不宜用；每料量用量不宜超过 500 克。

（张　颖）

木糖醇

木糖醇是木糖代替的中间产物。约在 19 世纪末期被发现，是存在于许多水果、蔬菜和天然食用菌之中的一种天然甜味剂。

【膏方应用】

木糖醇不被酵母发酵，不利于微生物生长，有利于物品防腐，可用于预防龋齿。具有吸湿性，不易返砂，且有利于人体内双歧杆菌的生长，可增强人体肠道有益菌的活力。木糖醇是人体糖类代谢的中间体，在人体缺少胰岛素影响糖代谢的情况下，无须胰岛素的促进，木糖醇也能直接透过细胞膜参与糖代谢而不增加血糖浓度，并促进肝糖原合成。临床尚作为营养药，能补充热量，改善糖代谢，用作糖尿病患者制作膏滋方的糖的代用佳品。

用于改善膏方口感，而无明显升高血糖作用，适用于糖尿病患者膏方。过量食用木糖醇会使血脂升高、冠状动脉硬化。

（张　颖）

冰　糖

为禾本科甘蔗属植物甘蔗 *Saccharum sinensis* Roxb. 茎中的液汁，制成白砂糖后再煎炼而成的冰块状结晶。

【性味归经】

甘、平。归脾、肺经。

《本草再新》：味甘，性平，无毒。人脾、肺二经。

【功效主治】

《本草纲目》：润心肺燥热，治嗽消痰，解酒和中，助脾气，缓肝气。

【膏方应用】

膏方用量不宜超过 500 克，直接在收膏时加入清膏中，小火熬煮成膏。糖尿病者不宜用。

（张　颖）

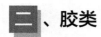、胶类

阿　胶

始载于《本经》，为马科动物驴 *Equus Asinus* L. 的干燥皮或鲜皮经煎煮、浓缩制成的固体胶。一般在 10 月至翌年 5 月为阿胶生产季节。先将驴皮放到容器中，用水浸泡软化，除去驴毛，剁成小块，再用水浸泡使之白净，放入沸水中，皮卷缩时捞出，再放入熬胶锅内进行熬炼。熬好后倾入容器内，待胶凝固后取出，切成小块，晾干。

【性味归经】

甘，平。归肺、肝、肾经。

《本经》：味甘，平。

【功效主治】

补血滋阴，润燥，止血。用于血虚萎黄，眩晕心悸，肌痿无力，心烦不眠，虚风内动，肺燥咳嗽，劳嗽咯血，吐血尿血，便血崩漏，妊娠胎漏。

《本经》：主心腹内崩，劳极洒洒如疟状，腰腹痛，四肢酸疼，女子下血。安胎。久服轻身益气。

《名医别录》：丈夫小腹痛，虚劳羸瘦，阴气不足，脚酸不能久立，养肝气。

【膏方举例】

阿胶膏（《太平圣惠方》卷六）　阿胶（捣碎，炒令黄燥，捣末）三两，白羊肾（去筋膜，切，细研）三对，杏仁（汤浸，去皮尖双仁，麸炒微黄，研如膏）三两，薯蓣二两（捣为末），薤白一握，（细切），黄牛酥四两，羊肾脂（煮去滓）四两。上件药相和，于瓷瓶内贮之，蒸半日，令药成膏。每服，不计时候，以暖酒调下一茶匙。主治肺气喘急，下焦虚伤。

【方剂举例】

1. 阿胶四物汤（《杂病源流犀烛》卷一）　阿胶，川芎，当归，白芍，地黄。主治血虚咳嗽。

2. **炙甘草汤** 见"甘草"。

3. **阿胶散(《三因极一病证方论》卷十三)** 阿胶,马兜铃,五灵脂,桑白皮,甘草。主治虚人老人一切咳嗽。

4. **胶艾汤(《金匮要略》卷下)** 芎䓖,阿胶,甘草,艾叶,当归,芍药,干地黄。养血安胎,补血调经,安胎止痛。

5. **黄土汤(《金匮要略》卷中)** 甘草,干地黄,白术,附子(炮),阿胶,黄芩,灶中黄土。温阳健脾,养血止血。

6. **补肺阿胶汤(《小儿药证直诀》卷下)** 阿胶,鼠粘子,甘草,马兜铃,杏仁,糯米。养阴清肺,止咳平喘,温养脾胃。

7. **黄连阿胶汤(《伤寒论》)** 黄连,黄芩,芍药,鸡子黄,阿胶。扶阴散热,降火引元。

【膏方应用】

1. **应用** 阿胶是很好的成膏剂,也是补血良药,膏方应用广泛。

2. **使用方法** 每日 2 ～ 10 克,打碎,黄酒烊化后加入清膏中,小火熬煮成膏。

(张　颖)

龟甲胶

始载于《本草崇原》,为龟甲经水煎煮、浓缩制成的固体胶。将龟甲漂泡洗净,分次水煎,滤过,合并滤液(或加入白矾细粉少许),静置,滤取胶液,浓缩(可加适量的黄酒、冰糖及豆油)至稠膏状,冷凝,切块,晾干,即得。

【性味归经】

咸、甘、凉。归肝、肾、心经。

《得配本草》:甘,平,入足少阴经。

【功效主治】

滋阴,养血,止血。用于阴虚潮热,骨蒸盗汗,腰膝酸软,血虚萎黄,崩漏带下。

《本草汇言》:主阴虚不足,发热口渴,咳咯血痰,骨蒸劳热,腰膝痿弱,筋骨疼痛,寒热久发,疟疾不已,妇人崩带淋漏,赤白频来,凡一切阴虚血虚之证,并皆治之。

《得配本草》:镇肾中之火,收孤阳之汗,安欲脱之阴,伏冲任之气。

【膏方举例】

龟鹿二仙膏 见"龟甲"。

【膏方应用】

1. **应用** 成膏药,有养阴补血潜阳的作用。

2. **使用方法** 每日 2 ～ 10 克,打碎,烊化后加入清膏中,小火熬煮成膏。

(张　颖)

鳖甲胶

始载于《卫生宝鉴》，为鳖科动物鳖的背甲经煎煮、浓缩制成的固体胶。

【性味归经】

咸，微寒。归肺、肝、肾经。

【功效主治】

滋阴退热，软坚散结。用于阴虚潮热，虚劳咳血，久疟，疟母，痔核肿痛，血虚经闭。

【膏方应用】

1. **应用** 成膏药，有滋阴养血，退虚热的作用。
2. **使用方法** 每日 3～10 克，烊化后加入清膏中，小火熬煮成膏。

（张　颖）

鹿角胶

始载于《本经》，为鹿角经水煎煮、浓缩制成的固体胶。将鹿角锯段，漂泡洗净，分次水煎，滤过，合并滤液（或加入白矾细粉少量），静置，滤取胶液，浓缩（可加适量黄酒、冰糖和豆油）至稠膏状，冷凝，切块，晾干，即得。

【性味归经】

甘、咸，温。归肾、肝经。

《本经》：味甘，平。

【功效主治】

温补肝肾，益精养血。用于肝肾不足所致的腰膝酸冷，阳痿遗精，虚劳羸瘦，崩漏下血，便血尿血，阴疽肿痛。

《本经》：主伤中劳绝，腰痛羸瘦，补中益气，妇人血闭无子，止痛安胎。

《名医别录》：疗吐血，下血，崩中不止，四肢酸疼，多汗，淋露，折跌伤损。

【方剂举例】

1. **斑龙丸**（《医学正传》卷三引《青囊集方》）　鹿角胶，鹿角霜，菟丝子，柏子仁，熟地黄，白茯苓，补骨脂。治真阴虚损，老人虚人常服，延年益寿。

2. **鹿角胶煎**（《太平圣惠方》卷九十五）　鹿角胶，牛乳，白蜜，牛酥，生姜汁。久服填骨髓，好颜色，祛风气，润鬃发。主治五劳七伤，身无润泽，腰背疼痛，四肢沉重。

3. **鹿角胶散**（《太平圣惠方》卷七十三）　鹿角胶，白龙骨，桂心，当归，附子，白术。主治妇人白带下不止，面色萎黄，绕脐冷痛。

【膏方应用】

1. **应用** 成膏药，有温养奇经八脉，补肾填精的作用。
2. **使用方法** 每日 3 ～ 10 克，烊化后加入清膏中，小火熬煮成膏。

（张　颖）

三、果品

葡　萄

始载于《本经》，为葡萄科植物葡萄 *Vitis vinifera* L. 的果实。夏末秋初果熟时采收，阴干。多数制成葡萄干用。

【性味归经】

气味：甘、酸，平。归肺、脾、肾经。

《本经》：味甘平。

《本草纲目》：甘、平、涩、无毒。

《滇南本草》：味甘、酸，性微温，无毒。

【功效主治】

补气血，益肝肾，生津液，强筋骨，止咳除烦，通利小便。

《本经》：主筋骨湿痹，益气倍力，强志，令人肥健耐饥，忍风寒。可作酒。

《别录》：逐水，利小便。

《滇南本草》：大补气血，舒筋活络，泡酒服之。治阴阳脱证，又治盗汗虚证。汁，治咳嗽。

《随息居饮食谱》：补气，滋肾液，益肝阴，强筋骨，止渴，安胎。

【营养成分】

葡萄中的多种果酸有助于消化，能健脾和胃。葡萄中含有矿物质钙、钾、磷、铁，以及多种维生素 B_1、维生素 B_2、维生素 B_6、维生素 C 和维生素 P 等，还含有多种人体所需的氨基酸，对神经衰弱、疲劳过度大有裨益。

【膏方应用】

《居家必用事类全集》用生葡萄捣滤取汁，以瓦器熬稠，入熟蜜少许同收。能除烦止渴，点汤饮甚良。

【膏方应用】

葡萄作为果品入膏，可以改善口感，并有一定的补益气血肝肾的作用。每料可用100 ～ 500 克，入群药同煎膏。

（邹　戬）

梨

始载于《名医别录》，主要为蔷薇科植物白梨 *Pyrus bretschneideri* Rehd.、沙梨 *Pyrus pyrifolia* (Burm.f.) Nakai、秋子梨 *Pyrus ussuriensis* Maxim. 等栽培种的果实。8～9月间果实成熟时采收。鲜用或切片晒干。

【性味归经】

味甘、微酸，性凉，无毒。归肺，胃，心，肝经。

《日用本草》：甘，酸，平。

《本草再新》：味甘，性微寒，无毒。

【功效主治】

生津，润燥，清热，化痰。治热病津伤烦渴，消渴，热咳，痰热惊狂，噎膈，便秘。

【营养成分】

梨含有多种维生素、有机酸、钙、磷等多种矿物质。含有天门冬素，对保护肾脏有益。含有的维生素 B_1、维生素 B_2，对调解神经系统、增加心脏活力、减轻疲劳有一定作用。

【膏方举例】

1.《普济方》载治消渴方　香水梨（或好鹅梨，或江南雪梨，俱可），用蜜熬瓶盛，不时用热水或冷水调服，止嚼梨亦妙。

2.《本草求原》载治痰嗽方　梨，捣汁用，熬膏亦良，加姜汁、白蜜。

【膏方应用】

梨在膏方中多有应用，特别是在制备秋梨膏中是主药，经验用量是每料膏方 500～1000 克，可与群药同煎。

（邹　戬）

荔　枝

始载于《上林赋》，为无患子科荔枝属植物荔枝 *Litchi chinensis* Sonn. 的假种皮（果肉）。夏秋收集，晒干。

【性味归经】

甘、酸，温。归脾，肝经。

《食疗本草》：微温。

《本草拾遗》：酸。

《开宝本草》：甘，平，无毒。

【功效主治】

益气补血。用于病后体弱，脾虚久泻，血崩。

《食疗本草》：益智，健气。

《海药本草》：主烦渴，头重，心躁，背膊劳闷。

《医林纂要》：补肺，宁心，和脾，开胃。治胃脘寒痛，气血滞痛。

《泉州本草》：壮阳益气，补中清肺，生津止渴，利咽喉。治产后水肿、脾虚下面、咽喉肿痛、呕逆等。

【营养成分】

荔枝具有健脾生津，理气止痛之功效，适用于身体虚弱，病后津液不足，胃寒疼痛，疝气疼痛等症。

荔枝营养丰富，含葡萄糖、蔗糖、蛋白质、脂肪，以及维生素（A、B、C）等，并含叶酸、精氨酸、色氨酸等各种营养素。荔枝所含丰富的糖分具有补充能量，增加营养的作用，研究证明，荔枝对大脑组织有补养作用，能明显改善失眠、健忘、神疲等症状；荔枝含丰富的维生素 C 和蛋白质，有助于增强机体免疫功能，提高抗病能力。

【膏方应用】

本品多以干品入煎膏，用量每料 100 ~ 300 克。与群药同煎。

（邹　戬）

核桃仁

始载于《七卷食经》，为胡桃科植物胡桃 *Juglans regia* L. 的干燥成熟种子，又名胡桃仁。秋季果实成熟时采收，除去肉质果皮，晒干，再除去核壳和木质隔膜。

【性味归经】

甘，温。归肾、肺、大肠经。

《七卷食经》：味甘，温。

《证类本草》：味甘，平，无毒。

《本草纲目》：（核仁）甘、平、温、无毒。

【功效主治】

补肾，温肺，润肠。用于肾阳不足，腰膝酸软，阳痿遗精，虚寒喘嗽，肠燥便秘。

《开宝本草》：食之令人肥，润肌黑发。

《证类本草》：食之令人肥健，润肌，黑发。

《本草纲目》：补气养血，润燥化痰，益命门，利三焦，温肺润肠。治虚寒喘嗽，腰脚重痛，心腹疝痛，血痢肠风；散肿毒，发痘疮，制铜毒。食之令人肥健、润肌、黑须发。

《本草新编》：润能生精，涩能止精，更益肾火，兼乌须发，愈石淋，实温补命门之药。

【营养成分】

核桃仁含粗蛋白22.18%，含多种必需氨基酸，其中可溶性蛋白的组成以谷氨酸为主，其次为精氨酸和核桃仁天冬氨酸，其他还有异亮氨酸、亮氨酸、色氨酸、苯丙氨酸、缬氨酸、苏氨酸及赖氨酸等，其含量为总氨基酸的47.50%。含粗脂类64.23%，其中中性脂类占93.05%，中性脂类中三酰甘油占82.05%，甾醇脂占3.86%，游离脂肪酸占4.80%，总脂和中性脂类中脂肪酸组成主要为亚酸64.48%～69.95%和油酸13.89%～15.36%；三酰甘油所含脂肪酸主要为亚麻酸69.98%；甾醇酯非皂化部分主要为β-谷甾醇，并有少量的菜油甾醇、豆甾醇、燕麦甾-5-烯醇、豆甾-7-稀醇。含糖类13%。它还富含铜、镁、钾、维生素B_6、叶酸、维生素B_1，同时还含纤维、磷、烟酸、铁、维生素B_2和泛酸。

【膏方举例】

坎离膏（《万病回春》卷四）　黄柏、知母四两，生地黄、熟地黄、天门冬（去心）、麦门冬（去心）各二两，杏仁（去皮）七钱，胡桃仁（去皮尖，净仁）四两，蜂蜜四两。先将黄柏、知母，童便三碗，侧柏叶一把煎至四碗去渣；又将天、麦门冬，生、熟地黄入汁内，添水二碗煎汁去渣，再捣烂如泥；另用水一二碗熬熟，绞汁，入前汁。将杏仁、桃仁，用水擂烂再滤，勿留渣，同蜜入前汁内。用文武火熬成膏，瓷罐收贮封口，入水内去火毒。每服三五匙，侧柏叶汤调，空腹服。治劳瘵发热、阴虚火动、咳嗽吐血、唾血、咯血、咳血、衄血、心慌、喘急、盗汗。

【方剂举例】

还童丹（《摄生众妙方》卷二）　熟地黄，牛膝，黄芪，五味子，覆盆子，地骨皮，白茯苓，白蒺藜，桃仁，胡桃仁，菟丝子。主治肾水不足，髭须苍白，眼目昏花，腰腿疼痛。

【膏方应用】

1. **应用**　温补肾阳力较弱，多入复方；补肺肾止咳多与人参、杏仁等同用。

2. **使用方法**　可用5～10克打碎炒香收膏时入，亦可直接群药煎膏。含油脂高，影响出膏量。

3. **果品入膏**　核桃仁在膏方中多有应用，由于其含油脂量高，有两种做法，每料用300～500克，打碎同煎，亦有打细颗粒加入收膏。

（陶丝雨）

第十七章　膏方加工制作

第一节　概　述

　　膏方临方制备是膏方服务特色之一，也是膏方个性化服务的重要内容，同样也是医工结合的重要体现。膏方制备不同于传统大批量生产制备医院制剂，具有很高的技术含量与专业要求。

　　传统以饮片制备膏方，有配方、浸泡、煎煮、浓缩收缩几个环节。完成煎煮过程，滤去收集的药液称为煎液，将煎液浓缩到一定程度直接收膏，不添加甜味剂、糖类、胶类等称"清膏"，加入甜味剂或糖类、蜂蜜称"蜜膏"，加入动物胶类称"荤膏"。

　　膏方加工要体现因方而制的特色，也就是说，所有药物的煎煮加工应符合药物的特性，这些特体现膏方加工的整个过程中，因此，加强膏方制作研究与工艺流程规范化，对保证膏方制备质量，提高膏方服务水平。

　　近年来，颗粒剂制作膏方也在全国应用，这是一个需要探索的课题，我们对此做了一些探索，在总结经验的基础上，形成了初步的加工制作规范。

（袁敬柏）

第二节　饮片膏方制作基本流程

一、处方审核

　　1. 医师资格　根据国家中医药管理局的有关规定，建议定制膏方的处方医师应具有副高以上专业技术职务任职资格，并要求医师为患者制定膏方，应遵中医理论、因人施膏。

　　2. 处方审核　膏方处方需经中药师以上专业技术人员审核并签名。处方书写清晰、完整，符合相关规定，审核的重点内容如下：

　　（1）前记：项目齐全，并预留联系方式。

　　（2）正文：药品名称规范性，剂量正确性，配伍合理性。

（3）后记：并确认处方的合法性，处方的时效性。

（4）胶类及辅料使用的适宜性。

（5）是否为糖尿病等特殊患者，或有特殊宗教信仰要求。

3.填写信息 经审方合格的处方，留取服膏者的联系信息，填写膏方加工单及信息表，进行排序排单。

4.准备材料 煎膏人员收到处方后，应精心准备制膏所需的原料、辅料、包装材料等。

二、配方、煎煮、浓缩

1.配方 配方人员应由专业技术人员担任，严格按照处方进行调配，发现有配伍禁忌或超剂量处方应与临床沟通，重新审方合格后方可配方。根据药物加工预处理方法不同，分为群煎、单煎、烊化、打粉入膏等分别包放，并在制剂加工单上标注清晰。

2.校对 配方完毕后由主管中药师以上专业技术人员担任校对，复核药味、剂量、特殊饮片是否正确、单独包放及与加工单标注的一致性，无误后签名发药，送入加工区。

3.浸泡 将调配复核后的饮片倒入专用浸药容器（桶、锅）加水浸泡，一般加水量为药料的 8 ～ 10 倍，夏秋季节浸泡时间不少于 2 小时，冬春季节可以适当延长浸泡时间至 8 小时。要求达到药无干芯。

4.煎煮 将泡透的饮片送入煎煮区，入锅煎煮，一般煎煮 2 ～ 3 次，头汁煎煮 1.5 小时以上，二汁煎煮 1 小时以上。

5.过滤 合并两次煎煮液，过 60 目筛网过滤，放置 6 小时左右，自然冷却沉淀，取上清液过 80 目筛网过滤，备用。

6.浓缩 把上述药液重新置于洁净的锅内，开始用武火加热后改用文火，不断搅拌至药液呈稠糊状得清膏。浓缩过程中注意火候，防止药液沸腾溢出和结底。

三、辅料准备、胶类烊化、贵细料处理

1.炒糖化糖 白砂糖加入水量为总量的 50%，红糖一般加 2 倍量水，饴糖炼制时可不必加水，在加热过程中均应不断搅拌至糖液开始呈金黄色，泛泡发亮光，糖液微有青烟产生时即停止加热。

（1）为了促使糖的转化可加入适量的枸橼酸或酒石酸，使糖转化率达 40% ～ 50%，放冷至 70℃左右，加适量碳酸氢钠以中和酸，炼糖备用。

（2）对于糖尿病患者的膏方，一般不选用糖类，也可以使用适当的甜味剂如木糖醇来代替糖类，以达到矫味的效果，同时又不升高血糖。

2.炼制中蜜 将生蜜加适量沸水煮沸，滤过，除去上浮泡沫及杂质，一般加热至 116℃～ 118℃，含水量在 14% ～ 16%，相对密度为 1.37 kg/m³，浅黄色光泽，手捻有黏性，两手分开时无长白丝。

3.胶类烊化 常用的胶类有阿胶、龟甲胶、鹿角胶、鳖甲胶等，多用黄酒烊化。

4.贵细料打粉　紫河车、羚羊角、珍珠、蛤蚧、琥珀、三七、川贝母、灵芝孢子粉、青黛等需先粉碎成细粉再加入清膏中。（细粉：指能全部通过五号筛，并含能通过六号筛不少于95%的粉末）。

5.另煎入膏　人参类（人参、红参、西洋参等）、冬虫夏草、海龙、海马、鹿茸、枫斗、西红花等用小锅另行煎煮取汁。

四、收膏

收膏时，依以下顺序加入辅料，贵细料与胶类，注意事项如下：

1.化胶入膏　在药汁浓缩即将完成时，将胶烊化好的胶兑入其中，继续浓缩。在加热的过程中不断地调整火候。

2.另煎入膏　将另行煎煮取汁的药物，在收膏过程兑入。

3.细粉入膏　按方加入的贵细药料由专人、专柜、专账保管、单独处方、单独称取、双人复核、双人签字。

五、过滤灌装

1.过滤　浓缩后的药汁在竹片（或铲片）上挂旗或滴水成珠。也可观察在加热时如膏体呈蜂窝状沸腾（俗称翻云头）表示已成膏。除去上浮泡沫过滤至干燥、洁净的容器中。

2.灌装　盛膏容器必须清洗后再经消毒烘干凉透后才能备用，或将熬制好的膏方加入膏方包装机包装。

六、凉膏贴签、审核发膏

1.凉膏　使用大容量容器包装者，成膏后必须及时进入凉膏间自然放凉，凉膏时间一般需要12小时以上，凉透后加盖。此工序也是制膏的关键，如未凉透加盖，极易霉变。

2.贴签　在容器外贴上印有姓名、编号、锅号等信息的标签。

3.审核　加工膏方都要进行详细登记，核对患者的取药日期，运输途中避免晃动，导致膏滋泄露等。

4.发膏　发货时，凭患者取药单，仔细核对患者姓名、加工单编号、日期、电话等信息，核对无误后经患者签名，盖章后方可发药，并交代膏方的服用、保存及注意事项，按质量信息反馈制度做好相关记录。

（张义生）

第三节　中药配方颗粒膏方制作基本流程

配方颗粒制作膏方近年来在基层医疗机构及部分三级中医医院得到广泛的应用，由于其制膏所用的药物是经提取干燥粉末化的中药配方颗粒，而且部分配方颗粒制作需要添加辅料。因此，配方颗粒制膏方没有群药共煎的过程，主要包括配方颗粒复溶、收膏等环节。

中药配方颗粒膏方制作

（一）设备

膏方制作机、蒸汽夹层锅或不锈钢锅、搅拌棒、锅铲、膏方包装机等。

（二）处方审核

对膏方处方应按中药饮片处方审核管理与处方点评的有关规定进行处方审核。重点内容是：①处方是否符合处方管理规定。②处方中的矿石类等以打粉制作的总剂量是否适合膏方制作。③重点药味的日均用量是否适宜。④是否有不宜入煎膏剂的药物。

（三）膏方制作流程

1.备料　按中医处方调剂配方颗粒，包括传统的贵细药材；准备辅料，如胶、蜂蜜、糖、黄酒等。并根据不同药物进行预处理。

（1）胶类的烊化：将黄酒加入到粉碎好的胶中，水浴加热，使之烊化，或沿同一个方向搅拌至稀糊状，以稀糊中没有颗粒为度。烊化完成后，备用。

（2）如果有单煎兑入的药物提前按要求煎好，并留取药汁。

2.复溶　将调剂好的配方颗粒全部倒入不锈钢容器内，加6倍量的水（常温或温水均可），并且边加水边搅拌，至药液均匀。加水的过程需控制水量以及加水速度，加水速度不宜过快。

3.浓缩　配方颗粒充分溶解后，放在膏方制作设备内，开启设备加热，边加热边朝同一个方向不断搅拌，直至药液略显黏稠。

4.加入辅料　将烊化好的胶类及糖类加入到药液内，边加边朝同一个方向搅拌。

5.收膏　浓缩到一定浓度，锅内起鱼眼泡，用锅铲挑起药液，根据药液的流动性来判断药液的黏稠程度，当药液出现挂壁、拉丝等状态时，可用膏方包装机进行包装；如用大包装，继续加热、搅拌，增加其黏稠度，直至稠厚的膏体在搅拌棒上，呈片状缓慢滑下，药汁挂旗，起锅，即收膏。收膏时，务必用小火，并不断搅拌，否则容易糊锅，影响膏方质量。

6.包装　收膏完成后，将熬制好的膏方加入膏方包装机包装，包装完成后，贴签，完成登记数量等信息。如用大包装则将膏滋趁热快速盛装于准备好的膏方包装容器内，转至凉膏间，待完全冷却后加盖、贴签，膏方制作完成。

（闫国强）

第四节　膏方质量标准

目前临床使用的膏方多为定制膏方，属于医师处方加工制剂，在生产设备、设施、工艺过程控制、操作技术经验、质量标准等方面，与中成药和医院制剂中的煎膏剂型均有所不同，定制膏方成品的质量多采用传统标准，部分成方膏方可参考药典附录煎膏剂的检查项目进行检查。

一般加工地道、质量上乘的膏方，其膏体细腻，黑润而有光泽，带有药物特有的清香味，无焦臭味和异味。膏体的稠厚度适中，呈半固体状。成品膏方的膏体应以无糖的结晶析出。

（闫国强）

附录一　膏滋中成药

一、补气养血膏方

（一）两仪膏《景岳全书》

【组成】人参 120～250 克，大熟地 500 克。

【功效】补气养血，滋阴生津。主治气血两亏，嗜欲劳伤，精神亏损，胃败脾弱，形容枯槁，腰膝酸软。

【制法】共煎 3 次，榨净去渣，将 3 次药汁，澄清过滤，加冰糖或白蜜，炼透，滤过收膏。

【服法】口服，每服 15 克，一日 2 次，小儿酌减，温开水冲服。

（二）十全大补膏《江苏省药品标准》

【组成】党参、蜜炙黄芪、炒白术、炒白芍、茯苓各 500 克，熟地黄、当归各 750 克，川芎、肉桂、蜜炙甘草各 250 克。

【功效】调补气血。

【制法】以上十味，水煎两次，第一次 4 小时，第二次 3 小时，药汁分别滤过，澄清，混合后浓缩得清膏，取砂糖 530 克加水加热烊化，滤过，然后与上述清膏 1 千克混合，和匀即得。

【服法】每服 15 克，一日 2 次，饭前用开水化服。

（三）十珍膏《医便》

【组成】党参、黄芪、麦冬（去心）、枸杞子、归身、天冬各八两，白术一斤，北五味子四两，生熟地各十两。

【功效】大补气血。适用于年迈体弱及大病后调补。

【制法】上药切片，制净，入砂锅内，加水共煮 3 次，过滤，去渣，合并滤液，加炼蜜八两，再熬二三沸，收膏。

【服法】每服半盏，一日 2 次，白开水冲服。

（四）琼玉膏《寿世保元》

【组成】人参（研末）360 克，茯苓（研末）450 克，蜜 2500 克，鲜生地 5000 克（捣取汁）。

【功效】益气阴，养心肺。主治虚劳咳嗽，短气无力等症。

【制法】先将地黄汁和蜜煎沸，再加人参、茯苓二末，熬成膏。

【服法】每服一匙，开水调服。

（五）加减扶元和中膏《慈禧光绪医方选议》

【组成】党参45克，白术30克，茯苓30克，归身30克，续断30克，生黄芪30克，炒谷芽30克，鸡内金30克，香附18克，熟地黄18克，砂仁12克，佩兰草12克，生姜24克，半夏24克，红枣肉20枚，冰糖250克。

【功效】扶元和中。主治脾虚食少，胸闷干呕，腰酸无力。

【制法】上药以水熬透，去渣再熬浓，兑冰糖为膏。

【服法】每服一匙，白开水冲服。

（六）参鹿补膏《中药成药学》

【组成】人参，干鹿肉，党参，白术，鸡血藤，熟地黄，墨旱莲，女贞子，仙鹤草，玉竹，狗脊（烫去毛），锁阳，续断，淫羊藿，冰糖。

【功效】益气养血，补肾壮阳。主治气血不足，腰膝酸软，神疲乏力。

【制法】加工膏滋。

【服法】口服，一次10～15克，一日2次。

（七）滋荣养液膏《薛生白医案》

【组成】女贞子，广陈皮，桑叶，熟地黄，白芍，黑芝麻，墨旱莲，枸杞子，当归身，菊花，黑豆，南竹叶，肥玉竹，白茯苓，沙苑蒺藜，炙甘草。

【功效】滋补肾阴。主治肝肾不足，头晕目眩，腰膝酸软，肢体麻木，失眠多梦，健忘耳鸣，呆傻、舌体偏瘦。

【制法】加工膏滋。

【服法】口服，每服10克，早晚各一次，温开水送服。

（八）双龙补膏《中成药手册》

【组成】龙眼肉，龙牙草，仙鹤草，生晒人参，枸杞子，黄芪，麦冬，党参，石斛，白术，菟丝子，黄精，锁阳，淫羊藿，桑枝，熟地黄，刘寄奴，山楂，紫丹参，茯苓，白芍，广陈皮。

【功效】补益元气。主要用于头晕，神疲乏力，腰膝酸软。

【制法】加工膏方。

【服法】每服10克，一日2次，早晚温开水送服。

（九）健身长春膏《使用中国养生全书》

【组成】红参，黄芪，白术，茯苓，甘草，熟地黄，全当归，川芎，枸杞子，女贞子，桑椹，广陈皮，制半夏。

【功效】益气养血，滋补肝肾。主要用于头晕眼花，神疲乏力，耳鸣心悸，失眠健忘。

【制法】加工膏方。

【服法】每服 10 克，一日 2 次，早晚温开水送服。

（十）参枫膏《虚弱的药补与食补》

【组成】枫斗，西洋参，鳖甲胶，蜂蜜，冰糖。

【功效】益气养阴。主要用于头晕心悸，夜寐不安，盗汗，口干咽燥。

【制法】加工膏方。

【服法】每服 10 克，一日 2 次，早晚温开水送服。

二、调理脾胃膏

（一）苍术膏《活人心统》

【组成】鲜白苍术二十斤，石楠叶三斤，当归半斤，甘草四两，楮实子一斤，白蜜三斤。

【功效】健脾化湿。用于治疗老人食少湿肿，四肢无力，湿气身痛。

【制法】上药浸去粗皮，洗净晒干，锉碎，用米泔水浸一宿，洗净，以慢火煎半干，去渣，再入石楠叶，刷去红衣，用楮实子、当归、甘草，切，研同煎黄色，滤去渣，浓煎，入白蜜，同煎成膏。

【服法】每服三匙，一日 3 次，用白开水调服。

（二）资生健脾膏《慈禧光绪医方选议》

【组成】党参、茯苓各二两，炒于术、炒柏子仁各一两五钱，砂仁（研）、木香（研）、山药、紫姜朴各一两，陈皮、炒枳实各一两二钱，炒三仙四两，炙甘草五钱。

【功效】健脾运滞。为老年至和补养好方。

【制法】共以水熬透，滤去渣，再熬浓，加炼蜜为膏，瓷罐收盛。

【服法】每服四钱，白开水冲服。

（三）建中膏《中草药制剂技术》

【组成】党参、白芍各 1125 克，桂枝、炙甘草各 800 克，高良姜 400 克，大枣 350 克，蜂蜜 550 克。

【功效】温补脾胃，缓急止痛。主要用于治疗脾胃虚寒、脘腹疼痛等症。

【制法】将前 6 味药加水煎煮 3 次，每次 1 小时，过滤，合并滤液，加热浓缩至 3600 毫升，加入炼蜜，搅拌混匀，加热至沸，浓煎收膏。

【服法】每服 20 毫升，一日 2 次，白开水冲服。

（四）调中清热化湿膏《慈禧光绪医方选议》

【组成】云茯苓（研）、生杭白芍各六钱，广皮、焦茅术、藿梗、大腹皮、酒炒条芩、白蔻仁各三钱，酒连炭（研）、炙紫、厚朴各二钱，炙香附、泽泻各四钱。

【功效】健脾化湿，清泄里热。本膏由藿香正气散去解表药，加重清泄里热之味而成。用于湿滞脾胃兼有里证者。平素喜食肥甘厚味，湿热伤脾成饮者，可为常用之品。

【制法】共以水煎透，去渣，再熬浓汁，少兑炼蜜为膏。

【服法】每服一匙，白开水冲服。

（五）天冬膏《方氏家珍》

【组成】天冬八两，麦冬、当归、麻子仁、生地黄各四两。

【功效】润燥通便。临床用于治疗老年人大肠燥结，便秘不通。

【制法】上药共煎 3 次，去渣滤清，将药汁合并浓煎，加炼蜜收膏。

【服法】每服十匙，一日 2 次，用白开水冲服。

（六）伏龙肝膏《济生方》

【组成】伏龙肝末，生地黄汁，麦门冬汁，刺蒺藜汁，白蜜。

【功效】益气养阴，兼清虚热。主要用于头晕心悸、口咽干燥，甚至反复吐血。

【制法】加工膏方。

【服法】每服 10 克，一日 2 次，早晚温开水送服。

三、止咳化痰膏

（一）百花膏《奇效良方》

【组成】百合（蒸焙）、款冬花各等分。

【功效】润肺止咳化痰。用于肺痨久嗽、咳唾痰血等症。

【制法】上药共研细末，白蜜和匀，煎熬，收膏。

【服法】每服一匙，一日 3 次，白开水冲服。

（二）杏仁膏《奇效良方》

【组成】光杏仁、紫苏子、阿胶各二两，酥三两，白蜜一斤，生姜汁一两五钱。

【功效】润肺止咳，清热化痰。适用于老年津伤、干咳痰稠、喘急胸闷、咳血咯血、大便干结等症。

【制法】将光杏仁炒微黄，研如泥，阿胶捣碎，炒黄为末，紫苏子微炒，研如膏，将以上各药相和，于砂锅内，以文火熬成膏。

【服法】每服一匙，一日 3 次。

（三）金水膏《活人方》

【组成】生地六两，麦冬、山药各四两，天冬、紫菀、玉竹各三两，冬花、白芍、百合各二两，茜草、知母、陈皮、川贝母各一两。

【功效】润肺止咳。

【制法】贝母去心，另研极细末备用，上药共研粗末，水煎3次，过滤，去渣，合并滤液，浓缩成清膏，加炼蜜五两收膏，冷过一周后，将贝母粉渐渐调入，拌匀，收贮。

【服法】每服五钱，一日3次，噙化，临睡及睡醒时服尤佳。

（四）清肺抑火膏《寿世保元》

【组成】黄芩一斤五两，栀子、桔梗、花粉各十二两，知母、苦参各九两，黄柏、前胡各六两，大黄一斤二两。

【功效】清热通便，止咳化痰。用于治疗肺胃实热之咳痰黄稠，咽痛，口干舌燥，便秘等症。

【制法】上药酌予碎断，置锅内，加水煎4小时，取汁，共煎3次，去渣，滤液合并，熬煎浓缩，炼成清膏。每清膏一两，另加炼蜜二两，和匀，微煎，收膏。

【服法】每服五钱，一日3次，温开水冲服。

（五）养阴清肺膏《中药成药学》

【组成】地黄500克，玄参400克，麦门冬300克，川贝母200克，牡丹皮200克，白芍200克，薄荷125克，甘草100克。

【功效】养阴清肺，清喉利咽。用于咽喉肿痛，咳嗽暗哑，口渴咽干。

【制法】上药水煎1小时，取汁，共煎3次，去渣，滤液合并，熬煎浓缩，炼成清膏。每清膏一两，另加炼蜜二两，和匀，微煎，收膏。

【服法】每服15克，一日2次，温开水冲服。

（六）梨膏《中药成药学》

【组成】秋梨1000克，浙贝母10克，麦冬10克，青萝卜10克，鲜藕20克。

【功效】止咳化痰，生津止渴。用于咳嗽痰喘，声重暗哑，口渴咽干。

【制法】上药加工膏滋剂。

【服法】每服15克，一日2次，温开水冲服。

（七）清宁膏《医宗必读》

【组成】麦冬、生地、广陈皮、桔梗、甘草、龙眼肉、薏苡仁、川贝母、薄荷、鲜藕各20克。

【功效】润肺止咳。用于干咳少痰，口干舌燥，神疲乏力，食少气短，甚至咳嗽咯血。

【制法】上药加工膏滋剂。

【服法】每服 10 克，一日 2 次，温开水冲服。

四、祛风湿膏

（一）鲜桑枝膏《圣济总录》

【组成】鲜桑根 1000 克（切片，不用全新嫩枝），蜂蜜 500 克。
【功效】祛风舒筋。
【制法】上药用水煎取药汁，加蜂蜜收膏。
【服法】每服一匙，空腹开水冲服。

（二）老鹳草膏《中药成药学》

【组成】老鹳草 1000 克，蜂蜜 500 克。
【功效】祛风利湿，通经活血。
【制法】上药加工膏方。
【服法】每服 15 克，一日 2 次，口服。

（三）桑枝煎方《奇效良方》

【组成】鲜桑枝（锉，三升），黑豆（一升），附子（生用，锉，五两），茄子根（锉，一升），上四味，以水三斗，煮至一斗，滤去渣，再熬取五升。
【功效】祛风除湿，舒筋。
【制法】于锅内慢火煎，用柳木茋，不住手搅，侯如膏，盛于瓷盒中。
【服法】每日用热酒调下一茶匙，晚食前再服尤妙。

（四）豨莶膏《丸散膏丹集成》

【组成】豨莶草十斤，生地四斤，甘草二斤。
【功效】祛风除湿。常用于治疗老年四肢麻木，筋骨冷痛，腰膝无力。
【制法】将鲜豨莶草捣汁，加生地、甘草，用水煎熬 3 次，滤汁去渣，加炼蜜收膏。
【服法】每服三钱，一日 2 次，白开水冲服。

五、利咽明目膏

（一）青果膏《北京市中药成方选集》

【组成】鲜青果二斤，胖大海、天花粉、麦冬、诃子肉各四两，锦灯笼二两，山豆根一两。
【功效】清肺利咽，生津止渴。用于治疗老年津亏，咽喉肿痛，失音声哑，口燥舌干。
【制法】酌予切碎，水煎 3 次，分次过滤后去渣，滤液合并，用文火熬煎，浓缩至膏状，以不渗纸为度。每一两膏汁兑蜜一两。

【服法】每服四钱，温开水调化送下。

（二）桑椹子膏《证治准绳》

【组成】鲜桑椹子（紫色）十斤。

【功效】滋补肝肾，聪耳明目。

【制法】先将鲜桑椹子榨汁，其渣入锅内加水煮透，去渣滤清，加入原汁一并收膏。

【服法】每服三钱，一日 2 次，白开水冲服。

（三）通声膏《证治准绳》

【组成】党参、桂心、五味子、杏仁泥、款冬花、菖蒲、竹茹、大枣肉、木通、酥、白蜜、生姜汁各三两，细辛三钱。

【功效】润肺利窍。用于年老气阴耗伤所致咳嗽气促、胸中满闷、语声不出等症。

【制法】将药物共研粗末，用水熬透，去渣，加入杏仁泥、酥、蜜、姜汁、枣肉，再煎，收膏，瓷器收贮。

【服法】每服三钱，一日 2 次，含服之。

（四）明目延龄膏《慈禧光绪医方选议》

【组成】霜桑叶、菊花各一两。

【功效】疏风清热，清肝明目。多用于治疗年老眼疾。

【制法】共以水熬透，去渣，再熬浓汁，少兑炼蜜收膏。

【服法】每服三钱，白开水冲服。

六、清热解毒膏

（一）抗过敏膏《北京市中成药规范》

【组成】乌梅、白鲜皮各五两，防风、柴胡、生甘草、醋制五味子、苦杏仁各三两。

【功效】清热祛湿，散风止痒。

【制法】上药洗净切碎，共煎 3 次，过滤，合并滤液，浓缩成清膏，每一斤清膏兑炼蜜一斤，加热和匀，收膏。

【服法】每服五钱，一日 2 次，白开水冲服。

（二）夏枯草膏《摄生众妙方》

【组成】夏枯草二斤。

【功效】清热散结。

【制法】加水共煎 3 次，去渣，浓缩滤液，加蜂蜜八两，炼透，收膏。

【服法】每服五钱，一日 2 次，温开水冲服。

七、活血止血膏

（一）养血当归膏《中药成方集》

【组成】当归四斤，党参、白芍、熟地、黄芪、茯苓各四两，川芎、炙甘草各二两，阿胶十五斤。

【功效】补血调经。

【制法】取当归粗粉四斤，加 60% 乙醇八斤，浸 7 天，过滤，将乙醇收回，再将当归残渣，与川芎、党参、白芍、熟地、黄芪、茯苓、炙甘草等药，混合入锅，照量加水 5 倍，用常温浸渍 4 小时，过滤，照例 2 次，最后滤液，加阿胶，与当归液合并浓缩，再加蔗糖十三斤，使成稠膏即得。

【服法】每服三钱，一日 3 次，白开水冲服。

（二）丹参膏《验方》

【组成】丹参二斤。

【功效】活血祛瘀，安神宁心。

【制法】上药共煎 3 次，过滤，合并滤液，浓缩，加炼蜜半斤收膏，入瓷瓶内收贮。

【服法】每服六钱，一日 2 次。

（三）仙鹤草膏《中成药学》

【组成】仙鹤草 1000 克，蜂蜜 500 克。

【功效】活血祛瘀，安神宁心。

【制法】上药加工膏滋剂，入瓷瓶内收贮。

【服法】每服 15 克，一日 2 次，口服。

（汤　毅）

附录二 常用经典方剂

1．二仙汤（《中医方剂临床手册》）：仙茅9克，仙灵脾9克，巴戟天9克，当归9克，黄柏6克，知母6克。

2．二至丸（《中国药典》）：女贞子（蒸）500克，墨旱莲500克。

3．二陈汤（《太平惠民和剂局方》）：半夏（汤洗七次）、橘红各五两，白茯苓三两，甘草（炙）一两半。

4．二妙丸（《医学纲目》）：潜行散末（即黄柏末）、苍术末各等分。

5．十全大补汤（《太平惠民和剂局方》）：人参、肉桂（去粗皮，不见火）、川芎、地黄（洗酒，蒸，焙）、茯苓（焙）、白术（焙）、甘草（炙）、黄芪（去芦）、川芎、当归（洗，去芦）、白芍药各等分。

6．十味温胆汤（《世医得效方》）：半夏（汤洗七次），枳实（去瓤、切、炒）、陈皮（去白）各三两，白茯苓（去皮）一两半，酸枣仁（微炒）、大远志（去心，甘草水煮，姜汁炒）各一两，北五味子、熟地黄（切、酒炒）、条参各一两，粉草五钱。

7．七宝美髯丹（《积善堂方》）：赤、白何首乌各一斤（米泔水浸三四日，瓷片刮去皮，用淘净黑豆二升，以砂锅木甑，铺豆及首乌，重重铺盖蒸之，豆熟取出，去豆晒干，换豆再蒸，如此九次，晒干，为末），赤、白茯苓各一斤（去皮，研末，以水淘去筋膜及浮者，取沉者捻块，以人乳十碗浸匀，晒干，研末），牛膝（去苗，酒浸一日，同何首乌第七次蒸之，至第九次止，晒干）八两，当归（酒浸，晒）八两，枸杞子（酒浸，晒）八两，菟丝子（酒浸生芽，研烂，晒）八两，补骨脂（以黑芝麻炒香）四两。

8．七福饮（《景岳全书》）：人参随宜，熟地随宜，当归二三钱，白术（炒）一钱半，炙甘草一钱，枣仁（制用）二钱，远志（制用）三五分。

9．人参汤（《金匮要略》）：人参、甘草、干姜、白术各三两。

10．人参养荣汤（《三因极一病证方论》）：黄芪、当归、桂心、甘草（炙）、橘皮、白术、人参各一两，白芍药三两，熟地黄、五味子、茯苓各三分，远志（去心，炒）半两。

11．八正散（《太平惠民和剂局方》）：车前子、瞿麦、扁蓄、滑石、山栀子仁、甘草（炙）、木通（可改用灯心草）、大黄（面裹煨，去面，切，焙）各一斤。

12．八珍汤（《瑞竹堂经验方》）：当归（去芦）、川芎、熟地黄、白芍药、人参、甘草（炙）、茯苓（去皮）、白术各一两。

13．三才封髓丹（《卫生宝鉴》）：天门冬（去心）、熟地黄、人参各半两，黄柏三两，缩砂仁一两半，甘草（炙）七钱半。

14．三仁汤（《温病条辨》）：杏仁五钱，飞滑石六钱，白通草二钱，白蔻仁二钱，竹叶二钱，厚朴二钱，生薏苡仁六钱，半夏五钱。

15．小青龙汤（《伤寒论》）：麻黄（去节）三两，芍药三两，细辛三两，干姜三两，甘草（炙）三两，桂枝（去皮）三两，半夏（洗）半升，五味子半升。

16．天王补心丹（《校注妇人良方》）：人参（去芦）、茯苓、玄参、丹参、桔梗、远志各五钱，当归（酒浸）、五味子、麦冬（去心）、天门冬、柏子仁、酸枣仁（炒）各一两，生地黄四两。

17．天麻钩藤饮（《中医内科杂病证治新义》）：天麻9克，钩藤（后下）12克，生决明（先煎）18克，山栀9克，黄芩9克，川牛膝12克，杜仲9克，益母草9克，桑寄生9克，夜交藤9克，朱茯神9克。

18．化积丸（《杂病源流犀烛》）：三棱，莪术，阿魏，海浮石，香附，雄黄，槟榔，苏木，瓦楞子，五灵脂。

19．六君子汤（《太平惠民和剂局方》）：陈皮一钱，半夏一钱五分，茯苓一钱，甘草一钱，人参一钱，白术一钱五分。

20．六味地黄丸（《小儿药证直诀》）：熟地黄八钱，山萸肉、干山药各四钱，泽泻、牡丹皮、白茯苓（去皮）各三钱。

21．六磨汤（《世医得效方》）：大槟榔、沉香、木香、乌药、大黄、枳壳各等分。

22．玉泉丸（《万病回春》）：黄连、干葛、天花粉、知母、麦门冬（去心）、人参、五味子、生地汁、莲肉、乌梅肉、当归、甘草各等分，加入乳汁、牛乳汁、甘蔗汁、梨汁、藕汁。

23．玉屏风散（《究原方》）：防风一两，黄芪（蜜炙）、白术各二两。

24．玉液汤（《医学衷中参西录》）：生山药一两，生黄芪五钱，知母六钱，生鸡内金（捣细）二钱，葛根一钱半，五味子三钱，天花粉三钱。

25．甘麦大枣汤（《金匮要略》）：甘草三两，小麦一升，大枣十枚。

26．左归丸（《景岳全书》）：大怀熟地八两，山药（炒）四两，枸杞四两，山茱萸肉四两，川牛膝（酒洗，蒸熟）三两，菟丝子（制）四两，鹿胶（敲碎，炒珠）四两，龟胶（切碎，炒珠）四两。

27．右归丸（《景岳全书》）：大怀熟地八两，山药（炒）四两，山茱萸（微炒）三两，枸杞（微炒）四两，鹿角胶（炒珠）四两，菟丝子（制）四两，杜仲（姜汤炒）四两，当归三两，肉桂二两，可渐加至四两，制附子二两，可渐加至五六两。

28．龙胆泻肝汤（《太平惠民和剂局方》）：龙胆草（酒炒），栀子（酒炒），黄芩（炒），泽泻，木通，车前子，当归（酒洗），生地黄（酒炒），柴胡，生甘草。

29．归脾汤（《正体类要》）：白术、当归、白茯苓、黄芪（炒）、龙眼肉、远志、酸枣仁（炒）各一钱，木香五分，甘草（炙）三分，人参一钱。

30．四君子汤（《鸡峰普济方》）：人参（去芦）、白术、茯苓（去皮）、甘草（炙）各一两。

31．四妙丸（《成方便读》）：黄柏，苍术，牛膝，薏苡仁。

32．四物汤（《仙授理伤续断秘方》）：白芍药、川当归、熟地黄、川芎各等分。

33．四物消风饮（《外科证治全书》）：生地黄四钱，归身、赤芍各二钱，荆芥、薄荷、蝉蜕各一钱五分，柴胡、川芎、黄芩各一钱二分，生甘草一钱。

34. 四逆汤（《伤寒论》）：甘草（炙）二两，干姜一两半，附子（生用，去皮，破八片）一枚。

35. 四神丸（《内科摘要》）：肉豆蔻二两，补骨脂四两，五味子二两，吴茱萸（浸，炒）一两。

36. 生脉散（《中国药典》）：人参 100 克，麦冬 200 克，五味子 100 克。

37. 生脉散（《医学启源》）：麦冬、人参各三钱，五味子十五粒。

38. 失笑散（《近效方》）：五灵脂、蒲黄各二钱。

39. 白虎加人参汤（《伤寒论》）：知母六两，石膏一斤（碎，棉裹），甘草二两（炙），粳米六合，人参三两。

40. 瓜蒌薤白半夏汤（《金匮要略》）：栝蒌实一枚（捣），薤白三两，半夏半升，白酒一斗（适量）。

41. 半夏白术天麻汤（《脾胃论》方）：黄柏二分，干姜三分，天麻、苍术、白茯苓、黄芪、泽泻、人参各五分，白术、炒神曲各一钱，半夏（汤洗七次）、大麦、蘖面、橘皮各一钱五分。

42. 半夏泻心汤（《伤寒论》）：半夏半升（洗），黄芩、干姜、人参各三两，黄连一两，大枣十二枚（擘），甘草三两（炙）。

43. 半夏厚朴汤（《金匮要略》）：半夏一升，厚朴三两，茯苓四两，生姜五两，苏叶二两。

44. 圣愈汤（《医宗金鉴》）：熟地黄七钱一分，白芍（酒拌）七钱五分，川芎七钱五分，人参七钱五分，当归（酒洗）五钱，黄芪（炙）五钱（本方原书无剂量，据《方剂学》补）。

45. 巩堤丸（《景岳全书》）：熟地黄二两，菟丝子（酒煮）二两，白术（炒）二两，北五味子、益智仁（酒炒）、故纸（酒炒）、附子（制）、茯苓、家韭子（炒）各一两。

46. 地黄饮子（《圣济总录》）：熟干地黄（焙）、巴戟天（去心）、山茱萸（炒）、肉苁蓉（酒浸，切，焙）、附子（炮裂，去皮，脐）、石斛（去根）、五味子（炒）、官桂（去粗皮）、白茯苓（去黑皮）各一两，麦门冬（去心，焙）、远志（去心）、菖蒲各半两，生姜三片，大枣二枚，薄荷少许。

47. 过敏煎（《名老中医之路》）：银柴胡 10 克，防风 10 克，乌梅 10 克，五味子 10 克，甘草 5 克。

48. 百合地黄汤（《金匮要略》）：百合（擘）七枚，生地黄汁一升。

49. 百合固金汤（《慎斋遗书》）：熟地、生地、归身各三钱，白芍、甘草各一钱，桔梗、玄参各八分，贝母、麦冬、百合各一钱半。

50. 当归饮子（《济生方》）：当归（去芦）、白芍药、川芎、生地黄（洗）、白蒺藜（炒，去尖）、防风、荆芥穗各一两，何首乌、黄芪（去芦）、甘草（炙）各半两。

51. 血府逐瘀汤（《医林改错》）：当归三钱，生地三钱，桃仁四钱，红花三钱，枳壳二钱，赤芍二钱，柴胡一钱，甘草二钱，桔梗一钱半，川芎一钱半，牛膝三钱。

52. 血府逐瘀汤（《医林改错》）：当归三钱，生地三钱，桃仁四钱，红花三钱，枳壳二钱，赤芍二钱，柴胡一钱，甘草二钱，桔梗一钱半，川芎一钱半，牛膝三钱。

53．导痰汤（皇甫坦方）：半夏（汤洗七次）四两，天南星（细切、姜汁浸）、枳实（去瓤）、橘红、赤茯苓各一两。

54．异功散（《小儿药证直诀》）：人参（切，去顶）、茯苓（去皮）、白术、陈皮（剉）、甘草各等分。

55．阳和汤（《外科证治全生集》）：熟地一两，肉桂一钱（去皮，研粉），麻黄五分，鹿角胶三钱，白芥子二钱，姜炭五分，生甘草一钱。

56．防己黄芪汤（《金匮要略》）：防己一两，黄芪（去芦）一两一分，甘草（炒）半两，白术七钱半，生姜四片，大枣一枚。

57．防风通圣散（《黄帝素问宣明论方》）：防风、川芎、当归、芍药、大黄、薄荷叶、麻黄、连翘、芒硝各半两，石膏、黄芩、桔梗各一两，滑石三两，甘草二两，荆芥、白术、栀子各一分。

58．麦门冬汤（《金匮要略》）：麦门冬七升，半夏一升，人参三两，甘草二两，粳米三合，大枣十二枚。

59．麦味地黄汤（《体仁汇编》）：熟地黄（酒蒸）、山茱萸（酒蒸，去核，取净肉）各八钱，丹皮、泽泻各二钱，白茯神（去皮、木）、山药（蒸）各四钱，五味（去梗）、麦冬（去心）各五钱。

60．苍耳子散（《济生方》）：辛夷仁半两，苍耳子二钱半，香白芷一两，薄荷叶半钱。

61．杞菊地黄丸（《麻疹全书》）：枸杞子、菊花各三钱，熟地黄八钱，山萸肉、干山药各四钱，泽泻、牡丹皮、白茯苓（去皮）各三钱。

62．两和散（蒲辅周方）：人参，丹参，鸡血藤，血竭，琥珀，石菖蒲，炒没药，香附，远志肉，茯神。

63．还少丹（《洪氏集验方》）：干山药、牛膝（酒浸一宿，焙干）各一两半，山茱萸、白茯苓（去皮）、五味子、肉苁蓉（酒浸一宿，焙干）、石菖蒲、巴戟（去心）、远志（去心）、杜仲（去粗皮，用生姜汁并酒合和，涂炙令热）、楮实、舶上茴香各一两，枸杞子、熟干地黄各半两。

64．身痛逐瘀汤（《医林改错》）：秦艽一钱，川芎二钱，桃仁三钱，红花三钱，甘草二钱，羌活一钱，没药二钱，当归三钱，灵脂（炒）二钱，香附一钱，牛膝三钱，地龙（去土）二钱。

65．龟鹿二仙胶（《医便》）：鹿角（用新鲜麋鹿杀角，解的不用，马鹿角不用；去角脑梢骨二寸绝断，劈开，净用）十斤，龟甲（去弦，洗净捶碎）五斤，人参十五两，枸杞子三十两。

66．沙参麦冬汤（《温病条辨》）：沙参三钱，玉竹二钱，生甘草一钱，冬桑叶一钱五分，麦冬三钱，生扁豆一钱五分，天花粉一钱五分。

67．良附丸（《良方集腋》）：高良姜（酒洗 7 次，焙研）、香附子（醋洗 7 次，焙研）各等分。

68．补中益气汤（《内外伤辨惑论》）：黄芪一钱，甘草（炙）五分，人参（去芦）、升麻、柴胡、橘皮、当归身（酒洗）、白术各三分。

69．补阳还五汤（《医林改错》）：黄芪（生）四两，归尾二钱，赤芍一钱半，地龙（去土）一钱，川芎一钱，桃仁一钱，红花一钱。

70．补肾地黄丸（《活幼心书》）：干山药（去黑皮）、山茱萸（酒浸润蒸透，去复选皮为用）、熟干地黄（酒洗焙干）各五钱，鹿茸（蜜涂酒炒亦好）、川牛膝（酒洗焙）各四钱，牡丹根皮（洗净）、白茯苓（去皮）各三钱，泽泻（去粗皮）二钱。

71．附子理中丸（《太平惠民和剂局方》）：附子（炮，去皮脐）、人参（去芦）、干姜（炮）、甘草（炙）、白术各三两。

72．虎潜丸（《丹溪心法》）：黄柏半斤（酒炒），龟甲（酒炙）四两，知母（酒炒）二两，熟地黄、陈皮、白芍各二两，锁阳一两半，虎骨（炙）一两，干姜半两（一方加金箔一片，一方用生地黄，一方无干姜）。

73．知柏地黄丸（《医方考》）：知母（盐炒）、黄柏（盐炒）各二钱，熟地黄八钱，山萸肉、干山药各四钱，泽泻、牡丹皮、白茯苓（去皮）各三钱。

74．金水六君煎（《景岳全书》）：当归二钱，熟地三～五钱，陈皮一钱半，半夏二钱，茯苓二钱，炙甘草一钱。

75．金匮肾气丸（《金匮要略》）：干地黄八两，薯蓣四两，山茱萸四两，泽泻三两，茯苓三两，牡丹皮三两，桂枝、附子（炮）各一两。

76．定喘汤（《摄生众妙方》）：麻黄二钱，桑白皮（蜜制）三钱，杏仁一钱五分，苏子二钱，白果（炒）二十一个，款冬花三钱，黄芩（炒）一钱五分，半夏（甘草水泡）、甘草各一钱。

77．建瓴汤（《医学衷中参西录》）：生怀山药一两，怀牛膝一两，生赭石八钱（轧细），生龙骨六钱（捣细），生牡蛎六钱（捣细），生怀地黄六钱，生杭芍四钱，柏子仁四钱。

78．参芪地黄汤（《政治宝鉴》）：人参，黄芪，茯苓，熟地，山药，丹皮，山萸，生姜，大枣。

79．参苓白术散（《太平惠民和剂局方》）：莲子肉（去皮）一斤，薏苡仁一斤，缩砂仁一斤，桔梗（炒令深黄色）一斤，白扁豆（姜汁浸，去皮，微炒）一斤半，白茯苓二斤，人参（去芦）二斤，甘草（炒）二斤，白术二斤，山药二斤。

80．茜根散（《重订严氏济生方》）：茜根、黄芩、阿胶（蛤粉炒）、侧柏叶、生地黄各一两，甘草（炙）半两。

81．茵陈四苓散（《杏苑生春》）：茵陈、泽泻、白术各4.5克，枳实、猪苓各3克，山栀仁1.5克。

82．胃苓汤（《丹溪心法》）：苍术、陈皮、厚朴、茯苓、猪苓、泽泻、官桂、白术、甘草各等分。

83．香贝养荣汤（《医宗金鉴》）：白术（土炒）二钱，人参、茯苓、陈皮、熟地黄、川芎、当归、贝母（去心）、香附（酒炒）、白芍（酒炒）各一钱，桔梗、甘草各五分。

84．香砂六君子汤（《古今名医方论》）：人参一钱，白术二钱，茯苓二钱，甘草七分，陈皮八分，半夏一钱，砂仁八分，木香七分，生姜二钱。

85．复元活血汤（《医学发明》）：柴胡半两，瓜蒌根、当归各三钱，红花、甘草、穿山甲（炮）各二钱，大黄（酒浸）一两，桃仁（酒浸，去皮尖，研如泥）五十个。

86．保和丸（《丹溪心法》）：山楂六两，神曲二两，半夏、茯苓各三两，陈皮、连翘、莱菔子各一两。

87．独活寄生汤（《备急千金要方》）：独活三两，桑寄生、杜仲、牛膝、细辛、秦艽、茯苓、肉桂心、防风、川芎、人参、甘草、当归、芍药、干地黄各二两。

88．养胃增液汤（《中医儿科学》）：石斛，乌梅，北沙参，玉竹，白芍，甘草。

89．济川煎（《景岳全书》）：当归三至五钱，牛膝二钱，肉苁蓉（酒洗去咸）二至三钱，泽泻一钱半，升麻五分至七分或一钱，枳壳一钱。

90．济生肾气丸（《济生方》）：附子（炮，二个），白茯苓（去皮）、泽泻、山茱萸（取肉）、山药（炒）、车前子（酒蒸）、牡丹皮（去木）各一两，官桂（不见火）、川牛膝（去芦，酒浸）、熟地黄各半两。

91．冠心二号方（郭士魁方）：丹参30克，川芎15克，赤芍15克，红花15克，降香15克。

92．神应养真丹（《三因极一病证方论》）：当归（酒浸）、天麻、川芎、羌活、白芍药、熟地黄各等分。

93．除湿胃苓汤（《医宗金鉴》）：苍术（炒）、厚朴（姜炒）、陈皮、猪苓、泽泻、赤茯苓、白术（土炒）、滑石、防风、山栀子（生研）、木通各一钱，肉桂、甘草（生）各三分。

94．桂枝芍药知母汤（《金匮要略》）：桂枝四两，芍药三两，甘草二两，麻黄二两，生姜五两，白术五两，知母四两，防风四两，附子（炮）二枚。

95．桂枝汤（《伤寒论》）：桂枝（去皮）三两，芍药三两，甘草（炙）二两，生姜（切）三两，大枣（擘）十二枚。

96．桃红四物汤（《医垒元戎》）：白芍、川当归、熟地黄、川芎、桃仁各三钱，红花二钱。

97．柴平汤（《重订通俗伤寒论》）：川柴胡一钱，姜半夏一钱半，川朴二钱，清炙草半钱，炒黄芩一钱，赤苓三钱，制苍术一钱，广橘皮一钱半，鲜生姜一钱。

98．柴胡疏肝散（《医学统旨》）：柴胡、陈皮（醋炒）各二钱，川芎、芍药、枳壳（麸炒）各一钱半，甘草（炙）五分，香附一钱半。

99．逍遥散（《太平惠民和剂局方》）：甘草（微炙赤）半两，当归（去苗，锉，微炒）、茯苓（去皮，白者）、白芍药、白术、柴胡（去苗）各一两。

100．哭来笑去散（《古今医鉴》）：雄黄、乳香、胡椒、麝香、荜茇、良姜、细辛各等分。

101．凉血地黄汤（《治痘全书》）：当归，川芎，白芍，生地，白术，升麻，甘草，黄连，人参，山栀，玄参。

102．益气聪明汤（《东垣试效方》）：黄芪、甘草各半两，芍药一钱，黄柏一钱（酒制，剉，炒黄），人参半两，升麻、葛根各三钱，蔓荆子一钱半。

103. 益胃汤（《温病条辨》）：沙参三钱，麦冬五钱，冰糖一钱，细生地五钱，玉竹（炒香）一钱五分。

104. 益脾散（《小儿卫生总微论方》）：陈皮（去白）一两，青皮（去穰）半两，诃子肉半两，甘草（锉炒）半两，丁香二钱，干山药二两。

105. 消风散（《外科正宗》）：荆芥、防风、牛蒡子、蝉蜕、苦参、苍术、石膏、知母、当归、生地、胡麻仁各一钱，甘草、木通各五分。

106. 消渴方（《丹溪心法》）：黄连末6克，天花粉末12克，人乳汁或牛乳30毫升，藕汁50毫升，生地汁50毫升，姜汁10毫升，蜂蜜5毫升。（入方）

107. 消瘰丸（《医学心悟》）：玄参（蒸）、牡蛎（煅，醋研）、贝母（去心，蒸）各四两。

108. 海藻玉壶汤（《外科正宗》）：海藻、贝母、陈皮、昆布、青皮、川芎、当归、半夏、连翘、甘草节、独活各一钱，海带五分。

109. 调元散（《活幼心书》）：干山药（去黑皮）五钱，人参（去芦）、白茯苓（去皮）、茯神（去皮木根）、白术、白芍药、熟干地黄（酒洗）、当归（酒洗）、黄芪（蜜水涂炙）各二钱半，川芎、甘草（炙）各二钱，石菖蒲二钱。

110. 通幽汤（《脾胃论》）：桃仁泥、红花（已上各一分），生地黄、熟地黄（已上各五分），当归身、炙甘草、升麻（已上各一钱）。

111. 通窍活血汤（《医林改错》）：赤芍一钱，川芎一钱，桃仁（研泥）三钱，红花三钱，老葱（切碎）三根，鲜姜（切碎）三钱，红枣（去核）七个，麝香（绢包）五钱。

112. 黄芪建中汤（《金匮要略》）：芍药六两（酒炒），桂枝三两（去皮），炙甘草二两，生姜（切）三两，大枣十二枚（擘），饴糖一升，黄芪一两半。

113. 黄芪桂枝五物汤（《金匮要略》）：黄芪三两，芍药三两，桂枝三两，生姜六两，大枣十二枚，一方有人参。

114. 萆薢分清饮（《杨氏家藏方》）：益智仁、川萆薢、石菖蒲、乌药各等分。

115. 菟丝子散（《太平圣惠方》）：菟丝子（酒浸三，日，晒干，别捣为末）二两，鸡膍胵中黄皮（微炙）二两，肉苁蓉（酒浸一宿，刮去粗皮，炙干用）二两，牡蛎（烧为粉）一两，制附子（炮裂，去皮、脐）一两，五味子一两。

116. 麻子仁丸（《伤寒论》）：麻子仁二升，芍药半斤，枳实（炙）半斤，大黄（去皮）一斤，厚朴（炙，去皮）一尺，杏仁（去皮尖，熬，别作脂）一升。

117. 清燥救肺汤（《医门法律》）：桑叶（经霜者，去枝梗，净叶）三钱，石膏（煅）二钱五分，甘草一钱，人参七分，胡麻仁（炒，研）一钱，真阿胶八分，麦门冬（去心）一钱二分，杏仁（炮，去皮尖）七分，枇杷叶（刷去毛，蜜涂炙黄）以一片。

118. 葛根芩连汤（《伤寒论》）：葛根半斤，甘草二两（炙），黄芩三两，黄连三两。

119. 《尊生》润肠丸（《沈氏尊生书》）：生地、当归、麻仁、桃仁、枳壳各等分。

120. 滋水清肝饮（《医宗己任编》）：熟地黄10克，山药10克，山茱萸10克，牡丹皮10克，茯苓10克，泽泻10克，白芍10克，栀子10克，酸枣仁10克，当归10克，柴胡6克。

121. 酸枣仁汤（《金匮要略》）：酸枣仁二升，甘草一两，知母二两，茯苓二两，川芎二两。

122. 膈下逐瘀汤（《医林改错》）：五灵脂（炒）二钱，当归三钱，川芎三钱，桃仁（研泥）三钱，丹皮二钱，赤芍二钱，乌药二钱，元胡一钱，甘草三钱，香附半钱，红花三钱，枳壳半钱。

123. 缩泉丸（《魏氏家藏方》）：天台乌药（细剉）、益智子（大者，去皮，炒）各等分。

124. 增液汤（《温病条辨》）：玄参一两，麦冬（连心）八钱，细生地八钱。

125. 镇肝熄风汤（《医学衷中参西录》）：怀牛膝一两，生赭石（细轧）一两，生龙骨（捣碎）五钱，生牡蛎（捣碎）五钱，生龟板（捣碎）五钱，生杭芍五钱，玄参五钱，天冬五钱，川楝子（捣碎）二钱，生麦芽二钱，茵陈二钱，甘草一钱半。

126. 薏苡仁汤（《类证治裁》）：薏苡仁（半两），当归、川芎、生姜、桂枝、羌活、独活、防风、白术、草乌、川乌各三钱，麻黄一钱半。

127. 藿香正气散（《太平惠民和剂局方》）：大腹皮、白芷、紫苏、茯苓（去皮）各一两，半夏曲、白术、陈皮（去白）、厚朴（去粗皮，姜汁炙）、苦桔梗各二两，藿香（去土）三两，炙甘草二两半。

参考文献

1．王清光．中国膏药学 [M]．陕西：陕西科学技术出版社，2001．

2．吴银根，方泓．中医膏方治疗学 [M]．北京：人民军医出版社，2011．

3．颜德馨．颜德馨膏方真迹 [M]．上海：上海科学技术出版社，2001．

4．郭美珠，唐梅芳，王春丽，等．严世芸运用膏方调治冠心病稳定期验案 3 则 [J]．上海中医药杂志，2009，43（1）：15-17．

5．褚田明，张文群，谈飒英．顾仁樾运用膏方调治高血压眩晕病经验 [J]．中医文献杂志，2015，33（3）：41-43．

6．王佑华，杨建梅，周端．周端应用膏方治疗高血压病经验 [J]．辽宁中医杂志，2007，34（1）：10-11．

7．宜丽华．徐志瑛膏方经验 [M]．北京：中国中医药出版社，2012．

8．马贵同．中医膏方治病百问 [M]．上海：上海中医药大学出版社，2005．

9．吴大真．秦伯未膏方医案三则 [J]．中医杂志，1986，12（10）：30-31．

10．沈洪，章亚成．中医临证膏方指南 [M]．南京：东南大学出版社，2009．

11．陆乾人．陆乾人临证经验与学术撷粹 [M]．上海：上海科学技术出版社，2012．

12．杨志敏，周雯．师从颜德馨教授膏方治疗中风后遗症的经验体会 [C]．2009 中国首届中医膏方高峰论坛暨第四届金陵名医高层论坛资料汇编，2009．

13．刘晓艳，曹焕敏．刘真应用膏方治疗帕金森病经验 [J]．河北中医，2013，35（6）：808-809．

14．罗荣泉．陈蓉蓉运用膏方治疗儿科顽疾经验 [J]．中国医药学报，2004，19（7）：420-422．

15．汪受传，虞坚尔．中医儿科学 [M]．9 版．北京：中国中医药出版社，2018．

16．赟纲，楼映，唐汉钧．唐汉钧教授运用膏方防治外科病的经验 [J]．中华中医药杂志，2007，22（10）：695-697．

17．宋瑜，马绍尧，李咏梅．马绍尧教授应用膏方治疗皮肤病验案 [J]．浙江中西医结合杂志，2009，19（10）：596-598．

18．李淑，彭勇，马绍尧，等．李咏梅运用膏方调治黄褐斑经验 [J]．上海中医药杂志，2016，50（12）：24-26．

19．马绍尧，李咏梅，宋瑜．马绍尧治疗皮肤病临证经验医案集要 [M]．北京：科学出版社，2014．

20．李飞．方剂学 [M]．北京：人民卫生出版社，2011．

21．陈川，范忠泽．中医名方临床集验 [M]．上海：上海科学技术出版社，2017．

22．彭怀仁．华名医方剂大全 [M]．北京：金盾出版社，2003．